KB179636

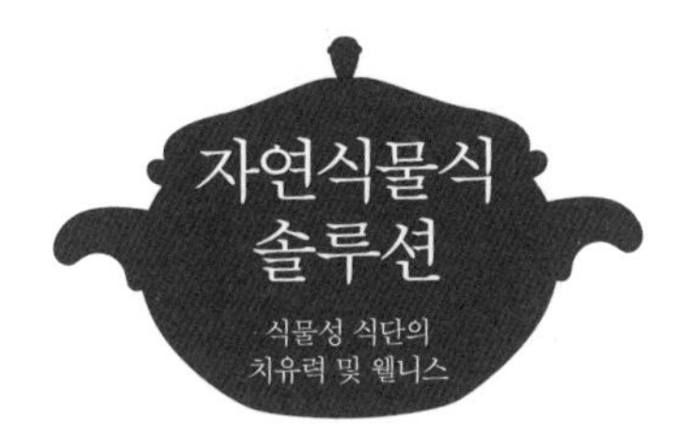
자연식물식
솔루션
식물성 식단의
치유력 및 웰니스

미국생활습관의학회 연구위원회 엮음
이승현·이의철·김향동·권경희·김비로 옮김

자연식물식 솔루션

식물성 식단의 치유력 및 웰니스

KOREAN COLLEGE OF LIFESTYLE MEDICINE
대한 생활습관의학 교육원

청아출판사

옮긴이 서문

당신의 식생활은 건강하고 안녕한지요? 혹시, 당신의 식생활이 병을 키우고 삶의 질과 수명을 저하시키고 있지는 않은지요? 생명체와 식생활의 관계, 당신의 소중한 삶을 결정짓는 주요 요인입니다.

오늘날 만성질환은 전 세계적으로 사망과 장애의 주범입니다. 수많은 연구들은 만성질환의 근본 원인이 건강하지 못한 생활습관에 있음을 거듭 보고하고 있습니다. 놀랍게도, 만성질환의 80~90%는 대부분의 사람들이 일상에서 기본적으로 선택하거나 직간접적으로 경험하게 되는 6가지 주된 생활습관 영역들(영양, 신체활동, 수면, 위험 물질 사용, 스트레스, 사회적 연결)에서 기인하고 있습니다. 여기에 더해, 최근의 역학 연구들은 신체활동 부족과 함께 불량한 영양이 흡연보다 더 큰 위험인자이자 가장 주된 원인임을 밝혀내고 있습니다. 세계적인 학술지 《랜싯(Lancet)》 소속의 이트-랜싯 위원회(EAT-Lancet Commission)는 "건강하지 않은 식단은 안전하지 않은 성관계와 알코올, 약물 및 흡연을 합친 것보다 질병 발생과 사망에 더 큰 위험을 초래한다."라고 언급했습니다.

생활습관의학(Lifestyle Medicine)은 자연식물식(Whole-Foods, Plant-Based or WFPB Diet) 패턴의 식생활습관을 포함하여 비약물적인 치유적 생활습관을 사용해 소위 '생활습관병'을 근본적으로 다루고 해결하고자 출현한 근거 기반 의학입니다. 이 의학은 수많은 1차 및 2차 데이터와 축적된 근거 등을 통하여 몇 가지 간략한 생활습관 변화와 개선이 질병의 병태생리적 지표들을 놀라울 정도로 역전시키고, 건강과 웰니스를 증진시키며, 의료나 약품 안전성 및 비용 효율성 면에서도 근본적인 솔루션이 되고 있음을 증명해 내고 있습니다. 실제로, 인간에게 필요한 6대 영양소는 생활습관의학에서 제시하는 자연식물식, 곧 자연상태의 채소와 과일, 통곡물과 콩과류, 견과류와 씨앗으로 구성된 간략한 식단을 통해 필요한 양과 질을 거의 얻을 수 있습니다. 현재, 생활습관의학은 세계적으로 가장 급격히 발전하고 채택되는 의학의 일선에 있으며, 특히 선진국에서는 의학계 및 의료보건계와 사회 및 정부 기관 등의 주목을 받으며 급성장하고 있습니다.

2022년 미국에서는 정부가 개최한 "백악관 콘퍼런스"에서 '굶주림, 영양 그리고 건강'이라는 주제를 다루어 세계적 관심을 끌었습니다. 특히, 음식과 관련된 질병들의 증가와 그에 따른 의료비 상승 등에 백악관이 직접 민감하고도 신중하게 반응하면서 채소와 과일 섭취를 강조하는 식생활습관을 하나의 전략으로 포함시켰습니다. 처음으로 정치 리더십이 건강한 식생활을 옹호하는 노력을 보여 주었다는 평가를 받았습니다.

이에 더해, 미국 의학 기관들 중에서 유일하게 다학제적 분야의 전문인들이 함께하는 의학 기관인 미국생활습관의학회는 뉴욕시와의 파트너십을 통하여 "Food as Medicine" 코스를 뉴욕시의 저소득층 지역에서 종사하는 의료진 10만 명에게 무료로 제공하는 프로젝트를 진행하고 있습니다. 최근 2022년 12월에 발표된 이 소식은 보건의료제공자들이 질병의 뿌리 원인인 생활습관을 다룰 준비가 되어 있어야 한다는 메시지를 전해 줍니다. 이처럼 미국에서는 모든 인간의 가장 기본적인 필수조건 중 하나인 식생활에 대한 이해력과 건강한 습관 형성 그리고 유지 및 실천 등을 위해 의학계 및 의료보건계뿐만 아니라 정부와 지자체, 커뮤니티 등이 함께 협력하고 있습니다.

우리나라에서도 열악한 식단 및 식생활과 관련된 질병과 장애, 삶의 질 저하 등이 만연하고 있는 만큼, 근본적인 솔루션이 필요합니다. 특히, 무엇이 우리에게 건강한 음식이며 언제, 어떻게 먹는 것이 건강한지 모르는 사람들이 많습니다. 그리고 수많은 연구에서 밝혀지고 있듯이 식생활습관은 다른 생활습관들과 상호작용하면서 삶의 여러 영역들(신체, 정신, 정서, 행동, 작업, 수명, 환경 등)에 영향을 주고 있습니다. 또한, 포스트 코로나 시대를 맞아 감염질환에서도 가령 항원과 항체의 활동이 식생활습관에 영향을 받고 있다는 사실에 주목해야 합니다. 식생활 관련 솔루션은 이러한 기본적 필요와 시대의 요구에 부응하며 간극을 메우는 근본적인 노력과 함께 더욱 활성화되고 현실화되어야 할 것입니다.

본 도서 《자연식물식 솔루션: 식물성 식단의 치유력 및 웰니스》는 식생활이 영향을 미치는 7가지 주요 만성질환과 장수 및 삶의 질에 관한 근거들을 보고하는 9가지 백서에 기반하고 있습니다. 이 백서는 대표 역자가 속해 있는 미국생활습관의학회 연구위원회에서 “The First of Its Kind”

로 준비했으며, 공식 파트너 기관인 대한생활습관의학교육원과 함께 한국인의 최적의 식단과 식생활에 기여하고자 출간한 것입니다. 이 책은 특히 최적의 영양과 식생활 개선이 필요한 환자들과 1차 예방을 필요로 하는 일반인을 위해 생활습관의학기반의 영양처방 및 식생활 지침을 안내하고 제공하도록 기대되는 모든 보건의료제공자에게 기본적인 툴과 지침서가 될 것입니다. 동시에, 건강과 웰니스를 위해 질 높은 식이 패턴을 갖길 원하는 모든 이에게 유익한 솔루션이자 안내서가 될 것입니다.

불량한 음식 선택과 잘못된 식생활습관으로 인하여 우리 모두의 소중한 생명과 존재 그리고 삶이 희생되어서는 안 될 것입니다. 식물성기반 식생활을 안내하고 지원하는 이 책이 당신과 당신의 가족 그리고 이웃과 사회와 나라를 더욱 건강하게 보호하고 유지하면서 참된 치유와 웰니스 라이프의 솔루션을 제공하는 유익하고 고마운 자원이 되기를 바랍니다. 식물성 식생활 패턴이 제공하는 수많은 근거기반 이점과 메커니즘, 긍정적인 건강 결과 등을 나누면서, 대한민국의 아름다운 남녀노소 모두가 더욱 온전하고 행복한 삶을 누리기를 기원하며 축복합니다.

2023년 4월 봄날,

존재와 삶이 건강하고 안녕하기를 바라는 모든 분들께,

역자 일동을 대표하여 이승현 박사, 이의철 의사

목차

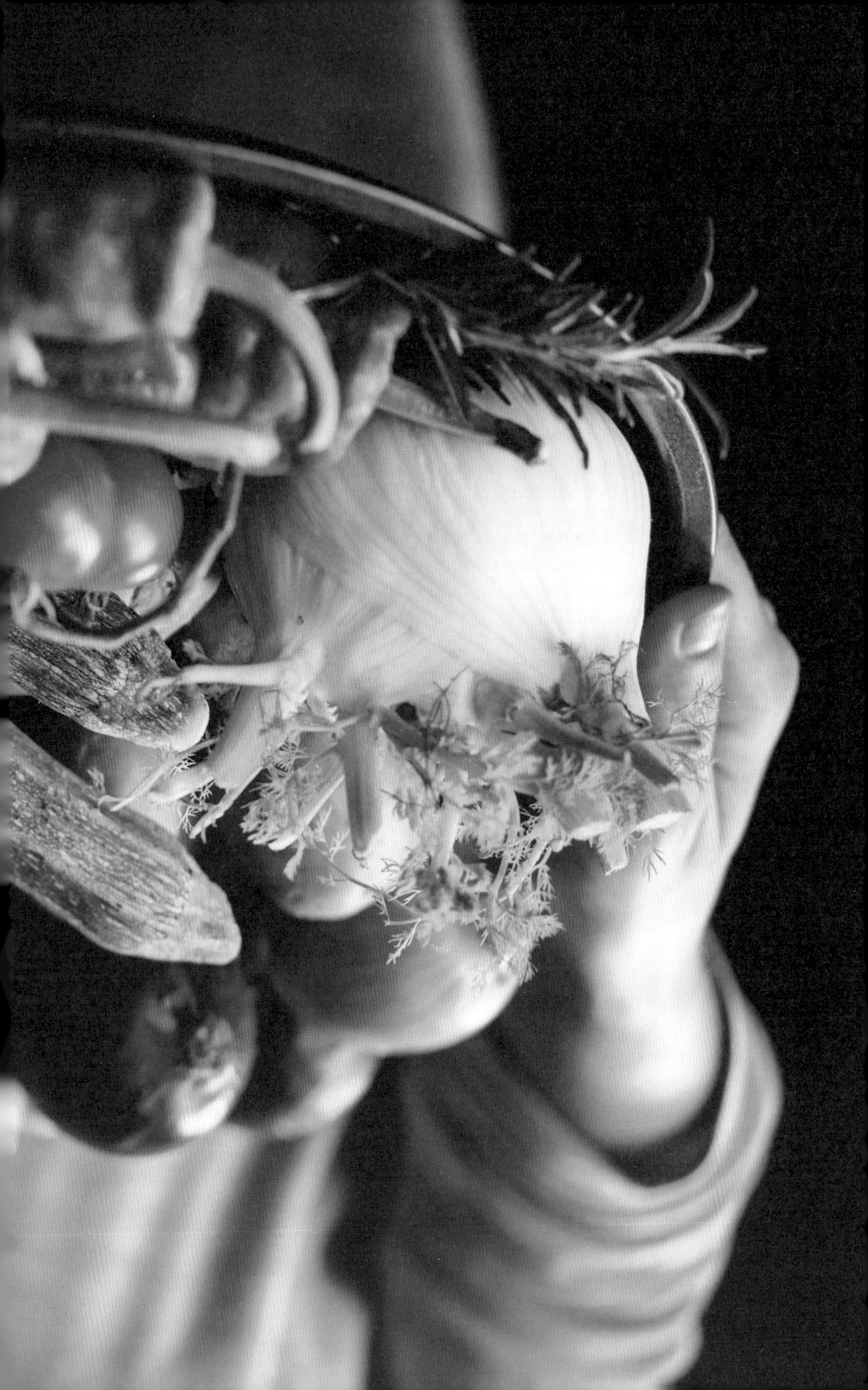

식물성기반 식단의 질

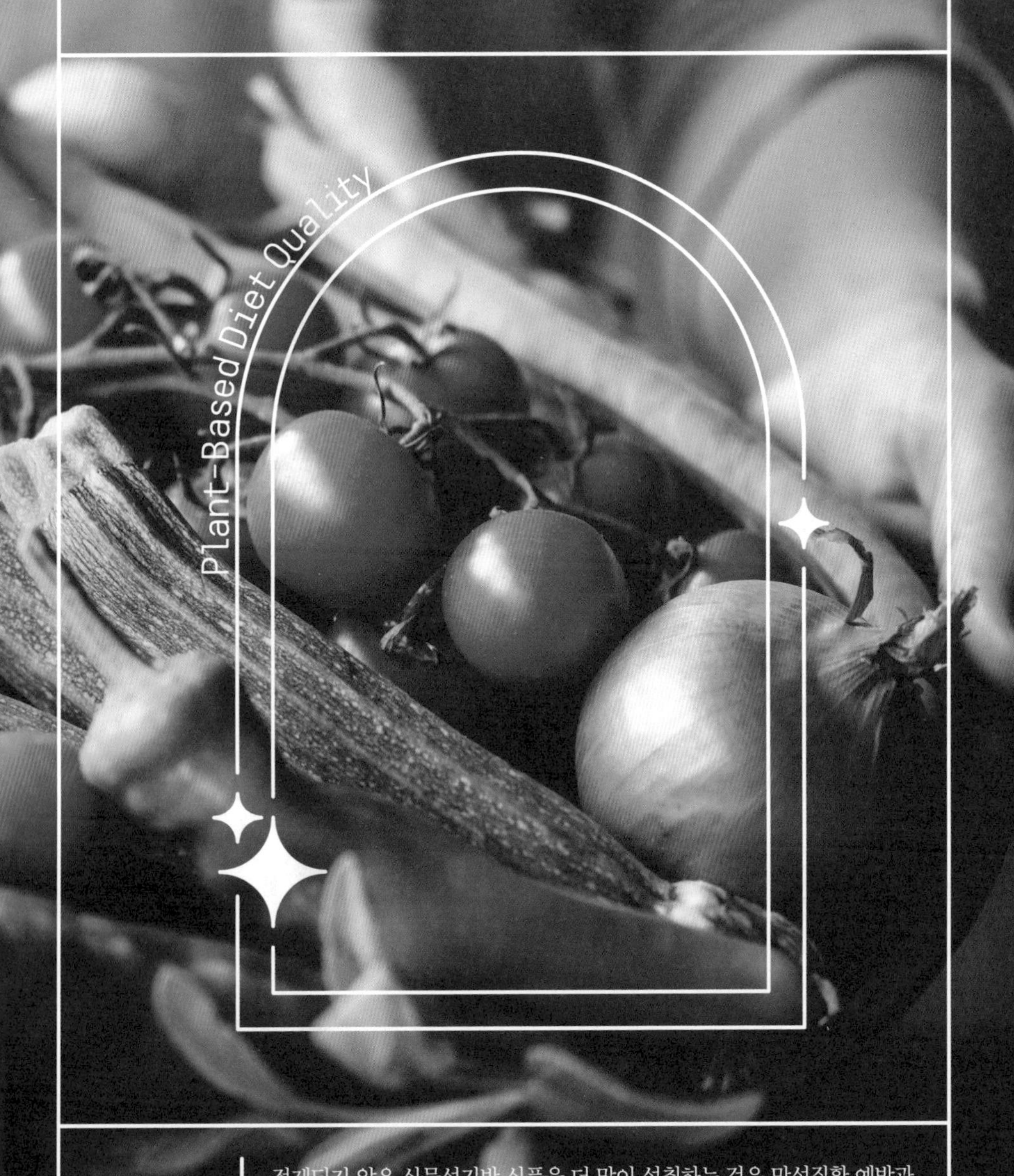

01

정제되지 않은 식물성기반 식품을 더 많이 섭취하는 것은 만성질환 예방과 관리 및 전반적인 건강증진을 위한 중요한 전략이다.
영양은 규칙적인 신체활동, 회복적 수면, 스트레스 관리, 위험 물질 회피 및 긍정적인 사회적 연결과 함께 생활습관의학의 핵심 기둥이다.

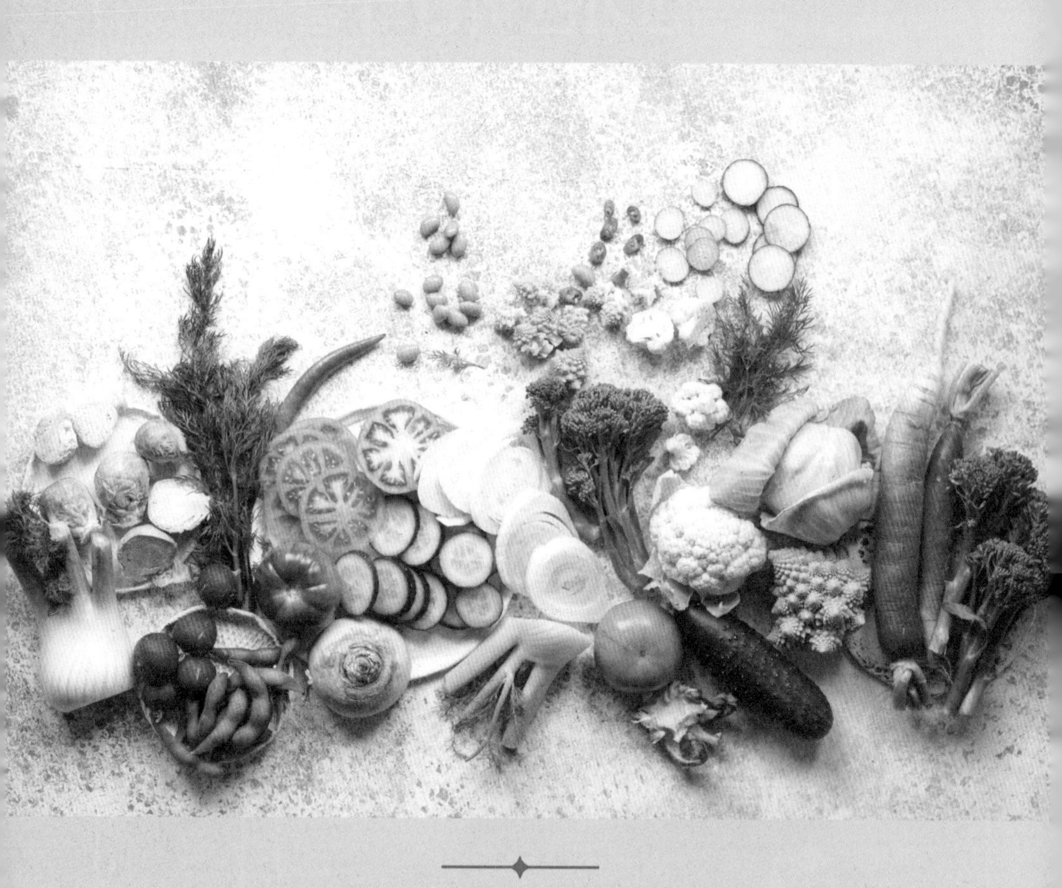

2017년 전 세계 사망자 5명 중 1명(총 1,100만 명)은 잘못된 식습관과 관련이 있었다.

이 연구에서는 195개국의 식이섭취를 조사하여 식이가 좋지 않은 건강상태에 미치는 영향(장애보정손실수명; Disability-adjusted Life Years, DALYs)뿐만 아니라 심혈관질환, 암 또는 2형당뇨병과 관련된 사망에 기인할 수 있는 질병부담(인구집단 기여위험분율; Population Attributable Fraction, PAF)을 정량화했다.

개요

열악한 식단의 질은 갈수록 심각해지고 있는 문제이자, 건강 악화 및 만성질환의 주요 원인이 되고 있다. 전 세계적으로 우리는 에너지와 영양소의 불충분한 섭취로 인한 영양결핍 그리고 칼로리 밀도(식품의 단위 부피당 칼로리)가 높고 영양소는 부족한 식품의 과잉섭취로 인한 영양과잉이라는 '이중 부담'에 직면해 있다. 식물성기반 식단은 음식물의 섭취와 흡수를 조절하는 데 도움이 되는 온전한 섬유질과 함께 필수적인 다량영양소와 미량영양소를 제공해 주어 열악한 식단으로 인한 문제를 해결할 수 있다. 이번 장에서는 최적의 건강상태에 필요한 필수영양소와 영양권장량을 적절하게 충족시키는 식물성기반 식단의 능력을 검토한다.

식단의 질 배경

식단의 질을 정의하는 데 있어 차이는 있지만,[1, 2] 식단의 질은 전 생애에 걸쳐 성장, 치유, 신체활동 및 최적의 건강상태를 유지할 수 있도록 음식을 통해 에너지와 모든 필수영양소를 공급하는 전반적인 식이 패턴의 능력을 의미하며, 표준화된 식이 척도(dietary metrics)에 근거하여 평가된다.[2] 식단의 질에 대한 새로운 세계적, 다차원적 정의는 영양, 사회문화, 식품안전 및 감각적 특징을 고려한다.[1] 일반적으로 설탕, 지방, 소금이 첨가된 정제식품과 가공된 동물성 식품을 제한하거나 피하면서 최소한으로 가공된 자연상태에 가까운 식품들을 기반으로 하는 식단이 대부분의 사람들에게 가장 건강한 식이 패턴을 제공한다는 데 동의한다. 식단의 질을 평가하는 척도로 가장 자주 사용되는 요소에는 채소, 과일, 곡물, 근채류(뿌리채소)뿐만 아니라 첨가당 및 포화지방 같은 특정 영양소가 포함된다.[2] 햄버거, 피자와 같은 혼합 요리(mixed dish)와 달고 짠 간식에는 좋지 않은 건강상태와 관련이 있는 설탕, 나트륨, 포화지방이 첨가되어 있다.[3]

열악한 식단의 질은 건강을 해치고 만성질환을 유발하는 주요 원인이지만, 예방할 수 있는 원인이다. 전 세계적으로 우리는 칼로리 또는 영양소(다량영양소와 미량영양소 모두)의 불충분한 섭취로 인한 전통적인 영양결핍뿐만 아니라 과잉섭취로 인한 영양과잉이라는 '이중 부담'에 직면해 있다. 현대의 영양불량은 과도한 칼로리와 설탕, 지방, 소금 섭취로 특징지어지며 비만, 2형당뇨병, 심혈관질환 및 암으로 이어지는 경우가 많다.[2, 4] 미국에서는 열악한 식단이 만성질환을 유발하여 미국인 10명 중 6명이

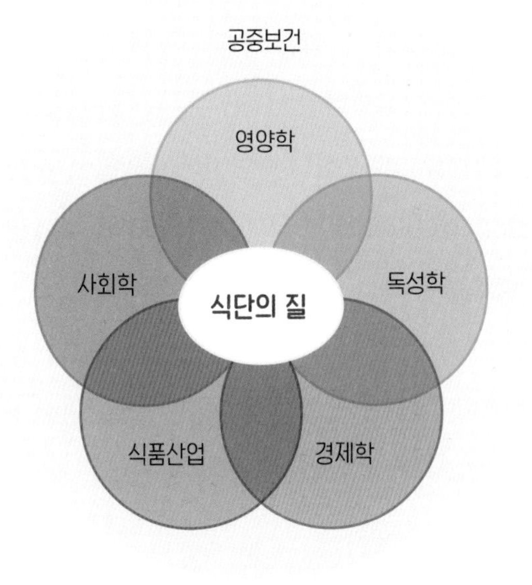

그림 1-1. 알케르위(Alkerwi, 2014)는 식단의 질을 공중보건의 관점에서 다양한 영역의 관심이 중첩되는 전체론적 분야로 설명한다.[1]

적어도 한 가지 이상의 만성질환을 앓고 있다.[5] 전 세계적으로 생활 수준이 향상되고 식량 가용성이 높아져 영양과잉 시대가 됨에 따라, 우리가 직면한 과제는 적절한 에너지를 얻는 것에서 건강과 질병예방을 위해 음식을 건강하게 잘 먹는 것으로 바뀌었다.[1]

전반적인 식이 패턴은 인간의 건강과 질병에 영향을 미치고, 전 생애에 걸쳐 삶의 질에 직접적인 영향을 준다.[6] 과도한 칼로리, 첨가된 감미료, 포화지방이 포함된 동물성 및 가공식품 위주의 서구식 식단을 지향하는 현재의 식품 경향은 통곡물, 콩과류, 과일 및 채소의 과소섭취와 맞물려 만성질환 및 비만의 증가에 기여하고 있다.[7]

식단의 질을 뒷받침하는 푸드시스템(Food Systems)은 인류의 건강을 증진하고 질병상태를 해결할 수 있는 잠재력이 있다. '2020 식품, 지구 및 건강에 관한 이트-랜싯 위원회(2020 EAT-Lancet Commission on Food, Planet and Health)'는 "건강하지 않은 식단은 안전하지 않은 성관계와 알코올, 약물 및 흡연을 합친 것보다 질병 발생과 사망에 더 큰 위험을 초래한다."라고 언급했다.[7] 따라서 유엔(UN)의 지속가능발전목표(Sustainable Development Goals, SDGs)와 마찬가지로 공중보건 노력은 영양결핍과 영양과잉이라는 이중 부담을 해결해야 한다.[2] 생활습관의학적 영양처방은 개개인이 질 높은 식이 패턴을 갖도록 이끌 수 있는 잠재력을 지니고 있다.

식단의 질 측정

식단의 질을 평가하는 것은 영양불량을 해결하고 세계적인 영양안전(nutrition safety)을 달성하기 위한 효과적인 전략과 공공정책을 개발하는 데 필수적이다. 식단의 질은 식단 구성 요소의 질(quality), 충분성(adequacy) 및 다양성(diversity) 등을 파악할 수 있도록 개발된 신뢰할 수 있는 식이 척도에 근거하여 측정해야 한다.[2] 최근의 체계적 문헌고찰(systematic review)에서는 건강 결과에 대해 검증되고, 모자보건(maternal and child health, MCH) 및 비전염성질환(non-communicable diseases, NCD)을 해결하는 데 널리 사용되는 19가지 식이 척도를 확인했다.[2] 식이 척도는 매우 다양하지만, 모자보건 척도는 일반적으로 몇 가지 주요 식품(곡물, 과일, 채소, 유제품, 육류 및 생선)에 초점을 맞추고, 비전염성질환 척도는 더 다양한 식품과 영양소를 포함하고 있다. '지중해식 식단 점수(Mediterranean Diet Score, MDS)', '대체 건강 식생활 지수(Alternate Healthy Eating Index, AHEI)', '건강 식생활 지수(Healthy Eating Index, HEI)' 및 '고혈압을 멈추기 위한 식이 접근법(Dietary Approaches to Stop Hypertension, DASH)' 등 4개의 척도만이 모든 원인으로 인한 사망률, 심혈관질환, 2형당뇨병, 전체 암 발생률 및 암 사망률 감소와 관련된 명확한 근거를 가지고 있었다.[2]

식단의 질과 관련된 영양 용어 정의

충분성(Adequacy): 건강을 유지하기 위해 특정 식품이나 영양소를 충분히 적절하게 섭취하는 것을 의미한다.

절제성(Moderation): 절제의 원칙은 건강에 해로운 영향을 미치지 않도록 섭취를 제한할 필요성을 반영한다.[1] 따라서 질병에 걸릴 위험성을 높이는 특정 식품을 제한한다.[8]

영양소섭취기준(Dietary Reference Intakes, DRIs): 미국 국립과학공학의학원(National Academies of Sciences, Engineering and Medicine, NASEM)은 영양소섭취기준을 충분성과 절제성을 해결하기 위한 일련의 기준 및 권장사항으로 정의한다.[9] 영양소섭취기준에는 다음의 구성 요소가 포함된다.

1. **평균필요량**(Estimated Average Requirement, EAR): 섭취 필요량의 평균값이다. 이 수준에서 인구의 50%는 자신의 필요량보다 더 많이 섭취하고, 나머지 50%는 필요량보다 적게 섭취한다.
2. **영양권장량**(Recommended Dietary Allowance, RDA): 평균필요량에 표준편차의 2배를 더한 값으로, 이 권장섭취량은 인구집단 97~98%의 영양소 필요량을 충족한다.
3. **충분섭취량**(Adequate Intake, AI): 영양권장량을 산정하기에 과학적 근거가 부족할 때, 건강한 인구집단의 평균섭취량을 기준으로 설정되며, 영양적 충분성을 보장하는 것으로 가정한다.
4. **상한섭취량**(Tolerable Upper Intake Level, UL): 건강에 유해한 영향을 미칠 위험이 없는 일일 최대 영양소 섭취량(과량 섭취 시 유해한 영향이 나타날 수 있다는 과학적 근거가 있어야 설정할 수 있음)을 말한다.
5. **만성질환위험감소섭취량**(Chronic Disease Risk Reduction Level, CDRR): 만성질환의 위험을 감소시킬 수 있는 최저 수준의 섭취량으로, 과학적 근거가 충분할 때 설정할 수 있다(현재는 나트륨에만 사용).[10]

영양결핍(Undernutrition): 건강을 유지하기 위한 개인의 필요량을 충족시키기에 불충분한 에너지와 영양소 섭취를 나타낸다. 반면, 영양불량에는 영양결핍과 영양과잉이 모두 포함된다. 영양결핍은 많은 문헌에서 영양불량과 동의어로 쓰인다.[11]

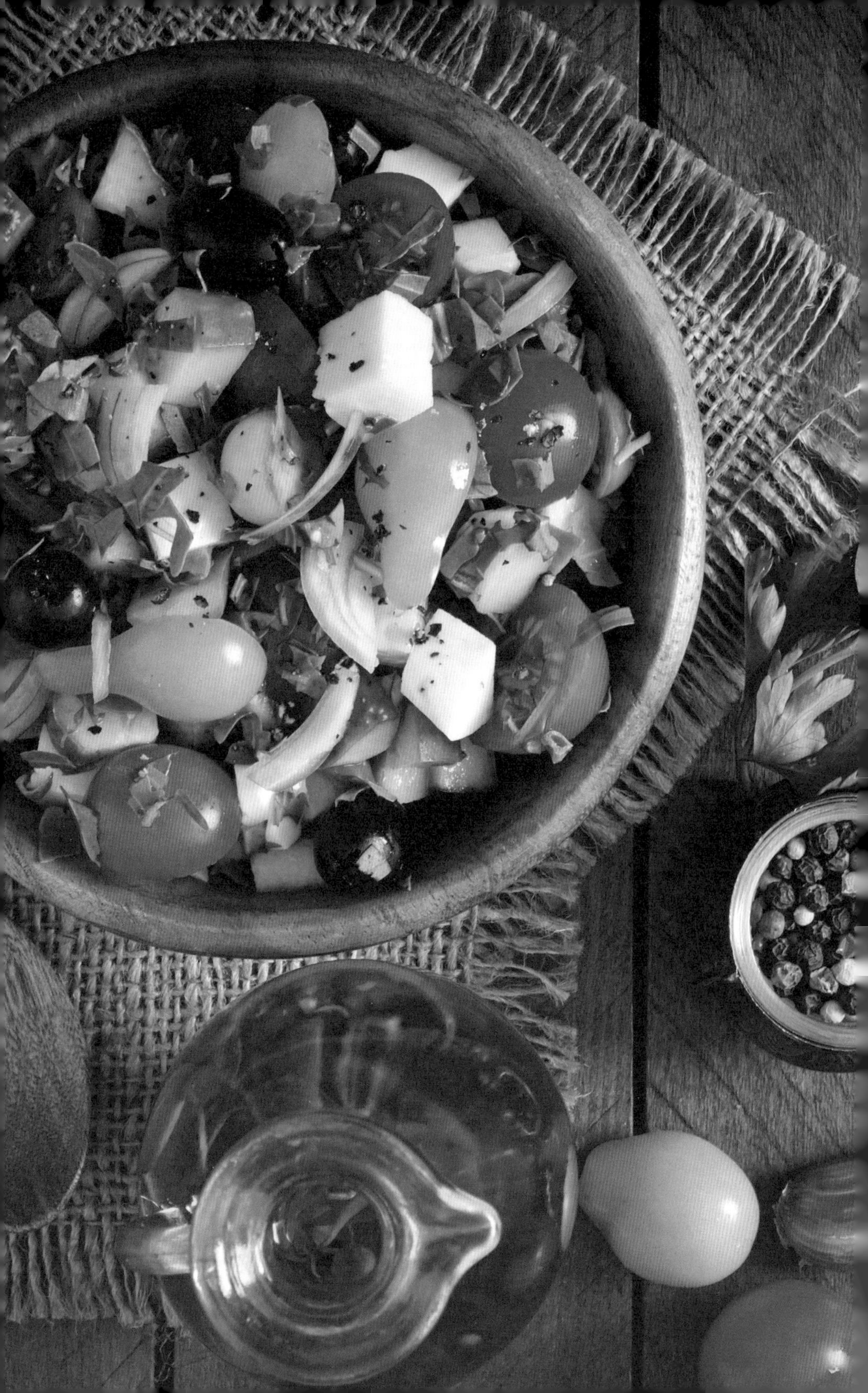

영양과잉(Overnutrition): 다량영양소와 미량영양소의 과도한 섭취를 말한다. 열악한 식단은 이전에는 영양결핍과 관련이 있었지만, 이제는 칼로리, 포화지방 및 나트륨의 과잉섭취와 더 큰 관련이 있다.

영양불량(Malnutrition): 모자보건(MCH)과 비전염성질환(NCD)의 이중 부담을 정의할 수 있는 널리 사용되고 검증된 지표가 거의 없기 때문에 영양불량을 평가하는 기준은 여전히 불명확하다.[2] 전통적으로 영양불량은 "칼로리 또는 기타 영양소의 불충분한 섭취로 인한 불충분한 신체 성장(발육부진), 급격한 체중 감소 또는 체중 증가 실패(소모증), 인지장애, 빈혈 악화 및 실명, 또는 전염병과 사망 위험 증가를 초래하는 면역체계 약화"로 정의된다.[12] 만성질환과 관련하여 영양불량은 지방, 설탕, 소금 및 칼로리의 과도한 섭취로 간주된다.[2, 13] 최근에는 이 두 가지 모두 개인 및 인구집단 내에서 열악한 식단의 질과 공존하는 경우가 많다.[2] 세계보건기구(WHO)는 영양불량을 영양결핍(소모증, 발육부진, 저체중), 비타민이나 미네랄(무기질) 부족, 과체중, 비만 그리고 그에 따른 식단 관련 만성질환을 포함하는 것으로 정의한다.[14]

과소섭취 및 과잉섭취 영양소: 미국농무부(USDA)가 발행한 〈식이 지침 자문위원회 보고서(Dietary Guidelines Advisory Committee Report)〉에 따르면, 과소섭취 영양소는 미국인의 5% 이상 또는 특정 인구 하위집단이 권장섭취량에 도달할 정도로 충분히 섭취하지 못하는 영양소 또는 식품을 뜻한다.[15] 여기에는 칼슘, 마그네슘, 칼륨, 철분, 비타민 A, C, D, E,

콜린 및 섬유질 등이 포함된다.[15] 이 중 칼슘, 칼륨, 비타민 D, 섬유질 등 4가지는 섭취량이 적을 경우 건강에 문제가 되기 때문에 '공중보건 문제가 우려되는 영양소(Nutrients of Public Health Concern)'로 간주된다.[15] 과잉섭취 영양소에는 첨가당, 포화지방 및 나트륨이 포함된다.[15] 문제가 우려되는 영양소는 미국 식품 라벨(영양표시)에 포함되어 있다.

아동 영양

어린이와 식물성기반 식단을 다룬 연구는 아직 부족하지만, 대부분의 연구는 **베지테리언** 또는 **비건** 식단이 어린이에게 어떠한 해로운 영향도 끼치지 않는다는 것을 보여 주며, 일부에서는 비만, 심혈관질환 및 당뇨병 위험 감소와 같은 여러 가지 건강상의 이점을 제시한다.[16] 베지테리언 및 비건 어린이의 부모는 단백질, 철분, 칼슘, 비타민 D 및 B12, 오메가-3 지방산을 포함한 필수영양소가 부족하지 않도록 세심한 주의를 기울여야 한다.[17-20]

베지테리언 아동과 잡식성 아동의 신체 발달은 비슷했으며, 두 그룹 모두 단백질과 에너지에 대한 섭취 기준치를 충족했다. 두 그룹의 철분 섭취량은 기준 섭취량의 60~70%였다.[21, 22] 현재 〈미국인을 위한 식이 지침(Dietary Guidelines for Americans)〉에는 2세 미만의 어린이도 포함되어 있으며, 생후 첫 6개월 동안은 모유만 먹이고(6개월 이후에는 영양이 풍부한 이유식을

베지테리언(vegetarian, 채식주의자) 동물들에게 고통이나 해를 입히지 않기 위해 동물의 고기를 먹지 않는 사람들 혹은 식이 유형을 뜻한다. 대게 우유나 알은 식단에 포함하는 경우가 많다.

비건(vegan, 완전 채식주의자) 고기는 물론, 우유나 알 등 동물에게서 나온 모든 성분을 먹지 않고, 위생용품 및 의류에도 사용하지 않으려는 사람들 혹은 식이 유형을 뜻한다.

함께 먹일 수 있다. - 역자 주), 가능하면 최소 생후 1년까지는 동물성 우유 또는 식물성 대체음료가 아닌 모유를 먹이도록 권장하고 있다. 최근에는 알레르기 유발 가능성이 높은 식품(땅콩, 달걀, 유제품, 견과류, 우유, 해산물, 대두 등)을 생후 1년 이내에 접하는 것이 알레르기 예방에 더 효과적이라는 연구가 늘면서 조기 노출을 권장하고 있다.[23]

미국 어린이들은 첨가당을 과도하게 섭취하고 있으며, 이는 현재 유행하는 비만의 원인이 될 수 있다.[24] 또한 일상적으로 패스트푸드를 섭취하기 때문에 총 칼로리 섭취량이 많아지고 식단의 질이 떨어진다.[25] 어린이를 위한 식단에는 칼륨이 풍부한 식품, 적색육 및 가공육의 대체품(식물성 고기), 통곡물이 포함되어야 하고, 고형 지방과 가당음료는 피해야 한다.[15]

유익성

식단의 질을 위한 식물성기반 식단의 유익성

열악한 식단의 질은 이전에는 영양결핍과 관련이 있었지만, 이제는 과도한 칼로리, 포화지방, 트랜스지방, 첨가당 및 나트륨과 관련되는 경우가 많다.[26-28] 식물성기반 식단의 영양은 '대체 건강 식생활 지수(AHEI)'로 평가했을 때 일반적으로 잡식성 식단보다 질이 더 높다.[29] 자연식물식(Whole-food Plant-based, WFPB) 식단은 주로 가공되지 않은 과일, 채소, 통곡물, 콩과류, 견과류 및 씨앗 등으로 구성되며, 동물성 식품은 제외하고, 비타민 B12와 때로는 비타민 D를 선택적으로 보충한다. 의도적으로 계획된 자연식물식 식단으로 생애 모든 단계에서 충분한 영양소를 섭취할 수 있으며, 만성질환과 전반적인 건강 및 치유에 효과적인 식이요법이 될 수 있다.[30] 식물성기반 식이 패턴은 비만과 질병을 유발하는 영양소들,[31] 특히 동물성 단백질, 포화지방,[32] 트랜스지방, 콜레스테롤, 단순당[33] 및 나트

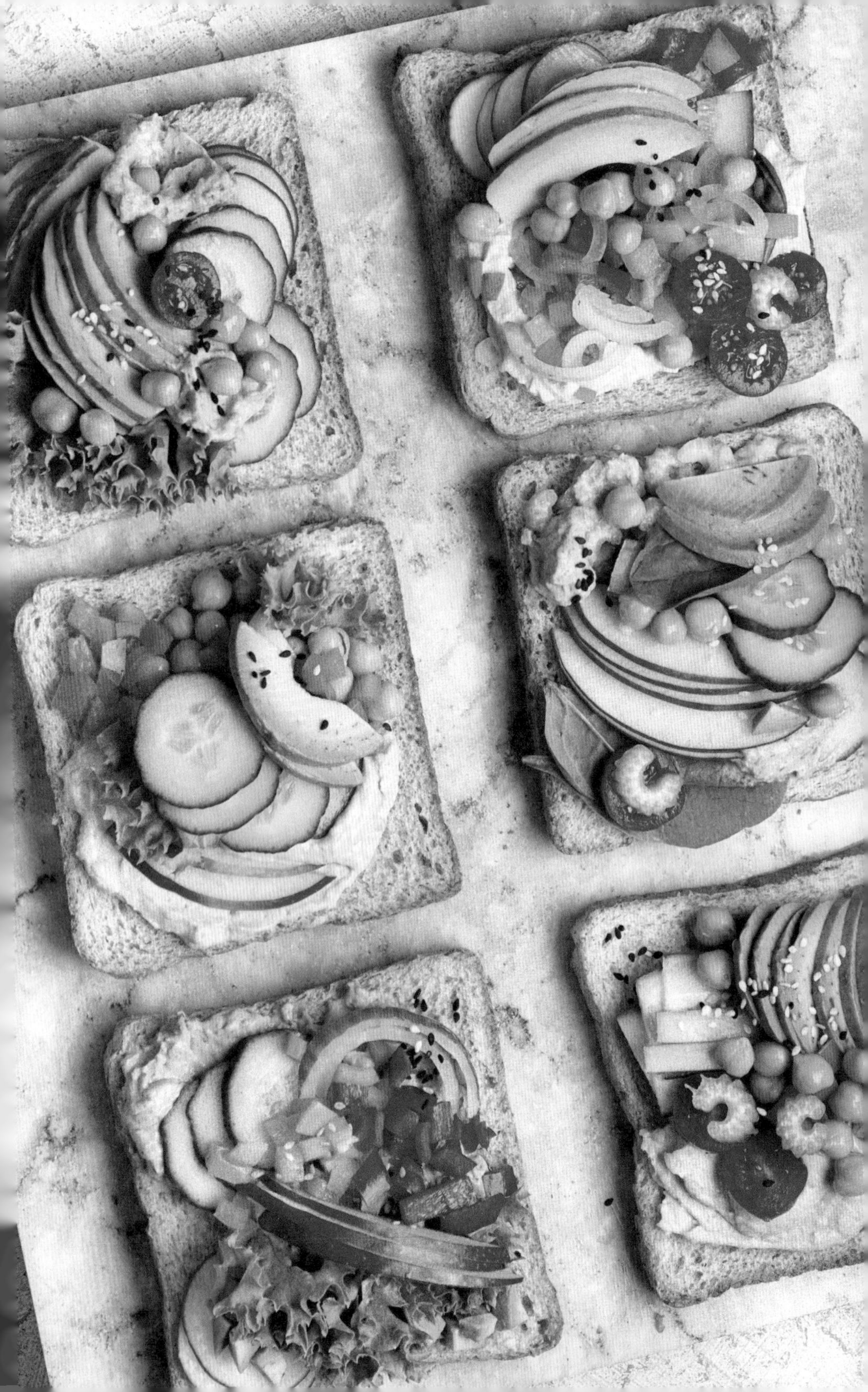

륨[34, 35] 등의 과잉섭취를 방지한다.

식물성기반 식이 패턴의 충분성

지금부터 자연식물식 식이 패턴의 맥락에서 음식과 특정 보충제를 통해 구체적인 영양소를 적절하게 섭취하는 방법을 살펴본다. 영양결핍은 위험할 수 있지만, 영양섭취를 통해 예방할 수 있다. 충분한 섭취가 필요하지만, 때때로 보충제 섭취는 과잉섭취로 이어져 누군가에게는 해로울 수도 있다.[36]

다량영양소

모든 다량영양소(단백질, 탄수화물, 지방)는 자연상태의 식물성 식품에 다양한 비율로 존재한다. 개별 식품을 특정 다량영양소와 동일시해서는 안 된다.

단백질

일반적으로 단백질은 동물성 식품에서 나온다고 여겨지지만, 식물성기반 식단으로도 단백질 권장섭취량을 쉽게 충족하거나 초과할 수 있다.[30] 단백질의 영양권장량(RDA)은 체중 1kg당 0.8g 또는 섭취한 칼로리의

10~11%이다. 예를 들어, 체중이 150파운드(68.2kg)인 사람의 단백질 필요량을 계산하려면 0.8(단백질 g)에 68.2(kg)를 곱하면 되고, 그 결과 일일 권장 단백질은 55g이 된다. 단백질은 1g당 4kcal를 갖고 있기에, 단백질 55g에 4(그램당 칼로리)를 곱하면 단백질의 열량은 220kcal가 되고, 이는 대부분의 개인에게 권장되는 하루 2,000kcal의 11%에 해당한다. 노인이나 일부 운동선수, 질병 치료를 받는 사람들은 이보다 더 많은 양이 필요할 수도 있다. 노인은 하루에 체중 1kg당 1.0~1.3g의 단백질이 필요할 수 있다.[37] 미국인 식단의 단백질 섭취량은 일반적으로 이 양보다 많으며, 에너지 영양불량(칼로리 부족)의 경우를 제외하면, 영양권장량을 충족하지 못하는 경우는 거의 없다.

체내에서 단백질은 효소에 의해 아미노산으로 분해되고, 필요에 따라 단백질로 합성된다.[38] 9가지 필수아미노산(류신, 이소류신, 메티오닌, 페닐알라닌, 아르기닌, 히스티딘, 트립토판, 발린, 트레오닌, 라이신)은 식물에서만 합성된다. 다른 모든 아미노산(알라닌, 베타-알라닌, 아스파라긴) 및 펩타이드를 만들기 위해서는 음식이나 보충제를 통해 필수아미노산을 얻어야 한다.[39] 충분한 칼로리를 섭취하면 하루 동안 필요한 양의 필수아미노산을 충분히 공급할 수 있다.[30] 콩과류를 규칙적으로 섭취하면 다른 필수영양소도 함께 섭취하게 된다.[30] 모든 자연상태의 식물성 식품에는 단백질이 포함되어 있지만, 대두 제품, 콩과류, 견과류 및 씨앗 등은 특히 단백질 함량이 높다.[40] 통곡물은 단백질 공급원이며, 발아된 곡물은 단백질 함량이 증가한다.[41, 42]

지방

잡식성 식단보다 식물성기반 식단을 섭취하면 건강한 지방을 섭취할 가능성이 더 크다. 지방의 필요량은 매우 적으며, 식물성 식품은 모든 필수지방을 필요량만큼 공급해 줄 수 있다. 리놀레산(linoleic acid, LA; 오메가-6 지방산)의 충분섭취량(AI)은 70세 미만 성인 여성은 하루 12g이고, 51세 미만 남성은 17g, 51~70세의 남성은 14g이다. 알파-리놀렌산(alpha-linolenic acid, ALA; 오메가-3 지방산)의 충분섭취량은 성인 남성의 경우 하루 1.6g, 성인 여성은 1.1g이다.[43] (한국인의 연령별 필수지방산 충분섭취량은 〈표 1-1〉 참고 - 역자 주)

연령	충분섭취량(g/일)			
	리놀레산		알파-리놀렌산	
	남자	여자	남자	여자
6~8	9	7	1.1	0.8
9~11	9.5	9	1.3	1.1
12~14	12	9	1.5	1.2
15~18	14	10	1.7	1.1
19~29	13	10	1.6	1.2
30~49	11.5	8.5	1.4	1.2
50~64	9	7	1.4	1.2
65~74	7	4.5	1.2	1
75세 이상	5	3	0.9	0.4

표 1-1. 필수지방산 충분섭취량(2020 한국인 영양소 섭취기준)

지방산은 정상적인 신진대사 촉진, 지용성 비타민 흡수, 호르몬 및 기타 필수화합물 생성, 염증 조절 등 여러 가지 중요한 역할을 한다.[44] 오메가-3(n-3) 및 오메가-6(n-6) 지방산 모두 필수적이다. 대부분의 사람들은 주로 식물성 기름(대부분의 가공식품에 포함됨), 육류, 가금류, 생선, 달걀 등을 통해 n-3보다 n-6 고도불포화지방산을 훨씬 더 많이 섭취한다. n-3 지방산인 에이코사펜타엔산(eicosapentaenoic acid, EPA) 및 도코사헥사엔산(docosahexaenoic acid, DHA)의 전구체인 알파-리놀렌산(ALA)의 식이 섭취원에는 한류성 어류와 해산물이 포함된다. 아마씨, 대두, 호두, 녹색 잎채소도 좋은 공급원이다.[40] 아마씨 한 큰술(tablespoon)에는 지방 3g과 ALA 2.35g이 들어 있다. (한국에서는 들깨가 중요한 오메가-3 공급원으로, 한 큰술에 지방 6g, ALA 3.7g을 섭취할 수 있다. - 역자 주)

인간은 동일한 '불포화 효소'를 사용하여 2가지 필수지방산(오메가-3, 오메가-6)을 장쇄지방산(long-chain fatty acids; 탄소 수가 13개 이상인 지방산 - 역자 주)으로 전환한다. n-3 지방산인 ALA는 DHA와 EPA로 전환되고, n-6인 리놀레산(LA)은 아라키돈산(arachidonic acid, AA)으로 전환된다. n-3와 n-6는 동일한 불포화 효소를 두고 경쟁하여, LA를 많이 섭취하면 ALA의 불포화 및 탄소사슬 연장을 방해하는 것으로 보인다.[45]

n-6 지방산과 n-3 지방산의 비율이 중요하며, 1:1 내지 2:1의 비율이 신경 발달 및 유전학뿐만 아니라 식단의 진화적 측면에서도 적정 비율로 여겨진다.[46] 이 두 가지 필수지방산의 균형은 뇌 발달과 심혈관질환, 고혈압, 암, 당뇨병, 관절염 및 기타 자가면역질환과 신경퇴행성질환의 위험을 줄이는 데 중요한 결정요인이 될 수 있다.[46]

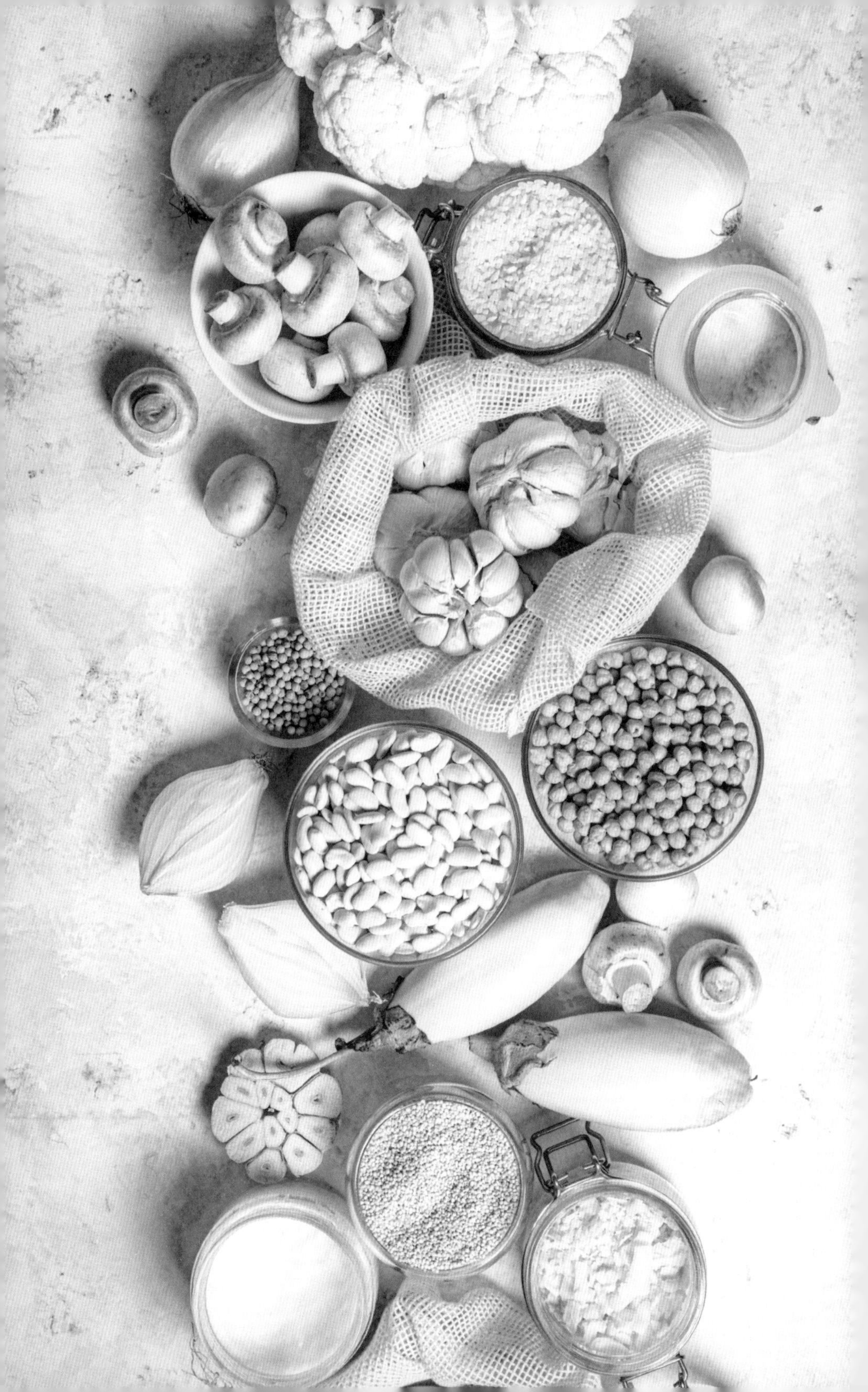

식물성기반 식단을 섭취하는 사람은 일반적으로 EPA와 DHA의 혈중 수치가 낮으며, 비건에게는 이러한 영양소가 거의 없을 수 있다.[47] 지방 필요량이 많거나 전환 능력이 저하된 사람들은 보충제를 통해 어느 정도 도움을 받을 수 있다.[5] 충분한 칼로리를 섭취한다면 식이 지방이 부족한 경우는 드물지만, 섭식장애, 대장폐색, 대사장애 등을 가진 환자는 위험할 수 있다.

건강한 지방을 공급하는 자연식품에는 견과류, 씨앗, 아보카도, 올리브 등이 있다.[48] 아보카도 반 개에는 대략 11g의 지방이 들어 있고, 아몬드나 해바라기씨 1온스(28g)에는 14g, 올리브 한 줌(5개)에는 약 2g, 일반 두부 1컵(200g)에는 11.86g의 지방이 들어 있다.[49] 통곡물, 콩과류 및 채소에도 지방이 포함되어 있다. 지방의 적은 필요량을 감안할 때, 정제되지 않은 자연상태의 식물성 식품으로도 충분한 양의 지방을 쉽게 공급할 수 있다.

탄수화물

콩과류, 채소, 통곡물, 과일 등 복합탄수화물이 포함된 정제되지 않은 자연식품은 건강과 필요한 칼로리 공급을 위한 최고의 선택이며, 긍정적인 건강상태와도 관련이 있다.[50] 어린이와 성인의 탄수화물 영양권장량은 하루 130g이다.[43] (한국인도 동일하다. - 역자 주) 정제되지 않은 자연상태의 식물성 식품을 기반으로 한 식단은 전형적인 미국인 식이 패턴보다 전체 칼로리 대비 탄수화물의 비율이 상대적으로 높을 가능성이 크다.

흰 빵, 첨가당, 흰쌀 또는 도정된 옥수수와 같은 정제된 탄수화물은 과

체중, 비만, 대사장애,[51] 심장병,[52] 2형당뇨병[53]을 비롯한 부정적인 건강상태와 관련이 있으므로 권장되지 않는다.[50] 가공식품에 함유된 정제된 탄수화물은 미국인이 섭취하는 탄수화물의 대부분을 차지한다.[54, 55]

공중보건 문제가 우려되는 영양소

특정 영양소의 식물성 식품 공급원과 각 영양소에 대한 배경 정보를 살펴보자.

칼슘

칼슘은 많은 식물성 식품에 함유되어 있다. 우유는 최고의 칼슘 공급원으로 자주 거론되지만, 우리 몸은 식물성 식품으로부터 더 높은 흡수율로 칼슘을 흡수할 수 있다. 칼슘의 영양권장량은 대부분의 성인의 경우 1,000㎎/일이고, 50세 이상 여성은 1,200㎎/일이다.[43] (한국인의 칼슘 권장섭취량은 대부분의 성인 남성은 800㎎/일, 성인 여성은 700㎎/일, 50세 이상 여성은 800㎎/일이다. - 역자 주) 유제품의 생체이용률은 30%인 데 비해, 일부 식물성 식품은 칼슘 함량은 적으나 흡수율이 더 높다.[56, 57] 예를 들어 청경채는 1컵당 160㎎의 칼슘을 함유하고 있지만, 생체이용률이 50%여서 80㎎이 흡수된다.[57] 완전 식물성기반 식단은 이론적으로 영양권장량을 충족하기에 충분한 칼슘을 포함하고 있지만, 미국인의 거의 절반이 칼슘의 평균필요량

(EAR)을 충족하지 못한다.

칼슘의 식물성 공급원은 필요량을 충족시키기에 충분하다. 예를 들어, 칼슘 첨가 두부는 우유와 칼슘 가용성이 동일하다.[58] 식물성 칼슘 공급원에는 청경채, 브로콜리, 방울양배추, 케일, 근대, 두부, 겨울 호박, 아몬드 등이 있다.[57, 59] 칼슘 함량이 높은 식품에는 황산칼슘을 넣어서 만든 두부, 대두, 칼슘 강화 옥수숫가루, 칼슘 강화 식물성 대체음료 및 유제품이 포함된다. 채소, 특히 옥살산염(oxalate)이 적은 채소(시금치, 케일, 근대와 같은 녹색 잎채소)는 좋은 칼슘 공급원이다.[49]

칼륨

칼륨은 많은 식물성 식품에 포함되어 있으며 혈압 조절과 뼈 건강에 필요하다. 따라서 칼륨 섭취량이 부족하면 심혈관, 신장 및 뼈 건강 위험이 증가한다.[60, 61] 19~70세 성인의 칼륨 충분섭취량은 여성의 경우 2,600㎎/일, 남성의 경우 3,400㎎/일이다.[43] (한국의 경우 성인 남녀의 칼륨 충분섭취량은 3,500㎎/일로 동일하다. - 역자 주) 서구식 식단에는 과일과 채소가 부족하여 칼륨 섭취 감소로 이어졌다.[62, 63] 칼륨의 산-염기 균형 조절 효과는 칼륨이 뼈 건강과 골다공증 예방에 미치는 영향에 관한 하나의 가설이다. 식이 칼륨은 신장결석을 줄이고 신장혈관, 세뇨관 및 사구체 손상으로 인한 신장질환의 진행을 늦출 수 있다. 또한 신장염을 억제하는 데 도움이 될 수 있다.[62] 칼륨의 고혈압에 대한 효과로는 혈관 내 부피 감소를 들 수 있다. 칼륨과 만성질환 사이에는 분명한 관련성이 있지만, 질병예방을 위한 최저 섭취량을 입증하기가 어려워 아직 구체적인 칼륨 만성질환위험감소섭취량(CDRR)은 없다.[64] 흰색 채소 섭취와 뇌졸중 위험 감소 사이에도 연관성이 있다.[60] 감자는 칼륨 함량이 가장 높은 흰색 채소 공급원이다.[60] 칼륨이 풍부한 또 다른 식품으로는 참마, 아보카도, 대부분의 콩과류가 있다.[49] 또한 바나나, 비트 잎, 살구, 대추야자와 같은 과일과 채소류 그리고 견과류, 녹색 채소, 요구르트, 병아리콩, 참치 등도 칼륨 공급원이다.[40, 65-67]

식이섬유

식이섬유는 식물성 식품에서만 발견된다. 식이섬유의 충분섭취량은 하루에 1,000kcal당 14g이며,[3] 50세 미만 여성의 경우 하루 25g, 50세 이상 여성의 경우 21g이다. 남성의 경우 50세 미만은 38g, 50세 이상은 30g이다.[43] (한국인의 식이섬유 충분섭취량은 남성은 30g, 여성은 20g이다. - 역자 주) 미국 성인은 평균적으로 식이섬유 권장량의 절반 정도를 섭취한다.[68] 자연식품이 가득한 식물성기반 식단에는 섬유질이 풍부하게 들어 있다.[30] 섬유질이 많은 식품에는 검은콩, 완두콩, 렌틸콩, 아보카도, 라즈베리, 말린 무화과, 들깨, 아마씨, 오트밀, 통밀 파스타 등이 있다. 섬유질이 풍부한 또 다른 식품으로는 블루베리, 딸기 및 기타 과일, 겨울 호박, 현미, 통곡물빵, 팝콘, 버섯, 아몬드, 땅콩, 해바라기씨, 참깨 등이 있다.[49] 섬유질은 에너지 필요량에 기여하지는 않지만, 장 건강과 면역기능에 필수적이며, 병원체를 통제하는 데 도움이 되고, 여러 만성질환에 대한 보호인자로 기능한다.

비타민 D

비타민 D 또는 칼시트리올(calcitriol)은 식물성 식품을 통해 완전하게 섭취할 수 있는 영양소 목록에는 포함되지 않으며, 햇빛에 노출되면 인체 내부에서 생성되는 지용성 스테로이드 호르몬이다. 비타민 D는 일부 자연식품이나 강화식품 혹은 보충제를 통해 섭취할 수 있다.[68] 비타민 D의 영양권장량은 69세 이하는 15㎍/600IU이고, 70세 이상은 20㎍/800IU이다.[3, 69] (한국인의 비타민 D 영양권장량은 64세 이하는 10㎍/400IU이고, 65세 이상은 15㎍/600IU이다. - 역자 주)

자외선 B(UVB)는 피부의 비타민 D 전구체를 비타민 D3로 변환하므로, 햇빛은 식이 공급원보다 더 나은 비타민 D 공급원이다. 일반적으로 오전 10시에서 오후 3시 사이에, 일주일에 최소 2일 이상 5~30분 동안, 자외선 차단제를 바르지 않은 얼굴, 팔, 다리, 등, 가슴을 포함한 신체의 넓은 부위를 직사광선에 노출시키면 체내에서 적절한 수준의 비타민 D가 합성될 수 있다. 피부색이 어두운 사람일수록 더 오랜 시간 햇빛에 노출되어야 한다.[70, 71] 식물성기반 식단을 유지하는 사람과 평소 (특히 겨울철에) 야외에서 햇빛에 노출되기 어려운 사람들처럼 비타민 D 합성이 불충분한 경우에는 필요량을 충족하기 위해 비타민 D 보충제가 필요할 수 있다.[72] 비타민 D 함량이 높은 식품에는 강화 우유(유제품과 식물성 대체음료 모두 포함), 강화 주스, 강화 시리얼, 연어 또는 고지방 생선[40, 73] 및 자외선 처리한 버섯 등이 있다.[74] 비타민 D는 자외선으로 처리되거나 자외선을 쬔 버섯뿐만 아니라 달걀을 통해서도 제공될 수 있다.[75]

비타민 D의 중요성은 몸 전체에 비타민 D 수용체가 퍼져 있다는 사실로도 알 수 있다. 두 가지 주요 형태인 비타민 D2(에르고칼시페롤)와 비타민 D3(콜레칼시페롤)는 측쇄(side-chain) 구조만 다르다. 소장에서는 두 가지 형태를 모두 흡수한다. 비타민 D는 체내 칼슘 수치, 인, 뼈 무기질화를 조절하고, 세포 증식 및 분화를 제어하는 역할을 한다. 또한 특정 조직에서 유전자 발현을 조절하고,[76] 항산화 특성을 가지고 있어 산화 스트레스로부터 인체를 보호한다.

대부분의 사람들은 실내 위주의 생활로 인해 햇볕을 충분히 쬐지 못하여 비타민 D를 충분히 생성하지 못하는 것으로 여겨진다. 비타민 D가 부족하면 뼈가 약해지거나 구루병, 골연화증,[76] 골다공증[77] 등을 유발할 수 있다. 비타민 D가 부족할 때 나타나는 증상으로는 피로, 뼈와 관절 및 근육의 통증, 불안 등이 있다. 또한 연구에 따르면, 낮은 비타민 D 수치는 당뇨병과 인슐린 저항성(insulin resistance), 고혈압, 다발성경화증 및 일부 암과 관련될 수 있다.[78, 79]

과잉섭취 영양소

첨가당

첨가당의 과도한 섭취는 체중 증가, 과체중 및 비만, 2형당뇨병, 높은 혈청 중성지방(triglyceride), 고콜레스테롤, 고혈압, 뇌졸중, 관상동맥질환, 암,

충치 등과 관련이 있다.[80] 〈2020 미국인을 위한 식이 지침〉에서는 첨가당 섭취를 칼로리의 10% 이하로 제한할 것을 권장한다.[3] (《2020 한국인 영양소 섭취기준》에서도 이와 동일하게 권장한다. - 역자 주) 정제된 곡물과 가공식품을 피하는 자연식물식 식단은 자연적으로 첨가당 함량이 적다. 과일과 같은 자연식품에 존재하는 천연 당분은 건강에 악영향을 미치지 않으며, 오히려 질병을 예방하는 것으로 밝혀졌다.[81]

나트륨

언제 어디에서나 가공식품을 쉽게 섭취할 수 있게 되면서 나트륨의 과잉섭취가 초래됐다. 나트륨의 만성질환위험감소섭취량은 하루 2,300㎎ 미만이지만, 대부분의 미국 성인은 매일 3,400㎎ 이상의 나트륨을 섭취한다.[82] (2018년 기준 한국인 성인의 나트륨 일일 평균섭취량은 3,255㎎이다. - 역자 주) 신체가 기능하는 데는 매우 적은 양의 나트륨이 필요하며, 과도한 소금 섭취는 심혈관질환의 주요 위험인자인 혈압 상승과 관련이 있다.[83] 소금 함량이 가장 높은 식품군은 주로 상업적으로 판매되는 식품군이다. 식이 소금 섭취량의 50%가량이 햄버거, 샌드위치, 타코, 밥, 파스타, 피자, 육류, 가금류, 해산물 요리 및 수프 등 〈미국인을 위한 식이 지침〉에서 '혼합 요리'로 정의한 음식들에서 나온다.[27] 상업적으로 가공된 식품의 섭취를 제한하는 것은 과도한 나트륨 섭취를 줄이는 중요한 전략이다. 자연식품에 집중하고 집에서 식사를 준비하면 자연스레 나트륨 과잉섭취를 피할 수 있다.

포화지방

〈2020~2025 미국인을 위한 식이 지침〉에서는 포화지방 섭취량을 일일 칼로리의 10% 미만으로 줄이도록 촉구했고,[3] 미국심장협회(American Heart Association, AHA)는 포화지방으로부터 얻는 칼로리의 비율이 5~6%인 식이 패턴을 권장한다.[84] (한국의 경우 포화지방의 '만성질환 위험감소를 위한 섭취기준'은 일일 칼로리의 7% 미만이다. - 역자 주) 이는 완전한 식물성기반 식단을 섭취함으로써 자연스럽게 달성할 수 있다.[85] 현재 미국인은 일일 칼로리의 11%를 포화지방에서 얻고 있다.[42] 심혈관질환 및 당뇨병의 위험과 관련이 있는 포화지방은 주로 동물성 식품에서 발견되기 때문에, 식물성기반 식단은 자연적으로 포화지방 함량이 적다.[85-87]

포화지방은 저밀도지질단백질(low-density lipoprotein, LDL)-콜레스테롤 수준을 높이는 것으로 나타났다.[88] LDL-콜레스테롤은 죽상경화증의 유발 인자로,[89] 죽상경화 진행 과정 중 지방줄무늬(fatty streak) 생성 단계에서 거품세포(foam cell)의 형성을 촉진하는 지질단백질(lipoproteins) 발생을 초래한다. 동맥의 벽에 LDL-콜레스테롤이 침착되면 염증 반응이 일어나기 시작한다.[90] 더 나아가 역학 및 대사 연구에서 포화지방은 인슐린 저항성 및 산화 스트레스와 관련된 것으로 나타났다.[91-93] 연구에 따르면, 베지테리언 식단으로 식사하는 사람들은 포화지방과 콜레스테롤 섭취량이 더 적었으며, 불포화지방 섭취량은 식물성기반 식사를 하든 안 하든 비슷하게 나타났다.[47, 94, 95] (한국의 경우 콜레스테롤의 '만성질환 위험감소를 위한 섭취기준'은 300mg/일 미만이다. - 역자 주)

기타 관심 영양소

비타민 B12

비타민 B12 또는 코발라민(cobalamin)은 중심에 단일 코발트 원자가 있는 복잡한 분자구조를 가지고 있다. 비타민 B12는 혈류로 쉽게 흡수되는 수용성 비타민을 구성하는 8가지 비타민 B군 중 하나이다. 비타민 B12의 영양권장량은 2.4㎍/일이며(한국도 동일 - 역자 주) 강화식품이나 보충제를 통해 쉽게 섭취할 수 있다.[3, 43, 69, 96]

비타민 B12는 토양과 물에서 발견되는 미생물과 동물의 소화관(장)에 있는 미생물에 의해 생성된다. 비타민 B12는 간과 근육 조직에 저장되므로 동물성 식품에서 자연적으로 발견되고, 식물성 식품에서는 발견되지 않는다. 소화관(장)에서 만들어진 양은 충분히 흡수되지 않으므로, 음식이나 보충제를 통해 비타민 B12를 섭취하는 것이 좋다. 비타민 B12는 인간에게 필수적이지만 아주 적은 양만 필요하므로 하루 2~3㎎ 정도 섭취하면 된다. 비타민 B12는 최대 3년간 체내에 저장될 수 있기 때문에 결핍증이 나타나기까지 몇 년이 걸릴 수도 있다.[96]

베지테리언과 노인은 비타민 B12 섭취량이 적고 흡수율이 낮아서 결핍 고위험군에 속한다.[97] 나이나 식단 외에 위장관(gastrointestinal, GI) 손상 및 산도 수준(위산 부족 및 소장의 산도 증가) 등의 요인들도 비타민 B12 흡수에 영향을 준다.[98] 위식도역류질환(gastroesophageal reflux disease, GERD) 등 위장관 질환에 처방되는 양성자펌프억제제(proton-pump inhibitor) 및 H2-차단제 같은 약물은 비타민 B12의 흡수를 방해할 수 있다. 비타민 B12의 운반 및 흡수에 필요한 내인인자(intrinsic factor, IF)를 생산하는 췌장의 기능부전 또한 비타민 B12 흡수를 감소시킨다.[99] 소장의 산성화, 기생충 또는 장내 박테리아의 과잉 성장도 비타민 B12 흡수를 저해할 수 있다.[98] 식물성기반 식단으로 섭취하는 사람은 순환하는 비타민 B12의 평균 농도가 낮고, 호모시스테인(homocysteine) 수치가 상승할 위험성이 높으며, 비타민 B12 결핍과 관련된 임상 증상(비정상적인 피로, 손가락이나 발가락 저림, 인지력 저하, 소화 불량, 어린이의 발육부진 등)이 발생할 위험이 더 크다.[100, 101] 따라서 노인뿐만 아니라 수년 동안 완전 식물성기반 식단(동물성 식품이 전혀 없음)으로 섭취하는 사람은 비타민 B12 보충제가 필요하다.

마그네슘

마그네슘은 신체에서 일어나는 여러 화학반응과 신경근육 연결에 필요하다. 마그네슘의 영양권장량은 30세 이하 여성은 310mg/일, 31세 이상 여성은 320mg/일, 30세 이하 남성은 400mg/일, 31세 이상 남성은 420mg/일이다.[43] (한국인의 마그네슘 권장섭취량은 19세 이상 여성은 280mg/일, 29세 이하 남성은 360mg/일, 30세 이상 남성은 370mg/일이다. - 역자 주) 대부분의 사람들은 식사를 통해 충분한 마그네슘을 얻으며, 녹색 잎채소, 통곡물, 견과류, 생선 등이 좋은 공급원이다.[102] 또 다른 마그네슘 공급원에는 두부, 감자, 요구르트, 고기, 참치 등이 있다.[49]

비타민 A

비타민 A는 세포 재생과 분화, 면역기능 및 시력 개선에 필수적인 영양소이다. 비타민 A의 식물성 공급원은 카로티노이드(carotinoid)를 제공하고, 동물성 공급원은 레티놀(retinol)을 제공한다. 비타민 A의 영양권장량은 성인 여성의 경우 700㎍/일, 성인 남성의 경우 900㎍/일이다.[43] (한국인의 비타민 A 권장섭취량은 49세 이하 여성은 650㎍/일, 50세 이상 여성은 600㎍/일, 49세 이하 남성은 800㎍/일, 50세 이상 남성은 750㎍/일이다. - 역자 주) 비타민 A 보충제를 과다 복용하면 독성이 나타날 수 있으므로, 성인의 경우 상한섭취량(UL)은 3,000㎍/일이다.[103] 레티놀(식품 및 보충제에 함유된 비타민 A1)이 풍부한 식품에는 익힌 고구마나 시금치, 생당근, 칸탈루프 멜론, 땅콩호박 등이 있다. 소의 간은 비타민 A 함량이 매우 높다. 비타민 A를 함유한 또 다른 식품에는 유제품, 식물성 대체음료, 강화 시리얼 등이 있다.

비타민 C

비타민 C 또는 L-아스코르브산(L-ascorbic acid)은 지방을 에너지로 바꾸고 콜라겐을 만드는 데 필요하다. 또한 특정 신경전달물질을 생성하는 데 필요하고, 단백질대사(protein metabolism)에도 관여한다.[104] 비타민 C의 영양권장량은 성인 여성의 경우 75㎎/일, 성인 남성의 경우 90㎎/일이다.[43] (한국인의 비타민 C 권장섭취량은 성인 남녀 모두 100㎎/일이다. - 역자 주) 비타민 C가 풍부한 식품에는 청경채, 파슬리, 무, 브로콜리, 칸탈루프 멜론, 방울양배추, 파인애플, 양배추, 콜리플라워, 겨자잎, 파파야, 완두콩, 케일, 토마토, 딸기, 순무잎, 오렌지, 구아바, 키위, 망고, 붉은 고추 등이 있다. 또 다른 비타민 C 공급원에는 시금치, 근대, 셀러리 등 대부분의 녹색 잎채소와 체리, 배, 통조림 복숭아 같은 과일이 포함된다.[49]

비타민 E

비타민 E는 독특한 항산화 특성을 가진 지용성 화합물의 집합체를 말한다. 비타민 E는 세포를 손상시키고 심혈관질환 및 특정 암을 유발할 수 있는 불안정한 활성산소(free radical 자유라디칼, 자유기)의 유해한 영향으로부터 세포를 보호한다.[105] 비타민 E의 영양권장량은 성인 남녀 모두 15㎎/일이다.[43] (한국인의 비타민 E 권장섭취량은 성인 남녀 모두 12㎎/일이다. - 역자 주) 비타민 E가 풍부한 식품에는 해바라기씨, 아몬드, 헤이즐넛, 해바라기유, 홍화유, 송어 등이 있다. 그 밖에 비타민 E가 함유된 식품에는 땅콩, 땅콩버터, 올리브유, 옥수수유 등이 있다.[49]

요오드

요오드(아이오딘)는 단백질 합성 및 효소 활동을 포함한 여러 가지 생화학적 기능을 조절하는 두 가지 갑상샘호르몬인 티록신(thyroxine)과 트리요오드티로닌(triiodothyronine)의 필수 구성 요소이다.[106] 요오드는 토양과 바다에서 발견되는 미량 원소로, 육상 식물과 해조류에서 얻을 수 있다.[107] 요오드의 영양권장량은 성인 남녀 모두 150㎍/일이고, 임산부와 수유 중인 여성은 추가 보충이 필요하다.[108] 상한섭취량은 1,100㎍/일이며,[3,69] 2,000㎍/일 이상 섭취하면 호르몬 기능이 손상되고 여드름을 자극할 수 있다.[109] (한국인의 요오드 권장섭취량은 성인 남녀 모두 150㎍/일이고, 임신 때는 240㎍/일, 수유 중에는 340㎍/일로 증가하며, 상한섭취량은 2,400㎍/일이다. - 역자 주) 동물들이 토양에서 자란 음식을 먹기 때문에 요오드는 고기와 유제품에도 포함되어 있다. 요오드는 인체에 필수적인 영양소이지만, 알려진 유일한 기능은 갑상샘호르몬을 구성하는 것이다. 갑상샘호르몬은 세포의 성장과 활동을 조절하며, 특히 신경계와 골격계 발달에 중요하다.[110]

식물성기반 식단을 섭취하는 사람 중 해조류나 요오드화(요오드를 첨가한) 소금을 섭취하지 않는 사람은 요오드 섭취량이 부족하여 보충제가 필요할 수 있다.[111] 20세기 초에는 요오드 결핍이 흔하여 갑상샘종이 유행했다. 요오드 결핍은 정신 발달을 지체시키고, 인지장애를 촉진할 수도 있다.[112] 미국에서는 1920년대에 소금의 요오드화가 시작됐다. 1970년대까지 미국 인구는 요오드를 과도하게 섭취했고, 이는 갑상샘기능항진증이나 자가면역성 갑상샘염을 유발하기도 했다.[112] 현재는 요오드 결핍보다 요오드 과잉섭취가 더 흔하며, 이는 과도한 유제품 섭취로 인해 발생할 수 있다. 요오드는 착유기와 젖꼭지의 살균제 및 젖소 사료의 보충제로 사용된다. 또한 제과제빵류의 반죽 첨가제로도 쓰인다. 빙하 유출 지역이나 범람원 등 토양에 요오드가 고갈된 지역에서는 요오드 결핍 현상이 나타난다. 미국에서 소비되는 소금의 대부분(75%), 특히 가공식품에 사용되는 소금은 요오드화되지 않았다. 해조류는 요오드의 좋은 공급원이며, 감

자와 같은 덩이줄기 채소의 껍질에도 요오드가 함유되어 있다.[109, 110]

철분

철분은 적혈구가 폐에서 신체 조직으로 산소를 운반하는 데 핵심적인 역할을 하는 혈색소(헤모글로빈)를 만드는 데 필요한 영양소이다. 철분은 근육기능과 아데노신삼인산(adenosine triphosphate, ATP) 에너지 생산에 필수적이며, 여러 효소 시스템의 보조인자로 사용된다. 철분의 영양권장량은 50세 이하 성인 여성의 경우 18㎎/일, 노년기 여성 및 모든 성인 남성의 경우 8㎎/일이다.[3] (한국인의 철분 권장섭취량은 49세 이하 여성은 14㎎/일, 50세 이상 여성은 8㎎/일, 성인 남성은 10㎎/일이다. - 역자 주) 한편, 베지테리언의 철분 영양권장량은 고기를 먹는 사람들보다 1.8배 높은데, 이는 육류에서 얻어지는 헴철(heme iron)이 식물성 식품에서 얻어지는 비헴철(nonheme iron)보다 생체이용률이 더 높기 때문이다. 그리고 육류, 가금류 및 해산물은 비헴철의 흡수를 증가시킨다.[112]

철분 결핍은 가장 흔한 영양결핍 중 하나로, 특히 여성과 어린이에게 주로 발생한다. 철분 수치가 낮으면 빈혈이 생길 수 있지만, 이는 꼭 식습관이 좋지 않아서 생기는 것만은 아니다. 궤양, 결장염, 게실증(diverticulosis), 심한 월경 출혈(월경과다증) 및 미세 출혈 등으로 인한 혈액 손실도 빈혈과 관련이 있다.[113, 114]

베지테리언은 일반적으로 비-베지테리언(non-vegetarian 비채식주의자)만큼 많은 철분을 섭취하지만 철분 저장량이 낮은데, 이는 영양불량으로 고통을 겪지 않는다면 장점이 될 수 있다. 철분을 함유한 단백질인 페리틴(ferritin)의 과량 순환은 대사증후군,[115] 심장질환, 암 및 조기 노화[112]의 발생 위험 증가와 관련이 있기 때문이다. 육류에 함유된 헴철은 신체에서 더 엄격하게 조절되는 비헴철(식물성 식품에 함유)보다 체내 흡수율이 더 높다. 철분은 산화 촉진제이기 때문에 과량의 철분은 조직을 손상시킬 수 있는 활성산소의 생성을 증가시킬 수 있다. 커피와 차에 들어 있는 폴리페놀(polyphenol)은 철분 흡수를 감소시키는 반면, 비타민 C는 철분 흡수를 증가시킬 수 있다.

철분은 콩과류, 곡물 및 강낭콩류, 과일과 채소에 풍부하다. 우유에는 철분이 거의 없고, 철분 흡수를 방해할 수 있다.[116] 일반적으로 베지테리언 그룹에서는 철분 결핍이 발견되지 않으나, 베지테리언 여성은 빈혈(혈색소 수치가 120g/L 미만) 유병률이 더 높은 것으로 나타났다.[117-119] 혼합 식단의 맥락에서 철분 흡수는 일반적으로 철분의 유형(헴철과 비헴철)보다는 체내 철분 상태에 더 큰 영향을 받는다(혈색소 수치가 낮을수록 흡수율이 높다. - 역자 주).[120]

아연

아연은 무기질(미네랄)이며 토양과 바다에서 발견된다. 대부분의 무기질(칼슘은 예외)과 마찬가지로 인체에는 소량만 필요하고, 쉽게 축적된다. 아연은 다른 무기질(철, 망간, 니켈, 칼슘 및 인산염)과 운반체를 놓고 경쟁하므로, 아연의 흡수는 다른 무기질과의 균형에 영향을 받는다. 아연의 영양권장량은 성인 여성의 경우 8mg/일, 성인 남성의 경우 11mg/일이다.[43] (한국인의 아연 권장섭취량은 64세 이하 성인 남녀 각각 10mg/일, 8mg/일이다. - 역자 주) 아연은 뇌세포의 의사소통, 혈색소 활동, 남성 생식세포 기능, 야간 시력, 면역 및 상처 치유를 포함한 다양한 기능에 관여한다.[109, 110] 아연의 흡수는 부분적으로 비타민 B6의 공급에 의존하며, 다른 영양소와 마찬가지로 환경적 변수들, 특히 경구 피임약 또는 호르몬 대체제 사용 및 중금속(수은, 납, 카드뮴) 간섭에 영향을 받을 수 있다.[109] 또한 (구리와 철뿐만 아니라) 아연은 알츠하이머병 환자의 뇌에서 형성된 베타-아밀로이드 플라크(β-amyloid plaques)에 존재하는 것으로 밝혀졌다. 연구에 따르면, 아연은 이러한 단백질들이 플라크로 뭉치는 것을 촉진할 수 있다. 즉, 이러한 금속 원소들이 이 질병에 함께 작용하여 플라크를 촉진하는 것일 수 있다. 아연의 식이 공급원에는 콩과류, 씨앗, 견과류, 밀, 옥수수, 대두 제품 및 동물성 식품 공급원이 포함된다.[110, 121]

콜린

수용성 비타민인 콜린은 이제 섭취 기준치를 설정할 필요가 있는 필수 영양소로 인식되고 있다. 콜린의 충분섭취량은 성인 여성의 경우 425mg/일, 성인 남성의 경우 550mg/일이며, 상한섭취량은 3,500mg/일이다.[43] (한국에서는 콜린의 섭취 기준치가 설정되지 않았다. - 역자 주) 콜린은 신경전달물질인 아세틸콜린(acetylcholine)의 전구체로서 신경계에 중요한 역할을 한다. 또한 임신 중 세포 구조, 지질 수송 및 인지 발달에도 관여한다.[59] 콜린이 결

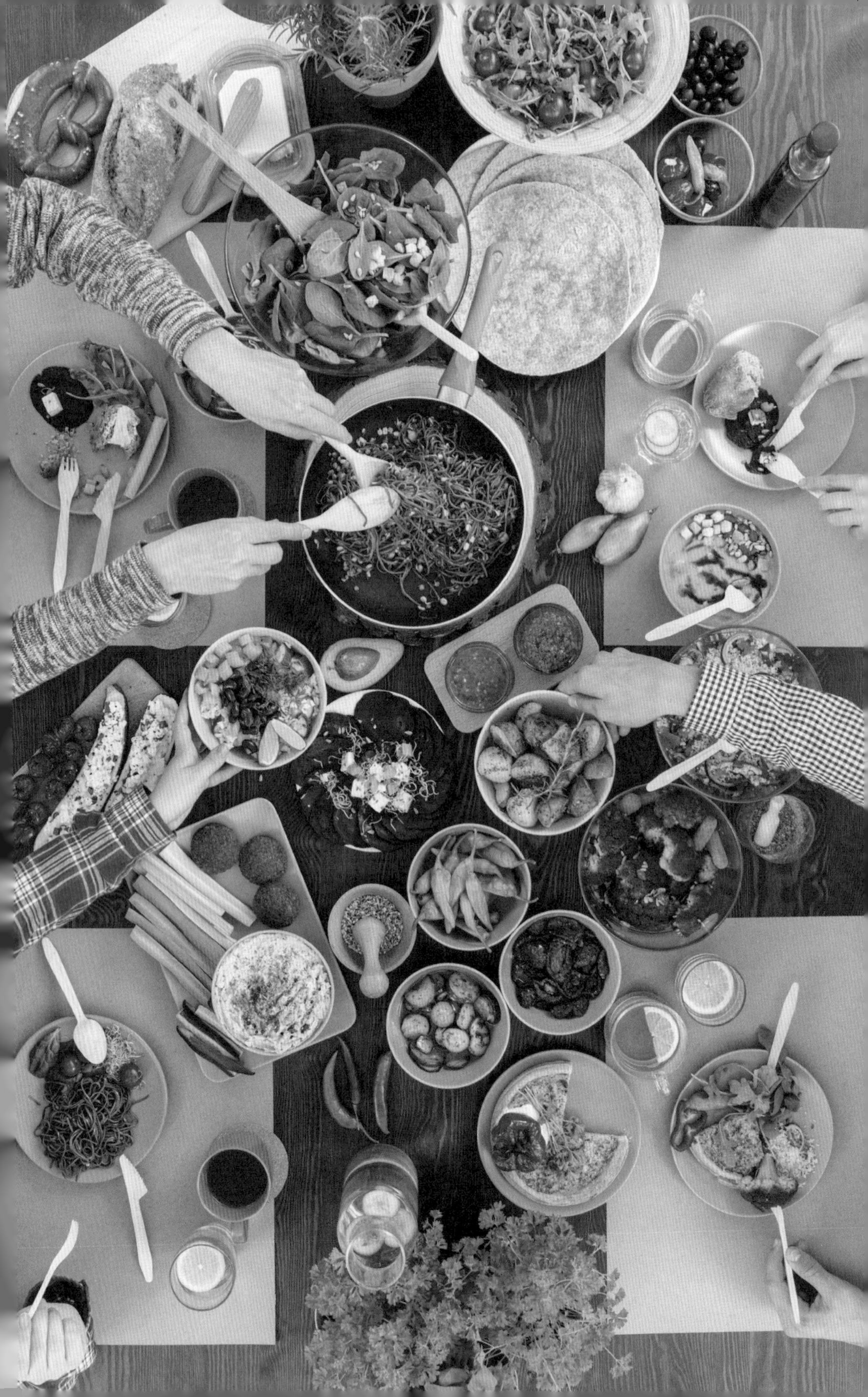

핍되어 간 손상이 발생한 여성과 남성을 대상으로 한 연구를 통해 콜린 필요량이 부분적으로 파악됐다.[122, 123] 콜린은 주로 동물성 식품에서 발견되지만 콩, 두부, 녹색 채소, 감자, 견과류, 씨앗, 통곡물, 과일 등을 포함한 몇몇 식물성 공급원에도 소량 존재한다.[49] 콜린을 과잉섭취하면 장내 미생물총(microbiota)에 의해 콜린이 트리메틸아민옥사이드(trimethylamine oxide, TMAO)라는 대사산물로 전환되면서 심혈관질환[124] 및 전립선암[125] 발생 위험이 증가한다. 달걀, 브로콜리, 병아리콩 등은 콜린의 좋은 공급원이다.[49]

미국 성인의 영양소 섭취량

〈표 1-2〉는 미국 국립보건통계센터에서 실시한 2015~2018년 국민건강영양조사(National Health and Nutrition Examination Survey, NHANES)의 설문 조사인 '우리가 미국에서 먹는 것(What We Eat in America)'을 통해 수집한 데이터를 산출하여 사용했다. 이 표는 미국 성인 남녀의 평균 영양소 섭취량과 재림교 집단에서 엄격한 베지테리언 식단(완전 식물성기반 혹은 비건 식단)을 유지하는 사람들의 평균 영양소 섭취량을 비교해서 보여 주고 있다. 단백질 섭취량 같은 일부 유사점뿐만 아니라 다량영양소와 미량영양소 모두에서 현저한 대조를 볼 수 있다. 엄격한 베지테리언 집단의 평균 영양소 섭취량은 식물성기반 식단이 충분한 영양소를 제공해 줄 수 있음을 증명한다.

영양소	미국 성인 남성 (20세 이상)의 실제 섭취량 (평균치)* [126]	미국 성인 여성 (20세 이상)의 실제 섭취량 (평균치)* [126]	재림교 집단 내 엄격한 베지테리언의 실제 섭취량 (평균치)** [127]
에너지 (kcal)	2,460	1,825	1,894
지방 (g)	99	75	66
총 지방 (%에너지)	36	37	30
포화지방 (%에너지)	12	12	6
단일불포화지방산 (%에너지)	13	13	13
다가불포화지방산 (%에너지)	8	9	10
불포화지방/포화지방 비율	1.8	1.8	4.3
콜레스테롤 (mg)	352	258	보고되지 않음
탄수화물 (g)	281	215	309
탄수화물 (%에너지)	46	47	62
총 당분 (g)	119	95	112
총 당분 (%에너지)	19	21	24
단백질 (g)	96	69	72
단백질 (%에너지)	16	15	15
섬유질 (g)	19	16	47
미량영양소			
식이 활성형 비타민 A (RAE***)	681	612	1,108****
총 비타민 D (칼시페롤, ㎍)	19	12	6.3
식이 비타민 E (알파-토코페롤, mg)	10	9	101
총 비타민 B12 (㎍)	68	127	23

영양소	미국 성인 남성 (20세 이상)의 실제 섭취량 (평균치)* [126]	미국 성인 여성 (20세 이상)의 실제 섭취량 (평균치)* [126]	재림교 집단 내 엄격한 베지테리언의 실제 섭취량 (평균치)** [127]
식이 엽산 해당량 (㎍)	757	669	888
식이 비타민 C (㎎)	166	165	531
식이 칼슘** (㎎)	1,155	1,027	1,156
식이 마그네슘 (㎎)	372	304	652
식이 칼륨 (㎎)	2,967	2,332	1,371
식이 철분 (㎎)	18	16	31.6
식이 나트륨 (㎎)	4,107	2,994	3,531

표 1-2. 미국 성인과 엄격한 베지테리언(재림교 집단)의 실제 영양소 섭취량

* 다량영양소, 비타민 A, 비타민 E는 음식과 음료를 통한 섭취 포함. 이 외의 모든 미량영양소는 음식, 음료, 보충제를 통한 섭취 포함.

** 음식, 음료, 보충제를 통한 섭취 포함.

*** RAE=레티놀활성당량(retinol activity equivalents)

**** 식이 베타-카로틴(beta-carotene)에서 전환됨(1g RAE=12㎍ 식이 베타-카로틴)

보건의료제공자를 위한 핵심

- 칼슘, 마그네슘, 칼륨, 철분, 비타민 A, C, D, E, 콜린, 섬유질 등은 과소섭취하고 첨가당, 포화지방, 나트륨은 과잉섭취하는 전형적인 서구식 식이 패턴은 식단의 질이 열악하다.[15]

- 자연식품 위주의 베지테리언 식단 및 비건 식단은 자연적으로 과소섭취하기 쉬운 영양소들의 함량이 높고 과잉섭취하기 쉬운 영양소들의 함량은 낮다.

- 햇빛 노출이 부족한 경우 비타민 D를 보충하고, 해조류 및 요오드화 소금을 추가하는 등 중요한 특정 영양소의 보충에 주의를 기울이고, 자연상태의 식물성 식품 위주로 선택한다면 식단의 질을 더 높일 수 있다.[106]

- 충분한 단백질 섭취는 완전한 자연식물식 식단을 섭취함으로써 쉽게 달성할 수 있다.[30]

- 환자가 자연식물식 식단을 시도하는 것에 관심을 보인다면, 교육 및 지원 자료를 그들과 공유하는 것이 도움이 된다.

자주 하는 질문

Q 식물성기반 식단으로 단백질을 충분히 섭취할 수 있는가?

충분한 칼로리를 섭취한다면, 식물성기반 식단으로도 단백질 필요량을 쉽게 충족할 수 있다. 미국농무부가 제안하는 동식물 혼합 공급원으로 구성된 '마이플레이트(MyPlate)' 식단의 경우 단백질의 칼로리 백분율이 19%로 계산된 것과 비교하여, 자연식물식 식단의 영양소 구성에 관한 이론적 모델에서는 단백질의 칼로리 백분율이 16%로 계산되었다.[72] 포괄적인 **'중국 연구'**를 포함한 일련의 연구에 따르면, 단백질을 전체 칼로리의 10% 이상 섭취하면 질병을 촉진할 수 있다.[126, 127]

중국 연구(The China Study)
미국 코넬대학의 콜린 캠벨(T. Colin Campbell)과 중국 예방의학과학원의 준시 첸(Junshi Chen) 그리고 영국 옥스퍼드대학교의 리처드 페토(Richard Peto) 등이 합동으로 진행한 대규모 역학 연구를 말한다.
이들은 1980년대에 중국 65개의 시골 지역 주민들의 식단, 생활습관 및 다양한 만성질환을 조사했으며, 〈뉴욕타임스〉는 이 연구를 '역학의 그랑프리'라고 불렀다. 보다 자세한 내용은 2020년에 우리나라에서 출간된 《무엇을 먹을 것인가》(콜린 캠벨 저, 열린과학)를 통해 확인할 수 있다.

Q 식물성기반 식단으로 칼슘과 철분을 충분히 섭취할 수 있는가?

식물성 식품에는 철분, 아연, 칼슘의 흡수를 억제하는 피트산(phytate)이 포함되어 있지만, 자연식물식 식단의 이론적 영양소 구성에서 이러한 무기질의 추정섭취량은 50세 이상 여성의 칼슘 섭취량을 제외하고는 영양권장량을 초과했다.[72] 안타깝게도 대다수의 미국인이 잡식성 식단을 섭취하고 있음에도 불구하고 인구의 절반가량이 칼슘의 평균섭취량조차 충족하지 못하고 있다.[128] 과일 및 채소 섭취는 혈액의 pH(수소이온농도지수)를 염기 쪽으로 이동시켜 칼슘 흡수를 도울 수 있다. 카페인과 알코올은 칼슘 배설을 증가시켜 흡수를 다소 억제할 수 있다.[129]

Q 식물성기반 식단을 섭취하면 빈혈이 생길 위험이 있는가?

빈혈은 적혈구 생산 감소, 적혈구 파괴 또는 혈액 손실 등으로 인해 적혈구 수가 감소한 상태를 말한다. 일부 연구에서 베지테리언은 철결핍성 빈혈 발생률이 더 높을 뿐만 아니라 철분 저장고가 고갈될 위험도 더 큰 것이 확인되었고, 이는 특히 폐경전 베지테리언 여성에서 확연하게 나타났다.[17] 다른 연구에서는 베지테리언의 혈청 페리틴 및 적혈구 용적률 수치가 비-베지테리언과 유사하게 나타났다.[16] 식물성 식품에 함유된 비타민 C는 철분 흡수를 돕지만,[132] 우유와 유제품은 자체의 칼슘[133] 그리고 단백질인 카제인[134]으로 인해 철분 흡수를 방해할 수 있다는 점을 유의하는 것이 중요하다.

식물성기반 식단을 섭취하는 사람은 최적의 철분 상태를 유지하기 위해 식품에서 충분한 양의 비타민 C를 섭취하고, 보충제를 통해 비타민

B12를 섭취해야 한다. 비타민 B12는 몸 전체에 산소를 운반하는 새로운 적혈구를 생성하는 데 필수적이다. 비타민 B군의 하나인 엽산 또한 적혈구 생성에 필요하다. 이러한 영양소들을 충분히 섭취하면 철분을 함유한 혈액 내 단백질인 혈청 페리틴의 수치를 적정하게 유지할 수 있다. 페리틴은 철분 저장량을 측정하는 데 사용된다.[17]

철분 결핍은 빈혈의 가장 흔한 원인이며, 월경과다증은 혈액 손실의 가장 흔한 원인이다.[201] 헬리코박터 파일로리 감염도 빈혈을 유발할 수 있다.[135] 비타민 B12 및 엽산 결핍은 철분 결핍과 마찬가지로 빈혈과 관련이 있다. 건강에 좋은 철분 공급원에는 녹색 채소와 콩과류가 포함되며, 이러한 식품과 강화 곡물을 포함한 식단을 통해 충분한 철분을 쉽게 공급할 수 있다.[114] 과일과 채소는 비헴철 흡수를 돕는다.[120] 미국 질병통제예방센터(Centers for Disease Control and Prevention, CDC)는 혈색소 및 적혈구 용적률 검사뿐만 아니라 복용 중인 약물에 따라 철분 보충을 개별화할 것을 권장한다.[136]

Q 식물성기반 식단으로 비타민 D를 충분히 섭취할 수 있는가?

인간은 햇빛을 통해 대부분의 비타민 D를 얻도록 설계되었다. 자연적으로 비타민 D가 함유된 식품은 많지는 않으나, 대부분 동물성 제품, 특히 생선과 달걀노른자에 포함되어 있다. 버섯에도 비타민 D가 함유되어 있으며, 버섯을 햇빛에 노출시키면 함량이 더 높아질 수 있다.[132]

Q 식물성기반 식단으로 비타민 B12를 충분히 섭취할 수 있는가?

보충제가 필요하다. 자연식물식 식단이 건강증진에 필요한 모든 영양소를 제공한다는 기본 전제에서 비타민 B12(그리고 비타민 D)는 예외이다. 비타민 B12는 예전처럼 토양이나 물에 널리 존재하지 않는다. 따라서 비건에게는 보충제가 권장된다. 동물은 하부 소화관(대장 및 소장 - 역자 주)에서 비타민 B12를 생산하므로 육류 및 유제품이 공급원이 될 수 있지만, 동물성 식품을 섭취하는 사람에게서도 영양학적인 결핍이 발생할 수 있다(다양한 위장관 문제로 흡수가 되지 않아 결핍이 발생할 수 있다. - 역자 주). 그러나 식물성기반 식단을 섭취하는 사람과 노년층에서 특히 더 비타민 B12 결핍이 발생하기 쉽다.[133]

주요 연구 요약

식단의 질은 식단의 유형과 관계없이 관심의 대상이어야 한다. 식물성 식단의 영양학적 질을 평가하고자 식물성기반 식단, 자연식물식 식단, 비건 및 베지테리언 식단, **락토-오보-베지테리언** 식단의 영양상태와 전반적 질을 조사한 13건의 연구에서 정보를 추출했다. 3건은 무작위 대조 시험(randomized controlled trial, RCT),[140-142] 1건은 관찰 코호트 연구(observational cohort study),[143] 2건은 단면 연구(cross-sectional study),[99, 144] 3건은 체계적 문헌고찰(systematic reviews) 및/또는 메타 분석(meta-analysis),[93, 145-147] 1건은 이론적으로 유도된 식이 패턴을 조사한 것이었다.[72] 연구에서는 전반적인 식단의 질, 오메가-3 지방산 섭취량 및 체내 수치, 마그네슘 상태, 비타민 D와 칼슘 섭취량, 비타민 B12 및 엽산 체내 수치, 아연 섭취량과 철분 상태 등을 조사했다.

락토-오보-베지테리언
(lacto-ovo-vegetarian, LOV 유란 채식주의자) 베지테리언 중 우유와 달걀 등 동물의 젖과 알은 섭취하는 사람 혹은 식이 유형을 뜻한다.

오메가-3 지방산의 경우, 한 연구에서는 식물성 식

품으로 해산물 섭취를 대체하여 도코사헥사엔산(DHA)을 에이코사펜타엔산(EPA)으로 역변환하는 것이 오메가-3 수치를 유지하는 데 효과적인 방법인지 조사했다.[140] 연구자들은 베지테리언의 DHA에서 EPA로의 역변환율이 약 9.4%인 것으로 파악했으며, 이는 이전 추정치인 1%와 비교하여 인체에서 DHA가 EPA로 역변환되는 비율이 상당히 높다는 것을 시사했다.

비건의 마그네슘 섭취량을 조사한 연구에 따르면[148] 비건은 육식하는 사람보다 마그네슘 섭취량이 더 많았으며, 적혈구 내 마그네슘 함량은 두 그룹 간에 통계적으로 차이가 없는 것으로 나타났다. 또한 같은 연구에서 임신한 피험자의 경우, 육식하는 사람보다 식물성기반 식단을 섭취하는 사람이 종아리 경련을 덜 경험한 것으로 보고되었다. 이론적으로 유도된 식단 계획을 조사한 한 연구에서는 자연식물식 식단이 미국농무부가 제안하는 마이플레이트(MyPlate) 식단보다 마그네슘을 70% 더 많이 함유할 수 있음을 발견했다.

식물성기반 식단에는 비타민 B12가 부족한 경우가 많으며, 특히 개인이 강화식품 섭취를 자제한다면 더욱 그러하다. 한 단면 연구에 따르면 비건은 육식하는 사람에 비해 혈청 비타민 B12 농도가 현저히 낮았지만, 엽산 수치는 더 높았다.[99] 이러한 결과는 식물성기반 식단을 섭취하는 개인이 비타민 B12 보충제를 섭취하거나, 비타민 B12 강화식품을 섭취하거나, 혹은 둘 다 섭취해야 할 필요성을 강조한다.

비타민 D는 공중보건 문제가 우려되는 영양소이다. 동물성 식품에는 비타민 D가 포함되어 있기에 식물성기반 식단을 섭취하는 사람은 잡식성 식단을 섭취하는 사람보다 비타민 D의 섭취량 및 혈청 수치가 더 낮다.[141, 142, 144] 개인은 칼슘의 영양권장량을 충족하는 것 외에도 식물성기반 식단에 강화된 비타민 D 공급원을 포함시켜야 한다. 맞춤형 자연식물식 식단 중재(diet intervention)로 칼슘 섭취가 증가한 것을 관찰한 한 연구를 제외하면,[141] 여러 연구에서 식물성기반 식단을 섭취하는 사람들의 칼슘 섭취량이 더 낮다는 사실이 발견됐다.[72] 마지막으로, 아연과 철분은 식물성 식단 섭취자와 비식물성 식단 섭취자 모두 관심을 가져야 하는 영양소이다. 연구에 따르면 두 그룹 모두 임신과 관련하여 혈청 아연이 감소하고 아연 배설이 증가하였으며,[146] 한 메타 분석에서 비건과 베지테리언은 철분 섭취량과 철분 저장량이 더 낮은 것으로 밝혀졌다.[147]

한편 식물성기반 식단 중재는 지속적으로 식단의 질을 개선하는 것으로 나타났다. 한 이론적 분석에 따르면, 자연식물식 식단을 준수한 경우 활성형 비타민 A, 비타민 E, 엽산, 비타민 C, 마그네슘, 칼륨 및 철분 섭취를 증가시키면서 포화지방과 첨가당 섭취를 줄일 수 있었다.[72, 93, 142] 식품 구성 요소 측면에서 자연식물식 식단은 자연상태의 과일 및 채소, 콩과류, 통곡물, 견과류 및 씨앗류 섭취를 2배 이상 증가시킬 수 있다.[72, 93, 142] 또한, 관찰 및 중재 연구 모두에서 자연식물식 식단을 따른 그룹은 미국당뇨병협회(American Diabetes Association, ADA) 지침을 포함한 대조군 식단을 따른 그룹에 비해 '건강 식생활 지수(HEI)', '대체 건강 식생활 지수(AHEI)' 같은 식단의 질 지표가 유의하게 개선된 것으로 나타났다.[93, 141, 142]

잘 계획된 식물성기반 식단은 식단의 질을 크게 향상시킬 수 있으며 비만, 고혈압, 심혈관질환 및 2형당뇨병과 같은 만성질환을 예방하기 위해 생활습관 요인을 교정해야 할 때 개인이 따라야 할 틀을 제공할 수 있다. 그러나 이러한 식단은 영양소 필요량을 충족하도록 잘 계획되어야 하며 채소, 과일, 통곡물, 콩과류, 견과류와 씨앗 및 기타 자연상태의 식물성 식품이 풍부하게 포함되어야 한다. 그리고 비타민 B12는 물론, 필요에 따라 비타민 D 보충제를 함께 섭취해야 한다.

결론

식단의 질은 본질적으로 질병의 원인 및 건강 결과와 연관되어 있음에도, 전형적인 미국인 식단에는 최적의 건강에 필요한 미량영양소가 부족하다. 과도한 칼로리 섭취는 심혈관질환, 당뇨병을 비롯한 대사질환, 여러 암 및 삶의 질을 떨어트리는 질병이 유행하는 원인이 된다. 자연식물식은 과도한 칼로리 섭취와 만성질환의 위험을 증가시키는 식품 없이, 필요한 모든 영양소(비타민 B12와 비타민 D는 제외)를 제공함으로써 영양 충분성 및 영양과잉의 문제를 해결한다.

1. Alkerwi, A., 2014. Diet quality concept. Nutrition, 30(6): 613-618

2. Miller, V., Webb, P., Micha, R. and Mozaffarian, D., 2020. Defining diet quality: a synthesis of dietary quality metrics and their validity for the double burden of malnutrition. The Lancet Planetary Health, 4(8): e352-e370

3. 2020. Dietary Guidelines for Americans, 2020-2025.

4. Mozaffarian, D., Rosenberg, I. and Uauy, R., 2018. History of modern nutrition science-implications for current research, dietary guidelines, and food policy. BMJ (Clinical research ed.), 361: k2392-k2392

5. Centers for Disease Control and Prevention, Page last reviewed: January 19, 2021. Chronic Disease Index.

6. Small, B.J., Dixon, R.A., McArdle, J.J. and Grimm, K.J., 2012. Do changes in lifestyle engagement moderate cognitive decline in normal aging? Evidence from the Victoria Longitudinal Study. Neuropsychology, 26(2): 144-155

7. Willett, W., Rockström, J., Loken, B. et al., 2019. Food in the Anthropocene: the EAT-Lancet Commission on healthy diets from sustainable food systems. Lancet, 393(10170): 447-492

8. Haines, P.S., Siega-Riz, A.M. and Popkin, B.M., 1999. The Diet Quality Index Revised: A Measurement Instrument for Populations. Journal of the American Dietetic Association, 99(6): 697-704

9. Sciences, N.A.o., 2021. Expansion of the Dietary Reference Intake Model. National Academies of Sciences.

10. 2019. In: M. Oria, M. Harrison and V.A. Stallings (Editors), Dietary Reference Intakes for Sodium and Potassium. The National Academies Collection: Reports funded by National Institutes of Health, Washington (DC).

11. Maleta, K., 2006. Undernutrition. Malawi Med J, 18(4): 189-205

12. Caulfield, L.E., Richard, S.A., Rivera, J.A., Musgrove, P. and Black, R.E., 2006. Stunting, wasting, and micronutrient deficiency disorders. Disease Control Priorities in Developing Countries. 2nd edition

13. Mozaffarian, D., Rosenberg, I. and Uauy, R., 2018. History of modern nutrition science-implications for current research, dietary guidelines, and food policy. Bmj, 361: k2392

14. World Health Organization, 2020. Malnutrition. In: i. Comprehensive implementation plan on maternal, and young child nutrition (Editor), Fact Sheets.

15. U.S. Department of Agriculture, A.R.S., 2020. Scientific Report of the 2020 Dietary Guidelines Advisory Committee: Advisory Report to the Secretary of Agriculture and the Secretary of Health and Human Services,,. In: D.G.A. Committee (Editor), Washington DC.

16. Schürmann, S., Kersting, M. and Alexy, U., 2017. Vegetarian diets in children: a systematic review. Eur J Nutr, 56(5): 1797-1817

17. Pawlak, R., Lester, S.E. and Babatunde, T., 2014. The prevalence of cobalamin deficiency among vegetarians assessed by serum vitamin B12: a review of literature. European journal of clinical nutrition, 68(5): 541-548

18. Tucker, K.L., 2014. Vegetarian diets and bone status. The American Journal of Clinical Nutrition, 100(suppl_1): 329S-335S

19. Rosell, M.S., Lloyd-Wright, Z., Appleby, P.N., Sanders, T.A., Allen, N.E. and Key, T.J., 2005. Long-chain n-3 polyunsaturated fatty acids in plasma in British meat-eating, vegetarian, and vegan men. Am J Clin Nutr, 82(2): 327-334

20. Sabate, J., 2001. Vegetarian Nutrition. CRC Press.

21. Gorczyca, D., Paściak, M., Szponar, B., Gamian, A. and Jankowski, A., 2011. An impact of the diet on serum fatty acid and lipid profiles in Polish vegetarian children and children with allergy. European journal of clinical nutrition, 65(2): 191-195

22. Gorczyca, D., Prescha, A., Szeremeta, K. and Jankowski, A., 2013. Iron status and dietary iron intake of vegetarian children from Poland. Annals of nutrition & metabolism, 62(4): 291-297

23. Lauren Manaker Ms, R.L.C., 2020. Updated Dietary Guidelines Now Include Infant and Toddler Nutrition Advice, Verywell Health News. verywell health, verywell health.

24. Drewnowski, A. and Rehm, C.D., 2014. Consumption of added sugars among US children and adults by food purchase location and food source. Am J Clin Nutr, 100(3): 901-907

25. Bowman, S.A., Gortmaker, S.L., Ebbeling, C.B., Pereira, M.A. and Ludwig, D.S., 2004. Effects of Fast-Food Consumption on Energy Intake and Diet Quality Among Children in a National Household Survey. Pediatrics, 113(1): 112-118

26. Boon, C., Ellen, A.W., Alice, H.L. and Caitlin, S., 2010. Overview of Health and Diet in America, Institute of Medicine Committee on Examination of Front-of-Package Nutrition Rating Systems.

27. Harnack, L.J., Cogswell, M.E., Shikany, J.M. et al., 2017. Sources of Sodium in US Adults From 3 Geographic Regions. Circulation, 135(19): 1775-1783

28. 2015. Guideline: Sugars intake for adults and children, World Health Organization, Geneva.

29. Clarys, P., Deliens, T., Huybrechts, I. et al., 2014. Comparison of nutritional quality of the vegan, vegetarian, semi-vegetarian, pesco-vegetarian and omnivorous diet. Nutrients, 6(3): 1318-1332

30. Melina, V., Craig, W. and Levin, S., 2016. Position of the Academy of Nutrition and Dietetics: Vegetarian Diets. J Acad Nutr Diet, 116(12): 1970-198

31. Parker, B., Noakes, M., Luscombe, N. and Clifton, P., 2002. Effect of a high-protein, high-monounsaturated fat weight loss diet on glycemic control and lipid levels in type 2 diabetes. Diabetes Care, 25(3): 425-430

32. Astrup, A., Bertram, H.C., Bonjour, J.-P. et al., 2019. WHO draft guidelines on dietary saturated

and trans fatty acids: time for a new approach? Bmj, 366: l4137

33. Bailey, R.L., Fulgoni, V.L., Cowan, A.E. and Gaine, P.C., 2018. Sources of added sugars in young children, adolescents, and adults with low and high intakes of added sugars. Nutrients, 10(1): 102

34. Carson, J.A.S., Lichtenstein, A.H., Anderson, C.A.M. et al., 2020. Dietary Cholesterol and Cardiovascular Risk: A Science Advisory From the American Heart Association. Circulation, 141(3): e39-e53

35. Xu, Z., McClure, S.T. and Appel, L.J., 2018. Dietary cholesterol intake and sources among US adults: results from National Health and Nutrition Examination Surveys (NHANES), 2001–2014. Nutrients, 10(6): 771

36. Shenkin, A., 2006. Micronutrients in health and disease. Postgrad Med J, 82(971): 559-567

37. Nowson, C. and O'Connell, S., 2015. Protein Requirements and Recommendations for Older People: A Review. Nutrients, 7(8): 6874-6899

38. Gropper, S.A.S., Smith, J.L. and Groff, J.L., 2009. Advanced nutrition and human metabolism, Digestion. Wadsworth/Cengage Learning, Australia; United States.

39. Kumar, V., Sharma, A., Kaur, R., Thukral, A.K., Bhardwaj, R. and Ahmad, P., 2017. Differential distribution of amino acids in plants. Amino Acids, 49(5): 821-869

40. U.S. Department of Agriculture, A.R.S.F.C., 2019.

41. Benincasa, P., Falcinelli, B., Lutts, S., Stagnari, F. and Galieni, A., 2019. Sprouted Grains: A Comprehensive Review. Nutrients, 11(2): 421

42. UDSA, 2020. 2020 - 2025 Dietary Guidelines for Americans.

43. National Institutes of Health, 2021. Nutrient Recommendations: Dietary Reference Tables. In: N.I.H.O.o.D. Supplements (Editor), Dietary Reference Tables.

44. Di Pasquale, M.G., 2009. The Essentials of Essential Fatty Acids. Journal of Dietary Supplements, 6(2): 143-161

45. Emken, E., Adlof, R., Rakoff, H. and Rohwedder, W., 1988. Metabolism of deuterium-labeled linolenic, linoleic, oleic, stearic and palmitic acid in human subjects.

46. Simopoulos, A.P., 2008. The importance of the omega-6/omega-3 fatty acid ratio in cardiovascular disease and other chronic diseases. Exp Biol Med (Maywood), 233(6): 674-688

47. Saunders, A.V., Davis, B.C. and Garg, M.L., 2013. Omega-3 polyunsaturated fatty acids and vegetarian diets. Med J Aust, 199(S4): S22-26

48. Liu, A.G., Ford, N.A., Hu, F.B., Zelman, K.M., Mozaffarian, D. and Kris-Etherton, P.M., 2017. A healthy approach to dietary fats: understanding the science and taking action to reduce consumer confusion. Nutrition Journal, 16(1): 53

49. U.S. Department of Agriculture, Food Surveys Research Group, 2020. FoodData central. In: U.A.R.

Service. (Editor), Beltsville Human Nutrition Research Center, Beltsville, MD.

50. Reynolds, A., Mann, J., Cummings, J., Winter, N., Mete, E. and Te Morenga, L., 2019. Carbohydrate quality and human health: a series of systematic reviews and meta-analyses. Lancet, 393(10170): 434-445

51. Bradley, P., 2019. Refined carbohydrates, phenotypic plasticity and the obesity epidemic. Med Hypotheses, 131: 109317-109317

52. Yu, D., Shu, X.O., Li, H. et al., 2013. Dietary carbohydrates, refined grains, glycemic load, and risk of coronary heart disease in Chinese adults. Am J Epidemiol, 178(10): 1542-1549

53. Sun, Q., Spiegelman, D., van Dam, R.M. et al., 2010. White Rice, Brown Rice, and Risk of Type 2 Diabetes in US Men and Women. Archives of Internal Medicine, 170(11): 961-969

54. Martínez Steele, E., Baraldi, L.G., Louzada, M.L.d.C., Moubarac, J.-C., Mozaffarian, D. and Monteiro, C.A., 2016. Ultra-processed foods and added sugars in the US diet: evidence from a nationally representative cross-sectional study. BMJ Open, 6(3): e009892

55. Shan, Z., Rehm, C.D., Rogers, G. et al., 2019. Trends in Dietary Carbohydrate, Protein, and Fat Intake and Diet Quality Among US Adults, 1999-2016. JAMA, 322(12): 1178-1187

56. Tang, A.L., Walker, K.Z., Wilcox, G., Strauss, B.J., Ashton, J.F. and Stojanovska, L., 2010. Calcium absorption in Australian osteopenic post-menopausal women: an acute comparative study of fortified soymilk to cows' milk. Asia Pac J Clin Nutr, 19(2): 243-249

57. Health, H.T.H.C.S.o.P., ,, 2020. Calcium. @harvardchansph.

58. Weaver, C.M., Heaney, R.P., Connor, L., Martin, B., Smith, D.L. and Nielsen, S., 2006. Bioavailability of Calcium from Tofu as Compared with Milk in Premenopausal Women. Journal of Food Science, 67: 3144-3147

59. Noga, A.A. and Vance, D.E., 2003. A gender-specific role for phosphatidylethanolamine N-methyltransferase-derived phosphatidylcholine in the regulation of plasma high density and very low density lipoproteins in mice. The Journal of biological chemistry, 278(24): 21851-21859

60. Weaver, C.M., 2013. Potassium and Health. Advances in Nutrition, 4(3): 368S-377S

61. Newberry SJ, C.M., Anderson CAM, et al., 2018. Sodium and Potassium Intake: Effects on Chronic Disease Outcomes and Risks, U.S. Department of Health and Human Services, (Prepared by the RAND Southern California Evidence-based Practice Center under Contract No. 290-2015-00010-I.) AHRQ Rockville, MD.

62. Weaver, C.M., 2013. Potassium and health. Advances in nutrition (Bethesda, Md.), 4(3): 368S-377S

63. Cogswell, M.E., Zhang, Z., Carriquiry, A.L. et al., 2012. Sodium and potassium intakes among US adults: NHANES 2003-2008. The American journal of clinical nutrition, 96(3): 647-657

64. National Academies of Sciences, E., and Medicine 2017. Guiding principles for developing Dietary Reference Intakes based on chronic disease, The National Academies Press, Washington, DC.

65. U.S. Department of Agriculture, Food Availability (Per Capita) Data System 2016.

66. Abdelhamid, A.S., Brown, T.J., Brainard, J.S. et al., 2020. Omega-3 fatty acids for the primary and secondary prevention of cardiovascular disease. Cochrane Database Syst Rev, 3(2): Cd003177

67. USDA, 2018. Nutrient Lists from Standard Reference Legacy (2018).

68. Anderson, J.W., Baird, P., Davis Jr, R.H. et al., 2009. Health benefits of dietary fiber. Nutrition reviews, 67(4): 188-205

69. NIH, Vitamin D Fact Sheet for Health Professionals.

70. 2014. Vitamin D: Fact Sheet for Professionals. National Institutes of Health, Office of Dietary Supplements.

71. Nair, R. and Maseeh, A., 2012. Vitamin D: The "sunshine" vitamin. J Pharmacol Pharmacother, 3(2): 118-126

72. Karlsen, M., Rogers, G., Miki, A. et al., 2019. Theoretical Food and Nutrient Composition of Whole-Food Plant-Based and Vegan Diets Compared to Current Dietary Recommendations. Nutrients, 11(3): 625

73. 2010. Dietary Guidelines for Americans, 2010. U.S. Department of Agriculture & U.S. Department of Health and Human Services.

74. Keegan, R.-J.H., Lu, Z., Bogusz, J.M., Williams, J.E. and Holick, M.F., 2013. Photobiology of vitamin D in mushrooms and its bioavailability in humans. Dermato-endocrinology, 5(1): 165-176

75. National Institutes of Health, 2021. Vitamin D, Dietary Supplement Fact Sheet. NIH, Office of Dietary Supplements.

76. Bouillon, R., Carmeliet, G., Verlinden, L. et al., 2008. Vitamin D and human health: lessons from vitamin D receptor null mice. Endocrine reviews, 29(6): 726-776

77. Brincat, M., Gambin, J., Brincat, M. and Calleja-Agius, J., 2015. The role of vitamin D in osteoporosis. Maturitas, 80(3): 329-332

78. Lips, P., Eekhoff, M., van Schoor, N. et al., 2017. Vitamin D and type 2 diabetes. J Steroid Biochem Mol Biol, 173: 280-285

79. Martínez Steele, E., Baraldi, L.G., Louzada, M.L., Moubarac, J.C., Mozaffarian, D. and Monteiro, C.A., 2016. Ultra-processed foods and added sugars in the US diet: evidence from a nationally representative cross-sectional study. BMJ Open, 6(3): e009892

80. Boeing, H., Bechthold, A., Bub, A. et al., 2012. Critical review: vegetables and fruit in the prevention of chronic diseases. European journal of nutrition, 51(6): 637-663

81. National Academies of Sciences Engineering and Medicine, 2021. Sodium and Potassium Dietary Reference Intake Values Updated in New Report | National Academies, News Release | March 5, 2019. Sodium and Potassium Dietary Reference Intake Values Updated in New Report; Introduces New Category for Sodium Based on Chronic Disease Risk Reduction. NASEM,

Washington DC.

82. Centers for Disease Control and Prevention, 2020. Sodium. CDCgov, pp. The body needs a small amount; most Americans consume too much

83. Association, A.H., 2021. Saturated Fat. In: Aha/ASA (Editor), Eat Smart. www.heart.org.

84. Barnard, N.D., Alwarith, J., Rembert, E. et al., 2021. A Mediterranean Diet and Low-Fat Vegan Diet to Improve Body Weight and Cardiometabolic Risk Factors: A Randomized, Cross-over Trial. Journal of the American College of Nutrition: 1-13

85. Baroni, L., Bonetto, C., Tessan, F. et al., 2011. Pilot dietary study with normoproteic protein-redistributed plant-food diet and motor performance in patients with Parkinson's disease. Nutritional neuroscience, 14(1): 1-9

86. Benjamin, E.J., Muntner, P., Alonso, A. et al., 2019. Heart Disease and Stroke Statistics-2019 Update: A Report From the American Heart Association. Circulation, 139(10): e56-e528

87. Siri-Tarino, P.W., Sun, Q., Hu, F.B. and Krauss, R.M., 2010. Saturated fat, carbohydrate, and cardiovascular disease. Am J Clin Nutr, 91(3): 502-509

88. Ference, B.A., Ginsberg, H.N., Graham, I. et al., 2017. Low-density lipoproteins cause atherosclerotic cardiovascular disease. 1. Evidence from genetic, epidemiologic, and clinical studies. A consensus statement from the European Atherosclerosis Society Consensus Panel. Eur Heart J, 38(32): 2459-2472

89. Vickers, M.F.L., Patricia, G.Y., Sean, S.D. et al., 2019. The Role of Lipids and Lipoproteins in Atherosclerosis. MDText.com, Inc.

90. Wang, L., Folsom, A.R., Zheng, Z.J., Pankow, J.S. and Eckfeldt, J.H., 2003. Plasma fatty acid composition and incidence of diabetes in middle-aged adults: the Atherosclerosis Risk in Communities (ARIC) Study. Am J Clin Nutr, 78(1): 91-98

91. von Frankenberg, A.D., Marina, A., Song, X., Callahan, H.S., Kratz, M. and Utzschneider, K.M., 2017. A high-fat, high-saturated fat diet decreases insulin sensitivity without changing intra-abdominal fat in weight-stable overweight and obese adults. Eur J Nutr, 56(1): 431-443

92. Vessby, B., Uusitupa, M., Hermansen, K. et al., 2001. Substituting dietary saturated for monounsaturated fat impairs insulin sensitivity in healthy men and women: The KANWU Study. Diabetologia, 44(3): 312-319

93. Parker, H.W. and Vadiveloo, M.K., 2019. Diet quality of vegetarian diets compared with nonvegetarian diets: a systematic review. Nutrition reviews, 77(3): 144-160

94. Saunders, A.V., Davis, B.C. and Garg, M.L., 2013. Omega-3 polyunsaturated fatty acids and vegetarian diets. Medical Journal of Australia, 199(S4): S22-S26

95. National Institutes of Health, 2021. Office of Dietary Supplements - Vitamin B12. In: N.I.o. Health (Editor), Health Professional Fact Sheet.

96. Watanabe, F. and Bito, T., 2018. Vitamin B(12) sources and microbial interaction. Experimental

biology and medicine (Maywood, N.J.), 243(2): 148-158

97. Health, H.T.H.C.S.o.P., 2019. Vitamin B12. In: H.T.H.C.S.o.P. Health (Editor), The Nutrition Source. @harvardchansph.

98. Al-Awami HM, R.A., Soos MP, Updated 2021 Feb 7. Physiology, Gastric Intrinsic Factor, StatPearls [Internet], Treasure Island (FL): StatPearls Publishing.

99. Gilsing, A.M., Crowe, F.L., Lloyd-Wright, Z. et al., 2010. Serum concentrations of vitamin B12 and folate in British male omnivores, vegetarians and vegans: results from a cross-sectional analysis of the EPIC-Oxford cohort study. Eur J Clin Nutr, 64(9): 933-939

100. Melina, V., Craig, W. and Levin, S., 2016. Position of the Academy of Nutrition and Dietetics: Vegetarian Diets. Journal of the Academy of Nutrition and Dietetics, 116(12): 1970-1980

101. Harvard Health Publishing, 2017. What you should know about magnesium. In: H.M. School (Editor), Staying Healthy. Harvard Health Publishing.

102. National Institutes of Health, 2021. Vitamin A. In: O.o.D. Supplements (Editor), Fact Sheets for Health Professionals.

103. National Institutes of Health, 2021. Vitamin C. In: O.o.D. Supplements (Editor), Professional Fact Sheet.

104. Verhagen, H., Buijsse, B., Jansen, E. and Bueno-de-Mesquita, H.B., 2006. The State of Antioxidant Affairs. Nutrition Today 41 (2006) 6, 41

105. National Institutes of Health, 2021. Iodine. In: O.o.D. Supplements (Editor), Fact Sheets for Professionals.

106. National Institutes of Health, 2021. Iodine. In: O.o.D. Supplements (Editor), Fact Sheets.

107. American Thyroid Association, 2013. ATA Statement on the Potential Risks of Excess Iodine Ingestion and Exposure. In: A.T. Association (Editor). @thyroidfriends.

108. Gropper, S.A.S., Smith, J.L. and Groff, J.L., 2009. Advanced nutrition and human metabolism. Wadsworth/Cengage Learning, Australia; United States.

109. Michael Zimmerman, M., 2001. M. Burgersteins Handbook of Nutrition: Micronutrients in the Prevention and Therapy of Disease. Thieme, New York, pp. 82-83.

110. Leung, A.M., LaMar, A., He, X., Braverman, L.E. and Pearce, E.N., 2011. Iodine Status and Thyroid Function of Boston-Area Vegetarians and Vegans. The Journal of Clinical Endocrinology & Metabolism, 96(8): E1303-E1307

111. Lord RS, B.J., 2008. Laboratory Evaluations for Integrative and Functional Medicine. Metametrix Institute, Duluth, Georgia.

112. Institute of Medicine Panel on Micronutrients, 2001. Dietary Reference Intakes for Vitamin A, Vitamin K, Arsenic, Boron, Chromium, Copper, Iodine, Iron, Manganese, Molybdenum, Nickel, Silicon, Vanadium, and Zinc, National Academies Press (US). National Academies Press (US), Washington DC.

113. Centers for Disease, C. and Prevention, 2019. Heavy Menstrual Bleeding | CDC. CDC.

114. Janus, J. and Moerschel, S.K., 2010. Evaluation of anemia in children. American family physician, 81(12): 1462-1471

115. Park, S.K., Ryoo, J.-H., Kim, M.-G. and Shin, J.-Y., 2012. Association of Serum Ferritin and the Development of Metabolic Syndrome in Middle-Aged Korean Men. A 5-year follow-up study, 35(12): 2521-2526

116. Ziegler, E.E., 2011. Consumption of cow's milk as a cause of iron deficiency in infants and toddlers. Nutrition reviews, 69 Suppl 1: S37-42

117. Reddy, S. and Sanders, T.A., 1990. Haematological studies on pre-menopausal Indian and Caucasian vegetarians compared with Caucasian omnivores. Br J Nutr, 64(2): 331-338

118. Lee, Y. and Krawinkel, M., 2011. The nutritional status of iron, folate, and vitamin B-12 of Buddhist vegetarians. Asia Pac J Clin Nutr, 20(1): 42-49

119. Pawlak, R., Berger, J. and Hines, I., 2016. Iron Status of Vegetarian Adults: A Review of Literature. American journal of lifestyle medicine, 12(6): 486-498

120. Collings, R., Harvey, L.J., Hooper, L. et al., 2013. The absorption of iron from whole diets: a systematic review. The American Journal of Clinical Nutrition, 98(1): 65-81

121. Lönnerdal, B., 2000. Dietary factors influencing zinc absorption. J Nutr, 130(5S Suppl): 1378s-1383s

122. Buchman, A.L., Ament, M.E., Sohel, M. et al., 2001. Choline deficiency causes reversible hepatic abnormalities in patients receiving parenteral nutrition: proof of a human choline requirement: a placebo-controlled trial. JPEN J Parenter Enteral Nutr, 25(5): 260-268

123. Zeisel, S.H., Da Costa, K.A., Franklin, P.D. et al., 1991. Choline, an essential nutrient for humans. Faseb j, 5(7): 2093-2098

124. Zhu, W., Wang, Z., Tang, W.H.W. and Hazen, S.L., 2017. Gut Microbe-Generated Trimethylamine N-Oxide From Dietary Choline Is Prothrombotic in Subjects. Circulation, 135(17): 1671-1673

125. Richman, E.L., Kenfield, S.A., Stampfer, M.J. et al., 2012. Choline intake and risk of lethal prostate cancer: incidence and survival. Am J Clin Nutr, 96(4): 855-863

126. USDA, Agricultural Research Service, 2021. Total Usual Nutrient Intake from Food, Beverages, and Dietary Supplements, by Gender and Age, What We Eat in America, NHANES 2015-2018 (Available http://www.ars.usda.gov/nea/bhnrc/fsrg.)

127. Rizzo, N.S., Jaceldo-Siegl, K., Sabate, J. and Fraser, G.E., 2013. Nutrient profiles of vegetarian and nonvegetarian dietary patterns. Journal of the Academy of Nutrition and Dietetics, 113(12): 1610-1619

128. Campbell, T.C. and Junshi, C., 1994. Diet and chronic degenerative diseases: perspectives from China. The American Journal of Clinical Nutrition, 59(5): 1153S-1161S

129. Campbell, T.C. and Chen, J., 1999. Energy balance: interpretation of data from rural China. Toxicological Sciences, 52(suppl_1): 87-94

130. U.S. Department of Agriculture, Agricultural Research Service, What We Eat in America, NHANES 2007-2010 for average intakes by age-sex group. Healthy U.S.-Style Food Patterns, which vary based on age, sex, and activity level, for recommended intakes and limits. In: F.S.R.G.B. Beltsville Human Nutrition Research Center, MD) and U.S. Department of Health and Human Services, Centers for Disease Control and Prevention, National Center for Health Statistics (Hyattsville, MD) (Editor).

131. National Institutes of Health, 2021. Office of Dietary Supplements - Calcium, Fact Sheet for Health Professionals.

132. Lane, D.J.R. and Richardson, D.R., 2014. The active role of vitamin C in mammalian iron metabolism: Much more than just enhanced iron absorption! Free Radical Biology and Medicine, 75: 69-83

133. Lönnerdal, B., 2010. Calcium and iron absorption--mechanisms and public health relevance. Int J Vitam Nutr Res, 80(4-5): 293-299

134. Kibangou, I.B., Bouhallab, S., Henry, G. et al., 2005. Milk Proteins and Iron Absorption: Contrasting Effects of Different Caseinophosphopeptides. Pediatric Research, 58(4): 731-734

135. Burns, M., Muthupalani, S., Ge, Z. et al., 2015. Helicobacter pylori Infection Induces Anemia, Depletes Serum Iron Storage, and Alters Local Iron-Related and Adult Brain Gene Expression in Male INS-GAS Mice. PLoS One, 10(11): e0142630

136. National Institutes of Health, 2015. Iron: Dietary supplement fact sheet, Washington, DC.

137. Cardwell, G., Bornman, J.F., James, A.P. and Black, L.J., 2018. A Review of Mushrooms as a Potential Source of Dietary Vitamin D. Nutrients, 10(10): 1498

138. Healthline, 2021. 7 Healthy Foods That Are High in Vitamin D. @healthline.

139. Oh, R. and Brown, D.L., 2003. Vitamin B12 deficiency. Am Fam Physician, 67(5): 979-986

140. Conquer, J.A. and Holub, B.J., 1997. Dietary docosahexaenoic acid as a source of eicosapentaenoic acid in vegetarians and omnivores. Lipids, 32(3): 341-345

141. Merrill, R.M. and Aldana, S.G., 2009. Consequences of a plant-based diet with low dairy consumption on intake of bone-relevant nutrients. J Womens Health (Larchmt), 18(5): 691-698

142. Levin, S.M., Ferdowsian, H.R., Hoover, V.J., Green, A.A. and Barnard, N.D., 2010. A worksite programme significantly alters nutrient intakes. Public Health Nutr, 13(10): 1629-1635

143. Koebnick, C., Plank-Habibi, S., Wirsam, B. et al., 2004. Double-blind, randomized feedback control fails to improve the hypocholesterolemic effect of a plant-based low-fat diet in patients with moderately elevated total cholesterol levels. Eur J Clin Nutr, 58(10): 1402-1409

144. Crowe, F.L., Steur, M., Allen, N.E., Appleby, P.N., Travis, R.C. and Key, T.J., 2011. Plasma

concentrations of 25-hydroxyvitamin D in meat eaters, fish eaters, vegetarians and vegans: results from the EPIC-Oxford study. Public Health Nutr, 14(2): 340-346

145. Foster, M., Chu, A., Petocz, P. and Samman, S., 2013. Effect of vegetarian diets on zinc status: a systematic review and meta-analysis of studies in humans. J Sci Food Agric, 93(10): 2362-2371

146. Foster, M., Herulah, U.N., Prasad, A., Petocz, P. and Samman, S., 2015. Zinc Status of Vegetarians during Pregnancy: A Systematic Review of Observational Studies and Meta-Analysis of Zinc Intake. Nutrients, 7(6): 4512-4525

147. Haider, L.M., Schwingshackl, L., Hoffmann, G. and Ekmekcioglu, C., 2018. The effect of vegetarian diets on iron status in adults: A systematic review and meta-analysis. Crit Rev Food Sci Nutr, 58(8): 1359-1374

148. Koebnick, C., Leitzmann, R., García, A.L. et al., 2005. Long-term effect of a plant-based diet on magnesium status during pregnancy. European journal of clinical nutrition, 59(2): 219-225

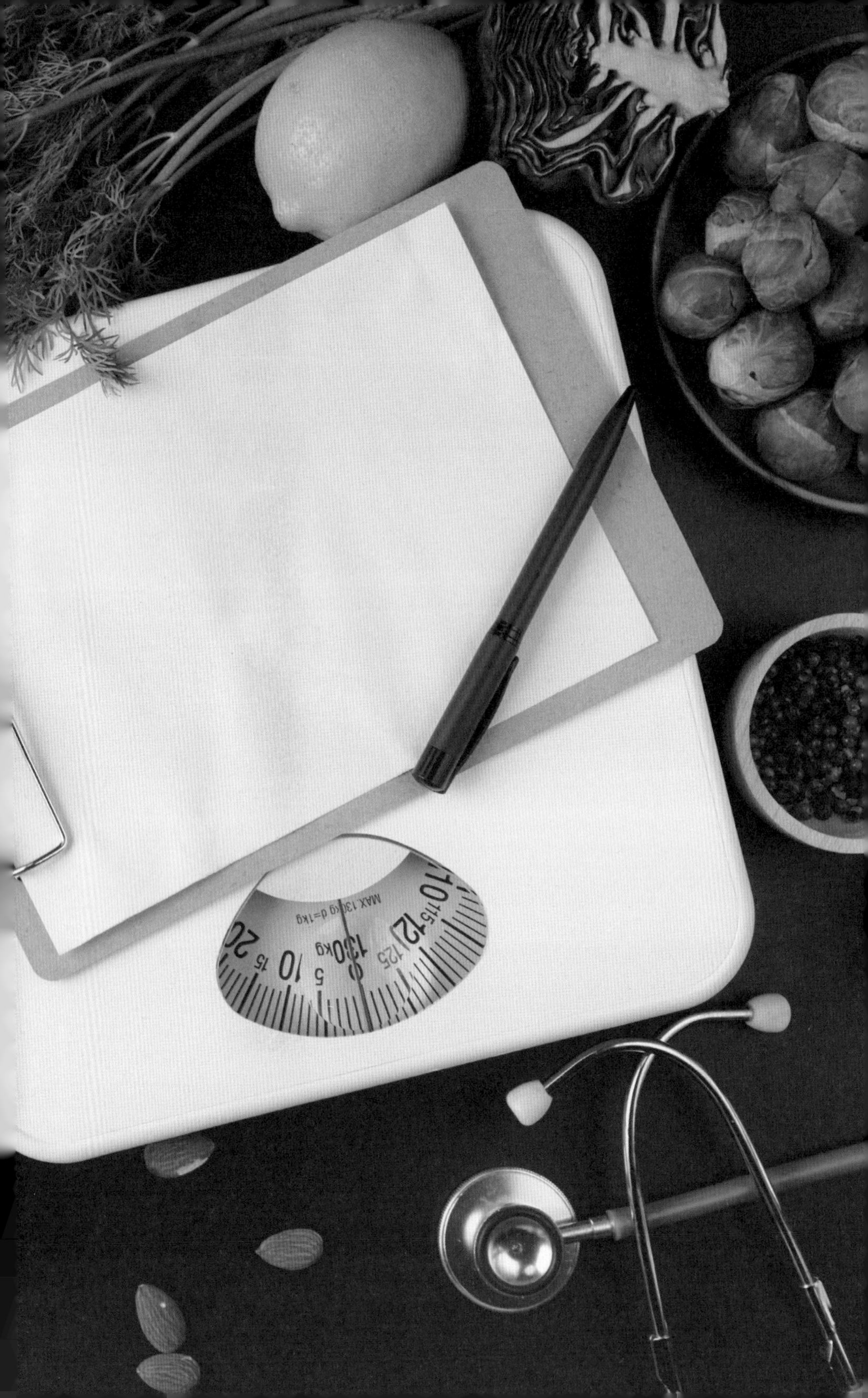
MAX 130kg d=1kg

식물성기반 식단과 체중 관리

Plant-Based Diets and Weight Management

02

정제되지 않은 식물성기반 식품을 더 많이 섭취하는 것은 만성질환 예방과 관리 및 전반적인 건강증진을 위한 중요한 전략이다.
영양은 규칙적인 신체활동, 회복적 수면, 스트레스 관리, 위험 물질 회피 및 긍정적인 사회적 연결과 함께 생활습관의학의 핵심 기둥이다.

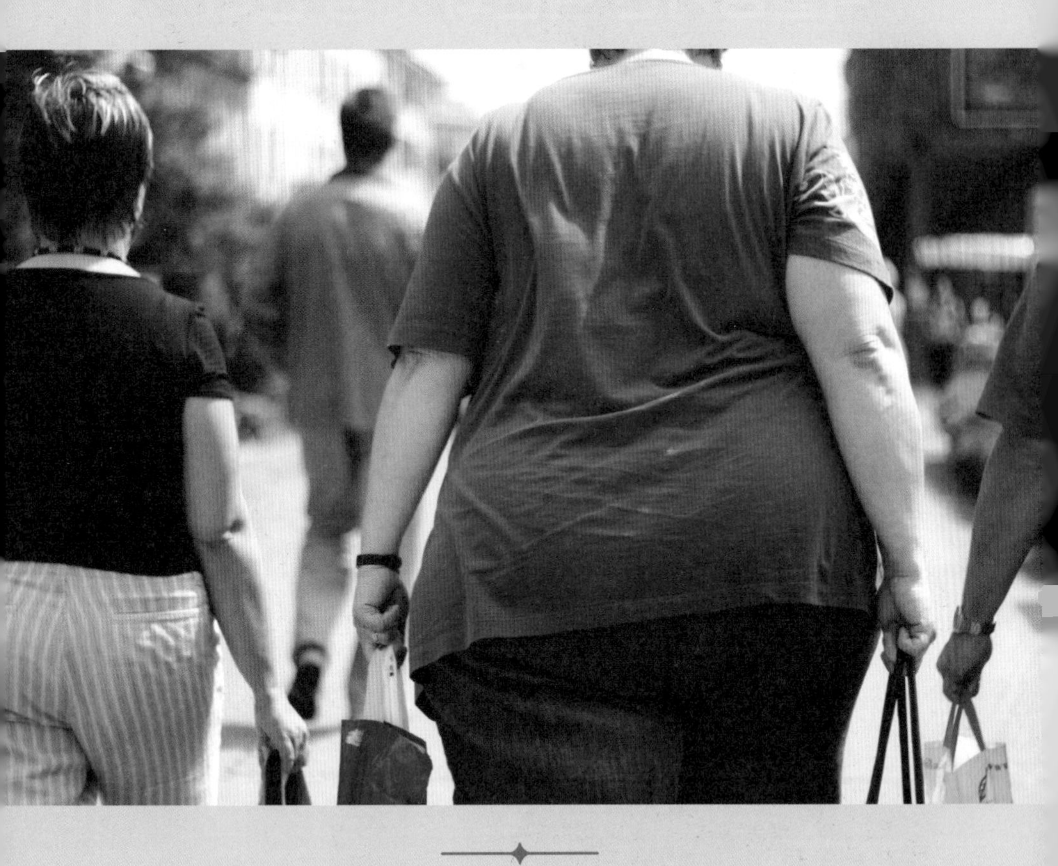

미국 성인의 42.4%가
비만(체질량지수 30 이상) 상태이다.

미국에서 비만으로 인한 연간 의료비는
2008년 기준 1,470억 달러로 추정되며,
비만한 사람의 의료비 지출은 정상 체중인 사람보다
1,429달러 더 많았다.[CDC, 2020]

개요

식물성기반 식단을 더 많이 섭취하는 사람은 육류와 정제된 식품이 포함된 식단을 섭취하는 사람보다 과체중 및 비만의 비율이 낮다.[1-4] 식물성기반 식단은 지방과 콜레스테롤 함량이 낮아 과체중인 사람들의 체중 감량을 촉진하고 장기적으로 건강한 체중을 유지하는 데 도움을 준다.[5] 식물성 식품의 섬유질과 수분은 동물성 식품보다 낮은 칼로리 밀도로 포만감을 주어 박탈감 없이 자연스럽게 목표 체중에 도달할 수 있게 한다.[5, 6]

비만은 과도한 지방조직과 관계된 복잡한 질병상태이다.[7] 과체중과 비만은 대사증후군, 심장병, 당뇨병 및 특정 암을 발생시키는 주요 위험인자이다.[8] 대규모 역학 연구 결과에 따르면, 식물성기반 식단은 건강한 체중을 유지하고 과체중과 비만의 유병률과 발병률을 모두 감소시킨다.[1] 미국의학협회(American Medical Association, AMA)는 2013년에 비만을 질병으로 지정했다.[9] 이는 결과적으로, 비만이 의지력과 자제력 부족, 잘못된 개인적 선택으로 인해 발생한다는 비만을 둘러싼 공론을 변화시켰고, 비만을 다른 합병증과 질환을 증가시키는 질병으로 재규정하였다.

현대인의 만연한 좌식 생활(sedentary behavior)과 더불어 정제된 설탕, 소금 및 지방의 중독성에 의해 주도되는 비만 유발 식품 환경의 영향에 대한 최신 연구는 과체중과 비만을 해결하려면 더 폭넓은 환경적 조건을 고려하는 것이 중요함을 시사한다.[10] 식물성기반 식단은 건강한 식품의 맛을 표준화하고 앞서 언급한 중독성 있는 성분의 충동을 단절함으로써 비만 유발 식품 환경을 피하는 데 도움을 주어 건강한 체중을 유지할 수 있도록 한다.[11-13]

비만의 배경

미국 비만의학협회(Obesity Medicine Association, OMA)에서는 비만을 체지방이 증가하여 지방조직의 기능장애와 비정상적인 지방질량의 물리적 힘을 촉진하여 대사, 생체역학적 및 심리사회적 건강에 부정적인 결과를 초래하는 만성, 진행성, 재발성, 치료 가능한 다인성 신경행동적(neurobehavioral) 질환으로 정의한다. 비만과 과체중은 지방조직을 추정하는 표준 계산법이자 만성질환 위험을 예측하는 데에도 자주 사용되는 지표인 체질량지수(body mass index, BMI=kg/㎡)에 대한 컷오프(cutoff)로 정의된다.[7, 14]

비만은 종종 다음과 같은 하위 범주로 구분된다(한국인은 괄호 기준 참고 - 역자 주).

- 1단계: BMI 30~34.9 (한국인의 경우 BMI 25~29.9)
- 2단계: BMI 35~39.9 (한국인의 경우 BMI 30~34.9)
- 3단계: BMI 40 이상 (한국인의 경우 BMI 35 이상)

체질량지수(BMI)가 25~29.9kg/㎡인 사람은 과체중으로 분류되고, 30kg/㎡ 이상인 사람은 비만으로 분류된다. 3단계 비만은 때때로 '초고도비만' 또는 '고도비만'으로 분류된다.

비만의학협회를 포함한 일부 단체에서는 또 다른 체성분 측정 방법인 생체전기저항분석(bioelectrical impedance analysis, BIA)으로 얻을 수 있는 구체적인 체질량 컷오프 비율을 남성의 경우 30% 초과, 여성의 경우 35% 초과로 규정하고 있다. 이 방법은 제지방량(lean body mass; 체중에서 체지방량을 뺀 값 - 역자 주) 대비 체지방을 측정하며 BMI보다 더 정확하다.[15] 임상적으로 체성분을 측정하기 위한 최고의 표준으로 간주되는 '이중에너지 X선흡수측정스캔(Dual-Energy X-ray Absorptiometry scan, DEXA)'보다 접근성이 좋은 다양한 BIA 기계가 있다. DEXA는 비용과 보험 적용 범위 부족으로 인해 많은 환자가 이용하기에 어려울 수 있다.

BMI는 인구 대다수와 관련해 비만 정도를 보여 주지만 몇 가지 주요 한계점도 존재한다. BMI는 지방조직, 근육량, 골밀도, 전반적인 체성분, 인종 및 성별 차이 등을 고려하지 않으며, 특히 복부지방(중심성 비만)을 보유한 BMI 중간범위 내 사람들 사이의 체질량 차이를 설명할 수 없다. 따라서 활동 수준 및 체성분에 따라 특정 그룹의 질병 위험에 대한 부정확한 지표가 될 수 있다.[15]

과잉 지방을 측정하는 또 다른 방법으로는 DEXA로 내장지방을 측정하는 방법과 체성분을 통해 체지방률을 계산하는 방법이 있으며, 이는 특히 아시아인과 당뇨병 수치가 높은 기타 인구집단에 유용하다. 아시아계 미국인을 포함하여 최근에 식습관이 서구화된 많은 하위집단에 대한 세분화된 데이터는 없지만, 아시아인의 허리둘레 컷오프에 대한 데이터가 있다. 아시아인은 BMI 및 허리둘레 비만 컷오프 포인트가 더 낮다(백인 남성은 94cm 이상인 데 비해 아시아인 남성은 90cm 이상)는 것을 유의해야 한다.[16]

과체중/비만을 진단할 때는 BMI와 함께 허리둘레를 고려하는 것이 유용하다.[17, 18] BMI는 중년 여성, 노인, 어린이 또는 근육량이 많은 사람을 포함한 특정 하위집단에서 많은 사람을 잘못 분류할 수 있기 때문이다.[13, 19-21] 이러한 한계가 있음에도, BMI는 여전히 대다수 인구의 심장대사 건강을 평가하는 데 상당히 유용하다.[22]

전 세계 10억 명 이상의 사람들이 과체중 또는 비만인 것으로 여겨진다. 세계보건기구와 질병통제예방센터에 따르면, 비만은 1975년 이후 전 세계적으로 3배 가까이 증가했으며, 19억 명 이상의 성인(18세 이상)이 과체중이고, 이 중 6억 5천만 명 이상이 비만이다.[12] 미국인의 수명은 전보다 더 길어지고 있지만 만성질환을 가지고 살고 있다.[23] 2016년에 전 세계적으로 18세 이상 성인의 39%가 과체중이었고, 13%가 비만이었다. 미국의 2017~2018년 데이터에 따르면, 성인의 연령-보정(age-adjusted) 비만 유병률은 42.4%로, 전체 성인 또는 연령대별로 남녀 간에 큰 차이가 없었다.[24]

과체중/비만은 일반 인구보다 일부 그룹 내에서 더 만연하다. 연령-보정 유병률은 비히스패닉계 흑인 성인이 49.6%로 가장 높았으며 히스패

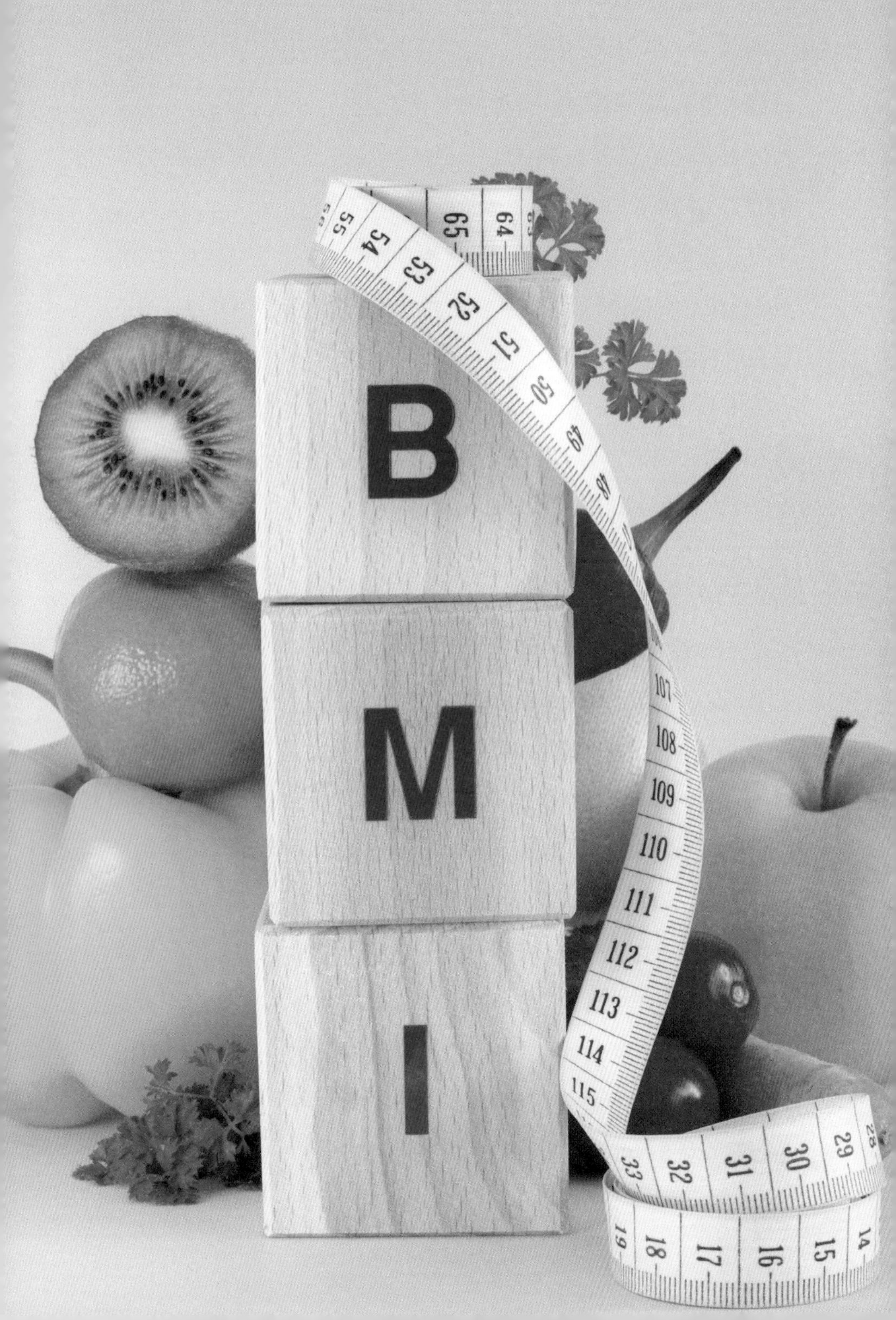
B
M
I

닉계 성인(44.8%), 비히스패닉계 백인 성인(42.2%), 비히스패닉계 아시아계 성인(17.4%)이 그 뒤를 이었다.[25] 비만 유병률은 20~39세 성인의 경우 40.0%, 40~59세 성인의 경우 44.8%, 60세 이상 성인의 경우 42.8%였다.[26] 건강의 사회적 결정요인, 구조적 인종차별, 제도적 불평등이 건강한 식습관과 신체활동에 참여할 수 있는 여건에 영향을 주는 만큼, 소수집단은 특히 어려움을 겪고 있다.[27-31]

정제된 식품 및 패스트푸드에 대한 접근성과 건강한 식품에 대한 접근성의 격차는 과도한 칼로리, 높은 수준의 동물성 지방과 단백질, 정제된 탄수화물의 과잉섭취를 유발했으며, 이는 과체중 및 비만 비율을 증가시키고 건강에 부정적인 결과를 초래했다.[32] 비만은 심장질환 위험을 증가시키는 조건들(혈압, 혈당, 콜레스테롤 및 중성지방 수치 증가, 복부 체지방 과다)의 집합체인 대사증후군을 발생시키는 핵심 조건이다.[33]

비만과 당뇨병 모두 호흡역학(pulmonary mechanics)을 변화시키고, 염증성 물질의 방출 악화 및 폐의 생리와 모세혈관의 이상을 증가시켜 바이러스 감염성과 독성을 증가시킴으로써 감염 및 사망 위험을 높이는 것으로 나타났다.[34] 비만이나 코로나19(COVID-19)와 같은 바이러스는 저소득층과 유색인종에게 더 큰 영향을 미친다. 우리 사회에 내재된 오랜 불평등으로 인해 적절한 의료서비스 및 영양에 대한 접근성이 부족한 경우가 많기 때문이다.[28] 흑인, 라틴계 미국인, 아메리카 원주민은 코로나19로 인한 사망률이 백인 미국인의 2.7배가 넘는다. 2000년 이후 비만율이 증가하면서[35] 비만은 점점 더 시급한 문제로 대두되고 있으며, 지속 가능하고 수용 가능한 식이 해결책이 보건의료의 최우선 과제이다.

비만 치료는 다각적 접근이 필요하며, BMI 컷오프에 따라 약물 및 수술, 내시경 시술, 초저칼로리 식단 등이 포함될 수 있다. 생활습관의학과 행동치료는 비만 치료의 기본이다. 미국질병예방특별위원회(United States Preventive Services Task Force, USPSTF)는 모든 비만 환자에게 집중적인 다요인적 행동 중재를 권장한다.[36]

환자에게 적절한 치료를 제공하지 않고 단순히 비만이니까 체중을 줄여야 한다고 말하는 것은 '비만 낙인(obesity stigma; 비만은 개인의 의지력과 자제력이 부족하고 게을러서 발생한다고 여기는 부정적인 고정관념과 그에 따른 차별을 말한다. - 역자 주)'을 증가시키는 격이며, 체중 감량에 효과가 없는 것으로 나타났기 때문에 비만 치료에 사용할 수 있는 모든 옵션을 이해하는 것이 중요하다.[38] 임상의는 자신의 비만 낙인 및 편견을 인식해야 하며, 이러한 암묵적 또는 명시적 편견으로 인해 약물 및 수술 등 비만 치료를 위한 모든 옵션을 제공하는 것을 방해해서는 안 된다. 또한 체중 편향(weight bias; 과체중 및 비만인 사람에 대한 부정적 이미지나 태도, 신념, 가정 및 판단 등 - 역자 주)을 인식하면 비만 환자에 대한 낙인찍기를 방지할 수 있다.[39-42]

비만 치료에는 행동치료가 포함되어야 한다. 행동치료에는 체중 편향을 다루는 것 외에도 협력적 목표 설정, 문제 해결, 계획 수립, 자극 조절, 사회적 지원, 감정적 섭식(emotional eating) 해결, 자기 모니터링, 인지적 재구성, 동기강화 면담(motivational interviewing), 재발 방지 및 비상계획 등 다양한 구성 요소가 포함된다.[43]

유익성

비만에 대한 식물성기반 식단의 유익성

연구에 따르면 식물성기반 식단은 체중 증가 방지,[1, 44-46] 건강한 체중 유지,[1] 건강한 체중 감량[1, 44-47]에 효과적이다. 육류, 정제된 곡물, 단 음식, 유제품 섭취량이 많고 과일 및 채소 섭취가 적은 서구식 식이 패턴을 가진 사람들은 과체중/비만의 위험이 가장 높다.[46, 48] 식물성기반 식단의 주요 구성 요소인 자연상태의 식물성 식품은 섬유질과 수분 함량이 높아서 대부분의 사람들이 칼로리를 과잉섭취하지 않고도 포만감을 느낄 때까지 먹을 수 있다.[49, 50]

또한 과식에 대한 연구에 따르면, 과식하는 행동은 농축된 당분, 지방 및 소금이 함유된 정제식품의 중독적인 감칠맛(hyper-palatability)에 영향을 받을 수 있다.[51] 전반적인 연구 결과, 자연상태의 식물성 식품은 에너지(칼로리) 밀도가 낮아서 과체중 및 비만 환자의 체중 조절에 도움을 주고, 영양소 밀도가 높아서 건강 결과를 개선하는 것으로 나타났다.

체중 증가 방지

대규모 인구집단 연구에 따르면 건강한 식물성기반 식단은 체중 증가를 방지하고, 동물성 식품이 많이 포함된 식단에서 식물성 식품이 더 많은 식단으로 전환한 사람들은 시간이 지남에 따라 체중이 덜 증가한다는 것을 일관되게 보여 주었다.[46, 52] 특히 육류 섭취는 미국 성인의 비만 및 복부 비만과 관련이 있다.[3, 53] 대규모 코호트 연구인 '유럽인의 암과 영양에 대한 전향적 조사(European Prospective Investigation into Cancer and Nutrition, EPIC)'에 따르면, 고단백질 섭취는 체중 증가를 방지하지 못하는 것으로 나타났다. 오히려 동물성 단백질, 특히 육류 및 가금류 섭취는 장기적인 체중 증가와 양의 상관관계가 있는 것으로 보였다.[54] 동물성 식품이 가장 적은 식단을 섭취한 사람들의 체중 증가가 가장 적었다.[55]

체중 유지

감량한 체중을 유지하는 것은 초기 체중 감량보다 더 어려울 수 있으며,[56] 건강한 행동을 지원하기 위한 지속적인 전략이 필요하다.[57] 자연식물식 식단은 영양이 풍부하고 식이 지침에 부합하며, 식단의 질을 떨어트리지 않으면서도 체중 관리에 도움이 된다.[58] 자기 모니터링의 필요성과 섭취량을 제한할 필요성을 줄이는 식물성기반 식단을 통해 더 쉽게 체중을 유지할 수 있다. 2017년 학술지 《영양과 당뇨병(Nutrition & Diabetes)》에 발표된 〈광범위한 연구: 비만, 허혈성심장질환 또는 당뇨병에 대하여 지역사회에서 식물성기반 식단을 사용한 무작위 대조 시험(The BROAD study: A randomised controlled trial using a whole food plant-based diet in the community for obesity, ischaemic heart disease or diabetes)〉(이하 'BROAD 연구'로 약칭)은 이에 대한 강력한 근거를 제공하며, 피험자들이 교육만으로도 12개월 동안 체중 재증가가 거의 없이 식물성기반 식단을 유지할 수 있었음을 보여 준다.[5] 거의 모든 식단에서 12~48개월 안에 체중이 다시 증가하는 일이 흔하게 일어난다는 점을 고려할 때, 이는 매우 주목할 만한 결과이다.[38]

어린이의 체중 관리

2015년 어린이를 대상으로 한 연구에 따르면 식물성기반 식단과 미국심장협회(AHA) 권장 식단 모두 비만과 고콜레스테롤혈증을 가진 어린이(대상자 수=28명)의 심혈관질환에 유익한 변화를 보여 주었다. 그러나 식물성기반 식단을 따른 성인은 7가지의 상당히 유익한 변화를 보인 반면, AHA 권장 식단을 따른 성인은 단지 2가지의 변화를 보였다.[59] 영양 및 식이요법 학회(Academy of Nutrition and Dietetics)에서는 식물성기반 식단이 모든 연령대에 안전하고 적합한 것으로 간주한다.[60] 이 연구는 비만과 이상지질혈증을 가진 성장기 어린이 그룹에 대한 식물성기반 식단의 유익한 건강 및 체중 관리 효과, 특히 심혈관질환 위험 감소 효과를 보여 주었다.[59] 임상의는 모든 소아비만 중재에 행동치료가 포함되어야 함을 인

식해야 한다. 소아비만 치료를 위한 최고의 표준은 가족기반 행동치료이다.[61, 62]

건강한 체중 감량

비건 및 베지테리언 식단을 포함한 식물성기반 식단은 체중 감량에 효과적인 것으로 나타났다.[58, 63] 'BROAD 연구'에 따르면, 6개월 동안 식물성기반 식단을 따른 중재군(33명)은 평균 체중이 10.6kg 감소하여 대조군(32명)보다 2.9kg 더 많이 감소했고(P〈0.001, 95% CI), 평균 체질량지수는 3.9포인트 감소하여 대조군보다 1포인트 더 감소했다(P〈0.0001, 95% CI).[5]

《미국의학협회저널(JAMA)》에 발표된 〈당뇨병 예방 및 치료의 미래 전망(A look ahead at the future of diabetes prevention and treatment)〉 연구(이하 'Look AHEAD 연구'로 약칭)에서는 총 지방과 포화지방을 줄여 일일 칼로리 섭취량을 1,200~1,800kcal로 줄이고 매주 그룹 및 개별 상담을 받는 집중적인 생활습관 중재가 환자, 특히 초기 당뇨병 환자에게 도움이 될 수 있음을 보여 주었다. 집중적인 생활습관 중재군(대상자 수=2,241명)은 식단, 신체활동, 사회적 지원에 관해 연간 3회의 그룹 세션을 제공받은 대조군(대상자 수=2,262명)보다 훨씬 더 많은 체중을 감량했다.[64]

비건 식단부터 잡식성 식단까지 다섯 가지 식단을 비교한 〈체중 감량을 위한 식물성기반 식단의 효과 비교: 다섯 가지 식단의 무작위 대조시험(Comparative effectiveness of plant-based diets for weight loss: A randomized controlled trial of five different diets)〉에 따르면, 비건 식단은 일반적인 권장 식

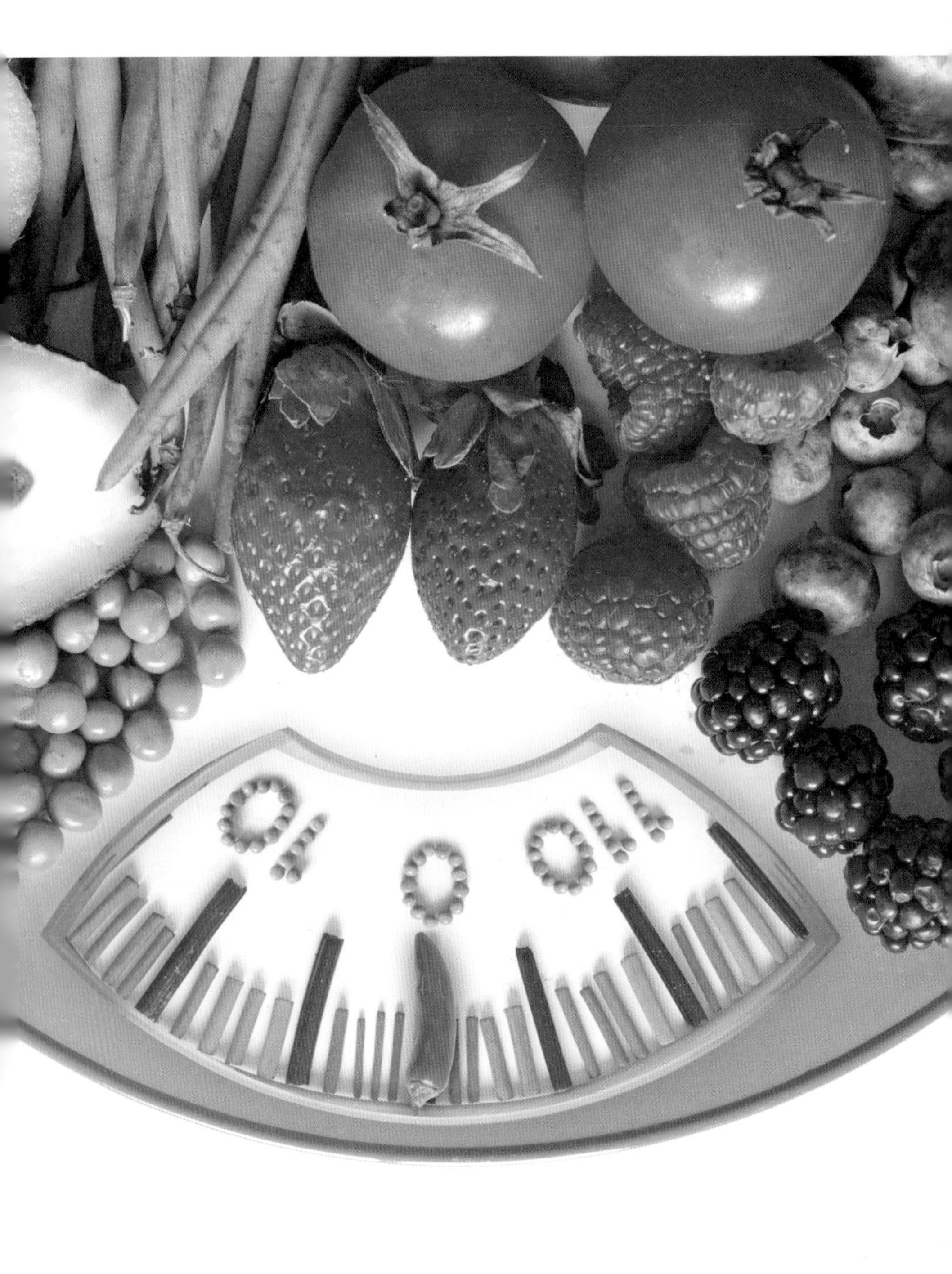

단보다 훨씬 더 큰 체중 감소를 초래하였다. 6개월이 지난 시점에 비건 그룹의 체중 감소량은 잡식성, **세미-베지테리언** 및 **페스코-베지테리언** 그룹과 현저한 차이를 보였다.[65] 이러한 결과는 식물성기반 식단을 따르는 사람들(비건 및 베지테리언)이 잡식주의자(비채식주의자)에 비해 식이섬유 섭취량이 더 높고 지방 섭취량이 더 낮다는 것을 일관되게 보여 주는 여러 역학 연구의 결과를 반영한다.[66-68] 이 시험과 여러 역학 연구에서는 식물성기반 식단이 일반적인 권장 식단보다 더 큰 체중 감량 효과를 가져올 수 있음을 보여 준다.[55, 65, 69] 전향적 코호트 연구에 대한 또 다른 대규모 메타분석에서는 과일과 채소 섭취가 체중 감소 및 비만 감소와 관련이 있음을 발견했다.[70]

대조 시험에서 비건 그룹은 포화지방과 칼로리를 줄이는 전통적인 치료식단 그룹보다 더 많은 체중을 감량했으며, 저지방 비건 식단을 채택하면 다량영양소 섭취의 여러 측면이 개선되는 것으로 나타났다.[71, 72] 2년간의 무작위 시험 결과, 이러한 식이 패턴은 심지어 특정 지역사회 집단에서 전통적인 음식 문화를 따르면서도 체중 감량과 건강 결과를 개선하는 데 성공했다.[73]

'파운드 로스트(POUNDS LOST, Preventing Overweight Using Novel Dietary Strategies 새로운 식이요법을 이용한 과체중 예방)' 연구에 따르면 식단 구성에 관계없이 체중 감소는 식단 준수 정도(순응도)에 따라 달라졌으며, 식이섬유가 처방된 식단 준수에 가장 큰 영향을 미치는 것으로 나타났다.[43, 74] 체중 관리 프로그램 준수

세미-베지테리언(semi-vegetarian) 식물성 식품 위주이나 가금류(닭고기, 오리고기, 칠면조 등), 어류, 유제품, 동물의 알 등을 가끔 먹고, 적색육은 드물게 먹는 준채식주의자

페스코-베지테리언(pesco-vegetarian) 육류는 먹지 않지만 어류는 먹는 준채식주의자로, 유제품 및 동물의 알을 먹거나 먹지 않을 수 있다.

는 행동 및 식단 준수의 두 가지 차원으로 개념화되었다.[75] 식이섬유는 중요하지만 체중 감소를 유도하기에는 충분하지 않으며, 비만 환자의 체중 감소를 안전하게 유도하는 모든 식이 프로토콜은 심혈관질환, 이환율(병에 걸리는 비율) 및 사망 위험을 낮출 수 있다. 약간의 체중 감소(5~10%)도 수축기 및 이완기 혈압과 고밀도지질단백질(high-density lipoprotein, HDL)-콜레스테롤을 개선한다. 수면무호흡증, 비알코올성 지방간염 등 일부 동반 질환과 모든 원인 및 심혈관질환으로 인한 사망률을 개선하려면 더 많은 체중 감량(10~15%)이 필요하다.[76] 임상의는 환자를 위한 비만 치료법을 선택할 때 문화적, 환경적, 정서적, 심리적 요인을 고려하여 궁극적으로 환자가 가장 잘 준수할 가능성이 높은 치료법을 결정해야 한다.

조건	개선에 필요한 체중 감소량
혈당 개선 - 내당능장애(impaired glucose tolerance) 상태에서 당뇨병 예방	2.5% 이상의 체중 감량, 10%에서 최대 효과
혈당 개선 - 2형당뇨병	2.5~15%; 체중 감소량이 클수록 더 큰 혈당 개선, 모든 BMI 범위에 해당
중성지방 감소	2.5~15%; 체중 감소량이 클수록 더 큰 혈당 개선, 모든 BMI 범위에 해당
고밀도지질단백질 증가	5~15%; 체중 감소량이 클수록 더 큰 혈당 개선, BMI 40 ㎏/㎡ 이상에는 해당하지 않음
폐쇄성 수면무호흡증의 무호흡, 저호흡 지수 개선	유의미한 개선을 위해서는 10% 이상의 체중 감량 필요

조건	개선에 필요한 체중 감소량
골관절염 환자의 무릎 통증 및 기능	5~10%의 체중 감량은 무릎 기능을 향상시키고, 속도, 보행거리 및 통증을 개선함; 10% 이상의 체중 감량은 인터류킨-6(IL-6) 및 C-반응단백질(CRP) 수치를 개선함; 무릎 MRI 및 X선 검사 결과는 변화 없음
급성 무릎 통증 유병률	5~10%의 체중 감량, 비만한 사람은 무릎 통증 예방을 위해 지속적인 체중 감량 유지 필요
간지방증(지방간) 감소	5~15% 이상; 체중 감소량이 클수록 더 큰 개선 효과
비알코올성 지방간염 활동성 수치	유의미한 개선을 위해서는 10% 이상의 체중 감량 필요
삶의 질 점수에 미치는 체중의 영향	5~15% 이상; 체중 감소량이 클수록 더 큰 개선 효과
우울증	5~10%의 체중 감량은 급성 우울증의 위험을 줄일 수 있음; 우울증이 있는 사람은 우울증이 없는 사람만큼 체중이 줄어듦
기동성	5~10%의 체중 감량은 노화로 인한 기동성 저하를 감축시킴
요실금	5~10%의 체중 감량은 남녀의 요실금 증상을 개선함
성적 기능	5~10%의 체중 감량은 남성의 발기 기능과 여성의 성기능장애를 개선함
다낭성난소증후군과 불임	2~5%의 체중 감량은 배란 주기와 임신 가능성을 개선함; 체중을 더 많이 감량하면 더 강력한 효과 발생
의료비	당뇨병 환자의 경우 5~10%의 체중 감량은 입원비와 의약품비를 줄여 줌, 외래환자 비용은 제외
사망률	16%의 체중 감량(수직밴드 위절제술)은 모든 원인 및 심혈관질환으로 인한 사망률을 감소시킴. 생활습관 중재에 따른 5~10%의 체중 감량은 주요 심혈관계 결과에 영향을 미치지 않았으나, 10% 이상의 체중을 감량한 사람에게는 감소 효과가 있었음

표 2-1. 다양한 조건과 체중 감소량의 관계[76]

케톤생성 식단

비만은 만성적이고 재발이 잦은 진행성 질환이다.[9, 77] 케톤생성 식단(ketogenic diet; 지방 섭취를 늘리고 탄수화물을 적게 섭취하는 고지방, 저탄수화물 식단 - 역자 주)은 단기 체중 감량에 도움이 되는 것으로 나타났다.[78] 여러 가지 문화적, 사회적, 생태적, 환경적 요인이 식단에 영향을 미치기 때문에 식단 순응도를 최대화하기 위해서는 비만 환자들마다 식단 계획을 개별화하는 것이 필수이며,[74] 일부 환자는 케톤생성 식단을 선택할 수 있다. '파운드로스트(POUNDS LOST)' 연구에 따르면 식단 구성보다 식단 순응도가 체중 감량에 더 중요할 수 있으며, 환자의 선호도가 케톤생성 식단으로 향한다면, 이 식단이 실제로 이전 식단에 비해 개선된 결과를 가져올 수 있음을 보여 주었다. 다른 치료 계획과 마찬가지로 케톤생성 식이요법에도 위험과 이점이 있다. 특히 운동과 병행할 때 기분 변화와 피로감이 증가할 위험이 있다.

식물성기반 식단이 통곡물, 콩과류, 전분질 채소를 제외하는 케톤생성 식단과 비슷하거나 더 우수한 체중 감량 효과를 가져다줄 수 있다는 충분한 근거가 있다.[58] '지역사회의 죽상동맥경화증 위험(Atherosclerosis Risk in Communities, ARIC) 연구' 결과에 따르면 탄수화물 섭취량이 50~55%일 때 사망 위험이 가장 낮게 나타났으며, 탄수화물을 식물성 단백질로 대체하면 사망률이 낮아지고 탄수화물을 동물성 단백질로 대체하면 사망률이 증가하였다.[79] 따라서 저탄수화물 식단을 섭취하는 환자는 과일과 채소 섭취를 최대화해야 한다. 관상동맥질환이나 심근경색 병력이 있는 환자가 케톤생성 식단을 선택한 경우에는 이러한 심혈관계 위험을 알려 주고, 콜레스테롤 수치를 주의 깊게 모니터링해야 한다.

또한 케톤생성 식이요법을 따르는 환자는 수용성 및 불용성 섬유질뿐만 아니라 저항성 전분(resistant starch; 위와 소장에서 소화, 흡수가 잘 되지 않는 전분으로, 대장에서 유익균의 먹이가 되어 장내 미생물 균형 및 지방 분해를 촉진한다. 식이섬유와 유사한 역할을 하는 소위 착한 전분이다. - 역자 주) 및 프락토올리고당(fructooligosaccharide) 섭취가 감소할 위험이 있으므로 장 증상과 복부 불쾌감을 모니터링해야 한다. 케톤생성 식단이 장내 미생물총에 미치는 장기적인 영향은 아직 불분명하다. 케톤생성 식이요법을 따르는 환자를 관리하는 의사는 비피도박테리움(Bifidobacterium)의 개체 수를 늘리기 위해 이눌린(inulin), 락툴로스(lactulose), 프락토올리고당 및 갈락토올리고당(galactooligosaccharide)의 보충을 고려해야 한다.[80]

보건의료제공자를 위한 핵심

- 모든 생활습관 중재를 통한 체중 감량의 현실적인 기대치는 5~10%의 체중 감소이며, 이는 당뇨병 예방 프로그램(Diabetes Prevention Program, DPP),[37] 'Look AHEAD 연구'[64] 및 기타 실험에 근거한다. 자연식물식 식단으로 체중을 더 많이 감량할 가능성이 있지만, 더 많은 연구가 필요하다.

- 많은 환자들이 식단 변화에 관심이 있으며, 운동량 증가와는 별개로 체중 감량 및 건강한 체중 유지를 위한 안전하고 효과적인 방법으로 자연식물식 식이요법을 제안할 수 있다.[45, 81, 82]

- 체중 감량과 건강한 체중 유지에 가장 유리한 식이 패턴은 과일과 채소, 콩과류 및 통곡물, 적당량 또는 제한된 양의 견과류와 씨앗 위주로 섭취하고, 첨가당과 기름을 피하는 것이다.[1]

- 체중 조절을 위한 식물성기반 식단 중재는 비용이 낮거나 전혀 들지 않으며, 대사증후군 및 기타 만성질환의 위험을 줄여 주고, 삶의 질을 높여 준다.[83]

- 가공하지 않은 자연상태의 식물성 식품을 통해 식이섬유를 많이 섭취하면 당뇨병,[84] 암,[85, 86] 심장질환의 위험이 감소한다.[87]

- 일부 근거에 따르면 대다수의 사람들은 자연식물식 식단을 마음껏 자유롭게 섭취하면서도 적절한 수준의 에너지를 섭취하여 건강한 체중을 유지할 수 있는 반면, 특정한 소수의 사람들은 과식을 방지하기 위해 더 체계적인 식사 계획이나 식사량 조절이 필요할 수 있다.[65, 88] 저탄수화물 케톤생성 식단(대상자 수=11명)과 저지방 자연식물식 식단(대상자 수=10명)을 비교한 최근의 주거 급식(residential feeding) 연구에서 자연식물식 식단은 2주 동안 저탄수화물 식단에 비해 하루 평균 689±73kcal 낮은 에너지 섭취로 더 현저한 체중 감소를 가져왔다(P<0.0001).[89]

- 식물성기반 식단이 체중 상태를 개선하는 메커니즘에는 높은 섬유질 함량, 지방 감소, 정제된 식품 회피에 따른 에너지 밀도 감소와 포만감 증가가 포함된다.[49, 90]

- 일부 연구에서는 특정 식단 구성보다는 식단 순응도가 과체중 환자

의 체중 감량에 더 결정적인 요인이라고 정의한다. 이것이 이론적으로는 사실일 수 있지만, 일부 개인들에게는 정제된 음식을 줄이는 것보다 완전히 피하는 것이 더 쉬울 수 있다는 점에서 자연식물식 식단은 음식중독에 취약한 사람들에게 몇 가지 특별한 이점을 제공한다.[65, 91]

- 식물성기반 식단과 건강한 체중에 관한 기존의 근거들을 환자에게 전달하여 환자가 그에 근거해 자신의 식단과 치료 과정에 대한 결정을 내릴 수 있도록 뒷받침해 줄 수 있다.

- 환자가 자연식물식 식단을 시도하는 것에 관심을 보인다면, 그들과 교육 및 지원 자료를 공유하는 것이 도움이 된다.

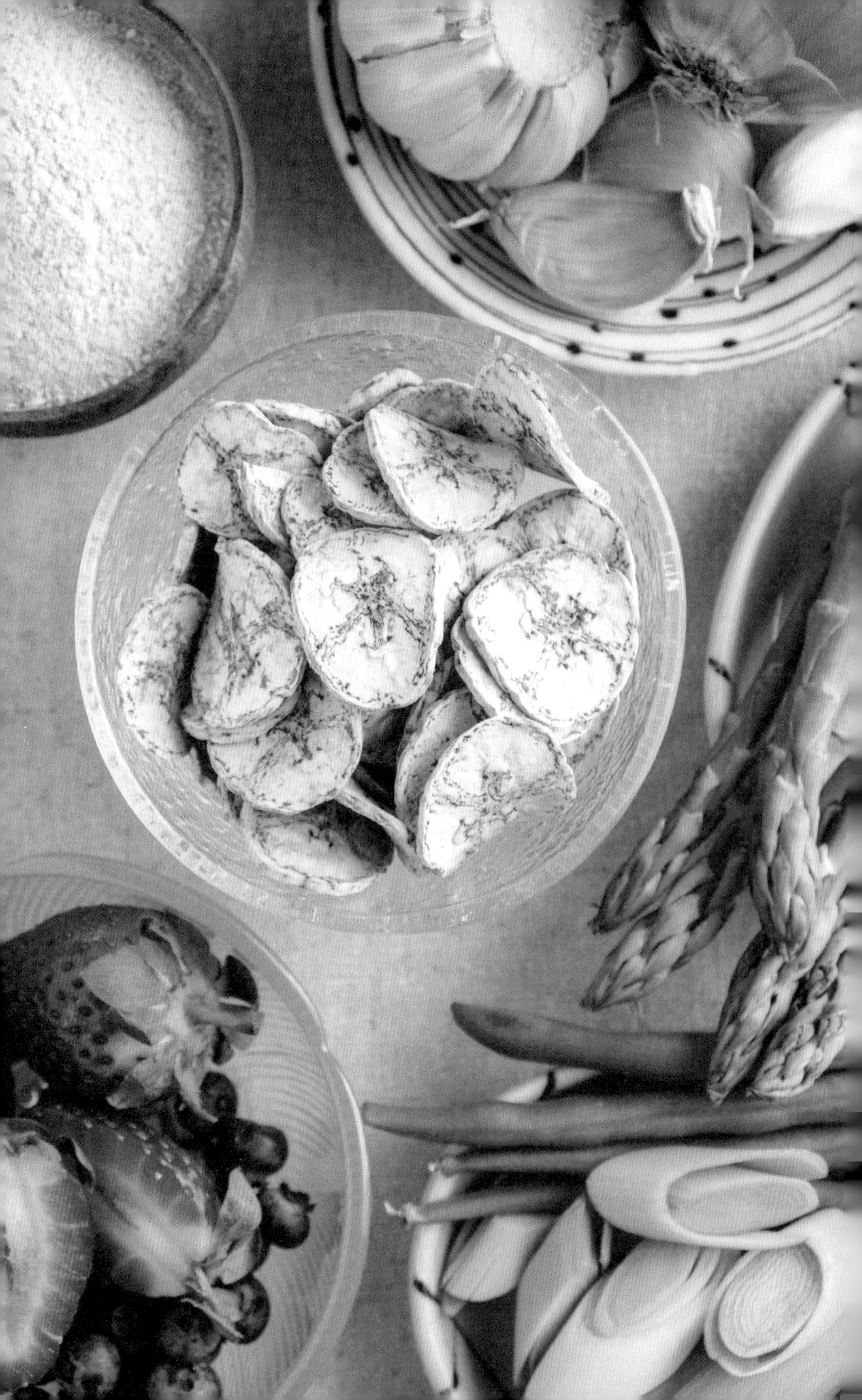

메커니즘

식물성기반 식단은 체지방 감소로 이어지는 주요 식이 메커니즘을 직접적으로 작동시키기 때문에 체중 감소와 밀접하게 연관되어 있다.[92] 자연식물식 식단이 건강한 체중 유지 및 체중 감량을 지원하는 메커니즘에는 에너지 밀도 감소, 포만감 증가, 중독성 음식 회피, 장내 미생물총에 대한 긍정적인 이점이 포함된다. 비만에 따른 지방조직과 내장지방의 증가는 압박, 관절 스트레스, 대사장애, 장기 기능장애 및 사망률 증가를 초래한다.[93] 말초 및 중심부 지방량의 증가는 만성적이며 되돌릴 수 있는 가역적 과정(reversible process)이다. 반면, 지방조직과 내장지방의 증가는 장기 기능장애와 사망 위험 증가로 이어진다. 이러한 사망률 및 이환율의 증가는 대사적으로 건강한 비만인에게도 질병이 발생하는 데 영향을 줄 수 있다.[13]

에너지 밀도

식물성기반 식단이 체중 감량을 유발하는 메커니즘은 더 높은 섬유질과 수분 함량, 낮은 지방 함량 및 식후 에너지 소비 증가에 따른 식이 에너지 밀도 감소에 달려 있다.[94, 95] 에너지 밀도는 식품의 특정 중량에 포함된 에너지의 양으로, 수분 함량과 함께 0~9kcal/g 범위 내에서 그램당 칼로리의 형태로 표시된다. 지방은 약 9kcal/g이다. 탄수화물과 단백질은 모두 약 4kcal/g인 반면, 알코올은 7kcal/g이다.[90] 에너지 밀도, 즉 칼로리 밀도가 높은 식품은 식품 단위 중량당 칼로리가 많고, 칼로리 밀도가 낮은 식품은 식품 단위 중량당 칼로리가 훨씬 적다.[96]

섬유질 함량이 높고 칼로리 밀도가 낮은 식물성 식품은 그 부피와 섬유질 성분이 음식으로 가득 찬 것에 반응하는 위장의 수용체를 활성화하기 때문에 효과적으로 물리적 포만감을 증가시킨다.[97, 98] 따라서 고섬유질 식품(정제되지 않은 식물성 식품)을 섭취하면 배고픔 없이 훨씬 적은 칼로리로 포만감을 느낄 수 있다.[96]

칼로리 밀도가 낮은 식물성 식품에는 가공하지 않은 과일, 다채로운 채소, 전분질 채소, 정제되지 않은 통곡물 및 콩과류 등이 있다. 이러한 식품은 영양소 밀도가 가장 높은 식품이기도 하다. 따라서 칼로리 밀도가 낮은 식단을 따름으로써 영양소 밀도가 가장 높은 식단을 섭취하게 된다. 반면, 동물성 식품과 정제된 식품은 에너지 밀도가 높아서 칼로리를 과도하게 섭취하기 쉽다. 〈표 2-2〉는 식물성 식품과 동물성 식품, 고도로 가공된 식품의 에너지 및 섬유질 함량의 예시로, 전반적으로 정제되지 않은 식물성 식품이 에너지 밀도가 낮고 섬유질 섭취를 최대화할 수 있음을 보여 준다.

식품	열량(kcal)	섬유질(g)
양상추	14	1.2
아스파라거스(신선한, 조리된, 지방 무첨가)	21	2.3
브로콜리(신선한, 조리된, 지방 무첨가)	35	2.7
케일(신선한, 조리된, 지방 무첨가)	38	4.4
플레인 요거트	61	0
고구마(구운 것, 껍질은 먹지 않음, 지방 무첨가)	83	1
렌틸콩(말린 것으로 조리된, 지방 무첨가)	90	3.3
현미(조리된, 지방 무첨가)	115	7.9
강낭콩(통조림, 지방 무첨가)	122	1.6
병아리콩(통조림, 지방 무첨가)	135	8
닭가슴살(회전식 구이, 껍질은 먹지 않음)	146	0
삶은 달걀	144	0
아보카도	155	6.7
참치	160	0
연어(조리된)	178	0
갈은 칠면조	201	0
다진 돼지고기(구운 것, 살코기와 지방)	211	0
소고기 스테이크(살코기와 지방)	235	0
샐러드 드레싱(이탈리안)	240	0

식품	열량(kcal)	섬유질(g)
흰 빵	270	2.3
패스트푸드 감자튀김	312	3.8
갈은 소고기 살코기(살코기 70%)	332	0
크림치즈	350	0
백설탕	385	0
체더치즈	408	0
크로와상	406	2.6
올리브유	884	0
카놀라유	884	0

표 2-2. 식물성 식품, 동물성 식품, 고도로 가공된 식품의 에너지 및 섬유질 함량(100g당)[99]

섬유질

섬유질은 식물성 식품에서만 발견되며,[99] 섬유질 섭취량이 많을수록 만성질환이 전반적으로 감소하므로 섬유질은 건강한 식이 패턴의 필수 구성 요소이다. 다량의 섬유질 섭취는 식물성기반 식단의 특징이다.[100] 관찰 연구에 따르면 잡식성 식단을 섭취하는 사람은 섬유질 권장섭취량을 충족하지 못하는 경우가 많은 반면, 식물성기반 식단을 섭취하는 사람은 권장섭취량을 충족하는 것으로 나타났다.[101, 102] 섬유질 섭취량이 많을수록 에너지 섭취 감소의 핵심 요소인 포만감이 증가하고 체중 감소가 수반된다.[103] 미국에서 소비되는 칼로리의 대부분을 차지하는 초가공식품은 온전한 섬유질이 부족하여[104] 과잉섭취와 체중 증가를 부추긴다. 이러한 식품은 현대 식품 환경에서 점점 더 저렴해지고 쉽게 접할 수 있게 되었다.[104]

장내 미생물총

담즙산 발효를 촉진하는 장내 미생물군유전체(microbiome)의 불균형은 비만과 관련이 있다.[92] 그 메커니즘에는 건강에 해로운 음식의 과잉섭취와 식이섬유 부족으로 인한 장내 미생물총의 풍부함과 다양성 저해가 포함될 수 있다. 섬유질의 발효는 장 장벽 기능, 포도당 기능, 식욕 조절 등 비만과 관련된 여러 메커니즘에 관여하는 것으로 보인다.[105] 섬유질이 장내 미생물총에 의해 소화 및 발효되는 과정에서 생성되는 단쇄지방산(short-chain fatty acid, SCFA)은 포만감과 식이 패턴을 조절하고 식욕을 통해 에너지 섭취를 조절할 수 있으며, 영양소를 더 많이 흡수할 수 있도록 한다.[106]

식물성 식품이 포만감에 미치는 영향

자연상태의 식물성 식품은 체중 감량의 핵심 요소인 포만감을 증가시키는 여러 특성을 가지고 있다. 식물성 식품은 수분과 다량영양소를 저장하는 온전한 섬유질이 부족한 초가공식품보다 더 큰 포만감을 준다. 또한 고체 형태의 식품은 액체로 된 식품보다 더 큰 포만감을 준다.[107] 음식물에 포함된 수분은 음료로 섭취하는 수분과는 화학적으로 달라서 위장에 더 오래 머물며 포만감을 향상시킨다.[108] 정제되지 않은 탄수화물의 섬유질은 칼로리를 추가하지 않고도 포만감을 높인다. 섬유질이 풍부한 음식은 더 많은 저작(씹기)이 필요하므로 섭취율이 감소하고 위 팽창이 증가하며 포만감을 촉진한다. 수용성 섬유질은 위에서의 배출을 지연시키고, '두 번째 식사 효과(second meal effect)'와 관련되어 배고픔의 재발을 지연시킬 수 있다.[109] 단백질은 탄수화물보다 더 높은 포만감을 주는 것으로 나타났지만, 임상 시험에서는 일반적으로 케톤생성 식단을 자연식물식 식단과 비교하지 않고, 정제 및 가공된 저지방 동물성 식품이 포함된 식단에서 30%의 지방(아주 저지방은 아님)을 함유한 미국심장협회의 전통적인 권장 식단과 비교한다.

음식중독과 과식성 음식

음식과 약물 의존성 모두 유사한 신경회로를 활성화하여 뇌의 생화학적 변화를 유도해 필요 이상의 갈망을 유발할 수 있다.[110, 111] 농축 지방, 설탕, 나트륨이 첨가된 초가공식품은 과일 및 채소와 같은 자연식품의 보상적 특성을 능가하도록 만들어진다. 이러한 식품은 변연계 전체에 걸쳐 발현되는 신경전달물질인 도파민과 오피오이드(opioid; 아편 유사제)를 방출하여 비만을 유발하는 섭식 행동을 강화할 수 있다.[51] 과도한 식사의 중독적인 패턴은 현대 식품 환경에 널리 퍼져 있는 과식성 식품(hyperpalatable food; 소금, 지방, 설탕, 전분 등이 포함된 기호성이 매우 높은 식품 - 역자 주)의 자극적 특성에서 기인하는 경우가 많다. 음식중독 연구에 따르면 일부 사람들에게는 과식을 유발하는 특정 식품을 덜 먹는 것보다 완전히 피하는 것이 더 나을 수 있다.[112] 자연식물식 식단은 지방, 설탕, 소금이 첨가된 과식 유발 식품을 피함으로써 비만한 사람의 과식성 식품 중독을 극복하는 데 효과적일 수 있다.

식물성기반 식단을 통한 체중 감량 효과

2021년에 식단 간의 체중 감량 효과를 비교한 연구에서는 최소한으로 가공된 저지방 식물성기반 식단을 자유롭게 섭취하는 것이 과체중인 사람에게 특별한 효과가 있음이 입증되었다.[89] 저지방 식물성기반 식단을 섭취한 사람들은 최소한으로 가공된 동물성기반 케톤생성 저탄수화물 식단을 섭취한 사람들에 비해 하루 평균 에너지 섭취량을 약 689kcal 줄였다.[89] 참가자들은 체중과 체지방을 감량하면서도 배고픔, 포만감, 만족도 또는 식사의 즐거움에 큰 차이가 없다고 보고했다.[89]

2017년에 발표된 'BROAD 연구'에 따르면, 자연식물식 식단은 저탄수화물 및 저지방 식단과 같은 다른 식단과 비교했을 때, 12개월 후 비슷한 감량 효과를 보였으며 체질량지수뿐만 아니라 콜레스테롤과 같은 기타 위험인자가 크게 개선되었다. 또한 자연식물식 식단을 섭취하는 사람들은 음식 제한 없이 포만감을 느낄 때까지 먹을 수 있다는 장점이 있었다. 음식 제한은 중도 포기와 체중 증가로 이어질 수 있다. 자연식물식을 따를 경우 6개월 시점에 12.0kg, 12개월 시점에 10.9kg, 이후 전화 확인에서

12.2kg을 감량한 것이 확인됐다.

이와 대조적으로, 저탄수화물 식단의 효과에 대한 연구에서는 모든 원인으로 인한 사망률 증가,[113] 말초혈관 확장 반응 감소,[114] 관상동맥질환 악화,[115] 변비율 증가, 두통, 구취, 근육경련, 전신 쇠약 및 발진이 보고되었다.[116] 따라서 저탄수화물 식단이 체중 감량에 도움이 될 수 있다는 일부 근거가 있지만, 심장대사 부작용이 우려되는 만큼 식이요법 결정은 환자의 위험과 유익성 및 순응도를 고려하여 개별적으로 이루어져야 한다.

자주 하는 질문

Q 탄수화물은 살이 찌게 하지 않나?

빵이나 과자 등 구운 음식과 같은 정제된 탄수화물 제품은 체중 증가와 관련이 있지만, 식물성기반 고탄수화물 저지방 식단의 일부로 탄수화물과 섬유질 섭취를 늘리면 체중, 체성분 및 인슐린 저항성에 유익한 효과가 있다.[103] 자연식물식 식단은 주로 정제되지 않은 복합탄수화물로 구성된다.[100] 세계에서 가장 건강한 문화권에서는 고탄수화물 식단을 섭취한다.[117] 탄수화물의 질이 중요하다. 콩과류, 채소, 통곡물 및 과일에 포함된 정제되지 않은 복합탄수화물은 탄산음료, 페이스트리, 쿠키 및 흰 빵 등에 포함된 정제된 탄수화물과는 건강에 미치는 영향이 다르다.[118]

Q 저탄수화물 식단은 체중 감량에 효과가 없나?

저탄수화물 식단은 실험 및 실제 환경에서 체중 감량 효과를 보였지만, 그 효과는 식단의 질이 아니라 에너지 제한에 기초한 것이다. 저탄수화물 식단은 일반적으로 다량의 동물성 식품을 기반으로 하며, 신체가 선호하는 에너지원인 탄수화물을 지방과 단백질로 대체한다. 신체는 먼저 단백질을 분해한 다음 에너지를 얻기 위해 지방을 분해한다. 저탄수화물 식단은 LDL-콜레스테롤을 증가시켜 장기적으로 심혈관계에 영향을 미칠 수 있다.[89, 119] 식이 탄수화물을 크게 줄이면 케토시스(ketosis) 상태를 유도하여 식욕을 억제할 수 있다.

'The New DIETs 연구'의 데이터를 검토한 연구원들은 비순응 비건 및 베지테리언 참가자(16명)는 6개월 후에도 여전히 비순응 페스코-베지테리언 및 세미-베지테리언(15명, -2.3±200.3mg; P=0.02)과 잡식성 참가자(7명, 17.0±36.0mg; P=0.04) 등 다른 그룹보다 식물성 식품을 더 많이 섭취하고 있음을 발견했다.[2, 65] 케톤생성 식단과 같은 저탄수화물 식이요법으로 환자를 치료하는 임상의는 환자가 전분(녹말)이 없는 채소를 충분히 섭취하고, 베리류와 감귤류를 계속 섭취하도록 권장해야 하며, 히카마(jicama; '멕시코 감자'라고 불리는 구근류 - 역자 주)처럼 전분 함량은 낮지만 저항성 전분 함량이 높은 채소를 포함하도록 주의를 기울여야 한다. 케톤생성 식단을 따르는 일부 개인은 혈중 케톤 수치가 높아져서 운동 내성이 감소하는 것으로 나타났다.[120] 또한 케톤생성 식단이 장내 미생물총에 미치는 장기적인 영향은 아직 불분명하다. 케톤생성 식이요법을 하는 환자를 지도하는 의사는 비피도박테리움의 개체 수 증가를 위해 이눌린, 락툴로스, 프락토올리고당 및 갈락토올리고당 보충을 고려해야 한다.[80]

일부 연구에서는 저지방 식물성기반 식단에 비해 저탄수화물 식단을 섭취한 비만 피험자의 체중 감소가 더 큰 것으로 나타났지만, 모든 종류의 저지방 식단은 중성지방 수치와 인슐린 감수성(insulin sensitivity 인슐린 민감성)을 더 크게 개선함이 입증됐다. 환자 중심의 의사결정 논의에서 의사는 환자와 함께 탄수화물 제한 식단의 위험성과 이점을 따져 보아야 한다. 그리고 케톤생성 메커니즘은 탄수화물 제한 식단을 중단하고 체중이 회복되는 즉시 종료된다는 점을 설명해야 한다.[121] 궤양이나 덤핑증후군(dumping syndrome; 과식이나 단 음식을 포함한 다량의 음식물이 소장으로 급격히 이동하면서 발생하는 증상 - 역자 주)의 위험이 있는 비만 수술을 포함하여 질병을 극복하고 사망 위험을 줄이기 위한 모든 치료법과 마찬가지로, 특정 상황에서는 이점이 위험성보다 클 수 있다. 저탄수화물 식단의 체중 재증가 위험은 다른 식단과 동일하다.

Q 베지테리언 식단을 시도하면서 배고픔을 느꼈던 사람도 있다는데?

가공식품과 정제된 곡물로 구성된 식단은 포만감을 느끼기에 충분한 영양소와 온전한 섬유질 및 수분을 공급하지 못할 수 있다. 콩과류와 통곡물, 감자 그리고 템페 및 두부와 같은 대두 제품이 부족할 수 있으며, 이러한 음식들은 포만감과 만족감을 준다.[2] 포화지방과 정제당이 함유된 중독성이 있는 음식은 자연식물식 식단이 아닌 베지테리언 식단을 하는 사람을 더 배고프게 만들 수 있다. 잘 계획된 식물성기반 식단에는 충분한 비타민 A, D, E, C, 엽산, 칼슘, 마그네슘, 칼륨 및 섬유질을 포함하여 건강에 필요한 모든 영양소(비타민 B12 및 D 제외)가 포함되어 있다.[122] 대부분의 경우, 특히 치즈와 고기 같은 고밀도 식품에 익숙한 사람이라면, 신체가 다른 다량영양소 함량에 익숙해지는 데 시간이 걸린다(1~2주). 또한 에너지 밀도가 낮은 식단을 섭취할 때는 충분한 칼로리를 섭취하기 위해 음식의 양을 늘려야 할 수도 있다.

Q 체중 증가는 정상적인 노화 현상이 아닌가?

나이가 들어가면서 자연스럽게 신진대사가 느려지고 근육의 비율은 감소하고 지방은 증가하는 등 체성분이 점차 변화한다. 이러한 변화로 인해 칼로리 섭취량과 활동 수준이 동일하게 유지되는 경우 체중이 더 쉽게 증가하게 된다. 게다가 일부 사람들은 나이가 들어감에 따라 신체활동이 줄어들어 체중 증가의 위험이 높아진다.[123] 계속해서 풍부한 서구식 식단을 섭취하는 사람들에게는 체중 증가가 불가피해 보이지만, 고섬유질 식물성기반 식단과 일상적인 신체활동을 통해 체중 증가를 예방할 수 있다.

Q 어떤 다이어트도 효과가 없었다면?

일반적으로 다이어트는 장기적인 체중 감소와 관련이 없다. 사람들은 생물학, 행동 및 비만을 유발하는 환경 사이의 상호작용으로 인해 어려움을 겪는다.[57] 식단 계획은 종종 박탈감과 제한감을 느끼게 하여 유지하기 어렵게 만든다. 칼로리를 제한하는 방법 대신 영양이 풍부한 식물성기반 식단을 사용하여 체중을 줄이면 장기적인 성공, 더 건강한 결과를 얻을 수 있으며 음식과의 관계도 더 건강해질 수 있다. 또한 음식 부족은 호르몬 불균형으로 이어져 다이어트를 하는 사람들에게 흔히 나타나는 우울증에 걸리기 쉽다. 과민성, 분노, 불안, 기분 변화 등은 다이어트를 하는 사람에게 전형적으로 나타나는 증상이다. 저탄수화물 고단백 식단, 저단백 고탄수화물 식단, 에너지 제한 저탄수화물 식단은 모두 트립토판, 세로토닌, 노르아드레날린, 도파민의 합성 및 대사에 대한 영향을 입증했다.[124, 125] 또한 신체가 칼로리 제한을 감지하면, 에너지를 보존하고 칼로리를 덜 소모하기 위해 신진대사가 느려진다.[81, 125] 영양이 풍부하고 섬유질 함량이 높은 식단은 섬유질이 위를 채우고 포만감을 주기 때문에 이러한 위험을 피할 수 있다.

Q 다이어트를 해도 살이 빠지지 않는다면?

갑상샘저하증, 다낭성난소증후군, 수면무호흡증 등 체중 증가를 유도하고 체중 감소를 방해하는 몇 가지 의학적 질환 상태가 있지만, 대부분의 경우 체중은 에너지 섭취량 대비 에너지 소비량(칼로리 섭취량 vs 칼로리 소모량)에 의해 결정된다. 섭취와 소비 사이의 관계인 에너지 균형은 다양한 식이 요인과 신체활동 양상에 영향을 받는다. 비만을 유발하는 현대의 식품 환경에서는 필요 이상의 에너지를 섭취하기가 매우 쉽다. 2014년의 한 연구에 따르면 북미와 유럽 인구의 약 19.9%가 음식중독 기준을 충족한다.[126] 더욱이, 체중 감량은 더디게 진행될 수 있으며, 많은 사람이 비현실적인 기대치를 가지고 있다. 연구에 따르면 어떤 식단이든 꾸준히 준수하면 효과가 있을 수 있지만,[127] 영양이 풍부한 식물성기반 식단은 만족감 및 즐거움과 관련된 많은 장애물을 해결하고 건강에 해로운 식습관에 대한 평생의 건강한 대안이 될 수 있다.

주요 연구 요약

베지테리언 및 비건 식단과 식물성기반 식품군이 체중 감량 및 건강한 체중 유지에 미치는 영향을 조사한 연구들 중 가장 강력한 12건의 연구에서 데이터를 추출했다. 그중 7건은 무작위 대조 시험 또는 교차 시험이었고,[5, 103, 128-132] 4건은 체계적 문헌고찰 및 메타 분석이었으며,[70, 133-135] 나머지 1건은 EPIC 코호트에 대한 관찰 연구였다.[54]

식단 및 구성 성분에 관한 연구 중 6건의 연구에서 저지방 식물성기반 식단 또는 자연식물식 식단을 조사했다.[5, 89, 103, 128, 129, 131] 한 연구에서는 과일 및 채소의 섭취량이 체중 증가에 미치는 영향을 조사했으며,[54] 또한 연구에서는 콩과류의 식이 대체가 체중 증가에 미치는 영향을 조사했다.[135] 3건의 연구에서는 비건 식단, 다양한 버전의 베지테리언 식단 및 잡식성 식단을 혼합하여 체중에 미치는 영향을 조사했으며,[130, 133, 134] 나머지 한 연구에서는 식물성 및 동물성 단백질이 체중 증가에 미치는 영향을 조사했다.[54]

저지방 식물성기반 식단을 조사한 연구 중 대부분에서 저지방 식물성기반 식단과 체중 감소 사이에 유의미한 연관성이 있음이 발견됐다. 한 연구에서는 저지방 식물성기반 식단 중재군의 체질량지수, LDL-콜레스테롤 및 당화혈색소가 크게 감소하여 혈당 조절이 개선되었음을 발견했다.[129] 가이코(GEICO; 미국의 자동차보험회사 - 역자 주) 직원을 대상으로 한 연구에 따르면, 저지방 식물성기반 식단 중재군은 대조군에 비해 22주 차에 체중이 크게 감소했으며, 순응도가 높을수록 체중 감소량이 더 큰 것으로 나타났다. 또 다른 연구에서는 12개월간의 추적 관찰 결과 중재군은 대조군에 비해 당화혈색소가 개선된 것 외에도 현저한 체중 감소, 혈중 지질 수치 감소 및 삶의 질이 향상된 것을 발견했다.[5] 또 한 연구팀은 저지방 식물성기반 식단 중재로 혈당 조절이 개선되고 체지방량과 내장지방량이 크게 감소했음을 발견했다.[103] 한 무작위 대조 시험에서는 저지방 식물성기반 식단이 지중해식 식단보다 체중 감소를 유도하고 혈압과 지질 및 인슐린 저항성 지표를 개선하는 데 더 우수함을 발견했다.[131] 또 다른 무작위 대조 시험에서는 저지방 식물성기반 식단이 저탄수화물 케톤생성 식단에 비해 자유로운 섭취 조건에서 에너지 섭취량을 감소시킨다는 것을 발견했다. 또한 저지방 식물성기반 식단으로 체중을 감량하면 체지방량이 감소하는 반면, 케톤생성 식단으로 체중을 감량하면 주로 수분과 근육 같은 제지방량(fat-free mass)이 감소하는 것으로 나타났다.

식품 성분을 조사한 한 연구에서는 평균 6.5년 동안 동물성 단백질 및 총 단백질 섭취와 체중 증가 사이에 유의미한 연관성이 있음을 발견했지만, 식물성 단백질 섭취와 체중 증가 사이에는 유의미한 연관성이 없는 것으로 나타났다.[54] 과일 및 채소 섭취를 조사한 한 연구에서는 과일 섭취와 체중 감소, 허리둘레 및 체질량지수 사이에 유의미한 연관성이 있음을 발견했으며, 과일과 채소 섭취량이 가장 많은 분위수(quantiles)는 가장 적은 분위수에 비해 비만 위험이 감소하는 것으로 나타났다.[70] 콩과류 섭취와 체중 결과를 조사한 또 다른 연구에서는 식단에서 등열량(isocaloric 같은 칼로리)을 콩과류로 대체하면 작지만 통계적으로 유의한 체중 감량 효과가 있음을 발견했다.[135]

다양한 식단이 체중 감량에 미치는 영향을 조사한 연구에서는 일반적으로 베지테리언 식단이 다른 식단보다 체중 감량 효과가 더 큰 것으로 나타났다. 한 메타 분석에 따르면, 체중 감량이 연구의 목표인지 여부와 관계없이 베지테리언 식단은 체중 감량을 초래한다는 사실이 밝혀졌다. 그러나 체중 감량이 주요 목표였던 연구에서는 다른 연구보다 체중이 더 많이 감소한 것으로 나타났다.[133] 마지막으로, 한 무작위 대조 시험에서는 비건, 베지테리언, 페스코-베지테리언, 락토-오보-베지테리언 및 잡식성 식단 간의 체중 감량 효과를 비교한 결과, 비순응 참가자 중 비건 및 베지테리언 식단에 무작위 배정된 참가자는 다른 비순응 참가자보다 체중이 더 많이 감소한 것으로 나타났다. 그러나 식단에 순응한 참가자의 경우 추적 관찰에서 체중 변화에 의미 있는 차이는 없었다.[130]

유망한 임상 결과

많은 사람이 과체중과 관련된 만성적인 건강상태를 조절하기 위한 체중 감량과 체중 유지에 실패한 후 사기가 저하됨을 느낀다.

이러한 사례 보고는 많은 환자들이 심장대사 위험 감소 및 체중 감량을 위한 효과적인 치료법으로 자연식물식 식단을 사용하며 경험하는 안도감을 반영한다. 우리는 고지방, 저영양 식품의 편의성과 마케팅 증가에 따른 비만 유병률이 높은 환경에 있지만 고섬유질, 고탄수화물 식이 프로토콜을 사용하는 처방적인 해결책이 있으며, 이는 치료 효과가 있고 지속 가능한 방법이다. 저지방 식물성기반 식단은 단기 연구에서 상당한 체중 감량 가능성을 보여 줄 뿐만 아니라 수년간 체중 감량을 유지할 수 있는 것으로 나타났다.[81, 136, 137]

6개월 만에 50파운드(약 22.7kg)를 감량한 54세 여성

체질량지수가 45.2kg/㎡로 3단계 비만이고 2형당뇨병(당화혈색소 8.1%)을 가진 54세의 한 여성은 자연식물식 식단을 따르면서 약물 없이도 22.7kg을 감량하고 당뇨병을 역전시키는 데 성공했다.

하지부종으로 고생하던 그녀는 X선 검사 결과 하지죽상동맥경화증으로 진단되었다. 그녀는 베타차단제, ACE 억제제 및 스타틴을 복용하기 시작했다. 또한 심장조영술 검사 결과 30%의 근위 좌측 전방하행동맥협착, 25%의 근위 및 60%의 원위 좌측 우회동맥협착, 65%의 첫 번째 둔각변연동맥손상이 발견됐다.[138]

진단에 충격을 받은 그녀는 건강한 자연식물식 식단을 채택하기로 결심했고, 그 결과 6개월 만에 22.7kg을 감량했던 것이다. 당뇨병도 해결되어 당뇨병 약물을 복용하지 않고도 당화혈색소가 5.7%로 떨어졌다. 그녀의 운동 시 호흡 곤란(dyspnea on exertion, DOE)도 상당히 개선되었고, 6개월 동안 반복된 심장초음파 검사에서 좌심실 박출률이 55%로 정상으로 나타났다.[138]

9개월 만에 22.7kg을 감량하고 동반 질환이 역전된 65세 남성

당뇨병이 있는 65세의 한 남성 재향군인은 62일 사이에 2번의 심장마비를 겪고 3번의 우회술(bypass surgery)을 받고 살아남은 뒤 22.7kg을 감량하였다. 그는 재향군인병원이 후원하는 심장병 역전 프로그램에 참여한 후, 프로그램 담당 의사의 관리하에 자연식물식 식단을 채택했다. 그는 한 달 만에 약 4kg을 감량하였다. 3개월 후에는 협심증에서 완전히 벗어났고, 9개월이 지난 시점에는 22.7kg이 감량됐으며, 당뇨병 약은 절반으로 줄었다.[139]

결론

현재까지 건강한 식물성기반 식단을 통해 체중이 개선된 관찰 및 임상 연구 데이터가 풍부하게 축적되어 있으며, 이는 식이 에너지 밀도 감소와 식후 에너지 소비 증가에 기인하는 것으로 보인다. 식물성기반 식단은 체중 감량 외에도 전반적인 영양, 혈장 지질 농도, 혈당 및 혈압에 긍정적인 변화를 가져와 위험을 낮추고 경우에 따라 만성적인 동반 질환을 역전시키기도 한다. 요약하면, 여기에 제시된 근거는 저지방 식물성기반 식단과 자연식물식 식단이 체중을 효과적으로 줄이고, 혈압을 낮추고, 혈당 조절을 개선하며, 비만한 사람의 체지방량을 감소시킬 뿐만 아니라 체중 증가를 방지한다는 것을 시사한다.

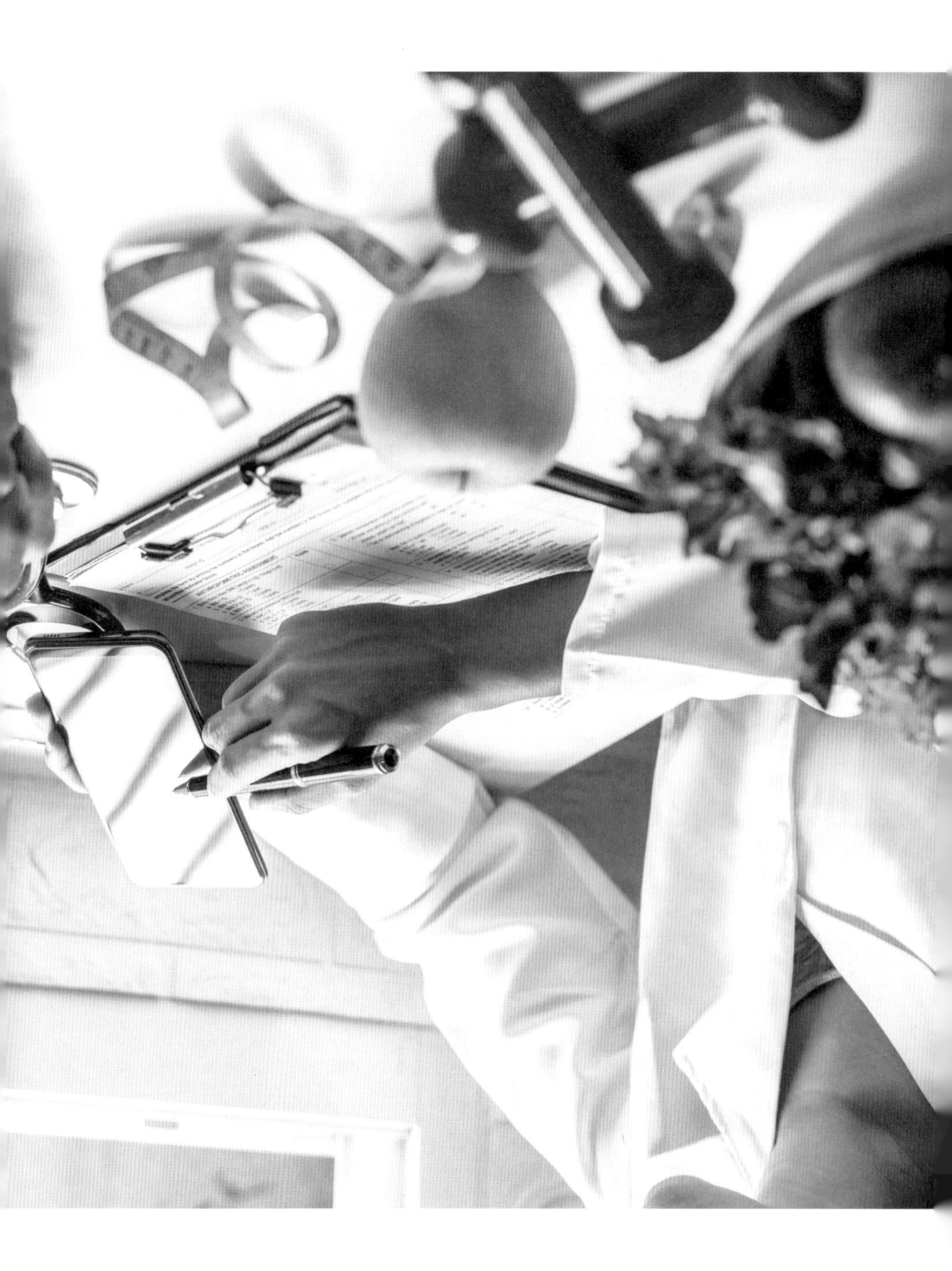

1. Tonstad, S., Butler, T., Yan, R. and Fraser, G.E., 2009. Type of vegetarian diet, body weight, and prevalence of type 2 diabetes. Diabetes care, 32(5): 791-796.

2. Turner-McGrievy, G., Mandes, T. and Crimarco, A., 2017. A plant-based diet for overweight and obesity prevention and treatment. Journal of geriatric cardiology : JGC, 14(5): 369-374.

3. Wang, Y. and Beydoun, M.A., 2009. Meat consumption is associated with obesity and central obesity among US adults. Int J Obes (Lond), 33(6): 621-628.

4. Ornish, D., 2004. Was Dr Atkins right? Journal of the American Dietetic Association, 104(4): 537-542.

5. Wright, N., Wilson, L., Smith, M., Duncan, B. and McHugh, P., 2017. The BROAD study: A randomised controlled trial using a whole food plant-based diet in the community for obesity, ischaemic heart disease or diabetes. Nutr Diabetes, 7(3): e256.

6. Newby, P., 2009. Plant foods and plant-based diets: protective against childhood obesity? The American Journal of Clinical Nutrition, 89(5): 1572S-1587S.

7. Clinic, M., 2020. Obesity - Symptoms and causes. In: P.C. Information and Health (Editors). @ mayoclinic.

8. Sjöström, L., 2013. Review of the key results from the Swedish Obese Subjects (SOS) trial - a prospective controlled intervention study of bariatric surgery. J Intern Med, 273(3): 219-234.

9. Obesity Medicine, A., 2013. AMA Classifies Obesity as a Disease | Obesity Medicine Association.

10. Lake, A. and Townshend, T., 2006. Obesogenic environments: exploring the built and food environments. J R Soc Promot Health, 126(6): 262-267.

11. Kushner, R.F. and Sorensen, K.W., 2013. Lifestyle medicine: the future of chronic disease management. Current Opinion in Endocrinology, Diabetes and Obesity, 20(5).

12. World Health Organization, Obesity and overweight.

13. De Lorenzo, A., Romano, L., Di Renzo, L., Di Lorenzo, N., Cenname, G. and Gualtieri, P., 2020. Obesity: A preventable, treatable, but relapsing disease. Nutrition, 71: 110615.

14. National Heart, L. and Blood, I., 2021. Assessing Your Weight and Health Risk. In: U.S.D.o.H. Services and Human (Editors), Aim for a Healthy Weight.

15. Edwards, C., 2019. Bioelectrical impedance analysis (BIA): beyond BMI.

16. International Diabetes Federation consensus worldwide definition of the metabolic, s., 2012. Abdominal Obesity Measurement Guidelines for Different Ethnic Groups. Harvard T.H. Chan School of Public Health.

17. Mayo Clinic, 2020. BMI and waist circumference calculator. Mayo Clinic Health Information.

18. Saqlain, M., Akhtar, Z., Karamat, R. et al., 2019. Body Mass Index versus Other Adiposity Traits: Best Predictor of Cardiometabolic Risk. Iran J Public Health, 48(12): 2224-2231.

19. Romero-Corral, A., Somers, V.K., Sierra-Johnson, J. et al., 2008. Accuracy of body mass index in diagnosing obesity in the adult general population. International Journal of Obesity, 32(6): 959-966.

20. Lewis, T., 2013. BMI not a good measure of healthy body weight, researchers argue. LiveScience.

21. Shah, N.R. and Braverman, E.R., 2012. Measuring adiposity in patients: the utility of body mass index (BMI), percent body fat, and leptin. PloS one, 7(4): e33308-e33308.

22. Gutin, I., 2018. In BMI We Trust: Reframing the Body Mass Index as a Measure of Health. Soc Theory Health, 16(3): 256-271.

23. National Center for Health Statistics, C.f.D.C.a.P., 2017. Health, United States, 2016: With Chartbook on Long-term, Trends in Health. In: CDC (Editor), Hyattsville, MD.

24. Center for Disease Control and Prevention, 2020. Adult Obesity Facts.

25. Craig M. Hales, M.D., et al., Center for Disease Control,,, 2017. Prevalence of Obesity Among Adults and Youth: United States, 2015–2016. In: U.S.D.O.H.A.H. SERVICES (Editor). NCHS Data Brief

26. Cdc.gov, 2021. Adult Obesity Facts | Overweight & Obesity | CDC. In: P.A. Division of Nutrition, N.C.f.C.D.P. Obesity and P. Health (Editors), Patient Care & Health Information. CDCgov.

27. Aaron, D.G. and Stanford, F.C., Is obesity a manifestation of systemic racism? A ten-point strategy for study and intervention. Journal of internal medicine, n/a(n/a).

28. Bleich, S.N. and Ard, J.D., 2021. COVID-19, Obesity, and Structural Racism: Understanding the Past and Identifying Solutions for the Future. Cell metabolism, 33(2): 234-241.

29. Briggs, A.C., Black, A.W., Lucas, F.L., Siewers, A.E. and Fairfield, K.M., 2019. Association between the food and physical activity environment, obesity, and cardiovascular health across Maine counties. BMC public health, 19(1): 374.

30. Colley, R.C., Christidis, T., Michaud, I., Tjepkema, M. and Ross, N.A., 2019. An examination of the associations between walkable neighbourhoods and obesity and self-rated health in Canadians. Health Rep, 30(9): 14-24.

31. Fan, J.X., Wen, M. and Li, K., 2019. Associations between obesity and neighborhood socioeconomic status: Variations by gender and family income status. SSM Popul Health, 10: 100529-100529.

32. Morland, K.B. and Evenson, K.R., 2009. Obesity prevalence and the local food environment. Health & Place, 15(2): 491-495.

33. Keller, K.B. and Lemberg, L., 2003. Obesity and the metabolic syndrome. Am J Crit Care, 12(2): 167-170.

34. Zhou, Y., Chi, J., Lv, W. and Wang, Y., 2021. Obesity and diabetes as high-risk factors for severe coronavirus disease 2019 (Covid-19). Diabetes/Metabolism Research and Reviews, 37(2): e3377.

35. Hales CM, Carroll MD, Fryar CD, Ogden CL. Prevalence of obesity and severe obesity among adults: United States, 2017–2018. NCHS Data Brief, no 360. Hyattsville, MD: National Center for Health Statistics. 2020.

36. United States Preventive Services Taskforce, 2018. Weight Loss to Prevent Obesity-Related Morbidity and Mortality in Adults: Behavioral Interventions | United States Preventive Services Taskforce, Recommendations.

37. Knowler, W.C., Barrett-Connor, E., Fowler, S.E. et al., 2002. Reduction in the incidence of type 2 diabetes with lifestyle intervention or metformin. N Engl J Med, 346(6): 393-403.

38. Franz, M.J., VanWormer, J.J., Crain, A.L. et al., 2007. Weight-loss outcomes: a systematic review and meta-analysis of weight-loss clinical trials with a minimum 1-year follow-up. J Am Diet Assoc, 107(10): 1755-1767.

39. Puhl, R. and Brownell, K.D., 2001. Bias, discrimination, and obesity. Obes Res, 9(12): 788-805.

40. Puhl, R.M., Himmelstein, M.S. and Pearl, R.L., 2020. Weight stigma as a psychosocial contributor to obesity. Am Psychol, 75(2): 274-289.

41. Schwartz, M.B., Chambliss, H.O.N., Brownell, K.D., Blair, S.N. and Billington, C., 2003. Weight Bias among Health Professionals Specializing in Obesity. Obesity Research, 11(9): 1033-1039.

42. Tomiyama, A.J., Carr, D., Granberg, E.M. et al., 2018. How and why weight stigma drives the obesity 'epidemic' and harms health. BMC medicine, 16(1): 123.

43. Kelley, C.P., Sbrocco, G. and Sbrocco, T., 2016. Behavioral Modification for the Management of Obesity. Prim Care, 43(1): 159-175, x.

44. Jakše, B., Pinter, S., Jakše, B., Bučar Pajek, M. and Pajek, J., 2017. Effects of an Ad Libitum Consumed Low-Fat Plant-Based Diet Supplemented with Plant-Based Meal Replacements on Body Composition Indices. Biomed Res Int, 2017: 9626390.

45. McDougall, J., Thomas, L.E., McDougall, C. et al., 2014. Effects of 7 days on an ad libitum low-fat vegan diet: the McDougall Program cohort. Nutr J, 13: 99.

46. Ambika Satija, S.N.B.E.B.R.D.S.S.E.C.L.B.W.C.W.J.E.M.Q.S.F.B.H., 2014. Plant-Based Dietary Patterns and Incidence of Type 2 Diabetes in US Men and Women: Results from Three Prospective Cohort Studies. PLoS medicine.

47. Turner-McGrievy, G.M., Davidson, C.R., Wingard, E.E., Wilcox, S. and Frongillo, E.A., 2015. Comparative effectiveness of plant-based diets for weight loss: A randomized controlled trial of five different diets. Nutrition, 31(2): 350-358.

48. Mu, M., Xu, L.-F., Hu, D., Wu, J. and Bai, M.-J., 2017. Dietary Patterns and Overweight/Obesity: A Review Article. Iran J Public Health, 46(7): 869-876.

49. McDougall, J., Thomas, L.E., McDougall, C. et al., 2014. Effects of 7 days on an ad libitum low-fat vegan diet: the McDougall Program cohort. Nutr J, 13: 99.

50. Astrup, A., Ryan, L., Grunwald, G.K. et al., 2000. The role of dietary fat in body fatness: evidence from a preliminary meta-analysis of ad libitum low-fat dietary intervention studies. Br J Nutr, 83 Suppl 1: S25-32.

51. Wang, G.-J., Volkow, N.D. and Fowler, J.S., 2015. Food and AddictionA Comprehensive Handbook, Dopamine Deficiency, Eating, and Body Weight. Oxford University Press, pp. 185-191.

52. Tonstad, S., Butler, T., Yan, R. and Fraser, G.E., 2009. Type of vegetarian diet, body weight, and prevalence of type 2 diabetes. Diabetes Care, 32(5): 791-796.

53. Appleby, P.N., Thorogood, M., Mann, J.I. and Key, T.J., 1999. The Oxford Vegetarian Study: an overview. Am J Clin Nutr, 70(3): 525s-531s.

54. Halkjær, J., Olsen, A., Overvad, K. et al., 2011. Intake of total, animal and plant protein and subsequent changes in weight or waist circumference in European men and women: the Diogenes project. Int J Obes (Lond), 35(8): 1104-1113.

55. Rosell, M., Appleby, P., Spencer, E. and Key, T., 2006. Weight gain over 5 years in 21,966 meat-eating, fish-eating, vegetarian, and vegan men and women in EPIC-Oxford. Int J Obes (Lond), 30(9): 1389-1396.

56. Kruseman, M., Schmutz, N. and Carrard, I., 2017. Long-Term Weight Maintenance Strategies Are Experienced as a Burden by Persons Who Have Lost Weight Compared to Persons with a lifetime Normal, Stable Weight. Obes Facts, 10(4): 373-385.

57. Hall, K.D. and Kahan, S., 2018. Maintenance of lost weight and long-term management of obesity. Medical Clinics, 102(1): 183-197.

58. Bonnie Farmer, B.T.L., Victor, L.F., Alice, J.R. and George, U.L., 2011. A Vegetarian Dietary Pattern as a Nutrient-Dense Approach to Weight Management: An Analysis of the National Health and Nutrition Examination Survey 1999-2004. Journal of the American Dietetic Association, 111(6): 819-827.

59. Macknin, M., Kong, T., Weier, A. et al., 2015. Plant-based, no-added-fat or American Heart Association diets: impact on cardiovascular risk in obese children with hypercholesterolemia and their parents. J Pediatr, 166(4): 953-959.e951-953.

60. Melina, V., Craig, W. and Levin, S., 2016. Position of the Academy of Nutrition and Dietetics: Vegetarian Diets. Journal of the Academy of Nutrition and Dietetics, 116(12): 1970-1980.

61. Valerio, G., Maffeis, C., Saggese, G. et al., 2018. Diagnosis, treatment and prevention of pediatric obesity: consensus position statement of the Italian Society for Pediatric Endocrinology and Diabetology and the Italian Society of Pediatrics. Ital J Pediatr, 44(1): 88-88.

62. Epstein, L.H., Paluch, R.A., Roemmich, J.N. and Beecher, M.D., 2007. Family-based obesity treatment, then and now: twenty-five years of pediatric obesity treatment. Health psychology : official journal of the Division of Health Psychology, American Psychological Association, 26(4): 381-391.

63. Tuso, P.J., Ismail, M.H., Ha, B.P. and Bartolotto, C., 2013. Nutritional update for physicians: plant-

based diets. Perm J, 17(2): 61-66.

64. Arterburn, D.E. and O'Connor, P.J., 2012. A look ahead at the future of diabetes prevention and treatment. JAMA, 308(23): 2517-2518.

65. Turner-Mcgrievy, G.M., Davidson, C.R., Wingard, E.E., Wilcox, S. and Frongillo, E.A., 2015. Comparative effectiveness of plant-based diets for weight loss: A randomized controlled trial of five different diets. Nutrition, 31(2): 350-358.

66. Davey, G.K., Spencer, E.A., Appleby, P.N., Allen, N.E., Knox, K.H. and Key, T.J., 2003. EPIC–Oxford:lifestyle characteristics and nutrient intakes in a cohort of 33 883 meat-eaters and 31 546 non meat-eaters in the UK. Public Health Nutrition, 6(3): 259-268.

67. Spencer, E.A., Appleby, P.N., Davey, G.K. and Key, T.J., 2003. Diet and body mass index in 38 000 EPIC-Oxford meat-eaters, fish-eaters, vegetarians and vegans. International Journal of Obesity, 27(6): 728-734.

68. Cade, J.E., Burley, V.J. and Greenwood, D.C., 2004. The UK Women's Cohort Study: comparison of vegetarians, fish-eaters and meat-eaters. Public Health Nutrition, 7(7): 871-878.

69. Tonstad, S., Stewart, K., Oda, K., Batech, M., Herring, R.P. and Fraser, G.E., 2013. Vegetarian diets and incidence of diabetes in the Adventist Health Study-2. Nutrition, metabolism, and cardiovascular diseases : NMCD, 23(4): 292-299.

70. Schwingshackl, L., Hoffmann, G., Kalle-Uhlmann, T., Arregui, M., Buijsse, B. and Boeing, H., 2015. Fruit and Vegetable Consumption and Changes in Anthropometric Variables in Adult Populations: A Systematic Review and Meta-Analysis of Prospective Cohort Studies. PLoS One, 10(10): e0140846.

71. Turner-McGrievy, G.M., Barnard, N.D. and Scialli, A.R., 2007. A two-year randomized weight loss trial comparing a vegan diet to a more moderate low-fat diet. Obesity (Silver Spring), 15(9): 2276-2281.

72. Barnard, N.D., Scialli, A.R., Turner-McGrievy, G. and Lanou, A.J., 2004. Acceptability of a Low-fat Vegan Diet Compares Favorably to a Step II Diet in a Randomized, Controlled Trial. Journal of Cardiopulmonary Rehabilitation and Prevention, 24(4).

73. Turner-McGrievy, G., Wilcox, S., Frongillo, E.A. et al., 2020. The Nutritious Eating with Soul (NEW Soul) Study: Study design and methods of a two-year randomized trial comparing culturally adapted soul food vegan vs. omnivorous diets among African American adults at risk for heart disease. Contemp Clin Trials, 88: 105897.

74. Miketinas, D.C., Bray, G.A., Beyl, R.A., Ryan, D.H., Sacks, F.M. and Champagne, C.M., 2019. Fiber Intake Predicts Weight Loss and Dietary Adherence in Adults Consuming Calorie-Restricted Diets: The POUNDS Lost (Preventing Overweight Using Novel Dietary Strategies) Study. J Nutr, 149(10): 1742-1748.

75. Williamson, D.A., Anton, S.D., Han, H. et al., 2010. Adherence is a multi-dimensional construct in the POUNDS LOST trial. Journal of behavioral medicine, 33(1): 35-46.

76. Ryan, D.H. and Yockey, S.R., 2017. Weight Loss and Improvement in Comorbidity: Differences at

5%, 10%, 15%, and Over. Current obesity reports, 6(2): 187-194.

77. Association, O.M., 2021. 2021 Obesity Guidelines for Clinicians.

78. Ellenbroek, J.H., Dijck, L.v., Töns, H.A. et al., 2014. Long-term ketogenic diet causes glucose intolerance and reduced#^{2}- and ±-cell mass but no weight loss in mice. American journal of physiology. Endocrinology and metabolism, 306 5: E552-558.

79. Seidelmann, S.B., Claggett, B., Cheng, S. et al., 2018. Dietary carbohydrate intake and mortality: a prospective cohort study and meta-analysis. The Lancet Public Health, 3(9): e419-e428.

80. Paoli, A., Mancin, L., Bianco, A., Thomas, E., Mota, J.F. and Piccini, F., 2019. Ketogenic Diet and Microbiota: Friends or Enemies? Genes, 10(7): 534.

81. Barnard, N.D., Scialli, A.R., Turner-McGrievy, G., Lanou, A.J. and Glass, J., 2005. The effects of a low-fat, plant-based dietary intervention on body weight, metabolism, and insulin sensitivity. Am J Med, 118(9): 991-997.

82. Burke, L.E., Styn, M.A., Steenkiste, A.R., Music, E., Warziski, M. and Choo, J., 2006. A randomized clinical trial testing treatment preference and two dietary options in behavioral weight management: preliminary results of the impact of diet at 6 months--PREFER study. Obesity (Silver Spring), 14(11): 2007-2017.

83. Tuso, P.J., Ismail, M.H., Ha, B.P. and Bartolotto, C., 2013. Nutritional update for physicians: plant-based diets. Perm J, 17(2): 61-66.

84. Wolever, T.M., Hamad, S., Gittelsohn, J. et al., 1997. Low dietary fiber and high protein intakes associated with newly diagnosed diabetes in a remote aboriginal community. Am J Clin Nutr, 66(6): 1470-1474.

85. Greenwald, P., Clifford, C.K. and Milner, J.A., 2001. Diet and cancer prevention. Eur J Cancer, 37(8): 948-965.

86. Williams, G.M., Williams, C.L. and Weisburger, J.H., 1999. Diet and cancer prevention: the fiber first diet. Toxicol Sci, 52(2 Suppl): 72-86.

87. Anderson, J.W., Hanna, T.J., Peng, X. and Kryscio, R.J., 2000. Whole grain foods and heart disease risk. J Am Coll Nutr, 19(3 Suppl): 291s-299s.

88. Rolls, B.J., 2014. What is the role of portion control in weight management? International journal of obesity (2005), 38 Suppl 1(Suppl 1): S1-S8.

89. Hall, K.D., Guo, J., Courville, A.B. et al., 2021. Effect of a plant-based, low-fat diet versus an animal-based, ketogenic diet on ad libitum energy intake. Nat Med, 27(2): 344-353.

90. Rolls, B.J., 2017. Dietary energy density: Applying behavioural science to weight management. Nutr Bull, 42(3): 246-253.

91. Ornish, D., Scherwitz, L.W., Billings, J.H. et al., 1998. Intensive Lifestyle Changes for Reversal of Coronary Heart Disease. JAMA, 280(23): 2001-2007.

92. Najjar, R.S. and Feresin, R.G., 2019. Plant-Based Diets in the Reduction of Body Fat: Physiological

Effects and Biochemical Insights. Nutrients, 11(11): 2712.

93. Baroni, L., Bonetto, C., Tessan, F. et al., 2011. Pilot dietary study with normoproteic protein-redistributed plant-food diet and motor performance in patients with Parkinson's disease. Nutritional neuroscience, 14(1): 1-9.

94. Neal D. Barnard, M., Facc, Hana, Kahleova, Md, PhD, Susan, M. Levin, 2019. The Use of Plant-Based Diets for Obesity Treatment. https://ijdrp.org/index.php/ijdrp.

95. Barr, S.B. and Wright, J.C., 2010. Postprandial energy expenditure in whole-food and processed-food meals: implications for daily energy expenditure. Food Nutr Res, 54: 10.3402/fnr.v3454i3400.5144.

96. Jeff Novick, R.D., 2012. Calorie Density Approach to Nutrition and Weight Management, Forks Over Knives. @ForksOverKnives.

97. Wilde, P.J., 2009. Eating for life: designing foods for appetite control. J Diabetes Sci Technol, 3(2): 366-370.

98. Greger, M., 2020. A Whole Food Plant-Based Diet Is Effective for Weight Loss: The Evidence. American Journal of Lifestyle Medicine, 14(5): 500-510.

99. U.S. Department of Agriculture, A.R.S.F.C., 2019. fdc.nal.usda.gov.

100. Karlsen, M., Rogers, G., Miki, A. et al., 2019. Theoretical Food and Nutrient Composition of Whole-Food Plant-Based and Vegan Diets Compared to Current Dietary Recommendations. Nutrients, 11(3): 625.

101. Davey, G.K., Spencer, E.A., Appleby, P.N., Allen, N.E., Knox, K.H. and Key, T.J., 2003. EPIC-Oxford: lifestyle characteristics and nutrient intakes in a cohort of 33 883 meat-eaters and 31 546 non meat-eaters in the UK. Public Health Nutr, 6(3): 259-269.

102. Rizzo, N.S., Jaceldo-Siegl, K., Sabate, J. and Fraser, G.E., 2013. Nutrient profiles of vegetarian and nonvegetarian dietary patterns. Journal of the Academy of Nutrition and Dietetics, 113(12): 1610-1619.

103. Kahleova, H., Dort, S., Holubkov, R. and Barnard, N.D., 2018. A Plant-Based High-Carbohydrate, Low-Fat Diet in Overweight Individuals in a 16-Week Randomized Clinical Trial: The Role of Carbohydrates. Nutrients, 10(9).

104. Martínez Steele, E., Baraldi, L.G., Louzada, M.L., Moubarac, J.C., Mozaffarian, D. and Monteiro, C.A., 2016. Ultra-processed foods and added sugars in the US diet: evidence from a nationally representative cross-sectional study. BMJ Open, 6(3): e009892.

105. Chambers, E.S., Preston, T., Frost, G. and Morrison, D.J., 2018. Role of Gut Microbiota-Generated Short-Chain Fatty Acids in Metabolic and Cardiovascular Health. Current nutrition reports, 7(4): 198-206.

106. Kim, B., Choi, H.-N. and Yim, J.-E., 2019. Effect of Diet on the Gut Microbiota Associated with Obesity. J Obes Metab Syndr, 28(4): 216-224.

107. Tieken, S.M., Leidy, H.J., Stull, A.J., Mattes, R.D., Schuster, R.A. and Campbell, W.W., 2007. Effects of solid versus liquid meal-replacement products of similar energy content on hunger, satiety, and appetite-regulating hormones in older adults. Horm Metab Res, 39(5): 389-394.

108. Rolls, B.J., Castellanos, V.H., Halford, J.C. et al., 1998. Volume of food consumed affects satiety in men. Am J Clin Nutr, 67(6): 1170-1177.

109. Howarth, N.C., Saltzman, E. and Roberts, S.B., 2001. Dietary fiber and weight regulation. Nutrition reviews, 59(5): 129-139.

110. Brownell, K., Gold, MS, 2012. Food and Addiction: A Comprehensive Handbook.

111. Gearhardt, A.N., Davis, C., Kuschner, R. and Brownell, K.D., 2011. The addiction potential of hyperpalatable foods. Curr Drug Abuse Rev, 4(3): 140-145.

112. Cassin, S.E., Sijercic, I. and Montemarano, V., 2020. Psychosocial Interventions for Food Addiction: a Systematic Review. Current Addiction Reports, 7(1): 9-19.

113. Noto, H., Goto, A., Tsujimoto, T. and Noda, M., 2013. Low-carbohydrate diets and all-cause mortality: a systematic review and meta-analysis of observational studies. PloS one, 8(1): e55030.

114. Schwingshackl, L. and Hoffmann, G., 2013. Low-carbohydrate diets impair flow-mediated dilatation: evidence from a systematic review and meta-analysis. Br J Nutr, 110(5): 969-970.

115. Fleming, R.M., 2000. The effect of high-protein diets on coronary blood flow. Angiology, 51(10): 817-826.

116. Johnston, B.C., Kanters, S., Bandayrel, K. et al., 2014. Comparison of weight loss among named diet programs in overweight and obese adults: a meta-analysis. Jama, 312(9): 923-933.

117. Blue Zones.

118. Reynolds, A., Mann, J., Cummings, J., Winter, N., Mete, E. and Te Morenga, L., 2019. Carbohydrate quality and human health: a series of systematic reviews and meta-analyses. Lancet, 393(10170): 434-445.

119. Jenkins, D.J., Wong, J.M., Kendall, C.W. et al., 2009. The effect of a plant-based low-carbohydrate ("Eco-Atkins") diet on body weight and blood lipid concentrations in hyperlipidemic subjects. Arch Intern Med, 169(11): 1046-1054.

120. White, A.M., Johnston, C.S., Swan, P.D., Tjonn, S.L. and Sears, B., 2007. Blood ketones are directly related to fatigue and perceived effort during exercise in overweight adults adhering to low-carbohydrate diets for weight loss: a pilot study. J Am Diet Assoc, 107(10): 1792-1796.

121. Ferdowsian, H.R. and Barnard, N.D., 2009. Effects of plant-based diets on plasma lipids. Am J Cardiol, 104(7): 947-956.

122. 2015. Scientific Report of the 2015 Dietary Guidelines Advisory Committee.

123. Control, C.f.D., 2020. Preventing Weight Gain, Healthy Weight, Nutrition, and Physical Activity | CDC. CDCgov.

124. Hirose, T., 1991. [Effects of ethanol and low-carbohydrate diet on contents of noradrenaline, dopamine, serotonin and their metabolites in rat brain]. Nihon Eiseigaku Zasshi, 46(3): 755-761.

125. Hirose, T., 1992. [Effects of nutritional status on contents of tryptophan, serotonin and 5-hydroxyindoleacetic acid in rat brain]. Nihon Eiseigaku Zasshi, 47(2): 627-633.

126. Pursey, K.M., Stanwell, P., Gearhardt, A.N., Collins, C.E. and Burrows, T.L., 2014. The prevalence of food addiction as assessed by the Yale Food Addiction Scale: a systematic review. Nutrients, 6(10): 4552-4590.

127. Thomas, S.L., Hyde, J., Karunaratne, A., Kausman, R. and Komesaroff, P.A., 2008. "They all work...when you stick to them": A qualitative investigation of dieting, weight loss, and physical exercise, in obese individuals. Nutrition Journal, 7(1): 34.

128. Ferdowsian, H.R., Barnard, N.D., Hoover, V.J. et al., 2010. A multicomponent intervention reduces body weight and cardiovascular risk at a GEICO corporate site. Am J Health Promot, 24(6): 384-387.

129. Thomson, C.A., Rock, C.L., Giuliano, A.R. et al., 2005. Longitudinal changes in body weight and body composition among women previously treated for breast cancer consuming a high-vegetable, fruit and fiber, low-fat diet. Eur J Nutr, 44(1): 18-25.

130. Moore, W.J., McGrievy, M.E. and Turner-McGrievy, G.M., 2015. Dietary adherence and acceptability of five different diets, including vegan and vegetarian diets, for weight loss: The New DIETs study. Eat Behav, 19: 33-38.

131. Barnard, N.D., Alwarith, J., Rembert, E. et al., 2021. A Mediterranean Diet and Low-Fat Vegan Diet to Improve Body Weight and Cardiometabolic Risk Factors: A Randomized, Cross-over Trial. Journal of the American College of Nutrition: 1-13.

132. Hall, K.D., Guo, J., Courville, A.B. et al., 2021. Effect of a plant-based, low-fat diet versus an animal-based, ketogenic diet on ad libitum energy intake. Nature Medicine.

133. Barnard, N.D., Levin, S.M. and Yokoyama, Y., 2015. A systematic review and meta-analysis of changes in body weight in clinical trials of vegetarian diets. Journal of the Academy of Nutrition and Dietetics, 115(6): 954-969.

134. Huang, R.Y., Huang, C.C., Hu, F.B. and Chavarro, J.E., 2016. Vegetarian Diets and Weight Reduction: a Meta-Analysis of Randomized Controlled Trials. J Gen Intern Med, 31(1): 109-116.

135. Kim, S.J., de Souza, R.J., Choo, V.L. et al., 2016. Effects of dietary pulse consumption on body weight: a systematic review and meta-analysis of randomized controlled trials. Am J Clin Nutr, 103(5): 1213-1223.

136. Barnard, N.D., Cohen, J., Jenkins, D.J. et al., 2009. A low-fat vegan diet and a conventional diabetes diet in the treatment of type 2 diabetes: a randomized, controlled, 74-wk clinical trial. Am J Clin Nutr, 89(5): 1588S-1596S.

137. Mishra, S., Xu, J., Agarwal, U., Gonzales, J., Levin, S. and Barnard, N.D., 2013. A multicenter

randomized controlled trial of a plant-based nutrition program to reduce body weight and cardiovascular risk in the corporate setting: the GEICO study. European journal of clinical nutrition, 67(7): 718-724.

138. Allen, K.E., Gumber, D. and Ostfeld, R.J., 2019. Heart Failure and a Plant-Based Diet. A Case-Report and Literature Review. Front Nutr, 6: 82.

139. Themis A. Yiaslas, P., June Taylor, MSN, RN, CNL, Janelle and Embree, MS, RDN, CDE, & Saul Schaefer, MD, FACC, FAHA, 2019. Elimination of Angina, Comprehensive Cardio-Metabolic Risk Reduction, and 50-Pound Weight Loss in a US Navy Veteran with Myasthenia Gravis. International Journal of Disease Reversal and Prevention.

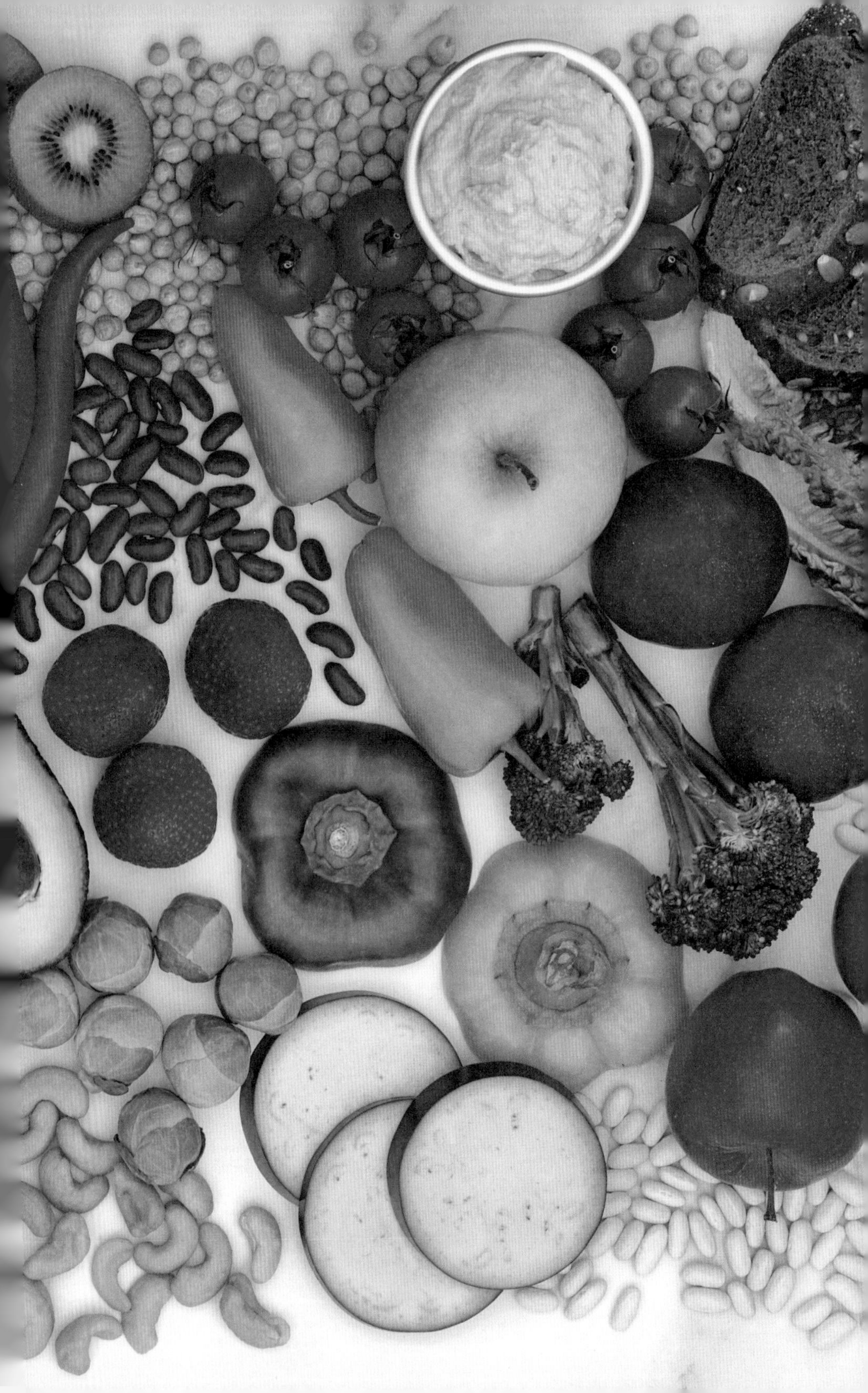

식물성기반 식단과 2형당뇨병

Plant-Based Diets and Type II Diabetes

03

정제되지 않은 식물성기반 식품을 더 많이 섭취하는 것은 만성질환 예방과 관리 및 전반적인 건강증진을 위한 중요한 전략이다.
영양은 규칙적인 신체활동, 회복적 수면, 스트레스 관리, 위험 물질 회피 및 긍정적인 사회적 연결과 함께 생활습관의학의 핵심 기둥이다.

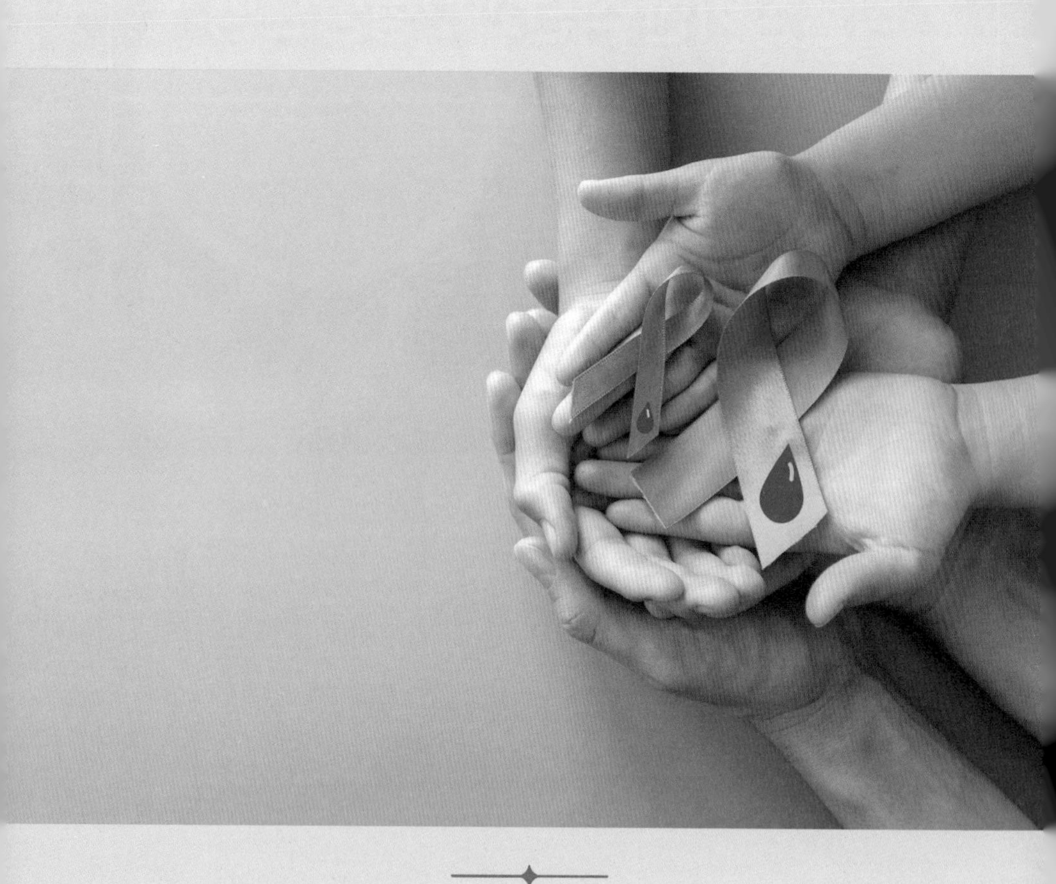

미국 인구의 10% 이상인 3,420만 명의 미국인이 당뇨병을 앓고 있다.

당뇨병 유병률은 미국뿐만 아니라 전 세계적으로 증가하고 있으며,
주요 공중보건 문제이다.
급격히 증가하는 당뇨병 발병률을 억제하는 일이 시급하다.

개요

역학 연구에 따르면, 식물성기반 식단을 섭취하는 사람(베지테리언, 비건)은 비-베지테리언(비채식주의자)에 비해 2형당뇨병 유병률이 낮다. 가공식품, 정제된 곡물, 동물성 식품 등 칼로리 밀도가 높은 식품이 풍부한 비-베지테리언 식단은 대사 이상에 영향을 주어 인슐린 저항성, 비만 및 당뇨병을 유발한다. 반면 자연식물식 식단을 활용한 식이 중재는 당뇨병 예방 및 치료에 아주 효과적이다.

자연식물식 식단은 혈당 조절 및 인슐린 항상성을 유지하기 위한 안전하고 효과적인 방법이다. 게다가 대부분의 개인에서 인슐린 저항성의 주요 대체지표인 체중을 감소시킨다. 건강한 식물성기반 식단은 인슐린 저항성을 개선하고 혈청 지질, 혈청 포도당 수치, 혈압(수축기압, 이완기압)과 같은 교정 가능한 심혈관계 위험인자도 개선한다.

현재 2형당뇨병 치료는 관해(remission; 일시적이건, 영속적이건 자타각적 증상이 감소한 상태 - 역자 주)나 완치가 아니라 질병의 진행을 늦추는 약물 투여

중심으로 이뤄지고 있다. 반면, 자연식물식 식단을 채택하는 식습관의 변화는 당뇨병 진행을 예방할 뿐만 아니라 당뇨병 관해를 가능하게 한다. 당뇨병 관해가 2형당뇨병 관리의 주된 목표가 되어야 한다. 많은 연구 결과의 데이터는 통곡물, 채소, 콩과류, 과일, 견과류, 씨앗 등 건강한 식물성 식품이 많은 식물성기반 식단이 당뇨병을 포함한 만성질환을 예방하고 치료하는 실질적인 해결책이 될 수 있음을 보여 주고 있다.

당뇨병의 배경

당뇨병은 췌장에서 혈당을 조절하기에 충분한 인슐린을 생산하지 못하거나 신체가 인슐린을 효율적으로 사용하지 못하는 대사장애로 분류된다.[1] 이로 인해 고혈당증이 발생한다. 만성적인 고혈당 증상은 다양한 장기, 특히 눈, 신장, 신경, 심장 및 혈관의 손상 및 기능장애, 부전을 초래한다.[2, 3] 당화혈색소가 6.5%(48mmol/mol) 이상이면 당뇨병으로 진단하고,[1] 5.7~6.4%(39~46mmol/mol)는 당뇨병 전단계(prediabetes)로 간주한다.[4]

당뇨병은 전 세계적으로 8.8%의 유병률을 보이는 세계적인 건강 문제로, 다양한 합병증을 유발하며 의료비 부담이 큰 질환이다.[5] 미국 질병통제예방센터는 미국 인구의 10.5%가 당뇨병을 앓고 있으며 34.5%가 당뇨병 전단계라고 보고했다.[6] (한국의 경우 2020년 기준 30세 이상 성인의 16.7%인 570만 명이 당뇨병을 앓고 있고, 44.3%인 1,497만 명이 당뇨병 전단계 상태에 있다. 정상은 40% 미만에 불과하다. - 역자 주) 당뇨병이 있는 사람 중 다수가 진단되지 않은

상태이다(2,690만 명이 진단을 받았고, 730만 명이 미진단 또는 과소 진단 상태이다).[6]

미국에서 당뇨병 진단을 받은 사람 중 90%가 2형당뇨병이다.[7] 2형당뇨병 환자는 일반적으로 공복 혈당이나 식후 혈당이 높으며, 저밀도지질단백질(LDL)-콜레스테롤 수치가 높고, 고밀도지질단백질(HDL)-콜레스테롤 수치가 낮은 것과 같은 지질대사이상(비정상적인 형태)을 보인다.[5] 이러한 상태는 베타세포(beta-cell) 기능부전과 인슐린 저항성을 더 악화시켜 바람직하지 않은 대혈관 합병증(예: 심혈관질환, 심근경색) 발생률과 미세혈관 합병증 발생률을 증가시킨다.[5] 혈당과 지질의 정상 수치 목표를 달성하려면 2형당뇨병 관리 능력을 향상시키는 것이 중요하다.[5] 2형당뇨병은 현재 선진국에서 실명의 주요 원인일 뿐만 아니라 미세혈관 합병증으로 인한 신장질환의 주요 원인이다.[8] 2형당뇨병 환자의 혈압 수치는 평균적으로 높으며, 이는 심혈관질환을 유발하는 주된 요인이 된다.[8]

당뇨병의 여러 유형 중 가장 흔한 것은 2형당뇨병이며, 이는 체내에서 인슐린을 충분히 생산하지 못하거나 효율적으로 사용할 수 없는 상태를 말한다. 이 장에서는 생활습관에 원인이 있는 2형당뇨병에 중점을 두고 있으며, 이 질환의 원인은 특히 식이요법을 통해 얼마든지 교정할 수 있다.[7]

유익성

2형당뇨병에 대한 식물성기반 식단의 유익성

식물성기반 식단은 모든 성별 및 연령대에서 2형당뇨병이 발병할 위험을 감소시킨다.[9] 심지어 육류를 소량만 섭취하여도 당뇨병 발병 위험이 증가하는 것으로 나타났다.[10-13] 한 종단적 연구(longitudinal study)에서 관찰 시작 시점에 당뇨병이 없던 재림교의 성인 교인 8,401명을 17년간 추적 관찰한 결과, 일주일에 단 한 번 고기를 섭취한 사람들은 전혀 먹지 않은 사람들보다 당뇨병 발병 위험이 29% 더 높았으며, 가공된 육류를 섭취한 사람들은 38% 더 높았다. 이 인구집단에서 평생 베지테리언 식단을 준수한 사람들은 매주 육류를 포함한 식단을 섭취한 사람들보다 당뇨병 발병 위험이 74% 낮았다.[13-15] 〈그림 3-1〉에서 볼 수 있듯이, 이 인구집단에서 육류를 섭취한 사람의 2형당뇨병 유병률은 육류 미섭취자의 약 2배에 달했다.[13, 15]

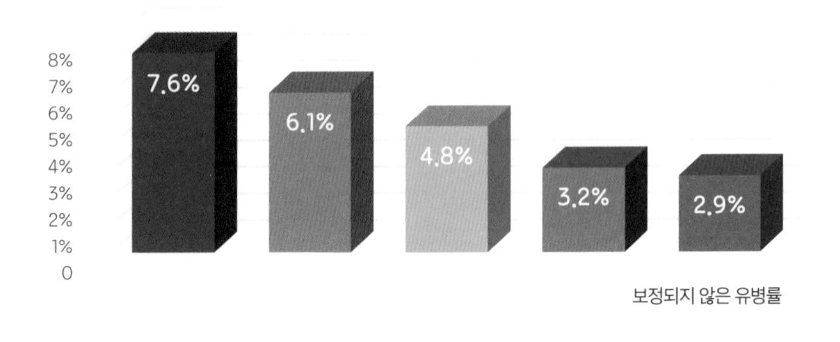

그림 3-1. 2형당뇨병 유병률 및 다양한 식이 패턴을 가진 사람들 간 2형당뇨병 발병의 보정된 교차비; 2형당뇨병 위험인자로서의 육류 섭취[13]

가공육을 일주일에 5회 이상 섭취하면 2형당뇨병 위험이 증가하는 것으로 나타났다. 91,246명이 참여한 '간호사건강연구 Ⅱ(Nurses' Health Study Ⅱ)'에서는 가공육을 일주일에 5회 이상 섭취한 경우 1회 미만으로 섭취한 경우에 비해 2형당뇨병 위험이 91% 증가했다.[16] 적색육을 일주일에 5회 이상 섭취한 경우엔 1회 미만으로 섭취한 경우에 비해 그 위험이 59% 증가했다. 이러한 연구에 따르면, 서구식 식이 패턴은 전반적인 당뇨병 발병 위험과 관련 있지만, 육류 섭취는 단독으로 당뇨병 위험을 증가시킨다.[13]

식습관은 교정 가능한 생활습관 요인으로서 당뇨병 치료에 중요한 역할을 한다.[17] 미국당뇨병협회는 혈당과 지질 관리를 위한 개별화된 의학적 영양요법을 권장하고 있다. 그러나 2형당뇨병 환자에게는 단일 식이요법을 권장하지 않으며, 성공적인 식이 중재를 위한 섬유질 함량이 높은 식물성기반 식단을 제안한다.[8]

다양한 선행 연구에서 육류 섭취는 당뇨병 발생 위험을 증가시키는 반면,[13] 섬유질이 풍부하고 포화지방이 적은 베지테리언 식단은 당뇨병 예방과 치료에 가장 유익하다는 결과가 일관되게 나타났다. 육류 섭취와 당뇨병 발병이 양의 상관관계를 갖는 것과는 무관하게, 식물성기반 식단은 당뇨병 발병 위험과 반비례 관계에 있다.[13, 17]

좀 더 장기간의 중재 실험이 필요하겠지만, 2형당뇨병 환자의 혈당 조절 개선뿐만 아니라[18] 관해를 목표로 하는 환자의 치료를 위해[19] 식물성기반 식이요법을 내과적 치료와 공중보건 맥락 모두에서 임상적으로 적용해야 한다는 견해를 뒷받침하는 근거가 늘고 있다.

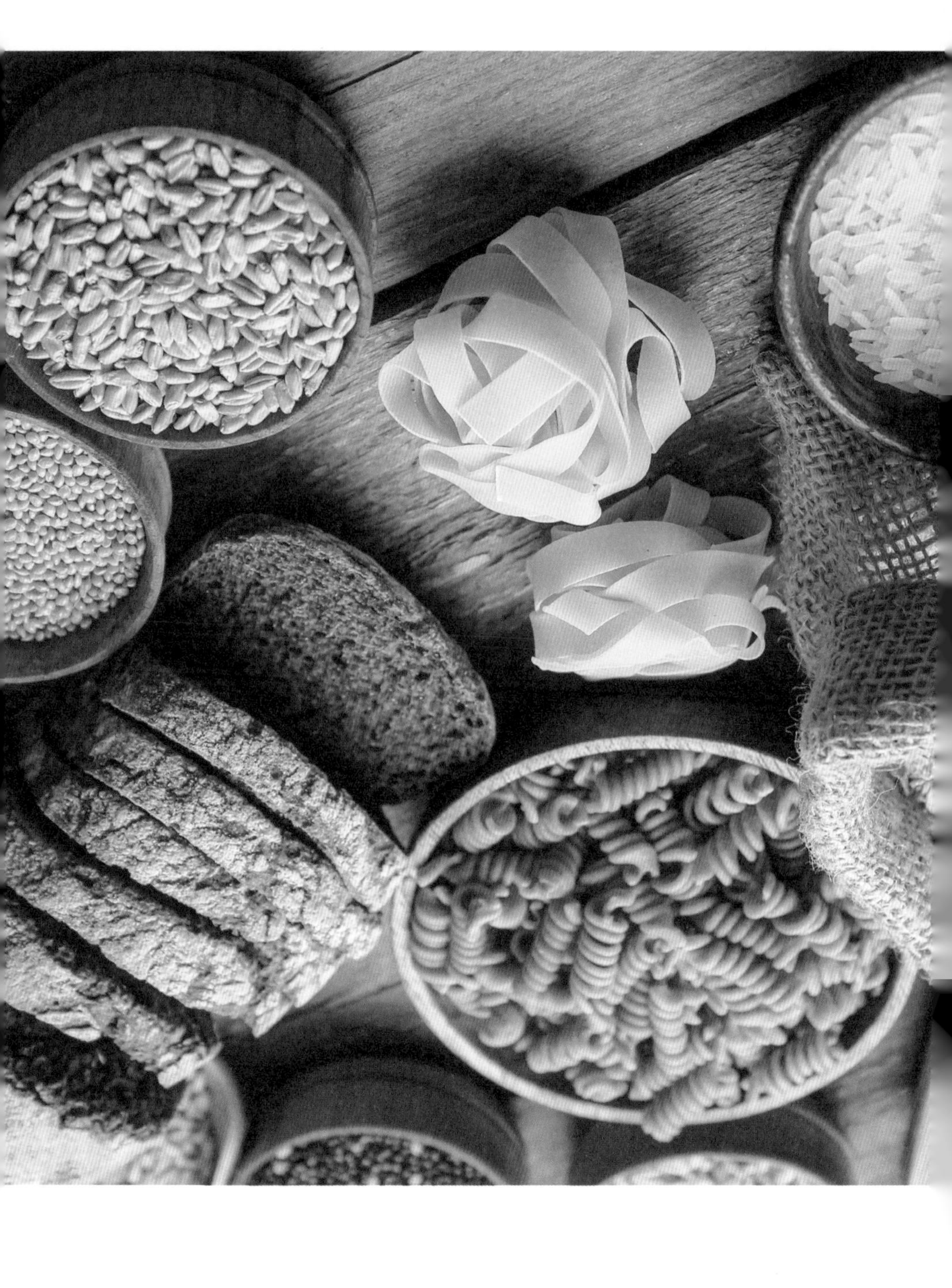

보건의료제공자를 위한 핵심

- 자연식물식 식단은 2형당뇨병 예방뿐만 아니라 치료에도 도움이 될 수 있다.

- 당뇨병 치료에 특히 도움이 되는 자연식물식 식단의 특징은 낮은 지방 함량과 높은 섬유질 및 수분 함량이며,[19] 이는 전반적으로 낮은 에너지 밀도로 연결된다.

- 당뇨병 치료를 위한 식이요법 사용에는 집중적이고 치료적인 생활습관 변화의 적절한 용량(강도) 조절이 필수적이다. 저단백, 저지방, 식물성기반 식단으로 전환하면 단순히 고기를 줄이고 채소를 더 추가하는 것보다 더 나은 결과를 얻을 수 있다.[19]

- 2형당뇨병 치료를 위한 식물성기반 식이요법의 빠른 효과로 인해 혈

당과 혈압 수치가 갑자기 떨어질 가능성이 있으므로, 약물을 복용하는 환자의 경우 주의가 필요하고 면밀한 혈당 모니터링을 해야 한다.[19]

- 헴철은 동물성 식품을 통해 더 높은 비율로 흡수된다. 헴철의 산화(oxidative) 촉진 효과는 인슐린 저항성을 높일 수 있다.[20, 21]

- 인슐린 감수성을 회복하고 2형당뇨병을 치료하기 위해 식물성기반 식단을 섭취하면 대사장애, 비만 및 심혈관질환의 통합 메커니즘인 염증을 감소시켜 또 다른 만성질환도 개선할 수 있다.[7, 10, 12, 14, 15, 19, 22]

- 환자가 자연식물식 식단을 시도하는 것에 관심을 보인다면, 미국생활습관의학회(American College of Lifestyle Medicine, ACLM)의 환자 면담 자료와 도구를 공유하여 식물성기반 식단에 대한 실용적인 지침을 제공하는 것이 도움이 된다[우리나라의 경우 대한생활습관의학교육원(KCLM) 홈페이지(www.lifestylemedicinekorea.org)에서 관련 정보를 얻을 수 있다. - 역자 주].

메커니즘

과체중과 인슐린 저항성은 2형당뇨병의 근본 원인으로 확인되었다.[23] 식물성기반 식단이 당뇨병 위험을 줄이도록 작용하는 메커니즘에는 건강한 체중을 유지하고 췌장 및 간세포 내에서뿐만 아니라 전체적으로 건강한 지방량을 유지하는 것이 포함된다. 식물성기반 식이의 이러한 이점은 베타세포의 기능 보호, 염증 감소, 인슐린 감수성 개선 및 인슐린 저항성 방지로 이어진다.[9, 19]

베타세포 기능 및 질량

에너지 필요량을 초과하는 칼로리 섭취는 당독성(고혈당증)과 지방독성(유리지방산 수치 상승)을 유발하여 포도당과 인슐린 대사 관계를 교란한다. 췌장 지방독성은 베타세포의 인슐린 생산을 억제하여 포도당 항상성을 유지하기 위해 사용할 수 있는 인슐린을 감소시킨다. 인슐린 분비장애는 시간이 지날수록 악화되고, 췌장의 베타세포 기능 및 질량의 점진적인 감소와 병행하여 궁극적으로 지속적인 고혈당증을 일으킨다.[24] 칼로리 제한은 당독성과 지방독성을 빠르게 교정하여 세포 내에 축적된 중성지방(및 그 전구체)을 제거하고 베타세포의 인슐린 생산 기능을 회복시킨다.[19, 25]

헴철

육류에 들어 있는 체내 흡수율이 높은 헴철은 인슐린을 생성하는 췌장세포를 손상시키는 것으로 알려진 활성산소종(reactive oxygen species, ROS)의 생성을 유도하는 산화 촉진제(친산화물질) 역할을 한다.[26] 적당히 높은 철분 저장량도 2형당뇨병 위험 증가와 관련이 있다.[21, 26, 27] 철분 과부하는 지방산 산화 작용 증가를 유발해 인슐린 저항성 및 2형당뇨병과 심혈관 질환의 위험을 증가시킨다.[27, 28] 췌장의 섬세포(islet cell)에서 증가한 산화 스트레스가 생쥐 모델(mouse model)에서 관찰되었다.[28] 반대로, 식이 변화나 정맥절개술(사혈)을 통해 저장된 철분을 줄이면 인슐린 감수성이 40%까지 증가하는 것으로 나타났다.[21, 26, 29] 베지테리언은 육식하는 사람에 비해 철분 저장량이 낮아 인슐린 감수성이 개선되고 포도당 처리가 향상된다.[21]

염증

염증은 인슐린 저항성, 과체중, 2형당뇨병, 심혈관질환의 공통된 발병

매개체로 여겨진다.[30] 인간의 식단에서 포화지방산(saturated fatty acids, SFA)은 동물성 공급원에서 얻어진다.[31] 트랜스지방산(trans fatty acids, TFA)은 반추(되새김)동물의 고기와 우유에서 얻어지며, 이는 반추동물의 반추위에서 일어나는 불포화지방산의 박테리아성 생물수소화(biohydrogenation) 과정에서 비롯된다. 특정 식품을 산업적으로 생산하는 공정에서 식물성 기름에 있는 불포화지방산을 부분적으로 수소화하는 과정에서도 트랜스지방산이 생성된다.[32] 대부분의 트랜스지방산은 포화지방산과 물리적 특성이 비슷하다. 포화지방산 또는 트랜스지방산의 과도한 섭취는 톨-유사수용체(toll-like receptor, TLR) 신호경로(TLR-4 및 TLR-2)를 활성화하여 만성적인 전신 염증을 일으키는 염증성 사이토카인(inflammatory cytokine)을 방출시킴으로써 직접적으로 여러 표적 기관에서 지방독성을 촉진할 수 있다.[32]

고지방, 저섬유질의 서구식 식단은 그람음성균(gram-negative pathogens)의 과증식을 촉진하여, 결과적으로 박테리아성 지질다당류의 장내 전위를 증가시켜 독성 부산물로 인한 내독소혈증(endotoxemia)을 유발한다.[33] 이는 숙주 면역계의 특정 세포 수용체(TLR-4/CD-14)와 상호작용하여 인슐린 저항성, 비만, 당뇨병, 심혈관질환의 발병에 선행하는 염증성 연쇄 반응의 정점에 이르게 한다.[33] 세포 수준에서 적응성 염증 반응은 그람음성균, CpG DNA, 플라젤린(flagellin 편모단백질)의 지질당류에 대한 톨-유사수용체의 신호를 통해 나타난다.[34] 2014년 하버드의 한 연구에서는 '간호사건강연구'에 참여한 여성들 사이에서 적색육 섭취량이 증가하자 염증의 생물지표(biomarker)가 증가했음을 보고했다.[35] 본질적으로, 육류가 많은 식단은 장내 미생물군유전체를 변화시켜 전신 염증을 유발한다. 육류

기반의 서구식 식단은 염증의 생물지표와 양의 상관관계가 있는 반면, 과일과 채소 위주의 식물성기반 식단은 음의 상관관계가 있는 것으로 나타났다.[36]

분지사슬 아미노산(가지사슬 아미노산)

동물에서 유래된 단백질에는 분지사슬 아미노산(branch-chain amino acids, BCAA)이 풍부하다.[37, 38] 육류와 유제품(유청단백질과 카제인)은 류신(leucine)의 풍부한 공급원이다.[31] 류신, 이소류신(isoleucine), 발린(valine)은 성장, 단백질 생합성 및 신진대사 조절에 중요한 필수 BCAA이지만, 비만과 관련된 인슐린 저항성에도 기여하는 것으로 보인다.[39] 비만인 사람에서의 BCAA 증가는 1969년에 처음 보고되었다.[39] BCAA의 대사적 역할에 대한 최근의 진전된 연구에서 BCAA는 인간 피험자의 인슐린 저항성을 예측하는 '대사적 특징'으로 인식되고 있다.[39, 40]

서구식 식단은 포유류 라파마이신 표적 복합체 1(mammalian target of rapamycin complex 1, mTORC1)을 과도하게 자극하는 조건을 제공한다. mTORC1은 포도당, 에너지, 성장인자 및 아미노산에 반응하여 성장과 세포 증식을 촉진하는 중요한 영양-민감성 효소(nutrient-sensitive enzyme)이다. mTORC1의 과도한 자극은 인슐린 저항성, 당뇨병 및 비만으로 이어질 수 있다.[39] 이와 대조적으로, 식물에서 유래된 폴리페놀과 플라보노이드는 mTORC1의 천연 억제제로 확인되었으며, 항당뇨병 및 항비만 효과를 발휘한다.[41]

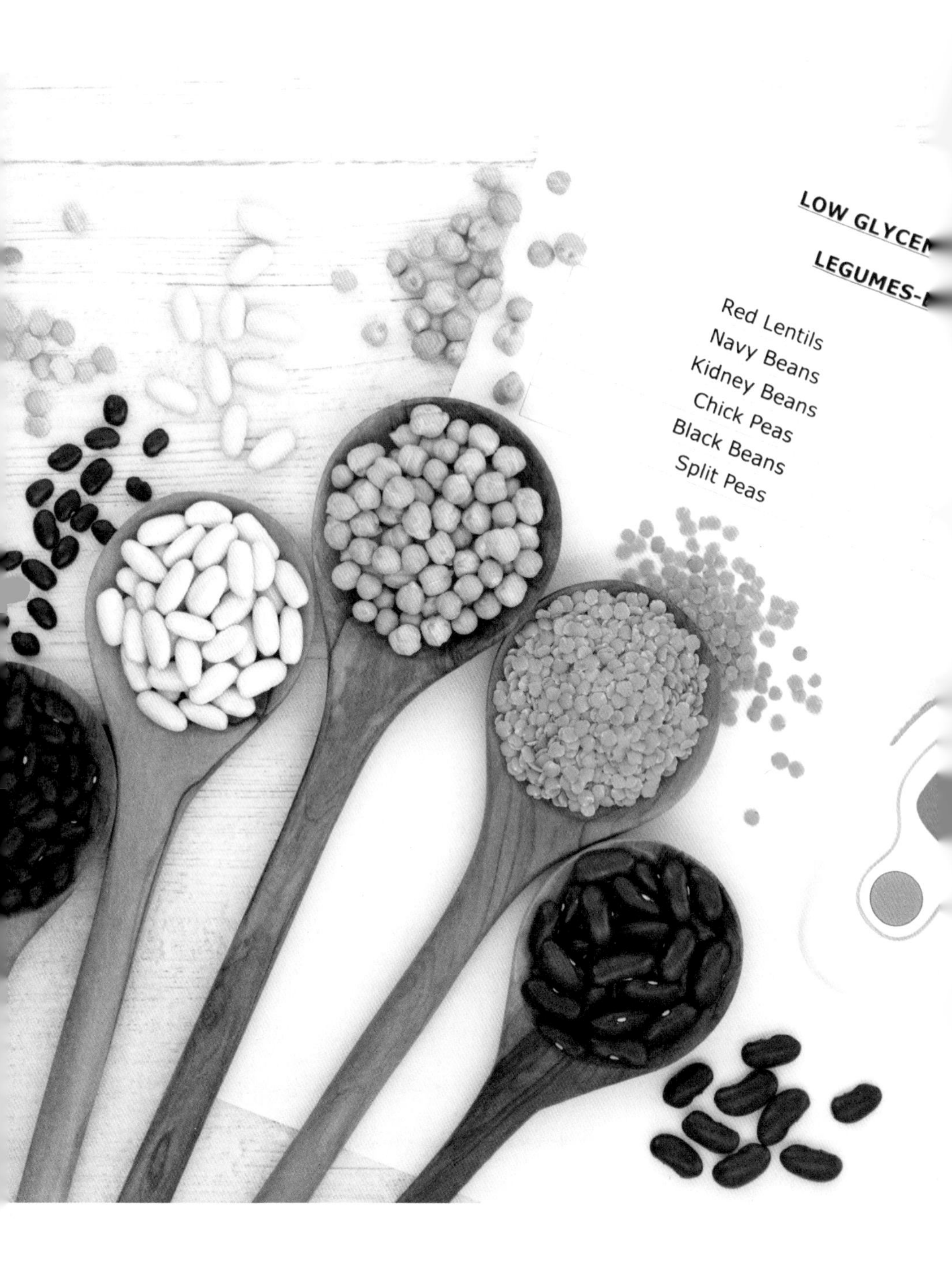
LOW
LEGUMES-
Red Lentils
Navy Beans
Kidney Beans
Chick Peas
Black Beans
Split Peas

에너지 밀도

식물성기반 식단은 채소와 과일에 함유된 수분과 섬유질이 풍부하고 지방은 적어서 결과적으로 에너지 밀도가 낮다. 그리하여 식물성기반 식단을 섭취하면 총에너지 섭취량을 줄이면서도 포만감을 얻을 수 있다.[42,43] 반대로, 지방이 많고 섬유질이 없는 동물성 식품은 에너지 밀도가 높아서 총에너지 과잉섭취를 초래한다.[44] 육류 및 기타 동물성 식품을 제외한 식물성기반 식단으로 하는 식이 중재는 일반적으로 총에너지 섭취량을 낮춰 체중 감량과 혈당 조절에 유익하다.[13,45]

인슐린 저항성과 세포 내 지질

인슐린 저항성과 과체중은 양방향 관계에 있으며,[46] 이는 일반적으로 과도한 칼로리 섭취에 따른 결과이다. 과도한 칼로리는 간, 췌장, 근육에 이소성 지방(ectopic fat)이 축적되게 한다. 췌장에서 지방독성은 베타세포 기능을 억제해 인슐린 생산을 감소시킨다. 대부분의 장기에서, 세포 내 지방은 심지어 체중이 증가하기 전에도 포도당 수송체 4(glucose transporter type 4, GLUT-4)에 영향을 주어 포도당 흡수를 방해한다.[47] 이는 과도한 에너지가 저장되어 체중 증가를 일으키기도 전에, 단 며칠 만에 산화 스트레스를 증가시켜 인슐린 저항성을 급속하게 촉진할 수 있음을 시사한다.[48]

자기공명영상을 이용한 연구에 따르면, 근육과 간세포 내에 지질이 침착되어 인슐린 저항성을 유발하는 것으로 나타났다.[49] 중재적 시험 결과,

식물성기반 식단은 인슐린 저항성을 개선하고 당뇨병을 역전시켰다.[19] 일반적인 지방 외에도, 내장지방세포 및 지방조직에 상주하는 대식세포에서 생성 분비되는 친염증성 사이토카인의 증가 또한 인슐린 저항성에 기여한다.[50]

근육과 간세포 내의 지방 축적은 인슐린 저항성을 악화시키고, 이는 결국 2형당뇨병의 원인이 된다.[51-53] 가능한 메커니즘을 살펴보면, 인슐린 저항성은 특히 육류에 많이 함유된 특정 아미노산과 지방에 의해 악화되고, 육류 제품에 포함된 포화지방산이 인슐린 반응(포도당과 아미노산에 반응하는 인슐린 분비를 뜻하며, 지속적으로 인슐린 분비가 많으면 췌장의 인슐린 분비 능력이 조기에 소진된다. - 역자 주)을 증가시킬 수 있으며, 이는 호흡률(respiratory quotient) 증가 및 지방 산화(fat oxidation) 감소로 이어진다.[54]

자연식물식 식단

혈당 조절은 음식의 양을 줄이거나 에너지 밀도가 낮은 음식을 선택하여 과도한 칼로리 섭취를 피함으로써 (많은 경우 약물 치료 없이) 달성할 수 있다. 자연적으로 지방 함량이 적고 섬유질이 풍부한 자연식물식 식단은 혈당 조절, 인슐린 저항성 및 베타세포 기능을 개선한다.[19]

육류 제품은 일반적으로 통곡물, 콩과류, 채소, 과일보다 지방 함량이 높다.[55] 식이 지방이 많을수록 과도한 에너지 함량이 증가하고 세포 내 지질 축적에 기여할 뿐만 아니라, 고지방 식품은 근육조직 내에서 미토콘드리아 산화적 인산화(mitochondrial oxidative phosphorylation)를 담당하는 유전

자를 하향 조절하는 것으로 보인다.[56]

동물성 식품을 피하는 사람들은 나이와 체중이 같은 잡식하는 사람에 비해 근육세포 내 지질 농도가 현저히 낮았다.[57] 2형당뇨병 관해는 에너지 밀도가 매우 낮은 식단을 섭취할 때 검증되었으며,[58] 지방 함량을 가장 많이 낮춘 식단은 자연식물식 식단이다.[59]

치료 용량

약물 치료와 마찬가지로, 의도한 결과를 얻기 위해서는 적절한 용량(투여량)이 필수적이다.[19] 통증 완화를 위해 아스피린을 1회 325~650㎎ 용량으로 하루에 한두 번 투여하는 것처럼, 2형당뇨병 관해에 도달하기 위해 대상자는 기초 인슐린 분비(basal insulin secretion)를 감소시키고 포도당 민감도를 증가시켜야 한다.[10, 19, 25, 42, 60, 61] 보건의료제공자는 자연식물식 식이요법을 치료에 집중적으로 투여하여 당뇨병 관해를 달성하는 데 가장 큰 성공을 거두었다.[19] 그러나 혈압과 혈당이 갑자기 떨어질 가능성에 주의를 기울여야 한다. 특히 환자가 혈압과 혈당 조절 약물을 복용 중인 경우 긴급한 조정이 필요할 수 있다.[9]

자주 하는 질문

Q 혈당을 조절하려면 탄수화물을 피해야 하나?

흰 밀가루와 설탕 같은 정제된 탄수화물은 위장관으로 빠르게 흡수되어 혈액 순환계로 빠르게 들어가며, 이는 췌장에 과량의 인슐린을 생산하도록 부담을 준다. 반면, 섬유질 함량이 높은 자연식품의 정제되지 않은 탄수화물은 포도당 흡수 속도를 늦추고 혈당 수치를 천천히 상승시켜 인슐린 분비에 대한 췌장의 부담을 줄인다. 그리하여 인슐린 감수성이 개선된다. 고복합탄수화물기반 식단은 혈당 수치와 당화혈색소를 감소시키는 것으로 나타났다.[9, 62]

Q 케톤생성 식단은 당뇨병에 좋지 않은가?

케톤생성 식단은 단기적으로는 낮은 혈당 수치를 유지하고 체중을 감량하는 데 도움을 줄 수 있지만, 인슐린 저항성을 해결하지는 못한다.[19] 지방을 과도하게 섭취하면 지방의 저장 형태인 트리아실글리세롤

(triacylglycerol; 생화학적 구조에 초점을 맞춘 명칭으로, 중성지방을 뜻하는 트리글리세리드의 동의어다. - 역자 주)이 간과 췌장에 축적되어 당뇨병의 근본 원인인 지방 독성을 유발한다.[63] 그 결과, 육류 섭취는 시간이 지남에 따라 체중 증가를 유발하고, 궁극적으로 인슐린 저항성을 초래한다.[9, 14] 또한 장내 미생물군 유전체에 의해 육류가 분해되면서 나오는 독성 화합물, 즉 트리메틸아민(trimethylamine)과 그 대사산물인 트리메틸아민 N-옥사이드(trimethylamine N-oxide, TMAO) 그리고 최종당화산물(advanced glycation end products, AGE)은 가공육에 들어 있는 니트로사민(nitrosamine)과 육류에 함유된 헴철처럼[65] 2형당뇨병의 발병에 관여한다.[64]

Q 당뇨병 관해를 위한 저탄수화물 식이요법은 어떠한가?

저탄수화물 식단의 심장대사에 대한 효과와 관련하여 전반적인 안전성 문제가 존재하며,[66] 인간을 대상으로 한 장기 관찰 연구는 아직 수행되지 않았다. 적색육 및 가공육 섭취량 증가는 심혈관질환을 비롯한 기타 만성질환뿐만 아니라 2형당뇨병의 위험 증가와 일관된 관련성을 보이고 있어 주의가 필요하다.[67]

주요 연구 요약

식물성기반 식단은 2형당뇨병 위험인자, 혈당 조절, 체중 감소 및 혈중 지질 개선에 고무적인 결과를 제공한다. 식물성기반 식단이 2형당뇨병 위험 지표와 증상 관리 및 혈당 조절에 미치는 영향을 분석하기 위해 최고 수준의 연구 12건을 추출하여 검토했다. 무작위 대조 시험 3건,[25, 68, 69] 관찰 코호트 연구 1건,[11] 메타 분석 5건,[70-74] 체계적 문헌고찰 3건[18, 75, 76]이다. 모든 연구는 대조군이나 비교 식단을 두고 저지방 식물성기반 식단, 비건 또는 베지테리언 식단 중 한 형태를 비교 조사했다. 흥미로운 결과는 체중, 허리둘레, 체성분, 당화혈색소, 포도당 민감도, 인슐린 저항성, 혈중 지질의 변화였다.

무작위 대조 시험 중 한 연구에 따르면, 장기간의 저지방 비건 식단 중재는 미국당뇨병협회의 지침만큼 체중과 당화혈색소를 줄이는 데 효과적이었다. 비건 식단은 미국당뇨병협회에서 제시한 식단보다 당화혈색소와 체중 모두에서 더 큰 감소를 가져왔다.[68] 또 다른 연구에서는 현미를 기반으로 한 비건 식단 중재군은 대조군보다 당화혈색소와 허리둘레가 훨씬 더 많이 감소한 것으로 나타났다.[69] 또 다른 무작위 대조 시험에서는 식물성기반 식단 중재가 체질량지수, 내장지방량, 체지방량, 인슐린 저항성, 포도당 민감도, 기초 인슐린 분비, C-반응단백질(C-reactive protein, CRP) 감소와 관련이 있으며, 인슐린 저항성 측정 지표인 HOMA-IR(Homeostatic Model Assessment For Insulin Resistance) 수치를 개선하는 것으로 나타났다.[25] '재림교인 건강 연구(Adventist Health Study, AHS)' 코호트 내의 관찰 코호트 연구에서는 비건 식단과 락토-오보-베지테리언 식단이 2형당뇨병 발병률을 감소시키는 것으로 밝혀졌다.[11]

체계적 문헌고찰에서의 전반적인 결론은 식물성기반 식이 패턴이 당화혈색소 감소와 같은 혈당 조절 지표를 개선한다는 것이었다. 또한 식물성기반 식단 중재를 통해 체중이 감소하고 2형당뇨병 약물 치료의 필요성이 감소했다. 2형당뇨병 관리에 성공적이었던 식단은 모두 지중해식 식단, 비건 식단, 베지테리언 식단, '고혈압을 멈추기 위한 식이 접근법(DASH)' 식단, 마크로비오틱(macrobiotic) 식단과 같은 식물성기반 식단이었다.[18, 75, 76]

한 메타 분석에서는 베지테리언 식단이 대조군 식단에 비해 2형당뇨병 발병률을 낮추는 것으로 나타났다. 하위집단 분석에 따르면, 베지테리언 식단을 섭취한 남성은 대조군 남성과 비교해 2형당뇨병 발병률이 훨씬 더 많이 감소하였다. 반면, 여성과 동남아시아 인구에서는 베지테리언 식단의 영향이 나타나지 않아 인구집단 간의 이질성을 시사했다.[71] 이러한 차이는 베지테리언 식단에 대한 이해와 실천의 지역적인 차이로 설명할 수 있다. 예를 들어, 인도의 비건은 더 많은 양의 버터나 기(ghee; 인도 요리에 사용되는 정제 버터)를 먹을 수 있는데, 이는 서구 국가에서의 비건 식단 관행과는 다르다.[77, 78]

관찰 코호트 연구를 조사한 또 다른 메타 분석에서는 비건 및 베지테리언 식이 패턴이 2형당뇨병 위험을 크게 낮추는 것으로 나타났다. 이 연구는 또한 식물성기반 식이 패턴 준수와 2형당뇨병 사이에 용량-반응 관계(dose-response relationship)가 있음을 발견했다.[73] 무작위 대조 시험에 대한 또 다른 메타 분석에서는 베지테리언 식단이 당화혈색소, 공복 혈당 수치, LDL-콜레스테롤, 체중 및 체질량지수 감소와 관련이 있음을 발견했다.[74] 체계적 문헌고찰 및 메타 분석 결과에 약간의 이질성이 있었지만, 2형당뇨병에 대한 식물성기반 식단의 효과를 조사한 대부분의 연구에서는 당화혈색소, 체중, 혈중 지질 및 콜레스테롤의 감소와 혈당 조절 및 인슐린 감수성의 개선을 보여 주었다. 식물성기반 식단 중재는 2형당뇨병의 위험 감소 및 증상 완화를 위한 저비용 치료법으로 고려되어야 한다.

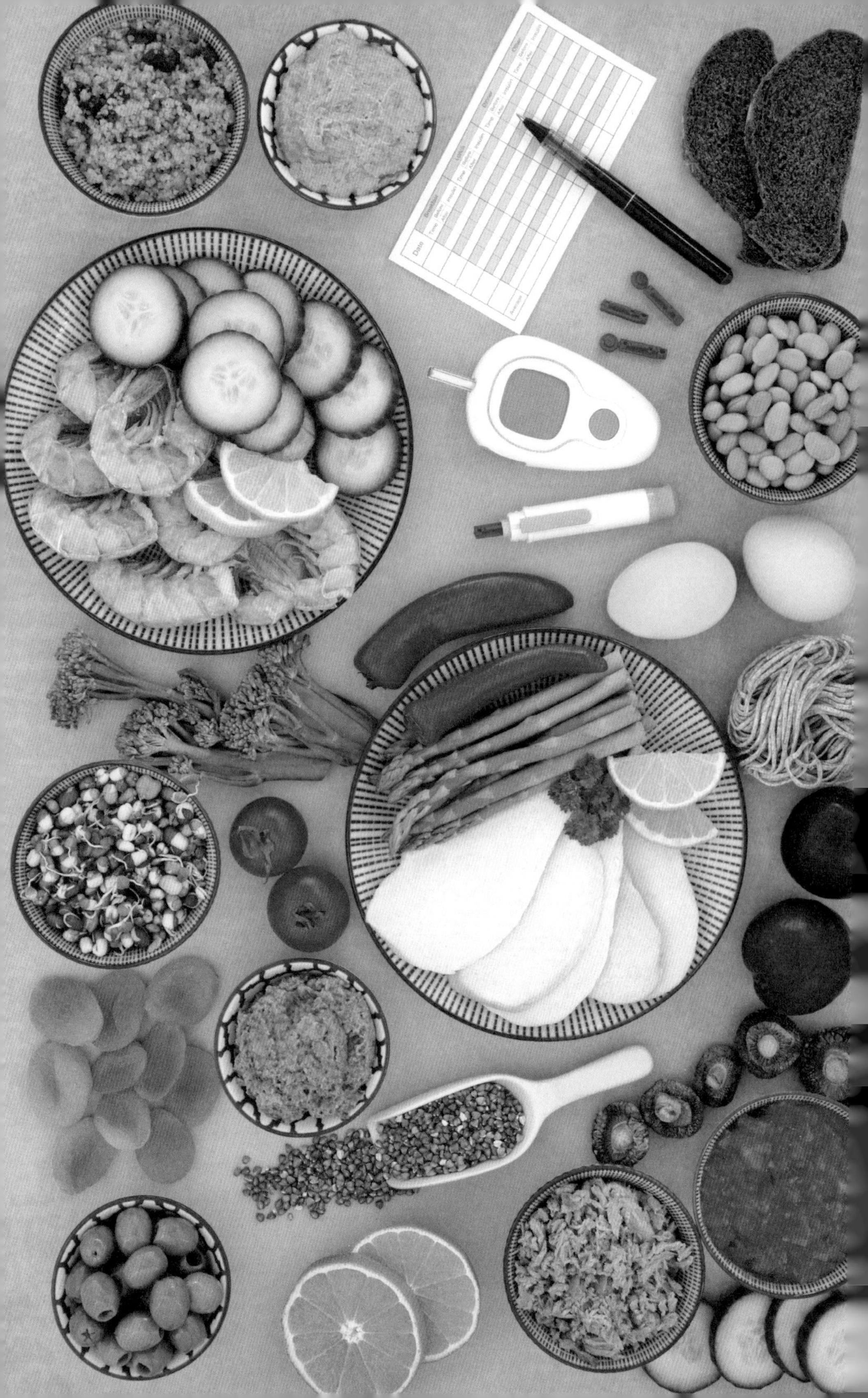

유망한 임상 결과

생활습관 교정의 맥락에서 적절한 투여량과 환자의 높은 순응도는 2형당뇨병 관해를 달성하는 데 필수적이다. 연구자들은 "샐러드를 더 많이 먹거나 단순히 육류 섭취를 줄이는 등의 불충분한 생활습관 변화로는 관해가 보고되지 않았다. 하지만 단기간(8년 미만) 2형당뇨병을 앓은 환자 대부분은 물론이고, 장기간 당뇨병을 앓은 환자도 충분하고 집중적인 생활습관 중재를 통해 관해를 달성할 수 있다."라고 밝혔다.[19, 63, 79]

신속한 관해

2011년의 한 환자-대조군 연구(case-control study)에서는[63] 적절한 식이요법과 생활습관 중재를 통해 1~4주 만에 2형당뇨병이 즉각적으로 관해되었음을 보여 주었다. 11명(남성 9명과 여성 2명, 49.5±2.5세, 체질량지수 33.6±1.2kg/

m²)을 대상으로 하루 600kcal의 제한된 식단을 제공하면서 1주, 4주, 8주 전후를 비교하여 기초 간 포도당 생산량(hepatic glucose output, HGO), 간 및 말초 인슐린 감수성, 베타세포 기능을 측정하였다.

제한된 에너지 섭취 일주일 후 당뇨병 그룹의 공복 혈장 포도당(fasting plasma glucose, FPG)이 9.2±0.4mmol/l에서 5.9±0.4mmol/l로 정상화(한국에서 사용하는 혈당 단위 표기로는 166±7mg/dL에서 106±7mg/dL로 정상화 - 역자 주)됐다($p=0.003$). 인슐린의 간 포도당 생산량 억제는 43±4%에서 74±5%로 개선됐다($p=0.003$ vs 기준선: 대조군 68±5%). 당뇨병 그룹에서 간 트리아실글리세롤 함량은 12.8±2.4%에서 8주차에 2.9±0.2%로 떨어졌다($p=0.003$). 1차(초기) 인슐린 반응은 기준선 0.19±0.02nmol/min/m^2에서 8주차에 0.46±0.07nmol/min/m^2로 증가해($p<0.001$) 대조군 수치(0.62±0.15nmol/min/m^2)에 근접했다($p=0.42$). 최대 인슐린 반응도 개선되어 8주차에 대조군(1.15±0.18nmol/min/m^2)을 능가하는 1.37±0.27nmol/min/m^2 수준이 됐다($p=0.77$). 췌장 트리아실글리세롤은 8.0±1.6%에서 6.2±1.1%로 감소했다($p=0.03$).[63]

사례 연구: '건강한' 식단에서 '식물성기반' 식단으로 전환

고도비만이면서 2형당뇨병과 좌심실기능부전(심부전)이 있던 44세의 한 여성은 건강한 식물성기반 식단을 채택함으로써 당뇨병에서 벗어났고 심혈관 건강을 개선하였다. 그녀는 5개월 반 만에 체중을 22.7kg 감량했고, 심실의 수축기능이 정상화됐다. 동시에 모든 혈당강하제 투약을 중단할 수 있었다. 이 사례는 대사성 동반 질환의 역전을 위한 개인적 식이요법

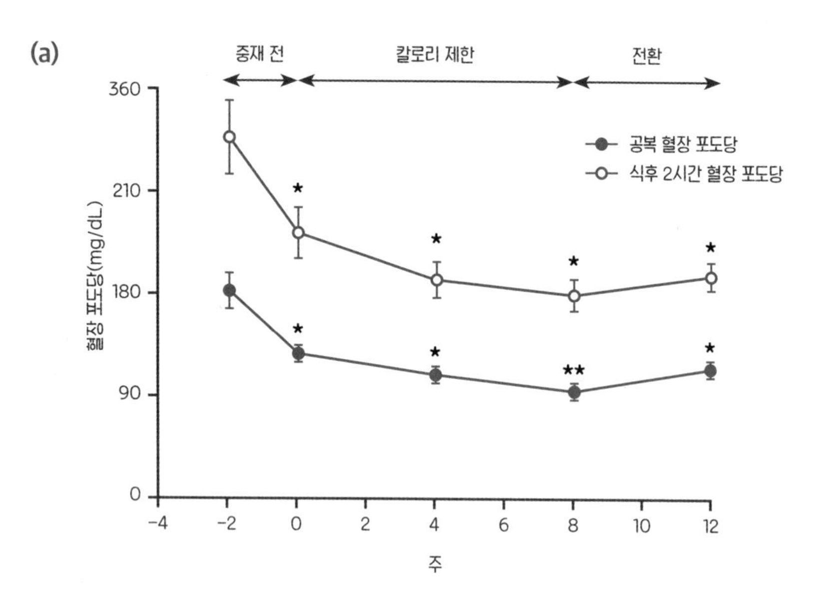

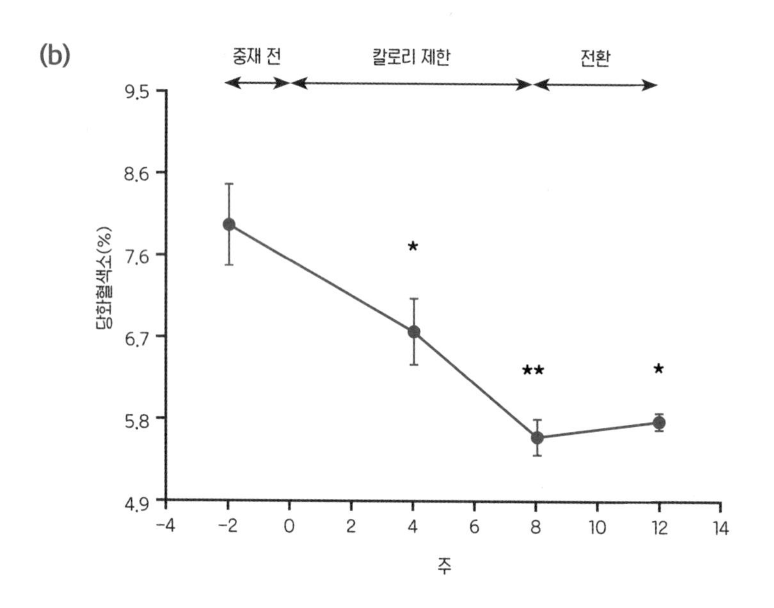

그림 3-2. 혈장 포도당과 당화혈색소의 변화

중재의 타당성을 입증한다.

〈그림 3-2〉의 (a)는 공복 혈장 포도당(FPG) 변화와 경구포도당부하검사(oral glucose tolerance test, OGTT) 2시간 후 혈장 포도당(PPG) 변화를 나타낸 것이고, (b)는 연구 기간 동안의 당화혈색소 변화를 보여 준다.

(a) **공복 혈장 포도당**(파란 동그라미)**과 경구포도당부하검사 2시간 후 혈장 포도당**(하얀 동그라미)**은 중재 2주 전, 중재 시작 시**(0주)**, 4주 후, 8주 후, 12주 후에 측정함.**

(b) **당화혈색소는 중재 2주 전, 중재 시작 시**(0주)**, 4주 후, 8주 후, 12주 후에 측정함. 중재 2주 전의 값은 대조군과의 유의한 차이가 있음**(*: $p<0.01$, **: $p<0.001$).[80]

결론

누적된 근거는 2형당뇨병이 약리학적 개입이나 수술 없이도 자연식물식 식이요법을 통해 예방되고 치료될 수 있음을 보여 준다. 2형당뇨병의 관해가 주요한 임상 목표가 되어야 하며, 이는 저지방 자연식물식 식단을 섭취하면 달성할 수 있는 목표이다. 이 식이요법은 효과가 좋고 배고픔이나 박탈감 없이 체중 감량을 촉진하는 것으로 나타났다.[81]

1. Cleveland Clinic, 10/02/2018. Diabetes Mellitus: An Overview: Diagnosis and Tests.
2. National Institute of Diabetes and Digestive and Kidney Diseases (NIDDK), What is Diabetes?, U.S. Department of Health and Human Services.
3. American Diabetes, A., 2009. Diagnosis and classification of diabetes mellitus. Diabetes care, 32 Suppl 1(Suppl 1): S62-S67.
4. American Diabetes Association, 2021. Understanding A1C, Diagnosis. In: A.D. Association (Editor), Understanding A1C.
5. Neuenschwander, M., Hoffmann, G., Schwingshackl, L. and Schlesinger, S., 2019. Impact of different dietary approaches on blood lipid control in patients with type 2 diabetes mellitus: a systematic review and network meta-analysis. Eur J Epidemiol, 34(9): 837-852.
6. Centers for Disease Control and Prevention. National Diabetes Statistics Report, A., GA: Centers for Disease Control and Prevention, U.S. Dept of Health and Human Services; 2020., 2020.
7. Trapp, C.B. and Barnard, N.D., 2010. Usefulness of vegetarian and vegan diets for treating type 2 diabetes. Current diabetes reports, 10(2): 152-158.
8. Abbasnezhad, A., Falahi, E., Gonzalez, M.J., Kavehi, P., Fouladvand, F. and Choghakhori, R., 2020. Effect of different dietary approaches compared with a regular diet on systolic and diastolic blood pressure in patients with type 2 diabetes: A systematic review and meta-analysis. Diabetes Res Clin Pract, 163: 108108.
9. McMacken, M. and Shah, S., 2017. A plant-based diet for the prevention and treatment of type 2 diabetes. Journal of geriatric cardiology : JGC, 14(5): 342-354.
10. Barnard, N.D., Katcher, H.I., Jenkins, D.J., Cohen, J. and Turner-McGrievy, G., 2009. Vegetarian and vegan diets in type 2 diabetes management. Nutr Rev, 67(5): 255-263.
11. Tonstad, S., Stewart, K., Oda, K., Batech, M., Herring, R.P. and Fraser, G.E., 2013. Vegetarian diets and incidence of diabetes in the Adventist Health Study-2. Nutr Metab Cardiovasc Dis, 23(4): 292-299.
12. Snowdon, D.A. and Phillips, R.L., 1985. Does a vegetarian diet reduce the occurrence of diabetes? Am J Public Health, 75(5): 507-512.
13. Barnard, N., Levin, S. and Trapp, C., 2014. Meat consumption as a risk factor for type 2 diabetes. Nutrients, 6(2): 897-910.
14. Vang, A., Singh, P.N., Lee, J.W., Haddad, E.H. and Brinegar, C.H., 2008. Meats, processed meats, obesity, weight gain and occurrence of diabetes among adults: findings from Adventist Health Studies. Annals of nutrition & metabolism, 52(2): 96-104.
15. Tonstad, S., Butler, T., Yan, R. and Fraser, G.E., 2009. Type of vegetarian diet, body weight, and prevalence of type 2 diabetes. Diabetes Care, 32(5): 791-796.
16. Schulze, M.B., Manson, J.E., Willett, W.C. and Hu, F.B., 2003. Processed meat intake and incidence of Type 2 diabetes in younger and middle-aged women. Diabetologia, 46(11): 1465-1473.

17. Olfert, M.D. and Wattick, R.A., 2018. Vegetarian Diets and the Risk of Diabetes. Current diabetes reports, 18(11): 101.

18. Papamichou, D., Panagiotakos, D.B. and Itsiopoulos, C., 2019. Dietary patterns and management of type 2 diabetes: A systematic review of randomised clinical trials. Nutr Metab Cardiovasc Dis, 29(6): 531-543.

19. Kelly, J., Karlsen, M. and Steinke, G., 2020. Type 2 Diabetes Remission and Lifestyle Medicine: A Position Statement From the American College of Lifestyle Medicine. Am J Lifestyle Med, 14(4): 406-419.

20. Hunt, J.R., 2003. Bioavailability of iron, zinc, and other trace minerals from vegetarian diets. Am J Clin Nutr, 78(3 Suppl): 633S-639S.

21. Hua, N.W., Stoohs, R.A. and Facchini, F.S., 2001. Low iron status and enhanced insulin sensitivity in lacto-ovo vegetarians. Br J Nutr, 86(4): 515-519.

22. Davis, B.C., Jamshed, H., Peterson, C.M. et al., 2019. An Intensive Lifestyle Intervention to Treat Type 2 Diabetes in the Republic of the Marshall Islands: Protocol for a Randomized Controlled Trial. Front Nutr, 6: 79-79.

23. Chan, J.M., Rimm, E.B., Colditz, G.A., Stampfer, M.J. and Willett, W.C., 1994. Obesity, fat distribution, and weight gain as risk factors for clinical diabetes in men. Diabetes Care, 17(9): 961-969.

24. Del Prato, S., 2009. Role of glucotoxicity and lipotoxicity in the pathophysiology of Type 2 diabetes mellitus and emerging treatment strategies. Diabet Med, 26(12): 1185-1192.

25. Kahleova, H., Tura, A., Hill, M., Holubkov, R. and Barnard, N.D., 2018. A Plant-Based Dietary Intervention Improves Beta-Cell Function and Insulin Resistance in Overweight Adults: A 16-Week Randomized Clinical Trial. Nutrients, 10(2).

26. Rajpathak, S.N., Crandall, J.P., Wylie-Rosett, J., Kabat, G.C., Rohan, T.E. and Hu, F.B., 2009. The role of iron in type 2 diabetes in humans. Biochim Biophys Acta, 1790(7): 671-681.

27. Liu, Q., Sun, L., Tan, Y., Wang, G., Lin, X. and Cai, L., 2009. Role of iron deficiency and overload in the pathogenesis of diabetes and diabetic complications. Current medicinal chemistry, 16(1): 113-129.

28. Huang, J., Jones, D., Luo, B. et al., 2011. Iron Overload and Diabetes Risk: A Shift From Glucose to Fatty Acid Oxidation and Increased Hepatic Glucose Production in a Mouse Model of Hereditary Hemochromatosis. Diabetes, 60(1): 80-87.

29. Pan, A., Sun, Q., Bernstein, A.M. et al., 2011. Red meat consumption and risk of type 2 diabetes: 3 cohorts of US adults and an updated meta-analysis. Am J Clin Nutr, 94(4): 1088-1096.

30. Lontchi-Yimagou, E., Sobngwi, E., Matsha, T.E. and Kengne, A.P., 2013. Diabetes mellitus and inflammation. Current diabetes reports, 13(3): 435-444.

31. U.S. Department of Agriculture, Food Surveys Research Group, 2020. FoodData central. In: U.A.R. Service. (Editor), Beltsville Human Nutrition Research Center, Beltsville, MD.

32. Estadella, D., da Penha Oller do Nascimento, C., Oyama, L.M., Ribeiro, E.B., Damaso, A.R. and de Piano, A., 2013. Lipotoxicity: effects of dietary saturated and transfatty acids. Mediators of inflammation, 2013.

33. Festi, D., Schiumerini, R., Eusebi, L.H., Marasco, G., Taddia, M. and Colecchia, A., 2014. Gut microbiota and metabolic syndrome. World journal of gastroenterology, 20(43): 16079-16094.

34. Underhill, D.M., 2003. Toll-like receptors: networking for success. Eur J Immunol, 33(7): 1767-1775.

35. Ley, S.H., Sun, Q., Willett, W.C. et al., 2014. Associations between red meat intake and biomarkers of inflammation and glucose metabolism in women. Am J Clin Nutr, 99(2): 352-360.

36. Barbaresko, J., Koch, M., Schulze, M.B. and Nöthlings, U., 2013. Dietary pattern analysis and biomarkers of low-grade inflammation: a systematic literature review. Nutrition reviews, 71(8): 511-527.

37. She, P., Van Horn, C., Reid, T., Hutson, S.M., Cooney, R.N. and Lynch, C.J., 2007. Obesity-related elevations in plasma leucine are associated with alterations in enzymes involved in branched-chain amino acid metabolism. American journal of physiology. Endocrinology and metabolism, 293(6): E1552-E1563.

38. Siddik, M.A.B. and Shin, A.C., 2019. Recent Progress on Branched-Chain Amino Acids in Obesity, Diabetes, and Beyond. Endocrinol Metab (Seoul), 34(3): 234-246.

39. Melnik, B.C., 2012. Leucine signaling in the pathogenesis of type 2 diabetes and obesity. World J Diabetes, 3(3): 38-53.

40. Newgard, C.B., An, J., Bain, J.R. et al., 2009. A branched-chain amino acid-related metabolic signature that differentiates obese and lean humans and contributes to insulin resistance. Cell metabolism, 9(4): 311-326.

41. Fontana, L., Cummings, N.E., Arriola Apelo, S.I. et al., 2016. Decreased Consumption of Branched-Chain Amino Acids Improves Metabolic Health. Cell Rep, 16(2): 520-530.

42. Kelly, J., Karlsen, M. and Steinke, G., 2020. Type 2 Diabetes Remission and Lifestyle Medicine: A Position Statement From the American College of Lifestyle Medicine. American Journal of Lifestyle Medicine: 1559827620930962.

43. Williams, R.A., Roe, L.S. and Rolls, B.J., 2013. Comparison of three methods to reduce energy density. Effects on daily energy intake. Appetite, 66: 75-83.

44. Barnard, N.D., Scialli, A.R., Turner-McGrievy, G., Lanou, A.J. and Glass, J., 2005. The effects of a low-fat, plant-based dietary intervention on body weight, metabolism, and insulin sensitivity. Am J Med, 118(9): 991-997.

45. Bravata, D.M., Sanders, L., Huang, J. et al., 2003. Efficacy and safety of low-carbohydrate diets: a systematic review. Jama, 289(14): 1837-1850.

46. Czech, M.P., 2017. Insulin action and resistance in obesity and type 2 diabetes. Nat Med, 23(7): 804-814.

47. Shepherd, P.R. and Kahn, B.B., 1999. Glucose transporters and insulin action-implications for

insulin resistance and diabetes mellitus. N Engl J Med, 341(4): 248-257.

48. Boden, G., Homko, C., Barrero, C.A. et al., 2015. Excessive caloric intake acutely causes oxidative stress, GLUT4 carbonylation, and insulin resistance in healthy men. Sci Transl Med, 7(304): 304re307.

49. Vodovotz, Y., Barnard, N., Hu, F.B. et al., 2020. Prioritized Research for the Prevention, Treatment, and Reversal of Chronic Disease: Recommendations From the Lifestyle Medicine Research Summit. Front Med (Lausanne), 7: 585744.

50. Hamdy, O., Porramatikul, S. and Al-Ozairi, E., 2006. Metabolic obesity: the paradox between visceral and subcutaneous fat. Curr Diabetes Rev, 2(4): 367-373.

51. Petersen, K.F., Dufour, S., Befroy, D., Garcia, R. and Shulman, G.I., 2004. Impaired mitochondrial activity in the insulin-resistant offspring of patients with type 2 diabetes. N Engl J Med, 350(7): 664-671.

52. Krssak, M., Falk Petersen, K., Dresner, A. et al., 1999. Intramyocellular lipid concentrations are correlated with insulin sensitivity in humans: a 1H NMR spectroscopy study. Diabetologia, 42(1): 113-116.

53. Perseghin, G., Scifo, P., De Cobelli, F. et al., 1999. Intramyocellular triglyceride content is a determinant of in vivo insulin resistance in humans: a 1H-13C nuclear magnetic resonance spectroscopy assessment in offspring of type 2 diabetic parents. Diabetes, 48(8): 1600-1606.

54. Bell, E.A. and Rolls, B.J., 2001. Energy density of foods affects energy intake across multiple levels of fat content in lean and obese women. Am J Clin Nutr, 73(6): 1010-1018.

55. https://www.nal.usda.gov/fnic/nutrient-lists-standard-reference-legacy-2018, U.N.L.f.S.R.L.

56. Sparks, L.M., Xie, H., Koza, R.A. et al., 2005. A high-fat diet coordinately downregulates genes required for mitochondrial oxidative phosphorylation in skeletal muscle. Diabetes, 54(7): 1926-1933.

57. Goff, L.M., Bell, J.D., So, P.W., Dornhorst, A. and Frost, G.S., 2005. Veganism and its relationship with insulin resistance and intramyocellular lipid. Eur J Clin Nutr, 59(2): 291-298.

58. Le, L.T. and Sabate, J., 2014. Beyond meatless, the health effects of vegan diets: findings from the Adventist cohorts. Nutrients, 6(6): 2131-2147.

59. Barnard, N.D., Gloede, L., Cohen, J. et al., 2009. A low-fat vegan diet elicits greater macronutrient changes, but is comparable in adherence and acceptability, compared with a more conventional diabetes diet among individuals with type 2 diabetes. J Am Diet Assoc, 109(2): 263-272.

60. Cheng, C.W., Villani, V., Buono, R. et al., 2017. Fasting-Mimicking Diet Promotes Ngn3-Driven beta-Cell Regeneration to Reverse Diabetes. Cell, 168(5): 775-788 e712.

61. Wright, N., Wilson, L., Smith, M., Duncan, B. and McHugh, P., 2017. The BROAD study: A randomised controlled trial using a whole food plant-based diet in the community for obesity, ischaemic heart disease or diabetes. Nutr Diabetes, 7(3): e256.

62. Sargrad, K.R., Homko, C., Mozzoli, M. and Boden, G., 2005. Effect of high protein vs high

carbohydrate intake on insulin sensitivity, body weight, hemoglobin A1c, and blood pressure in patients with type 2 diabetes mellitus. J Am Diet Assoc, 105(4): 573-580.

63. Lim, E.L., Hollingsworth, K.G., Aribisala, B.S., Chen, M.J., Mathers, J.C. and Taylor, R., 2011. Reversal of type 2 diabetes: normalisation of beta cell function in association with decreased pancreas and liver triacylglycerol. Diabetologia, 54(10): 2506-2514.

64. Uribarri, J., Woodruff, S., Goodman, S. et al., 2010. Advanced glycation end products in foods and a practical guide to their reduction in the diet. J Am Diet Assoc, 110(6): 911-916.e912.

65. Kim, Y., Keogh, J. and Clifton, P., 2015. A review of potential metabolic etiologies of the observed association between red meat consumption and development of type 2 diabetes mellitus. Metabolism, 64(7): 768-779.

66. Smith, S.R., 2009. A look at the low-carbohydrate diet. N Engl J Med, 361(23): 2286-2288.

67. Uusitupa, M., Khan, T.A., Viguiliouk, E. et al., 2019. Prevention of type 2 diabetes by lifestyle changes: a systematic review and meta-analysis. Nutrients, 11(11): 2611.

68. Barnard, N.D., Cohen, J., Jenkins, D.J. et al., 2009. A low-fat vegan diet and a conventional diabetes diet in the treatment of type 2 diabetes: a randomized, controlled, 74-wk clinical trial. Am J Clin Nutr, 89(5): 1588s-1596s.

69. Lee, Y.M., Kim, S.A., Lee, I.K. et al., 2016. Effect of a Brown Rice Based Vegan Diet and Conventional Diabetic Diet on Glycemic Control of Patients with Type 2 Diabetes: A 12-Week Randomized Clinical Trial. PLoS One, 11(6): e0155918.

70. Ajala, O., English, P. and Pinkney, J., 2013. Systematic review and meta-analysis of different dietary approaches to the management of type 2 diabetes. Am J Clin Nutr, 97(3): 505-516.

71. Lee, Y. and Park, K., 2017. Adherence to a Vegetarian Diet and Diabetes Risk: A Systematic Review and Meta-Analysis of Observational Studies. Nutrients, 9(6).

72. Picasso, M.C., Lo-Tayraco, J.A., Ramos-Villanueva, J.M., Pasupuleti, V. and Hernandez, A.V., 2019. Effect of vegetarian diets on the presentation of metabolic syndrome or its components: A systematic review and meta-analysis. Clin Nutr, 38(3): 1117-1132.

73. Qian, F., Liu, G., Hu, F.B., Bhupathiraju, S.N. and Sun, Q., 2019. Association Between Plant-Based Dietary Patterns and Risk of Type 2 Diabetes: A Systematic Review and Meta-analysis. JAMA Intern Med, 179(10): 1335-1344.

74. Viguiliouk, E., Kendall, C.W., Kahleová, H. et al., 2019. Effect of vegetarian dietary patterns on cardiometabolic risk factors in diabetes: A systematic review and meta-analysis of randomized controlled trials. Clin Nutr, 38(3): 1133-1145.

75. de Carvalho, G.B., Dias-Vasconcelos, N.L., Santos, R.K.F., Brandão-Lima, P.N., da Silva, D.G. and Pires, L.V., 2020. Effect of different dietary patterns on glycemic control in individuals with type 2 diabetes mellitus: A systematic review. Crit Rev Food Sci Nutr, 60(12): 1999-2010.

76. Johannesen, C.O., Dale, H.F., Jensen, C. and Lied, G.A., 2020. Effects of Plant-Based Diets on Outcomes Related to Glucose Metabolism: A Systematic Review. Diabetes Metab Syndr

Obes, 13: 2811-2822.

77. Agrawal, S., Millett, C.J., Dhillon, P.K., Subramanian, S.V. and Ebrahim, S., 2014. Type of vegetarian diet, obesity and diabetes in adult Indian population. Nutr J, 13: 89.

78. Pawlak, R., 2017. Vegetarian Diets in the Prevention and Management of Diabetes and Its Complications. Diabetes Spectr, 30(2): 82-88.

79. Lean, M.E., Leslie, W.S., Barnes, A.C. et al., 2018. Primary care-led weight management for remission of type 2 diabetes (DiRECT): an open-label, cluster-randomised trial. Lancet, 391(10120): 541-551.

80. Umphonsathien, M., Prutanopajai, P., Aiam, O.R.J. et al., 2019. Immediate and long-term effects of a very-low-calorie diet on diabetes remission and glycemic control in obese Thai patients with type 2 diabetes mellitus. Food Sci Nutr, 7(3): 1113-1122.

81. Moore, W.J., McGrievy, M.E. and Turner-McGrievy, G.M., 2015. Dietary adherence and acceptability of five different diets, including vegan and vegetarian diets, for weight loss: The New DIETs study. Eat Behav, 19: 33-38.

82. Bodo C Melnik. Leucine signaling in pathogenesis of type 2 diabetes and obesity. WJD 2012; 3(3): 38-53.

83. Fontana L, Cummings NE, Arriola Apelo SI, e al. Decreased Consumption of Branch-Chain Amino Acids Improve Metabolic Health. Cell Reports 2016; 16: 520-530

84. Estadella D, Nascimento CMdPOd, Oyama LM, et al. Lipotoxicity: Effects of Dietary Saturated and Transfatty Acids. Mediators of Inflammation; Volume 2013, Article ID 137579. http://dx.doi.org/10.1155/2013/13759)

85. Festi D, Schiumerini R, Eusebi LH, et al. Gut microbiota and metabolic syndrome. World Journal of Gastroenterology 2014; 20(43): 16079-16094)

86. Del Prato S. Role of glucotoxicity and lipotoxicity in the pathology of Type 2 diabetes mellitus and emerging treatment strategies. Diabetic Medicine 2009; 26: 1185-1192)

87. Smith SR. A Look at the Low-Carbohydrate Diet. N Eng J Med 2009; 361: 2286-2288

88. Agrawal S, Millett CJ, Dhillon PK, et al. Type of vegetarian diet, obesity, and diabetes in adult Indian population. Nutr J 2014; 13: 89

89. Pawlak R. Vegetarian Diets in the Prevention and Management of Diabetes and Its Complications. Spectrum. Diabetes Journals.org. https://doi.org/10.2337/ds 16-0057

90. Felig P, Marliss E and Cahill GF. Plasma Amino Acid Levels and Insulin Secretion in Obesity. N Eng J Med 1969; 281: 811-816

91. Newgard CB, An J, Bain JR et al. A Branched-Chain Amino Acid-Related Metabolic Signature that Differentiates Obese and Lean Humans and Contributes to Insulin Resistance. Cell Metabolism 2009; 9: 312-326

92. David M. Underhill. Toll-like receptors: networking for success. Eur. J. Immunol. 2003; 33: 1767-1775).

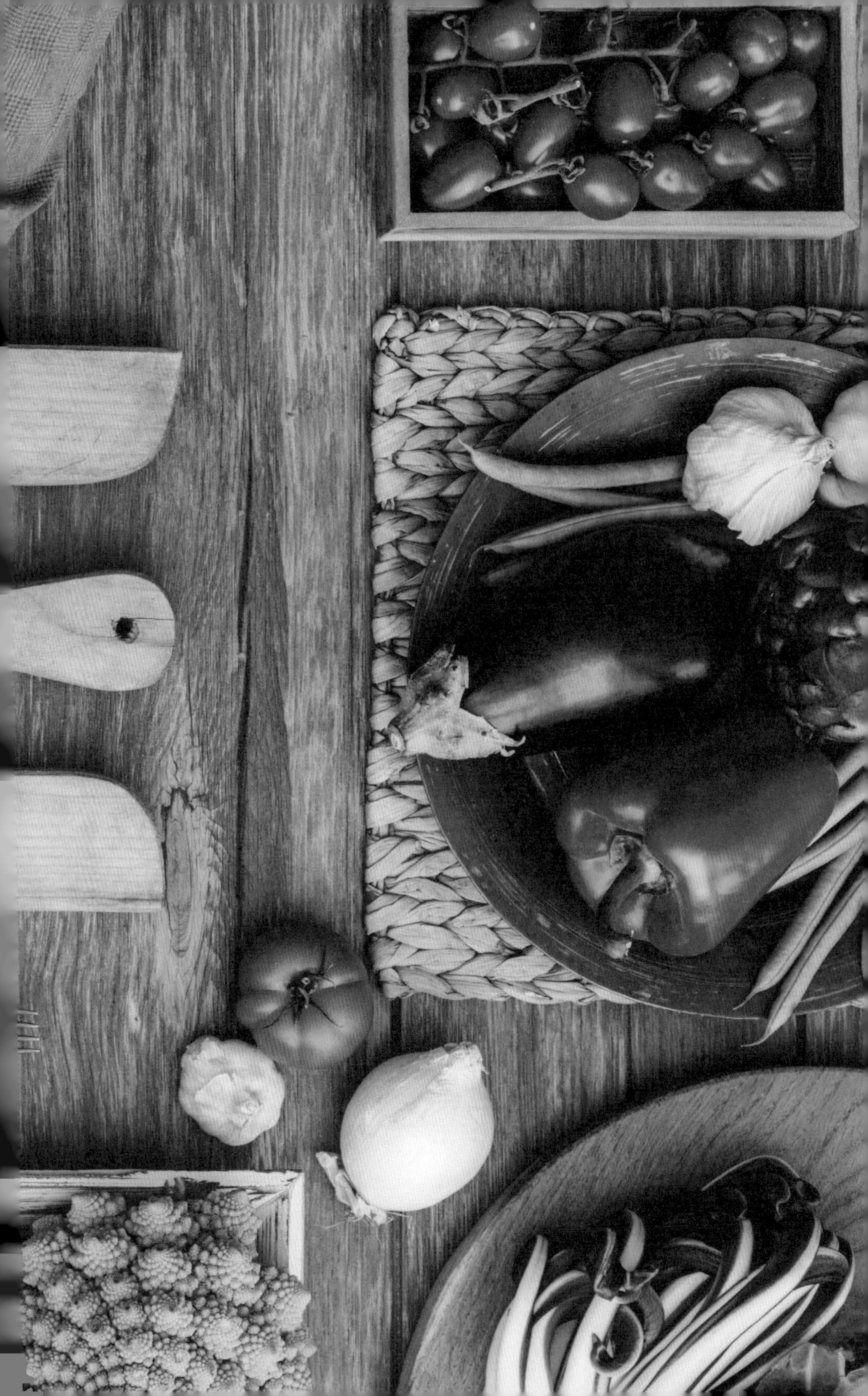

식물성기반 식단과 심혈관질환

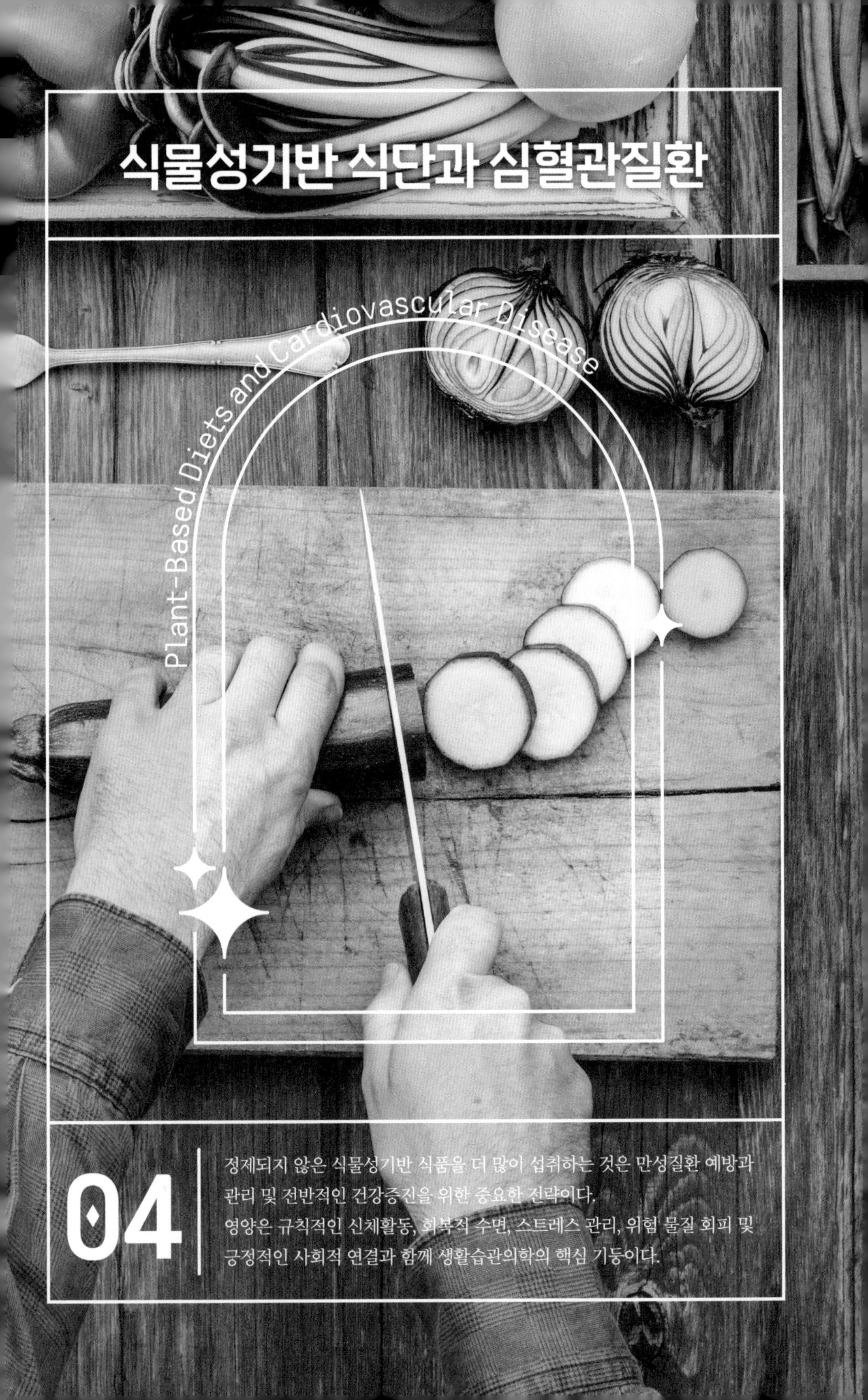

Plant-Based Diets and Cardiovascular Disease

04

정제되지 않은 식물성기반 식품을 더 많이 섭취하는 것은 만성질환 예방과 관리 및 전반적인 건강증진을 위한 중요한 전략이다.

영양은 규칙적인 신체활동, 회복적 수면, 스트레스 관리, 위험 물질 회피 및 긍정적인 사회적 연결과 함께 생활습관의학의 핵심 기둥이다.

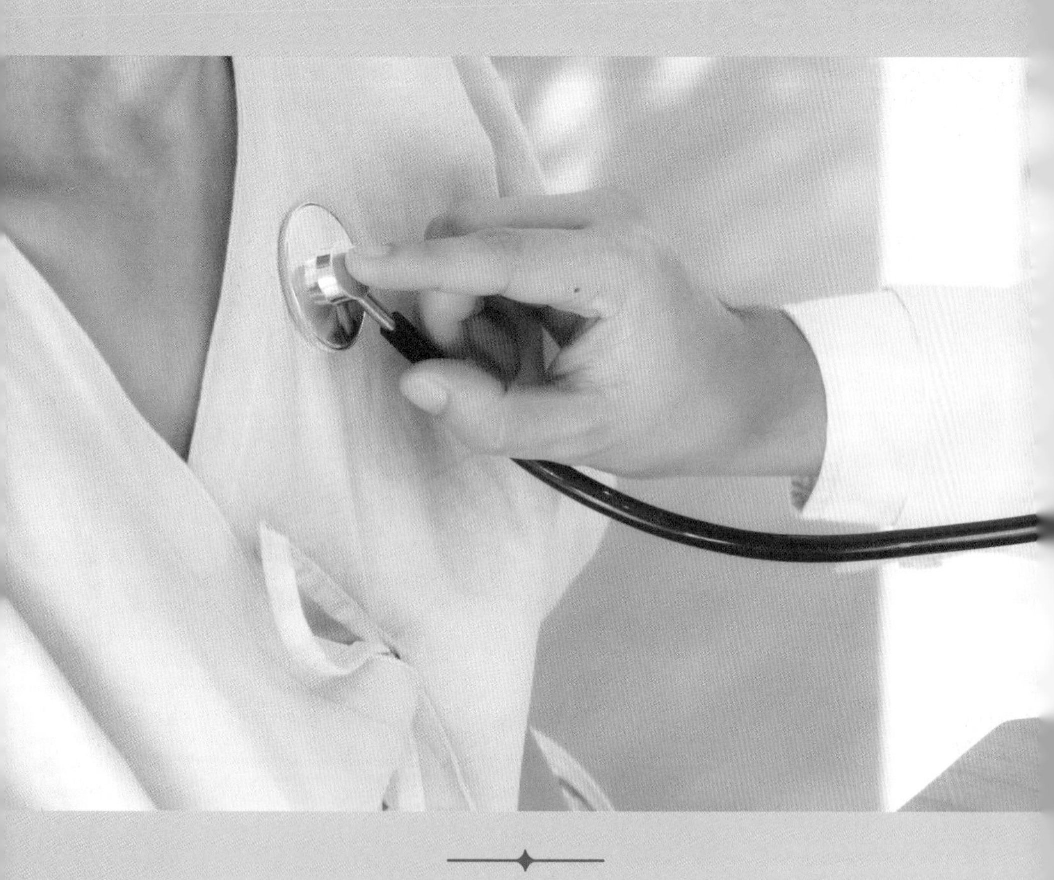

미국에서는 36초마다 한 명씩 심혈관질환으로 사망한다.

심장질환은 남성, 여성, 대부분의 인종 및 민족 집단에서 주요 사망 원인이 되고 있다. 매년 약 655,000명의 미국인이 심장질환으로 사망하는데, 이는 사망자 4명 중 1명꼴이다.

개요

심혈관질환은 전 세계적으로 증가하고 있으며, 세계적인 주요 사망 원인이다.[1] 미국에서만 대략 사망자 4명 중 1명이 심혈관질환으로 사망하고 있다.[2] 대부분의 급성심근경색은 교정할 수 있는 생활습관 위험인자와 관련이 있으며,[3] 여기에는 적색육, 가공육, 포화지방, 정제된 탄수화물, 과도한 나트륨 및 불충분한 섬유질 등 식이와 관련된 여러 위험인자들이 포함된다. 자연상태의 식물성 식품을 중심으로 한 식단을 섭취하는 사람은 심혈관질환 위험 지표가 개선되고, 심장질환 발병률 및 사망률이 낮다.[4] 생활습관의학 전문의는 자연식물식 식단을 채택하고 유지하도록 권장함으로써 환자의 심장 건강을 가장 잘 지원할 수 있다.

심혈관질환의 배경

심혈관질환은 관상동맥질환, 뇌혈관질환, 류마티스심장질환 그리고 심부전, 부정맥, 뇌졸중과 같은 기타 순환계 질환들을 포함하는 심장 및 혈관 질환군이다.[5, 6] 심혈관질환의 가장 흔한 원인은 허혈성심장질환(ischemic heart disease, IHD)으로, 주로 관상동맥의 죽상경화성(atherosclerotic) 협착으로 인해 발생한다. 지난 50년 동안 심혈관질환 관련 사망률은 현저하게 감소했다.[7] 그러나 지난 10여 년간 심혈관의학 전 분야에서 상당한 발전이 있었음에도 심혈관질환은 여전히 전 세계적인 주요 사망 원인으로 남아 있다.[2-6]

가장 최근의 '세계 심혈관질환 부담(Global Burden of Cardiovascular Disease)' 데이터에 나타난 바와 같이, 심혈관질환의 위험인자 및 심장질환 관련 부담은 중저소득 국가에서 계속해서 증가하고 있다.[6] 잘 알려진 기존의 위험인자(고혈압, 흡연, 당뇨병, 비만, 고지혈증, 만성신장질환) 외에도 심리적 요인[8]과 건강의 사회적 결정요인[6, 9]이 주요 원인으로 작용한다. 건강의 사회적 결정요인으로서의 식량 불안정(food insecurity; 영양학적으로 적절하고 안전한 식품을 구매하거나 섭취할 수 없는 상태 - 역자 주)은 심혈관질환 부담에 기여하는 중요한 요인이다.[10]

인구집단 수준에서 심혈관질환 위험인자의 90%는 생활습관의 변화를 통해 교정할 수 있다.[8] 식습관과 관련된 위험인자는 심혈관질환을 유발하는 주요한 원인이 된다.[11, 12] 죽상경화증은 적색육, 가공육,[13] 포화지방[14, 15] 및 정제된 탄수화물[16, 17] 섭취와 관련이 있다. 전 세계적으로 식습관과 관련된 위험인자는 주로 초가공식품의 과잉섭취,[19-21] 나트륨 섭취 증가, 통곡물 및 과일 섭취 부족[18]에서 기인한다. 미국에서 심혈관질환으로 인해 발생하는 의료 비용과 생산성 손실 비용은 연간 3천억 달러를 초과하며,[22, 23] 열악한 식단이 이 지출의 18% 이상을 발생시키고 있다.[24]

유익성

심혈관질환의 병태생리학

심혈관질환은 진행성 혈관 내피 손상,[25] 염증성 산화 스트레스, 산화질소 생성 감소, 거품세포 형성 및 파열되면 심근경색증이나 뇌졸중을 유발할 수 있는 플라크(plaque)의 생성으로 시작된다.[26] 심장마비와 뇌졸중은 일반적으로 혈액이 심장과 뇌로 흐르지 못하게 차단되어 발생하는 급성 질환이다. 혈류가 차단되는 가장 흔한 원인은 심장이나 뇌에 혈액을 공급하는 혈관 내벽에 지방, 콜레스테롤, 칼슘 및 기타 물질로 구성된 침전물이 축적되는 것이다.[27]

과도하게 첨가된 기름, 유제품, 육류, 가금류, 생선, 설탕이 들어간 음식 등 식이는 오랫동안 심혈관질환의 병태생리(pathophysiology)에 연루되어 왔다. 불충분한 미량영양소 밀도와 불균형한 다량영양소 또한 연구로 밝혀진 변수다.[18, 28] 이러한 음식은 섭취할 때마다 혈관 내피의 기능을 손상시키거나 악화시킬 수 있으므로, 음식 선택은 관상동맥질환의 주요 원인은 아닐지라도 중요한 요인이 된다.[25, 29-32] 대부분의 심혈관질환은 건강에 해로운 식단, 비만, 신체활동 부족, 흡연, 해로운 알코올 섭취와 같은 행동적 위험인자를 해결함으로써 예방할 수 있다.[33]

염증

죽상경화증 및 심혈관질환과 관련된 염증은 여러 세포 및 분자 메커니즘 간의 복잡하고 고도로 조절된 상호작용이다.[34] 염증의 원인에는 여러 가지가 있으며 그중 일부는 교정할 수 있다. 흡연, 이상지질혈증(dyslipidemia), 당뇨병, 비만, 혈관 주변 지방 침착, 활성산소종(ROS), 식단, 장내 미생물군유전체 등이 동맥 염증의 원인이 되며, 심혈관질환 위험 증가에 기여한다.[35] 식이는 염증 및 심혈관 위험에 중요한 역할을 한다.

최근 '간호사건강연구' 및 '건강 전문가 추적 연구(Health Professionals Follow-up Study)'를 분석한 결과, 염증 유발 가능성이 높은 식단(적색육, 가공육, 내장육, 정제된 탄수화물, 가당음료 등 포함)은 심혈관질환 위험을 증가시키는 것으로 나타났다.[36, 37] 포화지방이 많은 식단은 C-반응단백질(CRP), 종양괴사인자-알파(tumor necrosis factor alpha, TNF-α), 인터류킨-6(interleukin-6, IL-6), 혈관세포부착단백질-1a(vascular cell adhesion protein 1a, VCAM-1a), 세포간부착분자-1(intercellular adhesion molecule 1, ICAM-1)의 수치를 증가시킨다.[38, 39] 수소화된 트랜스지방(hydrogenated trans fats)의 섭취는 정제된 탄수화물[42]과 설탕[43]이 다량 함유된 식단과 마찬가지로 여러 염증 지표의 수치와 심

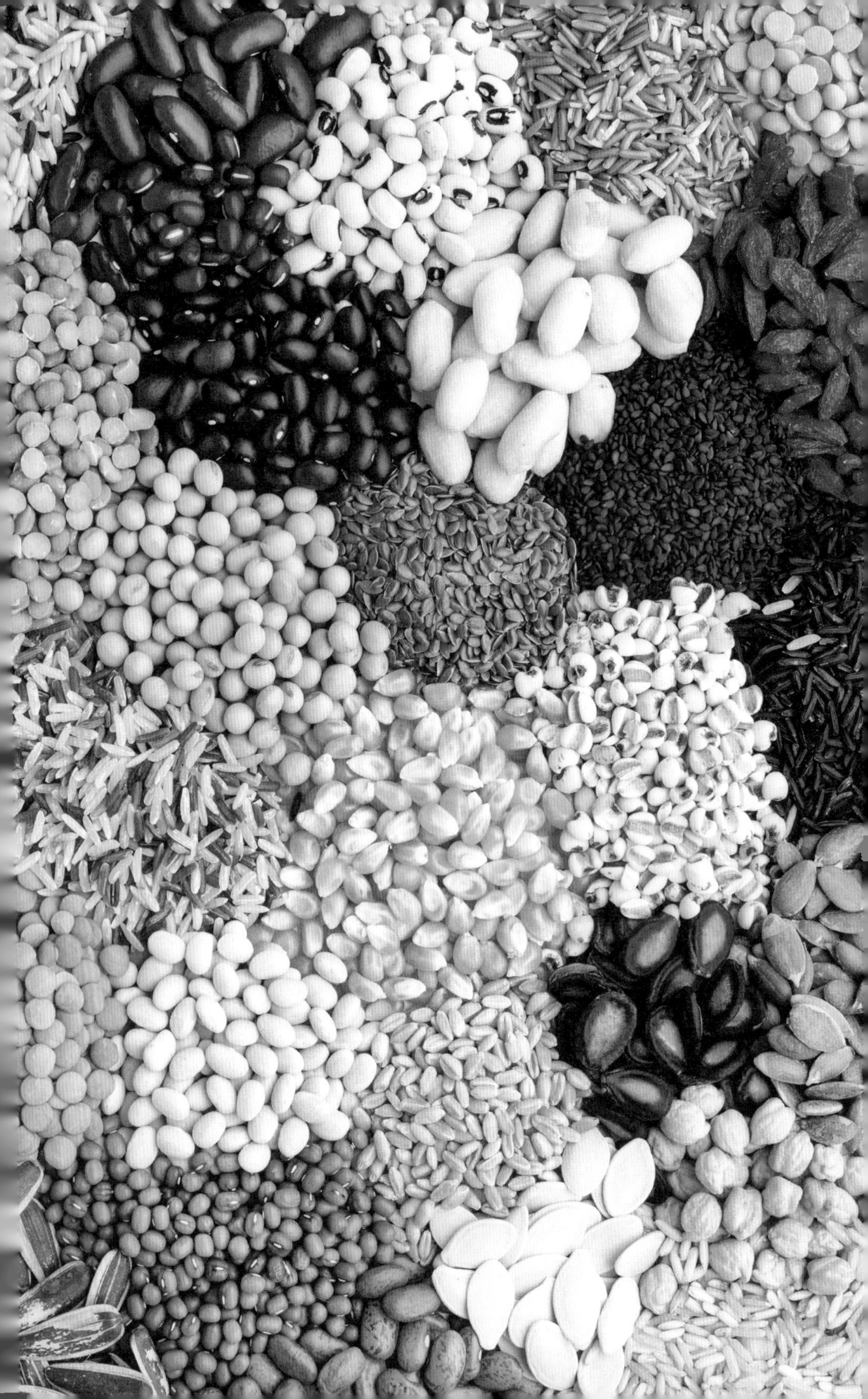

혈관질환의 전반적인 위험을 증가시킨다.[40, 41] 반면 고도불포화지방과 섬유질이 풍부한 식단은 염증 지표 수치를 낮춘다.[44]

심혈관질환이 동맥에 구조적 변화를 일으키기 시작하면서 염증과 고혈압이 상호작용한다. 염증은 미래 심혈관질환의 예측인자인[46] CRP와 IL-6를 포함한 순환하는 염증 분자로 표시된다.[45] 체질량지수가 높은 40대 남녀 29명을 대상으로 한 한 연구에서는 전신 염증의 현저하고 급격한 감소가 CRP 감소로 나타나는 것을 보여 주었다. 염증 및 산화 스트레스 증가가 노화 및 노화 관련 질환의 근본적인 병태생리학적 메커니즘으로 나타난다는 점을 고려할 때, 전신 염증을 줄이는 것이 필수적이다.[47-49] 혈관의 내피세포를 손상시킬 수 있는 활성산소종과 활성질소종을 제거할 수 있는 능력의 부재는 산화 스트레스 및 심혈관질환과 관련이 있다.[50]

일부 연구에 따르면, 첨가된 기름은 심혈관질환과 인과관계는 없지만 지방의 종류, 특히 동물성 식품에서 나오는 포화지방산이 산화 스트레스와 염증에 더 큰 영향을 주는 것으로 나타났다. 반면, 동물성 지방 대신 식물성 기름을 사용하면 심혈관질환을 낮추는 것으로 밝혀졌다.[51, 52]

트리메틸아민 N-옥사이드

식이 영양소 섭취와 장내 미생물군유전체에 의한 영양소대사는 심혈관질환 위험과 관련이 있다. 특히, 장내 미생물총의 대사산물인 트리메틸아민-N-옥사이드(TMAO)는 심혈관질환 발병의 예측인자다.[53] 적색육에 풍부한 영양소인 L-카르니틴(L-carnitine)은 장내 미생물총에 의해 트리메틸아민(TMA)과 TMAO로 분해되어 생쥐의 죽상동맥경화를 촉진한다. 이 생성물들은 죽상경화의 중간산물인 감마-부티로베타인(ɣ-butyrobetaine, ɣBB)을 포함하는 다단계 경로를 통해 발생한다. 인간의 장내 미생물총 의존 L-카르니틴 대사에서 ɣBB의 기여도는 아직 밝혀지지 않았다. 그러나 항생제 노출 전후에 경구용 d3-L-카르니틴 또는 d9-ɣBB를 사용한 연구에서 장내 미생물총이 피험자의 메타유기체적(metaorganismal) L-카르니틴 → ɣBB → TMA → TMAO 경로의 초기 두 단계에 기여하는 것으로 나타났다.[53,54] 멘델리안 무작위 연구(Mendelian randomization studies)를 포함한 관찰 연구에서는 TMAO 수치와 심혈관질환 같은 만성질환 사이의 역인과(reverse causation) 관계를 발견했는데, 이는 질환이 TMAO 수치와 인과관계가 있다는 것을 시사한다.[38]

장내 미생물총은 식품으로 섭취한 카르니틴을 TMA로 처리하고, 간에서는 TMA를 TMAO로 전환한다.[55] TMAO의 수치가 높으면 기존의 위험인자와는 무관하게 관상동맥질환, 심근경색 및 말초동맥질환의 위험이 증가하는 것으로 나타났다.[56] 또한 TMAO의 수치 상승은 심근경색, 뇌졸중, 사망 등 주요 심장질환 부작용의 위험을 시사하는 것으로 나타났다.[55,57] 공복 시의 TMAO 수치로 죽상경화증 부담과 관상동맥질환의 정도를 예측할 수 있다.[58]

당뇨병,[59] 말초동맥질환[60] 및 울혈성심부전[61] 환자에게서도 TMAO의 유사한 예후적 유용성(prognostic utility)이 입증되었다. 이는 전통적인 심혈관질환 위험인자와는 무관하며 두 건의 체계적 문헌고찰과 메타 분석에서 검증되었다.[62-64] 이러한 관찰 연구에 기초하여, TMAO 수치가 6마이

크로몰(μM) 이상이면 고위험 및 심혈관질환 부작용을 예측할 수 있다.[65]

식물성기반 식단이 심혈관질환 및 심혈관질환 위험인자에 미치는 영향

혈관 확장 개선,[1] 항염증 효과,[46, 67, 68] 항산화 성분 증가,[69-71] 인슐린 감수성 개선,[69, 72-75] 혈액 점도 감소,[76, 77] 압력수용기(baroreceptor) 변화,[69] 레닌-안지오텐신(renin-angiotensin; 심장박출량)[72, 78, 79] 및 교감신경계[79-81]의 변화 그리고 장내 미생물총의 변화[79]를 포함하여 식물성기반 영양이 혈압을 낮출 수 있는 다양한 메커니즘이 존재한다.

자연식물식 식단은 혈관 내피세포가 산화질소를 생성하는 능력을 회복시킬 수 있다.[82] 산화질소는 혈관 확장 긴장도 및 국소 세포의 성장을 조절하고 혈액에서 순환하는 혈소판과 세포에 의한 해로운 결과로부터 혈관을 보호하는 등 혈관 항상성을 유지하여 정상적인 혈관 내피 기능에 중요한 역할을 한다.[82]

심혈관 기능에 대한 식물성기반 식이 패턴의 보호적 이점에는 고혈압, 비만, 염증 및 인슐린 저항성의 위험 감소 등이 있다.[18, 83-85] 여러 연구에서 식이 콜레스테롤, 포화지방 및 동물성 식품은 심혈관질환의 위험을 증가시키는 반면, 자연식물식 식단은 심혈관질환 생물지표와 혈관 구조 및 기능 지표를 개선하는 것이 입증되었다.[18, 83-85] 유제품, 육류, 기타 동물성 제품 및 기름을 최소화하거나 피하는 식이 패턴은 심혈관질환의 교정 가능한 위험인자를 감소시킨다.[28, 83, 86-110] 자연식물식 식단에는 고섬유질 및 항산화제와 같이 위험을 낮춰 주는 보호 성분이 포함되어 있을 뿐만 아니라, 심혈관질환 위험을 증가시키는 포화지방 및 첨가당과 같은 식품 성분이 적거나 거의 없다.[111]

심혈관질환 위험 및 위험인자에 대한 식물성기반 식단의 유익성

식물성기반 식단은 혈청 총콜레스테롤, 포도당, 체질량지수, 염증, 혈압 등 심장대사 위험인자들의 감소라는 유익한 변화를 가져와 심혈관질환을 조절하고 관리하는 데 이점이 있다는 근거가 누적되고 있다.[111] 베지테리언은 혈압과 심혈관질환 사망률이 더 낮은 것으로 밝혀졌다.[112]

이러한 긍정적인 효과는 적색육 및 가공육에 포함된 식이 콜레스테롤과 포화지방을 적게 섭취하고, 반대로 통곡물, 과일, 견과류, 채소에서 섬유질, 식물성 단백질 및 파이토뉴트리언트(phytonutrient; 식물성 생리활성물질로, 식물만이 가지고 있는 영양소를 뜻한다. - 역자 주)를 더 많이 섭취하기 때문이며,[111] 이는 2형당뇨병, 고감도 C-반응단백질(hs-CRP) 및 염증성 IL-6분자를 포함한 위험인자로부터 보호해 줄 수 있다.[113] 자연식물식 식단은 이러한 위험인자들을 제거하여 염증을 감소시키는 것으로 보인다.[67, 68, 114]

'재림교인 건강 연구 2(Adventist Health Study-2)'를 포함한 인구집단 대상 연구에서 식물성 식품의 섭취 증가는 심혈관질환 위험을 감소시키는 것으로 나타났다. 육류의 단백질은 위험 증가와 관련된 반면, 견과류와 씨앗류의 단백질은 위험 감소와 관련이 있었다.[115] 체계적 문헌고찰 및 메타 분석에 따르면, 식물성기반 식이 패턴은 면역 생물지표(CRP, TNF-α, 피브리노겐, 자연살해세포, 백혈구, 림프구, 혈소판, 인터류킨, 면역글로불린)에 의해 나타나는 저강도 염증의 양호한 생물지표와 관련이 있다.[116] 이러한 생물지표는 환경적, 기계적 또는 병리학적 문제에 대한 보호 반응으로서 시너지 효과를 발휘하며 심혈관질환 위험, 모든 원인으로 인한 사망률, 당뇨병 및 일부 암의 예측인자로 작용한다. 근거에 따르면 식물성기반 식단은 염증의 생물지표나 만성염증을 약화시킬 수 있다.[116]

'간호사건강연구' 데이터는 식단과 생활습관이 심혈관질환 발병률에 강력한 영향을 미친다는 설득력 있는 근거를 제시하고, 적색육에 포함된 다량의 헴철과 포화지방산을 지목했다. 이 연구에서 식물성 식품 위주의 지중해식 식단을 준수하는 사람들과 심혈관질환 위험 사이에 유의한 역의 상관관계가 관찰되었다.[33] MESA 연구(Multi-Ethnic Study of Atherosclerosis 죽상경화증에 대한 다민족 연구)에 따르면, HDL 입자의 6~7%에서 발견되는 아포지질단백질 C-Ⅲ(apolipoprotein C-Ⅲ)는 심혈관질환에 악영향을 미친다. 아포지질단백질 C-Ⅲ는 혈액에서의 중성지방(트리글리세리드) 제거를 방해하는 것으로 보이는 친염증성 죽상경화 유발 지질단백질이다.[117]

생활습관 요소, 특히 식물성기반 식단 섭취 및 규칙적인 지구력 운동의 장기적인 실천은 심혈관질환 위험을 낮춘다.[118] 또한 식물성기반 식단은 혈압에 유익한 효과를 제공하고 나트륨 섭취와 역의 관계가 있다. 이는 '고혈압을 멈추기 위한 식이 접근법(DASH)' 연구, '젊은 층의 관상동맥 위험 발달(Coronary Artery Risk Development in Young Adults, CARDIA)' 연구 및 세 가지 전향적 코호트 연구인 '간호사건강연구 Ⅰ 및 Ⅱ'에서 입증된 바 있다.[119] 2021년 13건의 연구(대상자 수=1,427,989명)를 메타 분석한 결과, 가공되지 않은 육류 섭취는 허혈성심장질환 발생률을 9% 더 증가시켰고, 가공육 섭취는 18% 더 증가시킨 것으로 나타났다.[120] (이 분석에서 가금류 섭취는 허혈성심장질환 위험과 무관하였다.) 이는 적색육과 가공육을 모두 피하는 식물성기반 식단의 이점을 강조한다.

비만한 사람은 심혈관질환이 발생할 가능성이 더 크다.[121-123] 비만에 대한 유전적 위험이 더 높은 사람들의 경우, 식물성기반 식이 패턴이 심혈관질환 위험을 크게 약화하는 것으로 나타났다. 2021년에 발표된 대규모 전향적 연구(대상자 수=121,799명)[124]에서는 이러한 유전적 소인을 가진 사람은 건강한 식물성기반 식단의 이점에 더 잘 반응할 수 있으며, 식물성기반 식이 패턴은 비만과 심혈관질환이 동시에 발생(동반이환)할 유전적 위험을 약화시킬 수 있음을 발견했다. 또한 심근경색 위험이 26% 감소한 것을 관찰했다.[124] 이는 베지테리언 식단을 섭취한 피험자들의 허혈성심장질환 위험이 25% 감소했음을 보여 준 선행 연구를 뒷받침한다.[125] 교정된 위험인자에는 혈압과 HDL-콜레스테롤 수치 조절이 포함되었다.[124]

식물성기반 식단 중재

10일간의 집중적인 건강증진 프로그램(대상자 수=16명)에서 나타난 바와 같이 중재 연구에 따르면, 식물성기반 식단은 체중, 체질량지수, 중성지방, 총콜레스테롤, LDL-콜레스테롤, 혈당 및 인슐린 저항성의 항상성 모델 평가(HOMA-IR) 등 모든 심장대사 지표를 개선하는 데 효과적이다.[174]

무작위 단순 맹검(single-blind) 시험인 '리옹 식단 심장 연구(Lyon Diet Heart Study)'는 오메가-3 지방, 과일, 채소가 풍부한 지중해식 식단이 초기 심근경색 발생 후 재발률을 낮출 수 있으며, 첫 심근경색 진단 후 최대 4년까지 식단으로 인한 보호 효과가 유지된다는 것을 보여 주었다.[126]

다기관 무작위 대조 시험인 가이코(GEICO) 연구(미국의 자동차보험회사인 가이코의 여러 사업장을 대상으로 식물성기반 식단의 건강 효과를 평가한 연구 - 역자 주)에서는 저지방 식물성기반 식단이 혈장 지질과 체중을 포함한 건강 지표를 상당히 개선한 결과를 보여 주었다. 광범위한 여러 지역에서 실시된 이러한 간단한 영양 중재는 식물성기반 식이 패턴으로 전환하면 심장을 보호하는 결과를 가져온다는 사실을 입증한다.[127, 128]

식이 섭취는 TMAO도 변화시킬 수 있다. 경구용 d3-L-카르니틴 섭취 후, 비건/베지테리언 그룹(32명)보다 잡식 그룹(40명)에서 d3-TMAO 생성 증가(20배 이상, $p=0.001$)가 관찰되었고, 공복 시의 내인성 혈장 L-카르니틴 및 γBB 수치는 두 그룹이 비슷했다.[54] 인체에서 식이 L-카르니틴은 장내 미생물총에 의존하는 두 가지 순차적인 변환을 통해 죽상경화증 및 혈전증 촉진 대사산물인 TMAO로 전환된다. 먼저, 죽상경화의 중간산물인 γBB가 초기에 빠르게 생성되고, 이후 잡식하는 사람의 경우 저-우세 미생물총(low-abundance microbiota; 장내 미생물총에서 차지하는 비중이 적은 미생물 종들로, 인간에게 부정적인 영향을 미치는 경우가 많다. - 역자 주)을 통해 TMA로 전환되는 반면, 비건/베지테리언의 경우는 현저히 적은 양만 전환된다. 장내 미생물총에 의한 γBB의 TMA/TMAO로의 전환은 잡식성 식이 패턴과 만성적인 L-카르니틴 노출에 의해 유도된다.[54]

심혈관질환의 동반 질환에 대한 식물성기반 식단의 유익성

고혈압

고혈압은 심부전과 뇌졸중의 주요 위험인자다. 모든 단계의 고혈압에 대한 1차적인 치료법에는 체중 감량과 운동이 포함되지만, 연구에서는 식물성기반 식단이 더 효과적인 중재임을 보여 준다. 이런 사실은 1930년대 후반부터 이루어진 월터 켐프너(Walter Kempner) 박사의 쌀 식단(Rice diet)으로 입증되었는데, 복합탄수화물이 많은 쌀 식단을 통해 혈압이 정상화되는 것으로 나타났다.[129]

통제된 섭식 연구에서도 DASH 식단 중재군은 수축기 및 이완기 혈압이 각각 5.5mmHg와 3.0mmHg씩 감소한 것이 입증되었다.[130] 대조군 식단과 비슷하지만 과일과 채소가 많이 포함된 식단도 혈압을 낮추었으나, DASH 식단과 같은 정도의 효과는 아니었다. 그러나 다른 연구들에서는 DASH 식단의 특정 구성 요소인 과일, 채소, 통곡물, 견과류가 각각 혈압 감소와 관련이 있는 것으로 나타났다.[11, 28, 83, 84, 86, 131]

비흡연자 4,109명(비-베지테리언 3,423명, 베지테리언 686명)을 대상으로 한 전향적 코호트 연구 결과, 베지테리언 식단은 하복부 비만, 염증, 인슐린 저항성은 물론, 고혈압 예방에도 도움이 될 수 있음이 입증되었다.[132]

연구에 따르면, 인구집단의 혈중 지질 수치를 결정하는 영양 및 생활습관 요인들은 연령에 따른 죽종형성 혈중 지질단백질의 증가를 부분적으로 예방할 수 있다.[133] 울혈성심부전을 진단받은 사람의 5년 사망률은

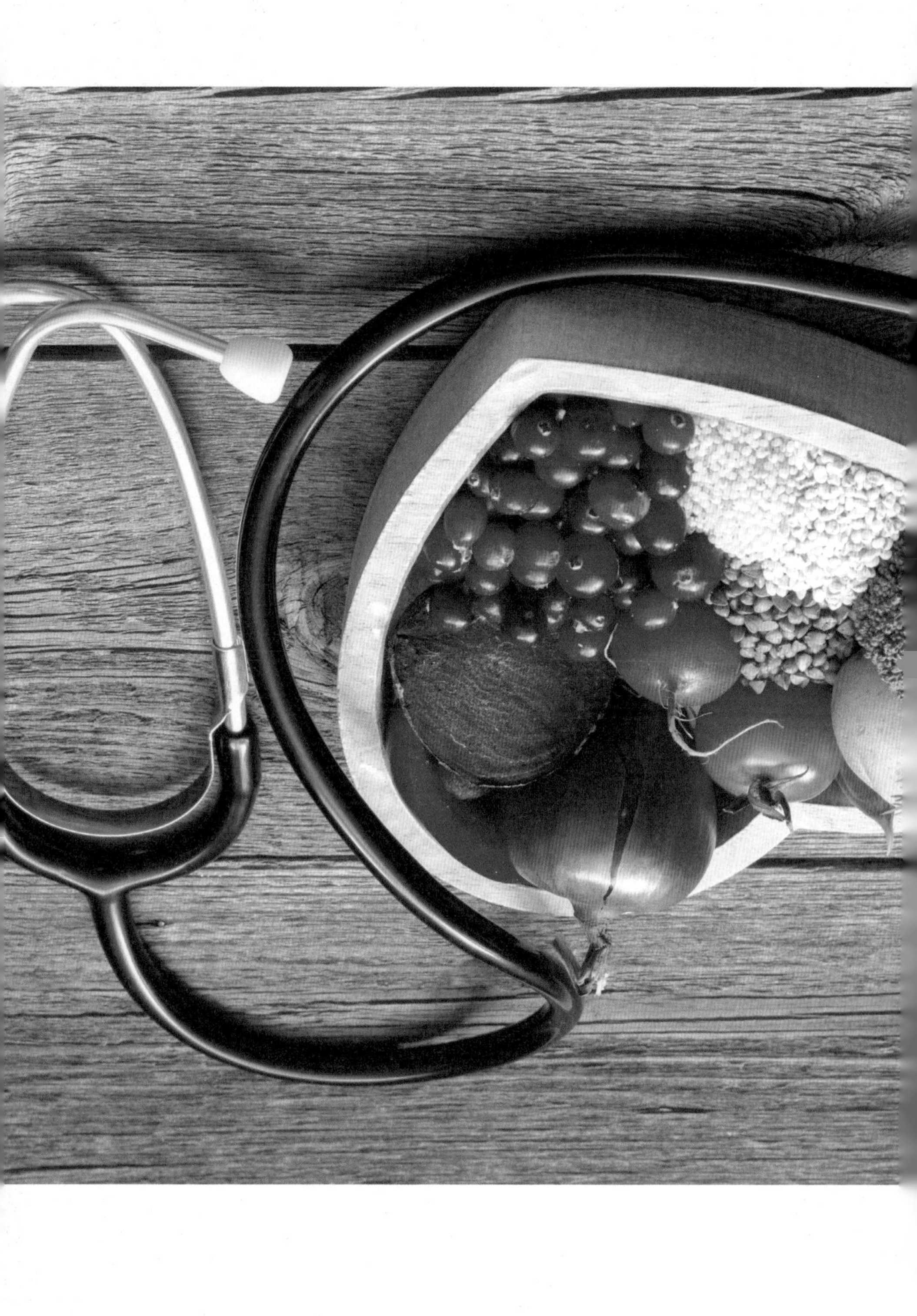

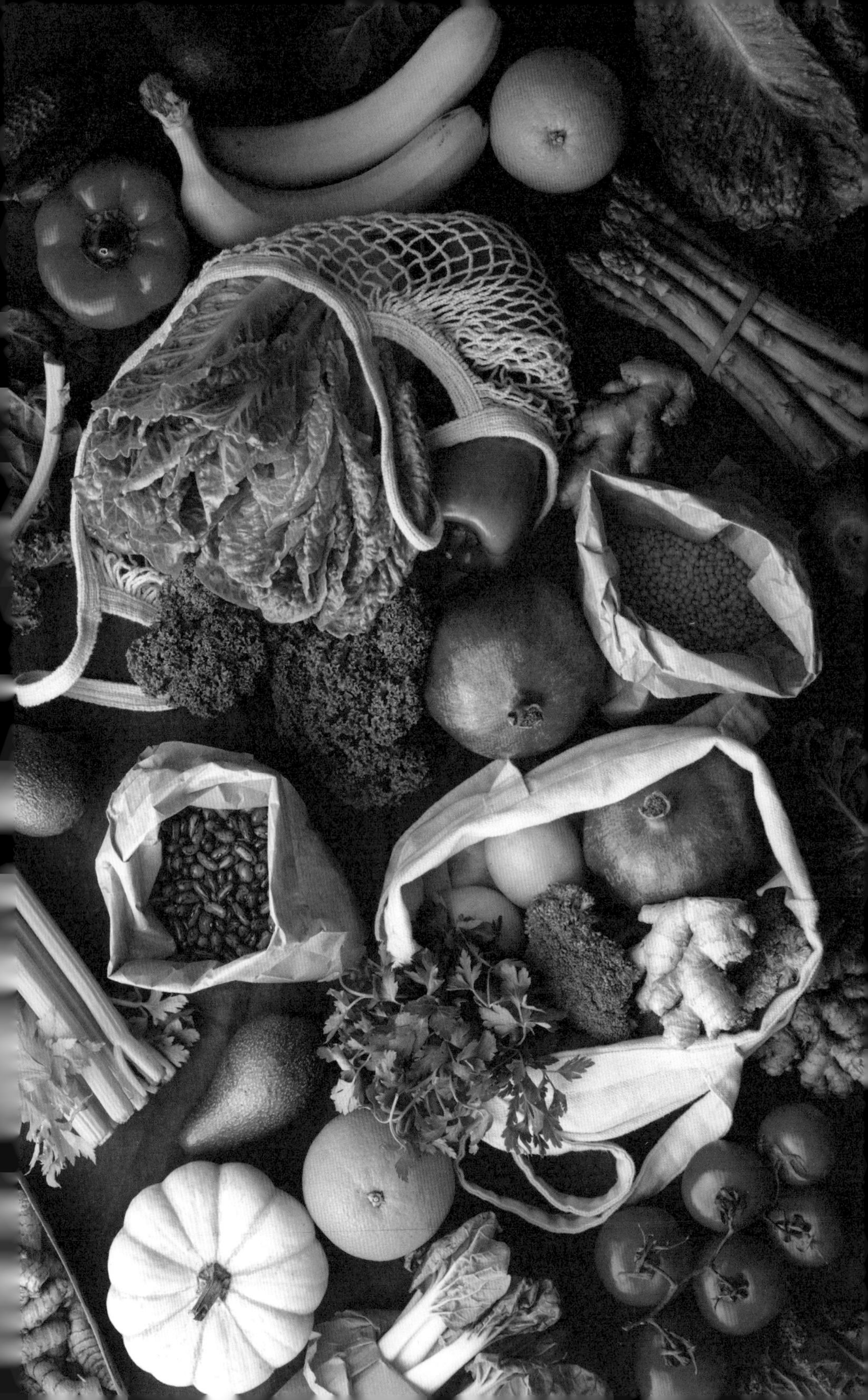

50%에 불과하며,[134] 매년 약 65만 명의 새로운 울혈성심부전 환자가 발생하고 있다. 저지방 식물성기반 식단은 일반적인 대조군 치료 식단의 병변 진행과 비교했을 때 혈중 지질 농도를 개선하고 혈압을 낮추며 죽상경화성 병변의 역전(회복)을 유도하는 것으로 나타났다.[108]

그러나 울혈성심부전 치료를 위한 식물성기반 식이요법에 관한 데이터는 아직 부족하다.[135] 3명의 환자가 평균 79일 동안 식물성기반 식단을 섭취한 한 연구에서는 심장 자기공명영상(MRI) 추적검사 결과, 박출률이 92% 증가하고(22.0±6.9% vs 42.2±18.4%), 좌심실 질량은 21% 감소했으며(214±90g vs 170±102g), 1회박출량이 62% 증가하고(55.8±24.3cc vs 90.3±30.6cc), 심박출량이 17% 증가한(3.6±1.2L/min vs 4.2±1.6L/min) 것으로 나타났다.[135]

당뇨병

프레이밍햄 코호트 연구(Framingham cohort study)는 최초로 당뇨병을 심혈관질환의 주요 위험인자로 규명했으며,[136] 현재 미국심장협회(American Heart Asoociation, AHA)에서는 당뇨병을 통제 가능한 인자로 간주한다. 당뇨병을 앓고 있는 성인은 당뇨병 그 자체보다 심장질환으로 사망할 확률이 더 높다.[137] 이제 심장병 전문의는 이 흔한 동반 질환에 대비하고 환자의 당뇨병 치료에 관여해야 한다. 전통적으로 당뇨병 치료는 1차 진료 의사 및 내분비내과 전문의의 진료 영역에 있었지만, 당뇨병과 심장병 모두 생활습관의학으로 해결할 수 있는 다학제적 접근법[138]을 요구한다.[139] 현재 2형당뇨병 치료의 전문성은 내분비내과 전문의의 진료 유무에 관계없이 심장내과 전문의의 진료 영역에 속할 수 있는 것으로 간주된다.

식물성기반 식단은 식이섬유 섭취와 포화지방 감소를 통해 과체중을 조절하고, 혈당과 인슐린 감수성을 조절하여 2형당뇨병을 개선하는 데 효과가 있음이 입증되었다. 식이섬유는 다량영양소, 특히 포도당이 혈액으로 흡수되는 것을 조절하고 제어하며, 염증과 독소가 혈액으로 누출되는 것을 방지하여 건강한 장 내벽을 지원한다(음식물과 접촉하는 장의 가장 안쪽 점막은 장내 미생물들로 덮여 있기 때문에 식이섬유를 섭취하면 유익한 미생물들이 장 점막을 덮게 되어 장 건강이 향상된다. 반대로 동물성 식품과 과도한 지방은 장내 유해균 증식을 촉진해 장 건강이 악화되기 쉽다. - 역자 주). 또한 동물성 단백질과 지방은 인슐린 저항성 및 2형당뇨병 발병률 증가와 관련이 있다.[140-142]

고지혈증

포화지방을 많이 함유한 식단은 죽상경화증 발병과 심혈관질환의 유발인자인 저밀도지질단백질(LDL)-콜레스테롤[143]을 증가시키는 것으로 나타났다.[144] LDL의 주요 구조단백질인 아포지질단백질 B(apolipoprotein B)는 심혈관질환과 직접적인 관련이 있다. 아포지질단백질 C-Ⅲ와 아포지질단백질 B는 모두 죽상경화증 초기 지방줄무늬(fatty streak) 단계의 특징인 대식세포의 거품세포 형성을 촉진하는 지질단백질이다. 동맥벽에 이러한 침전물이 쌓이면 염증 반응이 시작된다.[145]

반면, 식물성기반 식단은 잠재적으로 심부전으로 진행될 수 있는 대동맥 경직을 유발하는 활성산소종을 줄일 수 있다.[150-152] 그 메커니즘에는 지방 섭취 감소, 특히 LDL 입자의 감소가 산화를 줄여, 취약한 내피세포를 보호해 주는 산화질소의 손상을 조절하는 것이 포함된다.[146-149]

비만

과체중과 비만은 심혈관질환의 주요 위험인자이자 동반 질환이다.[153] 의학적 치료 덕분에 21세기 첫 10년 동안은 심장질환으로 인한 사망률이 크게 감소했지만, 2011년 이후 모든 심혈관질환 사망률의 감소폭이 둔화되고, 암과 당뇨병을 비롯한 만성질환의 발생률이 엄청나게 증가한 원인은 비만에 있을 수 있다.[154]

체중 감소, 심지어 약간의 체중(5%) 감소도 심혈관질환 및 동반 질환의 위험을 감소시키는 것으로 입증되었다.[155, 156] 체중 감소가 심혈관질환의 위험인자를 감소시키지만, 역설적인 것은 비만으로 인한 보호 효과가 있어서 경미한 비만(1단계)인 사람, 신장질환이 있는 사람 및 노인 등을 포함한 특정 인구집단의 경우 체질량지수와 사망률 사이에 역의 상관관계가 초래될 수 있다는 것이다.[157, 158] 심폐 체력(cardiorespiratory fitness, CRF)이 체질량지수보다 심혈관질환 위험을 더 잘 측정할 수 있지만, 과체중인 사람의 체중 감소는 심혈관질환의 생리학적 및 혈역학적 위험인자들을 줄일 수 있다.[158]

전통적인 체중 감량은 칼로리 제한이나 수술적 개입에 의존해 왔지만, 식물성기반 식단은 전반적인 건강을 개선하기 위해 식단의 질을 더 높일 수 있다는 장점이 있다.[159] 대조군 시험에서 비건 식단을 섭취한 그룹은 포화지방과 칼로리를 줄이는 전통적인 치료 식단을 섭취한 그룹보다 체중을 더 많이 감량했다. 이는 심장질환의 위험을 감소시키는 것으로 알려진 미량영양소가 풍부한 식품 섭취에 적절한 주의를 기울인다면, 저지방 비건 식단을 채택하는 것이 다량영양소 섭취의 여러 측면을 개선한다는 것을 나타낸다.[160, 161]

보건의료제공자를 위한 핵심

- 심혈관질환 예방 및 관리를 위한 식물성기반 식이요법의 주요 이점에는 고혈압, 인슐린, 염증 및 산화 스트레스 조절 등이 포함된다.[46, 68, 69, 72-75, 86, 159]

- 식물성기반 식단은 중성지방, 과체중 및 기타 심혈관질환 생물지표 등의 위험인자들을 감소시킨다.[117, 162]

- 어린이[163]와 성인[127, 164] 모두를 대상으로 한 중재 연구는 다양한 인구집단에 대한 식물성기반 식이 중재의 안전성과 효과를 입증한다.

- 엄격한 저지방(지방 유래 칼로리 비율이 10% 이하) 자연식물식 식단은 혈청 콜레스테롤 수치를 150㎎/dL 이하로 유지시켜 심혈관질환을 예방할 수 있다.[91, 136]

- 정제된 음식과 동물성 식품은 모든 동맥의 안쪽을 덮고 있는 연약한 내피세포에 해를 끼치고, 항산화제가 풍부한 식물성 식품은 내피세포의 손상을 방지한다.[46, 67, 68, 70, 71]

- 식물성기반 식단을 주로 섭취하는 인구집단은 심혈관질환 발생률이 가장 낮다.[4]

- 환자가 자연식물식 식단을 시도하는 것에 관심을 보인다면, 교육 및 지원 자료를 공유하는 것이 도움이 된다.

자주 하는 질문

Q 심장대사 건강을 위해 자연식물식을 섭취하는 환자는 단백질과 지방, 비타민 B12를 충분히 얻을 수 있는가?

잘 계획된 자연식물식 식단은 일반인과 심혈관질환 환자에게 최적의 건강과 치유에 필요한 모든 영양소를 제공하지만,[165, 166] 비타민 B12와 비타민 D는 잠재적으로 예외다.[167] 만성질환 치료에 있어서 유익한 효과는 용량 의존적이며, 환자들은 충분한 수준(용량)의 생활습관 변화에 따라 유익한 효과를 경험하게 된다.[165, 168]

Q 모든 육류 섭취가 위험한가? 아니면 적색육과 가공육만 위험한가?

적색육과 가공육은 심혈관질환과 관련 있음이 여러 연구에서 확인됐다.[169, 170] 일부 연구에서는 동물성 식품 섭취와 심혈관질환 및 사망률 사이에 용량 의존적 관계가 있음을 보여 주었다.[171] 그러나 또 다른 연구에서는 가공되지 않은 육류 및 가금류 섭취와 심혈관질환 또는 사망률 사이에 연관성이 없는 것으로 나타났다.[169] 2020년 전향적 코호트 연구에서는 가공육, 가공되지 않은 적색육 또는 가금류는 심혈관질환 발생과 유의한 관련이 있는 반면, 어류 섭취는 그렇지 않은 것으로 나타났다.[172] 많은 연구에서 포화지방, 콜레스테롤 및 동물성 단백질을 줄이고, 식물성기반 식단을 통해 영양소를 섭취하면 심혈관질환을 효과적으로 치료할 수 있으며, 경우에 따라 심혈관질환 진행을 멈출 수 있다고 제안했다.[118, 125, 173-176] 식물성기반 식단은 심혈관질환의 위험 및 발생률을 낮추는 것과 관련이 있다. 예를 들어, '유럽인의 암과 영양에 대한 전향적 조사-옥스퍼드 연구(European Prospective Investigation into Cancer and Nutrition-Oxford study, EPIC-Oxford study)'에서 비건은 고혈압 유병률이 가장 낮았다.[178]

Q 환자들이 식단에 관한 이러한 중대한 변화를 기꺼이 시도할까?

연구에 따르면, 식물성기반 식단을 잘 준수할수록 심혈관질환 위험이 낮아지고 치료 결과가 개선되었다.[118, 165] 보건의료제공자는 가장 신뢰할 수 있는 권위자로서, 환자가 이러한 행동 변화를 성공적으로 실천하도록 안내할 수 있다. 이를 위해서는 공동의 노력, 지역사회 단위의 노력이 필요할 수 있다.[179] 예를 들어 주치의, 영양사, 간호사 및 웰니스 코치 등으로 이루어진 팀을 구성하여 지원 그룹 회의 및 그룹 세션을 진행할 수 있다.[180] 행동 변화 기법은 환자의 행동 변화 결정요인을 발견하여 환자가 현재 어떤 변화 단계에 있는지 파악하여 스스로 목표를 세울 수 있도록 하는 등 환자의 순응도를 높이는 데 도움이 되는 것으로 밝혀졌다. 동기강화 면담은 보건의료제공자가 성찰적 경청을 통해 공감을 전하고 저항을 인식하는 데 유용한 도구가 될 수 있다.[179, 181, 182] 환자의 가족, 지원 그룹 또는 신뢰할 수 있는 친구를 포함시키는 것이 도움이 된다.[183, 184]

Q 환자가 식물성기반 식단을 준수할까?

배려하고 공감하는 보건의료제공자는 환자가 권고사항을 준수할 가능성을 높인다.[179, 182] 환자의 우려, 신념, 문화적 맥락과 태도를 아는 것이 환자의 식단 준수에 중요하다.[179] 연구에 따르면 식단의 준수 여부는 환자의 동기에 달려 있다.[132] 더 나아가, 건강한 생활습관을 몸소 보여 주는 보건의료제공자는 환자들이 더 건강한 습관을 채택하도록 돕는 데 가장 성공적이었다.[185] 상담, 동기강화 면담 및 협업을 병행하면 행동 변화를 촉진할 수 있다.[179, 186] '파운드 로스트(POUNDS LOST, Preventing Overweight Using Novel Dietary Strategies)' 연구는 체중 감소가 식단 준수(순응도)에 달려 있으며, 섬유질이 식단 준수에 가장 큰 영향을 미친다는 것을 보여 주었다.[187, 188] 체중 감량을 유도하는 안전하고 건강한 식물성기반 식이요법은 심혈관질환 위험을 낮출 수 있다.[189] 체질량지수가 높은(30kg/㎡~37kg/㎡) 성인 62명을 대상으로 한 무작위 교차 시험에서 지중해식 식단과 저지방 비건 식단 모두 높은 순응도를 나타냈다.[164]

주요 연구 요약

심혈관질환 진행을 중단시키는 경로를 강조하는 초기 연구 및 사례 연구

에셀스틴 환자 코호트

클리블랜드 클리닉(Cleveland Clinic)의 의사인 콜드웰 에셀스틴(Caldwell Esselstyn) 박사는 소규모 연구(대상자 수=19명)[89]에서뿐만 아니라 좀 더 최근에 이뤄진 198명의 환자를 연속해서 추적한 사례 연구에서 관상동맥질환의 진행을 막을 수 있음을 입증했다.[93] 모든 참가자는 식물성기반 영양에 대한 집중적인 상담을 받았고 견과류, 씨앗, 아보카도, 견과류 버터 등의 섭취를 최소화하거나 아예 섭취하지 말고, 모든 정제된 식품과 첨가당 및 동물성 식품을 피하라는 지침을 받았다. 그 결과, 엄격한 저지방(10% 미만) 식물성기반 식단이 혈청 콜레스테롤을 150㎎/dL 미만으로 낮춰 중증 심혈관질환을 안정화할 수 있다는 사실이 입증되었다.[89] 평균 3.7년 동안 식물성기반 식단을 준수한 환자들은 그렇지 않은 환자들보다 후속 심장 사건 발생률이 훨씬 낮았다.

치료를 위한 이러한 식이요법 중재는 저지방 식물성기반 식단이 그 자체로 환자에게 의미 있는 증상 개선을 가져다줄 수 있다는 개념적 근거를 제공하며, 더 많은 인구집단에서 이러한 식단의 준수를 지속할 수 있는지 확인하기 위해 더 광범위한 시험을 수행할 필요가 있다.[93]

생활습관 심장 시험

'생활습관 심장 시험(Lifestyle Heart Trial)'은 종합적인 생활습관의 변화가 1년 후 관상동맥 죽상경화증에 영향을 미치는지 파악하고자 한 전향적 무작위 대조 시험으로, 28명의 환자를 중재군(저지방 베지테리언 식단, 금연, 스트레스 관리 훈련 및 적당한 운동)에, 20명은 일반적 관리 대조군에 배정하였다.[175] 1년 후 총 195개의 관상동맥 병변을 정량적 관상동맥조영술로 분석했다. 중재군의 경우 협착 부위의 평균 지름 백분율이 40.0(표준편차 16.9)%에서 37.8(16.5)%로 회복됐지만, 대조군에서는 42.7(15.5)%에서 46.1(18.5)%로 진행됐다.[175] 협착률이 50% 이상인 병변만 분석했을 때, 협착 부위의 평균 지름 백분율은 중재군의 경우 61.1(8.8)%에서 55.8(11.0)%로 회복됐지만, 대조군은 61.7(9.5)%에서 64.4(16.3)%로 진행됐다.[175] 전체적으로, 혈관조영 검사상 종합적인 생활습관 프로그램을 따른 중재군은 82%에서 병변이 회복되었고, 일반적 관리를 따른 대조군과 비교하여 협착이 덜 진행되었다.

이는 지질 저하제 사용 없이 단 1년 만에 관찰된 결과이다.[175]

5년이 지난 시점에 중재군 환자들은 5.8kg의 체중 감량을 유지했지만, 대조군 환자들의 체중은 기준선에서 크게 변하지 않았다.[175] 5년 후 LDL 수치는 중재군의 경우 기준선보다 20% 감소했고, 대조군은 19.3% 감소했다. HDL 수치와 혈압은 두 그룹 간에 차이가 없었다.[175] 5년 후 협심증 발생 빈도는 혈소판과 내피세포의 상호작용, 혈관운동의 긴장도 혹은 협착의 기타 역학적 특성의 변화로 인해 중재군의 경우 72% 감소했고, 대조군은 36% 감소했다.[175] 5년간의 추적 관찰 기간 동안 대조군에서는 중재군에 비해 심장 사건이 훨씬 더 자주 발생했다.[175]

5년이 지난 시점에 관찰된 LDL 감소 수치는 외래 환자가 지질 저하제 복용으로 달성한 감소 수치와 견줄 만하다. 이 연구는 비교적 소규모로 진행되었지만, 관상동맥 죽상경화증의 자연적인 진행을 멈추고 심장 증상 및 사건을 줄이는 데 유망한 개념 증명의 경로를 제공했다.[175]

심혈관질환과 식물성기반 식단: 주요 무작위 시험, 체계적 문헌고찰 및 메타 분석 연구 요약

식이요법과 질병 치료에 관한 연구 외에도, 다양한 형태의 심혈관질환을 예방하기 위한 식물성기반 식단의 역할을 조사한 연구를 탐색하여 가장 강력한 연구 13건에서 데이터를 추출했다. 그중 4건은 무작위 대조 시험이었고,[127, 163, 190, 191] 9건은 체계적 문헌고찰 또는 메타 분석이 혼합된

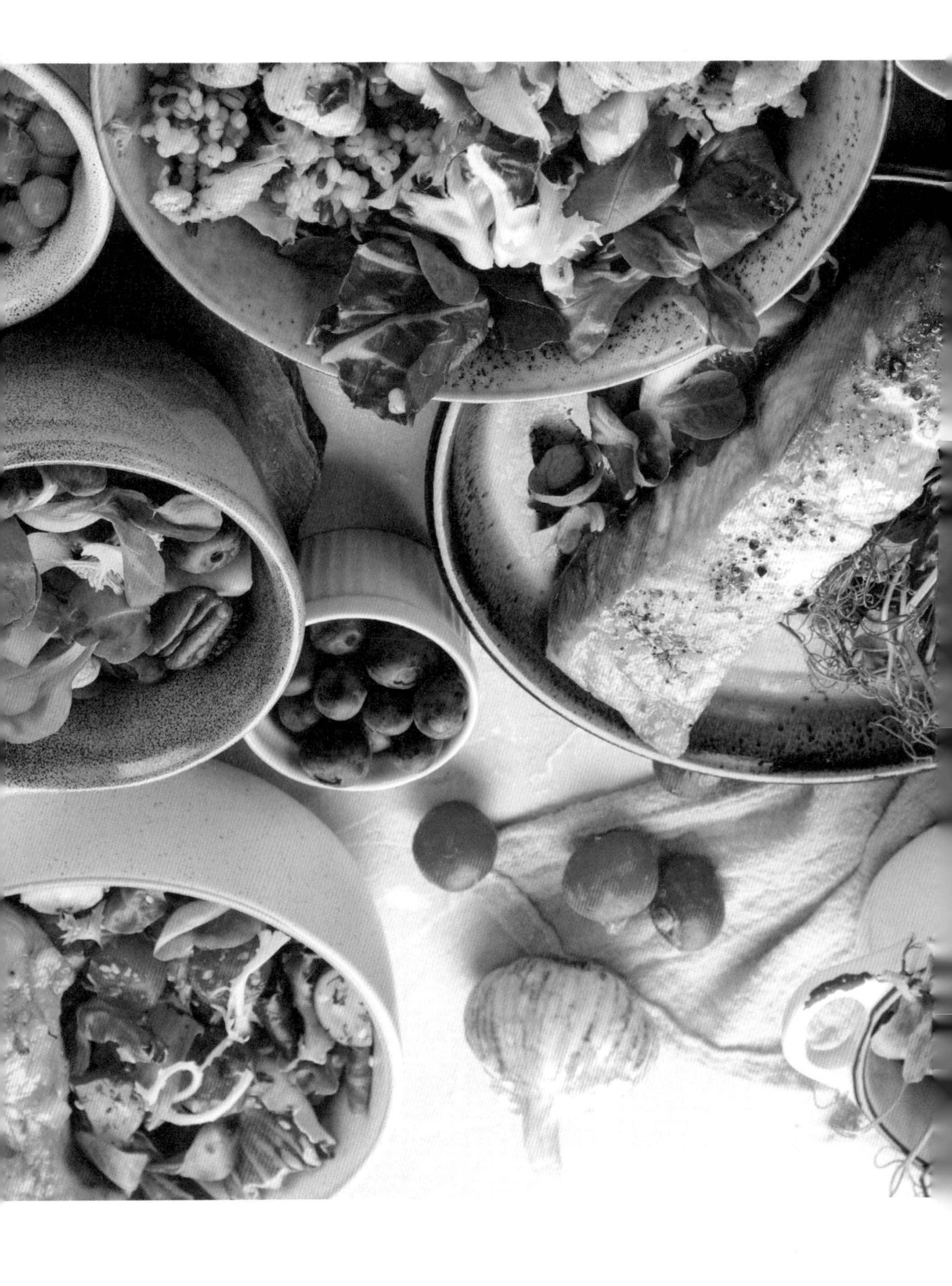

연구였다.[125, 177, 192-198] 여러 연구에서 식물성기반 식단이 신체계측 측정치 및 혈중 지질과 같은 위험인자에 미치는 영향을 조사했다.[127, 163, 190, 191, 193-195, 197] 또 다른 연구에서는 식물성기반 식단이 심혈관질환 및 뇌혈관질환 발생률과 사망률에 미치는 영향을 조사했다.[125, 177, 192, 196, 198]

식물성기반 식단과 신체계측 및 혈액 측정치를 조사한 많은 연구에서 식물성기반 식단의 유익한 효과를 보여 주었다. 한 무작위 대조 시험에서는 18주간의 저지방 비건 식단 중재 결과, 중재군은 대조군에 비해 체질량지수와 콜레스테롤 지표가 현저하게 개선된 것을 발견했다.[127] 또 다른 무작위 대조 시험에서는 4주간의 저지방 식물성기반 식단 중재 후에 어린 자녀와 부모 모두 체중 및 심혈관질환에 대한 혈액 위험 지표가 감소한 것으로 나타났다.[163] 또한 식물성기반 식단은 혈액 지표와 체중 감소 측면에서 미국심장협회 권고 식단보다 우수한 효과를 보였다. 또 1건의 무작위 대조 시험에서는 식물성기반 식단 중재군의 심혈관질환 위험 지표가 월등히 개선되었음을 보여 줌으로써 선행 연구 결과를 확정했다.[191] 'CARDIVEG(Cardiovascular Prevention With Vegetarian Diet 베지테리언 식단을 통한 심혈관질환 예방)' 연구에서는 지중해식 식단과 베지테리언 식단 모두 비슷한 체중 및 혈중 지질 감소 효과를 보였지만, 베지테리언 식단에서는 LDL-콜레스테롤이 더 급격히 감소한 것으로 나타났다.[190]

대부분의 메타 분석에서도 식물성기반 식단의 체중 및 혈중 지질 감소 효과가 확인되었다(예외적으로 한 메타 분석에서는 기준선 수축기 혈압이 130mmHg를 초과하는 사람들에게서만 식물성기반 식단의 혈압 감소 효과가 관찰됐다).[197] 2018년에 수행된 한 체계적 문헌고찰에서는 체중 관리가 심부전 관리를 위한 생활습관 교정 중 중추적인 역할을 하는 것으로 밝혀졌다.[199] 한 단면 연구에서는 이를 입증하고, 식물성기반 식단이 더 중요한 중재임을 시사하였다.[119] 여러 연구에 따르면 베지테리언은 비-베지테리언에 비해 수축기 및 이완기 혈압이 유의하게 낮고, 고혈압 발생 확률(각각 0.37, 0.57)이 훨씬 낮았으며, 고혈압약(항고혈압제)을 더 적게 사용하고도 혈압 수치를 낮출 수 있었다.[132, 200-205]

다양한 형태의 심혈관질환 발병률과 사망률을 조사한 연구에서 허혈성심장질환의 위험 감소에는 일관성이 있는 것으로 보였지만, 다른 형태의 심혈관질환과 관련된 결과에서는 상충되는 부분이 있었다. 한 체계적 문헌고찰 및 메타 분석에서는 베지테리언에게서 허혈성심장질환 위험이 크게 감소한 것을 발견했지만, 이는 주로 재림교인 건강 코호트에서 관찰되었다.[192] 또 다른 체계적 문헌고찰 및 메타 분석에서는 베지테리언의 유의한 허혈성심장질환 위험 감소와 유의하지 않은 뇌혈관질환 위험 감소를 발견함으로써 이러한 결과를 확인했다.[125] 심부전에 대한 체계적 문헌고찰에서는 여러 코호트 연구에서 베지테리언의 심부전 위험이 감소했다는 암시적 근거를 제시했다.[177] 끝으로 또 다른 체계적 문헌고찰 및 메타 분석에서는 베지테리언 식단과 뇌졸중 위험 감소 사이의 관련성을 발견하지는 못했지만, 관상동맥심장질환 발병률과 사망률은 유의하게 감소시킨 것을 확인했다.[196]

'완전한 건강 개선 프로그램(Complete Health Improvement Program, CHIP)'은 식물성기반 식단에 중점을 둔 생활습관 중재를 통해 만성질환 위험인자들이 신속하고 유의미하게 감소함을 보여 주었다. 2005~2011년에 캐

나다 전역에서 총 1,003명(56.3±12.1세, 68% 여성)이 27개의 CHIP 중재 프로그램 중 하나에 참여했다. 프로그램 참여자의 체질량지수(-3.1%), 수축기 혈압(-7.3%), 이완기 혈압(-4.3%), 총콜레스테롤(-11.3%), LDL-콜레스테롤(-12.9%), 중성지방(-8.2%), 공복 혈당(-7.0%) 등에서 전체적으로 유의한 감소($P<0.001$)가 기록되었다. 프로그램 시작 당시 이러한 지표가 가장 높은 범주에 속했던 참여자들은 30일 만에 이러한 지표의 측정치가 약 20% 감소했다.[206] 고무적이게도, 식물성기반 식단의 보호 효과는 비만으로 인한 심혈관질환에 대한 유전적 감수성을 완화할 수 있다.[206]

결론

현대 심장학은 심혈관질환의 급성 및 잠재적으로 치명적인 증상을 관리하는 데 상당한 성공을 거두었다. 그러나 질병을 멈추거나 심혈관질환 진행을 막을 수 있는 잠재적인 방법들에 집중하고, 전 세계적인 유행을 통제하는 데는 실패했다.[89] 식물성기반 식이요법에 중점을 둔 심혈관질환 치료법과 영양 및 생활습관의학의 집중적인 중재는 개인 및 인구집단의 건강을 위한 포괄적인 치료 계획의 일부로서 환자에게 매우 유익하다.

1. World Health Organization, 2021. Cardiovascular diseases (CVDs). In: World Health Organization (Editor), Fact Sheets. World Health Organization.

2. Murphy SL, X.J., Kochanek KD, Arias E., November, 2018. Mortality in the United States, 2017, U.S. DEPARTMENT OF HEALTH AND HUMAN SERVICES Centers for Disease Control and Prevention, Hyattsville, MD: National Center for Health Statistics.

3, Sabzmakan, L., Morowatisharifabad, M.A., Mohammadi, E. et al., 2014. Behavioral determinants of cardiovascular diseases risk factors: A qualitative directed content analysis. ARYA Atheroscler, 10(2): 71-81.

4. Tuso, P.J., Ismail, M.H., Ha, B.P. and Bartolotto, C., 2013. Nutritional update for physicians: plant-based diets. Perm J, 17(2): 61-66.

5. American Heart, A., 2021. What is Cardiovascular Disease? In: A.H.A.e. staff (Editor). www.heart.org.

6. Havranek, E.P., Mujahid, M.S., Barr, D.A. et al., 2015. Social Determinants of Risk and Outcomes for Cardiovascular Disease: A Scientific Statement From the American Heart Association. Circulation, 132(9): 873-898.

7. Ritchey, M.D., Wall, H.K., George, M.G. and Wright, J.S., 2020. US trends in premature heart disease mortality over the past 50 years: Where do we go from here? Trends Cardiovasc Med, 30(6): 364-374.

8. Yusuf, S., Hawken, S., Ounpuu, S. et al., 2004. Effect of potentially modifiable risk factors associated with myocardial infarction in 52 countries (the INTERHEART study): case-control study. Lancet, 364(9438): 937-952.

9. White-Williams, C., Rossi, L.P., Bittner, V.A. et al., 2020. Addressing Social Determinants of Health in the Care of Patients With Heart Failure: A Scientific Statement From the American Heart Association. Circulation, 141(22): e841-e863.

10. Mahajan, S., Grandhi, G.R., Valero-Elizondo, J. et al., 2021. Scope and Social Determinants of Food Insecurity Among Adults With Atherosclerotic Cardiovascular Disease in the United States. Journal of the American Heart Association, 10(16): e020028.

11. Virani, S.S., Alonso, A., Aparicio, H.J. et al., 2021. Heart Disease and Stroke Statistics-2021 Update: A Report From the American Heart Association. Circulation, 143(8): e254-e743.

12. Roth, G.A., Mensah, G.A., Johnson, C.O. et al., 2020. Global Burden of Cardiovascular Diseases and Risk Factors, 1990-2013;2019. Journal of the American College of Cardiology, 76(25): 2982-3021.

13. Zhong, V.W., Van Horn, L., Greenland, P. et al., 2020. Associations of Processed Meat, Unprocessed Red Meat, Poultry, or Fish Intake With Incident Cardiovascular Disease and All-Cause Mortality. JAMA Intern Med, 180(4): 503-512.

14. Hooper, L., Martin, N., Jimoh, O.F., Kirk, C., Foster, E. and Abdelhamid, A.S., 2020. Reduction in saturated fat intake for cardiovascular disease. Cochrane Database Syst Rev, 5(5): Cd011737.

15. Sacks, F.M., Lichtenstein, A.H., Wu, J.H.Y. et al., 2017. Dietary Fats and Cardiovascular Disease: A Presidential Advisory From the American Heart Association. Circulation, 136(3): e1-e23.

16. Blaak, E.E., Riccardi, G. and Cho, L., 2021. Carbohydrates: Separating fact from fiction. Atherosclerosis, 328: 114-123.

17. Sievenpiper, J.L., 2020. Low-carbohydrate diets and cardiometabolic health: the importance of carbohydrate quality over quantity. Nutrition reviews, 78(Suppl 1): 69-77.

18. 2019. Health effects of dietary risks in 195 countries, 1990-2017: a systematic analysis for the Global Burden of Disease Study 2017. Lancet, 393(10184): 1958-1972.

19. Juul, F., Vaidean, G., Lin, Y., Deierlein, A.L. and Parekh, N., 2021. Ultra-Processed Foods and Incident Cardiovascular Disease in the Framingham Offspring Study. J Am Coll Cardiol, 77(12): 1520-1531.

20. Juul, F., Vaidean, G. and Parekh, N., 2021. Ultra-processed Foods and Cardiovascular Diseases: Potential Mechanisms of Action. Advances in Nutrition.

21. Srour, B., Fezeu, L.K., Kesse-Guyot, E. et al., 2019. Ultra-processed food intake and risk of cardiovascular disease: prospective cohort study (NutriNet-Santé). Bmj, 365: l1451.

22. Health and Economic Costs of Chronic Diseases. Centers for Disease Control and Prevention.

23. CDC Million Hearts, 2021. Costs & Consequences of Heart Disease and Stroke. In: C.s.D.f.H.D.a.S. Prevention (Editor), Million Hearts Initiative. Centers for Disease Control and Prevention.

24. Jardim, T.V., Mozaffarian, D., Abrahams-Gessel, S. et al., 2019. Cardiometabolic disease costs associated with suboptimal diet in the United States: A cost analysis based on a microsimulation model. PLoS medicine, 16(12): e1002981-e1002981.

25. Suwaidi, J.A., Hamasaki, S., Higano, S.T., Nishimura, R.A., Holmes, D.R., Jr. and Lerman, A., 2000. Long-term follow-up of patients with mild coronary artery disease and endothelial dysfunction. Circulation, 101(9): 948-954.

26. Nabel, E.G. and Braunwald, E., 2012. A tale of coronary artery disease and myocardial infarction. The New England journal of medicine, 366(1): 54-63.

27. World Health Organization, Cardiovascular diseases (CVDs).

28. Acosta-Navarro, J.C., Oki, A.M., Antoniazzi, L. et al., 2019. Consumption of animal-based and processed food associated with cardiovascular risk factors and subclinical atherosclerosis biomarkers in men. Rev Assoc Med Bras (1992), 65(1): 43-50.

29. Vogel, R.A., Corretti, M.C. and Plotnick, G.D., 1997. Effect of a single high-fat meal on endothelial function in healthy subjects. The American journal of cardiology, 79(3): 350-354.

30. Marchesi, S., Lupattelli, G., Schillaci, G. et al., 2000. Impaired flow-mediated vasoactivity during post-prandial phase in young healthy men. Atherosclerosis, 153(2): 397-402.

31. Bae, J.H., Bassenge, E., Kim, K.B. et al., 2001. Postprandial hypertriglyceridemia impairs endothelial

function by enhanced oxidant stress. Atherosclerosis, 155(2): 517-523.

32. Lu, S.C., Wu, W.H., Lee, C.A., Chou, H.F., Lee, H.R. and Huang, P.C., 2000. LDL of Taiwanese vegetarians are less oxidizable than those of omnivores. J Nutr, 130(6): 1591-1596.

33. Yu, E., Rimm, E., Qi, L. et al., 2016. Diet, Lifestyle, Biomarkers, Genetic Factors, and Risk of Cardiovascular Disease in the Nurses' Health Studies. Am J Public Health, 106(9): 1616-1623.

34. Libby, P., 2021. The changing landscape of atherosclerosis. Nature, 592(7855): 524-533.

35. Alfaddagh, A., Martin, S.S., Leucker, T.M. et al., 2020. Inflammation and cardiovascular disease: From mechanisms to therapeutics. Am J Prev Cardiol, 4: 100130-100130.

36. Li, J., Lee, D.H., Hu, J. et al., 2020. Dietary Inflammatory Potential and Risk of Cardiovascular Disease Among Men and Women in the U.S. Journal of the American College of Cardiology, 76(19): 2181-2193.

37. Estruch, R., Sacanella, E. and Lamuela-Raventós, R.M., 2020. Ideal Dietary Patterns and Foods to Prevent Cardiovascular Disease. Journal of the American College of Cardiology, 76(19): 2194-2196.

38. Baer, D.J., Judd, J.T., Clevidence, B.A. and Tracy, R.P., 2004. Dietary fatty acids affect plasma markers of inflammation in healthy men fed controlled diets: a randomized crossover study. Am J Clin Nutr, 79(6): 969-973.

39. Casas, R., Sacanella, E. and Estruch, R., 2014. The immune protective effect of the Mediterranean diet against chronic low-grade inflammatory diseases. Endocr Metab Immune Disord Drug Targets, 14(4): 245-254.

40. Mozaffarian, D., 2006. Trans fatty acids - effects on systemic inflammation and endothelial function. Atheroscler Suppl, 7(2): 29-32.

41. Mozaffarian, D., Katan, M.B., Ascherio, A., Stampfer, M.J. and Willett, W.C., 2006. Trans Fatty Acids and Cardiovascular Disease. New England Journal of Medicine, 354(15): 1601-1613.

42. Hu, Y., Block, G., Norkus, E.P., Morrow, J.D., Dietrich, M. and Hudes, M., 2006. Relations of glycemic index and glycemic load with plasma oxidative stress markers. Am J Clin Nutr, 84(1): 70-76; quiz 266-267.

43. Schulze, M.B., Hoffmann, K., Manson, J.E. et al., 2005. Dietary pattern, inflammation, and incidence of type 2 diabetes in women. Am J Clin Nutr, 82(3): 675-684; quiz 714-675.

44. Minihane, A.M., Vinoy, S., Russell, W.R. et al., 2015. Low-grade inflammation, diet composition and health: current research evidence and its translation. The British journal of nutrition, 114(7): 999-1012.

45. Holven, K.B., Aukrust, P., Retterstol, K. et al., 2006. Increased levels of C-reactive protein and interleukin-6 in hyperhomocysteinemic subjects. Scand J Clin Lab Invest, 66(1): 45-54.

46. Pauletto, P. and Rattazzi, M., 2006. Inflammation and hypertension: the search for a link. Nephrol

Dial Transplant, 21(4): 850-853.

47. Fisher-Wellman, K. and Bloomer, R.J., 2009. Macronutrient specific postprandial oxidative stress: relevance to the development of insulin resistance. Curr Diabetes Rev, 5(4): 228-238.

48. Ceriello, A., 2010. Hyperglycaemia and the vessel wall: the pathophysiological aspects on the atherosclerotic burden in patients with diabetes. Eur J Cardiovasc Prev Rehabil, 17 Suppl 1: S15-19.

49. Lin, Y., Mousa, S.S., Elshourbagy, N. and Mousa, S.A., 2010. Current status and future directions in lipid management: emphasizing low-density lipoproteins, high-density lipoproteins, and triglycerides as targets for therapy. Vasc Health Risk Manag, 6: 73-85.

50. Lee, S., Park, Y., Zuidema, M.Y., Hannink, M. and Zhang, C., 2011. Effects of interventions on oxidative stress and inflammation of cardiovascular diseases. World J Cardiol, 3(1): 18-24.

51. Gupta, S.V., Yamada, N., Fungwe, T.V. and Khosla, P., 2003. Replacing 40% of Dietary Animal Fat with Vegetable Oil Is Associated with Lower HDL Cholesterol and Higher Cholesterol Ester Transfer Protein in Cynomolgus Monkeys Fed Sufficient Linoleic Acid. The Journal of Nutrition, 133(8): 2600-2606.

52. Perez-Martinez, P., Garcia-Quintana, J.M., Yubero-Serrano, E.M. et al., 2010. Postprandial oxidative stress is modified by dietary fat: evidence from a human intervention study. Clin Sci (Lond), 119(6): 251-261.

53. Park, J.E., Miller, M., Rhyne, J., Wang, Z. and Hazen, S.L., 2019. Differential effect of short-term popular diets on TMAO and other cardio-metabolic risk markers. Nutr Metab Cardiovasc Dis, 29(5): 513-517.

54. Koeth, R.A., Lam-Galvez, B.R., Kirsop, J. et al., 2019. l-Carnitine in omnivorous diets induces an atherogenic gut microbial pathway in humans. J Clin Invest, 129(1): 373-387.

55. Tang, W.H., Wang, Z., Levison, B.S. et al., 2013. Intestinal microbial metabolism of phosphatidylcholine and cardiovascular risk. N Engl J Med, 368(17): 1575-1584.

56. Wang, Z., Klipfell, E., Bennett, B.J. et al., 2011. Gut flora metabolism of phosphatidylcholine promotes cardiovascular disease. Nature, 472(7341): 57-63.

57. Wang, Z., Tang, W.H.W., Buffa, J.A. et al., 2014. Prognostic value of choline and betaine depends on intestinal microbiota-generated metabolite trimethylamine-N-oxide. European heart journal, 35(14): 904-910.

58. Senthong, V., Li, X.S., Hudec, T. et al., 2016. Plasma Trimethylamine N-Oxide, a Gut Microbe-Generated Phosphatidylcholine Metabolite, Is Associated With Atherosclerotic Burden. J Am Coll Cardiol, 67(22): 2620-2628.

59. Tang, W.H.W., Wang, Z., Li, X.S. et al., 2017. Increased Trimethylamine N-Oxide Portends High Mortality Risk Independent of Glycemic Control in Patients with Type 2 Diabetes Mellitus. Clinical chemistry, 63(1): 297-306.

60. Senthong, V., Wang, Z., Fan, Y., Wu, Y., Hazen, S.L. and Tang, W.H.W., 2016. Trimethylamine

N-Oxide and Mortality Risk in Patients With Peripheral Artery Disease. Journal of the American Heart Association, 5(10): e004237.

61. Tang, W.H., Wang, Z., Fan, Y. et al., 2014. Prognostic value of elevated levels of intestinal microbe-generated metabolite trimethylamine-N-oxide in patients with heart failure: refining the gut hypothesis. J Am Coll Cardiol, 64(18): 1908-1914.

62. Heianza, Y., Ma, W., Manson, J.E., Rexrode, K.M. and Qi, L., 2017. Gut Microbiota Metabolites and Risk of Major Adverse Cardiovascular Disease Events and Death: A Systematic Review and Meta-Analysis of Prospective Studies. Journal of the American Heart Association, 6(7): e004947.

63. Qi, J., You, T., Li, J. et al., 2018. Circulating trimethylamine N-oxide and the risk of cardiovascular diseases: a systematic review and meta-analysis of 11 prospective cohort studies. J Cell Mol Med, 22(1): 185-194.

64. Kaysen, G.A., Johansen, K.L., Chertow, G.M. et al., 2015. Associations of Trimethylamine N-Oxide With Nutritional and Inflammatory Biomarkers and Cardiovascular Outcomes in Patients New to Dialysis. Journal of renal nutrition : the official journal of the Council on Renal Nutrition of the National Kidney Foundation, 25(4): 351-356.

65. Tang, W.H.W., Bäckhed, F., Landmesser, U. and Hazen, S.L., 2019. Intestinal Microbiota in Cardiovascular Health and Disease: JACC State-of-the-Art Review. Journal of the American College of Cardiology, 73(16): 2089-2105.

66. Jia, J., Dou, P., Gao, M. et al., 2019. Assessment of Causal Direction Between Gut Microbiota–Dependent Metabolites and Cardiometabolic Health: A Bidirectional Mendelian Randomization Analysis. Diabetes, 68(9): 1747-1755.

67. Turner-McGrievy, G.M., Wirth, M.D., Shivappa, N. et al., 2015. Randomization to plant-based dietary approaches leads to larger short-term improvements in Dietary Inflammatory Index scores and macronutrient intake compared with diets that contain meat. Nutr Res, 35(2): 97-106.

68. Watzl, B., 2008. Anti-inflammatory effects of plant-based foods and of their constituents. Int J Vitam Nutr Res, 78(6): 293-298.

69. Suter, P.M., Sierro, C. and Vetter, W., 2002. Nutritional factors in the control of blood pressure and hypertension. Nutr Clin Care, 5(1): 9-19.

70. Baradaran, A., Nasri, H. and Rafieian-Kopaei, M., 2014. Oxidative stress and hypertension: Possibility of hypertension therapy with antioxidants. J Res Med Sci, 19(4): 358-367.

71. Manning, R.D., Jr., Tian, N. and Meng, S., 2005. Oxidative stress and antioxidant treatment in hypertension and the associated renal damage. Am J Nephrol, 25(4): 311-317.

72. Chen, Q., Turban, S., Miller, E.R. and Appel, L.J., 2012. The effects of dietary patterns on plasma renin activity: results from the Dietary Approaches to Stop Hypertension trial. J Hum Hypertens, 26(11): 664-669.

73. Viguiliouk, E., Stewart, S.E., Jayalath, V.H. et al., 2015. Effect of Replacing Animal Protein with

Plant Protein on Glycemic Control in Diabetes: A Systematic Review and Meta-Analysis of Randomized Controlled Trials. Nutrients, 7(12): 9804-9824.

74. Anderson, J.W. and Ward, K., 1979. High-carbohydrate, high-fiber diets for insulin-treated men with diabetes mellitus. Am J Clin Nutr, 32(11): 2312-2321.

75. Eddouks, M., Bidi, A., El Bouhali, B., Hajji, L. and Zeggwagh, N.A., 2014. Antidiabetic plants improving insulin sensitivity. J Pharm Pharmacol, 66(9): 1197-1214.

76. Ernst, E., Pietsch, L., Matrai, A. and Eisenberg, J., 1986. Blood rheology in vegetarians. Br J Nutr, 56(3): 555-560.

77. McCarty, M.F., 2002. Favorable impact of a vegan diet with exercise on hemorheology: implications for control of diabetic neuropathy. Med Hypotheses, 58(6): 476-486.

78. Yokoyama, Y., Nishimura, K., Barnard, N.D. et al., 2014. Vegetarian diets and blood pressure: a meta-analysis. JAMA Intern Med, 174(4): 577-587.

79. Marques, F.Z., Nelson, E., Chu, P.Y. et al., 2017. High-Fiber Diet and Acetate Supplementation Change the Gut Microbiota and Prevent the Development of Hypertension and Heart Failure in Hypertensive Mice. Circulation, 135(10): 964-977.

80. Johnson, E.J., Suter, P.M., Sahyoun, N., Ribaya-Mercado, J.D. and Russell, R.M., 1995. Relation between beta-carotene intake and plasma and adipose tissue concentrations of carotenoids and retinoids. Am J Clin Nutr, 62(3): 598-603.

81. Park, S.K., Tucker, K.L., O'Neill, M.S. et al., 2009. Fruit, vegetable, and fish consumption and heart rate variability: the Veterans Administration Normative Aging Study. Am J Clin Nutr, 89(3): 778-786.

82. Tousoulis, D., Kampoli, A.M., Tentolouris, C., Papageorgiou, N. and Stefanadis, C., 2012. The role of nitric oxide on endothelial function. Current vascular pharmacology, 10(1): 4-18.

83. Acosta-Navarro, J., Antoniazzi, L., Oki, A.M. et al., 2017. Reduced subclinical carotid vascular disease and arterial stiffness in vegetarian men: The CARVOS Study. Int J Cardiol, 230: 562-566.

84. Schwingshackl, L., Chaimani, A., Schwedhelm, C. et al., 2019. Comparative effects of different dietary approaches on blood pressure in hypertensive and pre-hypertensive patients: A systematic review and network meta-analysis. Crit Rev Food Sci Nutr, 59(16): 2674-2687.

85. Zhang, J., Tan, S., Zhao, A., Wang, M., Wang, P. and Zhang, Y., 2019. Association between nutrient patterns and serum lipids in Chinese adult women: A cross-sectional study. Nutr Diet, 76(2): 184-191.

86. Nagyová, A., Kudlácková, M., Grancicová, E. and Magálová, T., 1998. LDL oxidizability and antioxidative status of plasma in vegetarians. Annals of nutrition & metabolism, 42(6): 328-332.

87. Krajcovicová-Kudlácková, M., Simoncic, R., Béderová, A., Klvanová, J., Babinska, K. and Grancicová, E., 1995. Plasma fatty acid profile and prooxidative-antioxidative parameters in

vegetarians. Nahrung, 39(5): 452-457.

88. Simons, L.A., Gibson, J.C., Paino, C., Hosking, M., Bullock, J. and Trim, J., 1978. The influence of a wide range of absorbed cholesterol on plasma cholesterol levels in man. Am J Clin Nutr, 31(8): 1334-1339.

89. Esselstyn, C.B., Jr., 1999. Updating a 12-year experience with arrest and reversal therapy for coronary heart disease (an overdue requiem for palliative cardiology). Am J Cardiol, 84(3): 339-341, a338.

90. Esselstyn, C.B., Jr., 2010. Is the present therapy for coronary artery disease the radical mastectomy of the twenty-first century? Am J Cardiol, 106(6): 902-904.

91. Esselstyn, C.B., Jr., 2001. Resolving the Coronary Artery Disease Epidemic Through Plant-Based Nutrition. Prev Cardiol, 4(4): 171-177.

92. Esselstyn, C.B., 2017. A plant-based diet and coronary artery disease: a mandate for effective therapy. Journal of geriatric cardiology : JGC, 14(5): 317-320.

93. Esselstyn, C.B., Jr., Gendy, G., Doyle, J., Golubic, M. and Roizen, M.F., 2014. A way to reverse CAD? J Fam Pract, 63(7): 356-364b.

94. Fisher, M., Levine, P.H., Weiner, B. et al., 1986. The effect of vegetarian diets on plasma lipid and platelet levels. Arch Intern Med, 146(6): 1193-1197.

95. Kuczmarski, R.J., Anderson, J.J. and Koch, G.G., 1994. Correlates of blood pressure in Seventh-Day Adventist (SDA) and non-SDA adolescents. J Am Coll Nutr, 13(2): 165-173.

96. Li, D., Sinclair, A., Mann, N. et al., 1999. The association of diet and thrombotic risk factors in healthy male vegetarians and meat-eaters. Eur J Clin Nutr, 53(8): 612-619.

97. Ivanov, A.N., Medkova, I.L. and Mosiakina, L.I., 1999. [The effect of an antiatherogenic vegetarian diet on the clinico-hemodynamic and biochemical indices in elderly patients with ischemic heart disease]. Ter Arkh, 71(2): 75-78.

98. Famodu, A.A., Osilesi, O., Makinde, Y.O. et al., 1999. The influence of a vegetarian diet on haemostatic risk factors for cardiovascular disease in Africans. Thromb Res, 95(1): 31-36.

99. Lin, C.L., Fang, T.C. and Gueng, M.K., 2001. Vascular dilatory functions of ovo-lactovegetarians compared with omnivores. Atherosclerosis, 158(1): 247-251.

100. Kwok, T.K., Woo, J., Ho, S. and Sham, A., 2000. Vegetarianism and ischemic heart disease in older Chinese women. J Am Coll Nutr, 19(5): 622-627.

101. Hung, C.J., Huang, P.C., Lu, S.C. et al., 2002. Plasma homocysteine levels in Taiwanese vegetarians are higher than those of omnivores. J Nutr, 132(2): 152-158.

102. Teixeira Rde, C., Molina Mdel, C., Zandonade, E. and Mill, J.G., 2007. Cardiovascular risk in vegetarians and omnivores: a comparative study. Arq Bras Cardiol, 89(4): 237-244.

103. Karabudak, E., Kiziltan, G. and Cigerim, N., 2008. A comparison of some of the cardiovascular risk factors in vegetarian and omnivorous Turkish females. J Hum Nutr Diet, 21(1): 13-22

104. Esselstyn, C.B., Jr. and Favaloro, R.G., 1998. More than coronary artery disease. Am J Cardiol, 82(10b): 5t-9t.

105. Campbell, T.C., B. Parpia, and J. Chen, 1998. Diet, lifestyle, and the etiology of coronary artery disease: the Cornell China study. . Am J Cardiol(82(10b): p. 18t-21t).

106. Frattaroli, J., Weidner, G., Merritt-Worden, T.A., Frenda, S. and Ornish, D., 2008. Angina pectoris and atherosclerotic risk factors in the multisite cardiac lifestyle intervention program. The American journal of cardiology, 101(7): 911-918.

107. Gould, K.L., Ornish, D., Kirkeeide, R. et al., 1992. Improved stenosis geometry by quantitative coronary arteriography after vigorous risk factor modification. The American journal of cardiology, 69(9): 845-853.

108. Ornish, D., Scherwitz, L.W., Billings, J.H. et al., 1998. Intensive lifestyle changes for reversal of coronary heart disease. Jama, 280(23): 2001-2007.

109. Koertge, J., Weidner, G., Elliott-Eller, M. et al., 2003. Improvement in medical risk factors and quality of life in women and men with coronary artery disease in the Multicenter Lifestyle Demonstration Project. The American journal of cardiology, 91(11): 1316-1322.

110. Pischke, C.R., Weidner, G., Elliott-Eller, M. et al., 2006. Comparison of coronary risk factors and quality of life in coronary artery disease patients with versus without diabetes mellitus. The American journal of cardiology, 97(9): 1267-1273.

111. Hu, F.B. and Willett, W.C., 2002. Optimal diets for prevention of coronary heart disease. Jama, 288(20): 2569-2578.

112. Miller, M., Beach, V., Sorkin, J.D. et al., 2009. Comparative effects of three popular diets on lipids, endothelial function, and C-reactive protein during weight maintenance. J Am Diet Assoc, 109(4): 713-717.

113. Kaiser, J., van Daalen, K.R., Thayyil, A., Cocco, M.T.d.A.R.R., Caputo, D. and Oliver-Williams, C., 2021. A Systematic Review of the Association Between Vegan Diets and Risk of Cardiovascular Disease. The Journal of Nutrition, 151(6): 1539-1552.

114. Middleton, E., Jr., Kandaswami, C. and Theoharides, T.C., 2000. The effects of plant flavonoids on mammalian cells: implications for inflammation, heart disease, and cancer. Pharmacological reviews, 52(4): 673-751.

115. Tharrey, M., Mariotti, F., Mashchak, A., Barbillon, P., Delattre, M. and Fraser, G.E., 2018. Patterns of plant and animal protein intake are strongly associated with cardiovascular mortality: the Adventist Health Study-2 cohort. Int J Epidemiol, 47(5): 1603-1612.

116. Craddock, J.C., Neale, E.P., Peoples, G.E. and Probst, Y.C., 2019. Vegetarian-Based Dietary Patterns and their Relation with Inflammatory and Immune Biomarkers: A Systematic Review and Meta-Analysis. Adv Nutr, 10(3): 433-451.

117. Borén, J., Packard, C.J. and Taskinen, M.-R., 2020. The Roles of ApoC-III on the Metabolism of Triglyceride-Rich Lipoproteins in Humans. Frontiers in Endocrinology, 11(474).

118. Kahleova, H., Levin, S. and Barnard, N., 2017. Cardio-metabolic benefits of plant-based diets. Nutrients, 9(8): 848.

119. Alexander, S., Ostfeld, R.J., Allen, K. and Williams, K.A., 2017. A plant-based diet and hypertension. Journal of geriatric cardiology : JGC, 14(5): 327-330.

120. Papier, K., Knuppel, A., Syam, N., Jebb, S.A. and Key, T.J., 2021. Meat consumption and risk of ischemic heart disease: A systematic review and meta-analysis. Crit Rev Food Sci Nutr: 1-12.

121. Bray, G.A., Heisel, W.E., Afshin, A. et al., 2018. The Science of Obesity Management: An Endocrine Society Scientific Statement. Endocrine Reviews, 39(2): 79-132.

122. Hruby, A., Manson, J.E., Qi, L. et al., 2016. Determinants and Consequences of Obesity. American Journal of Public Health, 106(9): 1656-1662.

123. Heianza, Y. and Qi, L., 2018. Impact of Genes and Environment on Obesity and Cardiovascular Disease. Endocrinology, 160(1): 81-100.

124. Heianza, Y., Zhou, T., Sun, D., Hu, F.B. and Qi, L., 2021. Healthful plant-based dietary patterns, genetic risk of obesity, and cardiovascular risk in the UK biobank study. Clinical nutrition (Edinburgh, Scotland), 40(7): 4694-4701.

125. Dinu, M., Abbate, R., Gensini, G.F., Casini, A. and Sofi, F., 2017. Vegetarian, vegan diets and multiple health outcomes: A systematic review with meta-analysis of observational studies. Crit Rev Food Sci Nutr, 57(17): 3640-3649.

126. De Lorgeril, M., Salen, P., Martin, J.-L., Monjaud, I., Delaye, J. and Mamelle, N., 1999. Mediterranean diet, traditional risk factors, and the rate of cardiovascular complications after myocardial infarction: final report of the Lyon Diet Heart Study. Circulation, 99(6): 779-785.

127. Mishra, S., Xu, J., Agarwal, U., Gonzales, J., Levin, S. and Barnard, N.D., 2013. A multicenter randomized controlled trial of a plant-based nutrition program to reduce body weight and cardiovascular risk in the corporate setting: the GEICO study. Eur J Clin Nutr, 67(7): 718-724.

128. de Lorgeril, M., Salen, P., Martin, J.L., Monjaud, I., Delaye, J. and Mamelle, N., 1999. Mediterranean diet, traditional risk factors, and the rate of cardiovascular complications after myocardial infarction: final report of the Lyon Diet Heart Study. Circulation, 99(6): 779-785.

129. Klemmer, P., Grim, C.E. and Luft, F.C., 2014. Who and what drove Walter Kempner? The rice diet revisited. Hypertension, 64(4): 684-688.

130. Appel, L.J., Moore, T.J., Obarzanek, E. et al., 1997. A clinical trial of the effects of dietary patterns on blood pressure. DASH Collaborative Research Group. The New England journal of medicine, 336(16): 1117-1124.

131. Fryar, C.D., Chen, T.C. and Li, X., 2012. Prevalence of uncontrolled risk factors for cardiovascular disease: United States, 1999-2010. NCHS data brief(103): 1-8.

132. Chuang, S.Y., Chiu, T.H., Lee, C.Y. et al., 2016. Vegetarian diet reduces the risk of hypertension independent of abdominal obesity and inflammation: a prospective study. J Hypertens,

34(11): 2164-2171.

133. Richter, V., Rassoul, F., Hentschel, B. et al., 2004. Age-dependence of lipid parameters in the general population and vegetarians. Z Gerontol Geriatr, 37(3): 207-213.

134. Malik A, Brito D, Chhabra L. Congestive Heart Failure. [Updated 2021 Feb 11]. In: StatPearls [Internet]. Treasure Island (FL): StatPearls Publishing; 2021 Jan-. Available from: https://www.ncbi.nlm.nih.gov/books/NBK430873/.

135. Najjar, R.S. and Montgomery, B.D., 2019. A defined, plant-based diet as a potential therapeutic approach in the treatment of heart failure: A clinical case series. Complement Ther Med, 45: 211-214.

136. Kannel, W.B., Dawber, T.R., Kagan, A., Revotskie, N. and Stokes, J., 3rd, 1961. Factors of risk in the development of coronary heart disease--six year follow-up experience. The Framingham Study. Ann Intern Med, 55: 33-50.

137. Hajar, R., 2017. Risk Factors for Coronary Artery Disease: Historical Perspectives. Heart Views, 18(3): 109-114.

138. Muthiah Vaduganathan, M.F., 2019. The Imperative for Cardiologists to Engage in Diabetes Care - American College of Cardiology, Journal American College of Cardiology. Amercian College of Cardiology, https://www.acc.org/Latest-in-Cardiology.

139. Rippe, J.M., 2018. Lifestyle Medicine: The Health Promoting Power of Daily Habits and Practices. American journal of lifestyle medicine, 12(6): 499-512.

140. Satija, A., Bhupathiraju, S.N., Rimm, E.B. et al., 2016. Plant-Based Dietary Patterns and Incidence of Type 2 Diabetes in US Men and Women: Results from Three Prospective Cohort Studies. PLoS Med, 13(6): e1002039.

141. Feskens, E.J., Sluik, D. and van Woudenbergh, G.J., 2013. Meat consumption, diabetes, and its complications. Current diabetes reports, 13(2): 298-306.

142. van Nielen, M., Feskens, E.J., Mensink, M. et al., 2014. Dietary protein intake and incidence of type 2 diabetes in Europe: the EPIC-InterAct Case-Cohort Study. Diabetes Care, 37(7): 1854-1862.

143. Siri-Tarino, P.W., Sun, Q., Hu, F.B. and Krauss, R.M., 2010. Saturated fat, carbohydrate, and cardiovascular disease. Am J Clin Nutr, 91(3): 502-509.

144. Ference, B.A., Ginsberg, H.N., Graham, I. et al., 2017. Low-density lipoproteins cause atherosclerotic cardiovascular disease. 1. Evidence from genetic, epidemiologic, and clinical studies. A consensus statement from the European Atherosclerosis Society Consensus Panel. European heart journal, 38(32): 2459-2472.

145. Vickers, M.F.L., Patricia, G.Y., Sean, S.D. et al., 2019. The Role of Lipids and Lipoproteins in Atherosclerosis. MDText.com, Inc.

146. Ferdowsian, H.R. and Barnard, N.D., 2009. Effects of plant-based diets on plasma lipids. Am J Cardiol, 104(7): 947-956.

147. Esterbauer, H., Gebicki, J., Puhl, H. and Jürgens, G., 1992. The role of lipid peroxidation and antioxidants in oxidative modification of LDL. Free Radic Biol Med, 13(4): 341-390.

148. Vinson, J.A., Dabbagh, Y.A., Serry, M.M. and Jang, J., 1995. Plant Flavonoids, Especially Tea Flavonols, Are Powerful Antioxidants Using an in Vitro Oxidation Model for Heart Disease. Journal of Agricultural and Food Chemistry, 43(11): 2800-2802.

149. Chin, J.H., Azhar, S. and Hoffman, B.B., 1992. Inactivation of endothelial derived relaxing factor by oxidized lipoproteins. J Clin Invest, 89(1): 10-18.

150. Witztum, J.L., 1994. The oxidation hypothesis of atherosclerosis. Lancet, 344(8925): 793-795.

151. Münzel, T., Gori, T., Keaney, J.F., Jr., Maack, C. and Daiber, A., 2015. Pathophysiological role of oxidative stress in systolic and diastolic heart failure and its therapeutic implications. Eur Heart J, 36(38): 2555-2564.

152. Belch, J.J., Bridges, A.B., Scott, N. and Chopra, M., 1991. Oxygen free radicals and congestive heart failure. Br Heart J, 65(5): 245-248.

153. Cercato, C. and Fonseca, F.A., 2019. Cardiovascular risk and obesity. Diabetology & metabolic syndrome, 11: 74-74.

154. Sidney, S., Quesenberry, C.P., Jaffe, M.G. et al., 2016. Recent trends in cardiovascular mortality in the United States and public health goals. JAMA cardiology, 1(5): 594-599.

155. Blackburn, G., 1995. Effect of degree of weight loss on health benefits. Obes Res, 3 Suppl 2: 211s-216s.

156. Pasanisi, F., Contaldo, F., de Simone, G. and Mancini, M., 2001. Benefits of sustained moderate weight loss in obesity. Nutrition, metabolism, and cardiovascular diseases : NMCD, 11(6): 401-406.

157. Oreopoulos, A., Padwal, R., Kalantar-Zadeh, K., Fonarow, G.C., Norris, C.M. and McAlister, F.A., 2008. Body mass index and mortality in heart failure: a meta-analysis. American heart journal, 156(1): 13-22.

158. Elagizi, A., Kachur, S., Lavie, C.J. et al., 2018. An Overview and Update on Obesity and the Obesity Paradox in Cardiovascular Diseases. Progress in Cardiovascular Diseases, 61(2): 142-150.

159. Turner-McGrievy, G., Mandes, T. and Crimarco, A., 2017. A plant-based diet for overweight and obesity prevention and treatment. Journal of geriatric cardiology : JGC, 14(5): 369-374.

160. Turner-McGrievy, G.M., Barnard, N.D. and Scialli, A.R., 2007. A two-year randomized weight loss trial comparing a vegan diet to a more moderate low-fat diet. Obesity (Silver Spring), 15(9): 2276-2281.

161. Barnard, N.D., Scialli, A.R., Turner-McGrievy, G. and Lanou, A.J., 2004. Acceptability of a Low-fat Vegan Diet Compares Favorably to a Step II Diet in a Randomized, Controlled Trial. Journal of Cardiopulmonary Rehabilitation and Prevention, 24(4).

162. Morton, D., Rankin, P., Kent, L. and Dysinger, W., 2014. The Complete Health Improvement

Program (CHIP): History, Evaluation, and Outcomes. American journal of lifestyle medicine, 10(1): 64-73.

163. Macknin, M., Kong, T., Weier, A. et al., 2015. Plant-based, no-added-fat or American Heart Association diets: impact on cardiovascular risk in obese children with hypercholesterolemia and their parents. J Pediatr, 166(4): 953-959.e951-953.

164. Barnard, N.D., Alwarith, J., Rembert, E. et al., 2021. A Mediterranean Diet and Low-Fat Vegan Diet to Improve Body Weight and Cardiometabolic Risk Factors: A Randomized, Cross-over Trial. Journal of the American College of Nutrition: 1-13.

165. Kim, H., Caulfield, L.E., Garcia-Larsen, V., Steffen, L.M., Coresh, J. and Rebholz, C.M., 2019. Plant-2010;Based Diets Are Associated With a Lower Risk of Incident Cardiovascular Disease, Cardiovascular Disease Mortality, and All-2010;Cause Mortality in a General Population of Middle-2010;Aged Adults. Journal of the American Heart Association, 8(16): e012865.

166. Melina, V., Craig, W. and Levin, S., 2016. Position of the Academy of Nutrition and Dietetics: Vegetarian Diets. Journal of the Academy of Nutrition and Dietetics, 116(12): 1970-1980.

167. Melina, V., Craig, W. and Levin, S., 2016. Position of the Academy of Nutrition and Dietetics: Vegetarian Diets. Journal of the Academy of Nutrition and Dietetics, 116(12): 1970-1980.

168. Kelly, J., Karlsen, M. and Steinke, G., 2020. Type 2 Diabetes Remission and Lifestyle Medicine: A Position Statement From the American College of Lifestyle Medicine. American Journal of Lifestyle Medicine: 1559827620930962.

169. Iqbal, R., Dehghan, M., Mente, A. et al., 2021. Associations of unprocessed and processed meat intake with mortality and cardiovascular disease in 21 countries [Prospective Urban Rural Epidemiology (PURE) Study]: a prospective cohort study. Am J Clin Nutr.

170. Koeth, R.A., Wang, Z., Levison, B.S. et al., 2013. Intestinal microbiota metabolism of L-carnitine, a nutrient in red meat, promotes atherosclerosis. Nat Med, 19(5): 576-585.

171. Martínez-González, M.A., Sánchez-Tainta, A., Corella, D. et al., 2014. A provegetarian food pattern and reduction in total mortality in the Prevención con Dieta Mediterránea (PREDIMED) study. Am J Clin Nutr, 100: 320s-328s.

172. Zhong, V.W., Van Horn, L., Greenland, P. et al., 2020. Associations of Processed Meat, Unprocessed Red Meat, Poultry, or Fish Intake With Incident Cardiovascular Disease and All-Cause Mortality. JAMA Internal Medicine, 180(4): 503-512.

173. Esselstyn, C.B., Jr., Ellis, S.G., Medendorp, S.V. and Crowe, T.D., 1995. A strategy to arrest and reverse coronary artery disease: a 5-year longitudinal study of a single physician's practice. The Journal of family practice, 41(6): 560-568

174. Lee, K.S., Lee, J.K. and Yeun, Y.R., 2017. Effects of a 10-Day Intensive Health Promotion Program Combining Diet and Physical Activity on Body Composition, Physical Fitness, and Blood Factors of Young Adults: A Randomized Pilot Study. Med Sci Monit, 23: 1759-1767.

175. Massera, D., Zaman, T., Farren, G.E. and Ostfeld, R.J., 2015. A Whole-Food Plant-Based Diet Reversed Angina without Medications or Procedures. Case Rep Cardiol, 2015: 978906.

176. Ornish, D., Brown, S.E., Scherwitz, L.W. et al., 1990. Can lifestyle changes reverse coronary heart disease? The Lifestyle Heart Trial. Lancet, 336(8708): 129-133.

177. Sanches Machado d'Almeida, K., Ronchi Spillere, S., Zuchinali, P. and Corrêa Souza, G., 2018. Mediterranean Diet and Other Dietary Patterns in Primary Prevention of Heart Failure and Changes in Cardiac Function Markers: A Systematic Review. Nutrients, 10(1).

178. Appleby, P.N., Davey, G.K. and Key, T.J., 2002. Hypertension and blood pressure among meat eaters, fish eaters, vegetarians and vegans in EPIC-Oxford. Public Health Nutr, 5(5): 645-654.

179. Martin, L.R., Williams, S.L., Haskard, K.B. and Dimatteo, M.R., 2005. The challenge of patient adherence. Ther Clin Risk Manag, 1(3): 189-199.

180. Brennan, J., Hwang, D. and Phelps, K., 2010. Group Visits and Chronic Disease Management in Adults: A Review. American Journal of Lifestyle Medicine, 5(1): 69-84.

181. Miller, W.R. and Rollnick, S., 2012. Motivational interviewing: Helping people change. Guilford press.

182. Dashti, A., Yousefi, H., Maghsoudi, J. and Etemadifar, M., 2016. The effects of motivational interviewing on health promoting behaviors of patients with multiple sclerosis. Iran J Nurs Midwifery Res, 21(6): 640-645.

183. Michie, S., Abraham, C., Whittington, C., McAteer, J. and Gupta, S., 2009. Effective techniques in healthy eating and physical activity interventions: a meta-regression. Health Psychol, 28(6): 690-701.

184. Karlsen, M.C. and Pollard, K.J., 2017. Strategies for practitioners to support patients in plant-based eating. Journal of geriatric cardiology : JGC, 14(5): 338-341.

185. Oberg, E.B. and Frank, E., 2009. Physicians' health practices strongly influence patient health practices. The journal of the Royal College of Physicians of Edinburgh, 39(4): 290-291.

186. Rollnick S, M.P., Butler C. H, 2002. ealth Behavior Change, A Guide for Practitioners, London,.

187. Miketinas, D.C., Bray, G.A., Beyl, R.A., Ryan, D.H., Sacks, F.M. and Champagne, C.M., 2019. Fiber Intake Predicts Weight Loss and Dietary Adherence in Adults Consuming Calorie-Restricted Diets: The POUNDS Lost (Preventing Overweight Using Novel Dietary Strategies) Study. J Nutr, 149(10): 1742-1748.

188. Kelley, C.P., Sbrocco, G. and Sbrocco, T., 2016. Behavioral Modification for the Management of Obesity. Prim Care, 43(1): 159-175, x.

189. Ryan, D.H. and Yockey, S.R., 2017. Weight Loss and Improvement in Comorbidity: Differences at 5%, 10%, 15%, and Over. Current obesity reports, 6(2): 187-194.

190. Sofi, F., Dinu, M., Pagliai, G. et al., 2018. Low-Calorie Vegetarian Versus Mediterranean Diets for Reducing Body Weight and Improving Cardiovascular Risk Profile: CARDIVEG Study (Cardiovascular Prevention With Vegetarian Diet). Circulation, 137(11): 1103-1113.

191. Shah, B., Newman, J.D., Woolf, K. et al., 2018. Anti-Inflammatory Effects of a Vegan Diet Versus

the American Heart Association-Recommended Diet in Coronary Artery Disease Trial. J Am Heart Assoc, 7(23): e011367.

192. Kwok, C.S., Umar, S., Myint, P.K., Mamas, M.A. and Loke, Y.K., 2014. Vegetarian diet, Seventh Day Adventists and risk of cardiovascular mortality: a systematic review and meta-analysis. Int J Cardiol, 176(3): 680-686.

193. Li, S.S., Blanco Mejia, S., Lytvyn, L. et al., 2017. Effect of Plant Protein on Blood Lipids: A Systematic Review and Meta-Analysis of Randomized Controlled Trials. J Am Heart Assoc, 6(12).

194. Yokoyama, Y., Levin, S.M. and Barnard, N.D., 2017. Association between plant-based diets and plasma lipids: a systematic review and meta-analysis. Nutr Rev, 75(9): 683-698.

195. Benatar, J.R. and Stewart, R.A.H., 2018. Cardiometabolic risk factors in vegans; A meta-analysis of observational studies. PLoS One, 13(12): e0209086.

196. Glenn, A.J., Viguiliouk, E., Seider, M. et al., 2019. Relation of Vegetarian Dietary Patterns With Major Cardiovascular Outcomes: A Systematic Review and Meta-Analysis of Prospective Cohort Studies. Front Nutr, 6: 80.

197. Lopez, P.D., Cativo, E.H., Atlas, S.A. and Rosendorff, C., 2019. The Effect of Vegan Diets on Blood Pressure in Adults: A Meta-Analysis of Randomized Controlled Trials. Am J Med, 132(7): 875-883.e877.

198. Abdelhamid, A.S., Brown, T.J., Brainard, J.S. et al., 2020. Omega-3 fatty acids for the primary and secondary prevention of cardiovascular disease. Cochrane Database Syst Rev, 3(2): Cd003177.

199. Aggarwal, M., Bozkurt, B., Panjrath, G. et al., 2018. Lifestyle Modifications for Preventing and Treating Heart Failure. Journal of the American College of Cardiology, 72(19): 2391-2405.

200. Fraser, G., Katuli, S., Anousheh, R., Knutsen, S., Herring, P. and Fan, J., 2015. Vegetarian diets and cardiovascular risk factors in black members of the Adventist Health Study-2. Public Health Nutr, 18(3): 537-545.

201. Golzarand, M., Bahadoran, Z., Mirmiran, P., Sadeghian-Sharif, S. and Azizi, F., 2015. Dietary phytochemical index is inversely associated with the occurrence of hypertension in adults: a 3-year follow-up (the Tehran Lipid and Glucose Study). Eur J Clin Nutr, 69(3): 392-398.

202. Kent, L., Morton, D., Rankin, P. et al., 2013. The effect of a low-fat, plant-based lifestyle intervention (CHIP) on serum HDL levels and the implications for metabolic syndrome status - a cohort study. Nutr Metab (Lond), 10(1): 58.

203. McDougall, J., Thomas, L.E., McDougall, C. et al., 2014. Effects of 7 days on an ad libitum low-fat vegan diet: the McDougall Program cohort. Nutr J, 13: 99.

204. Lindahl, O., Lindwall, L., Spångberg, A., Stenram, A. and Ockerman, P.A., 1984. A vegan regimen with reduced medication in the treatment of hypertension. Br J Nutr, 52(1): 11-20.

205. Tielemans, S.M., Kromhout, D., Altorf-van der Kuil, W. and Geleijnse, J.M., 2014. Associations of plant and animal protein intake with 5-year changes in blood pressure: the Zutphen Elderly

Study. Nutr Metab Cardiovasc Dis, 24(11): 1228-1233.

206. Morton, D., Rankin, P., Kent, L. et al., 2014. The Complete Health Improvement Program (CHIP) and reduction of chronic disease risk factors in Canada. Can J Diet Pract Res, 75(2): 72-77.

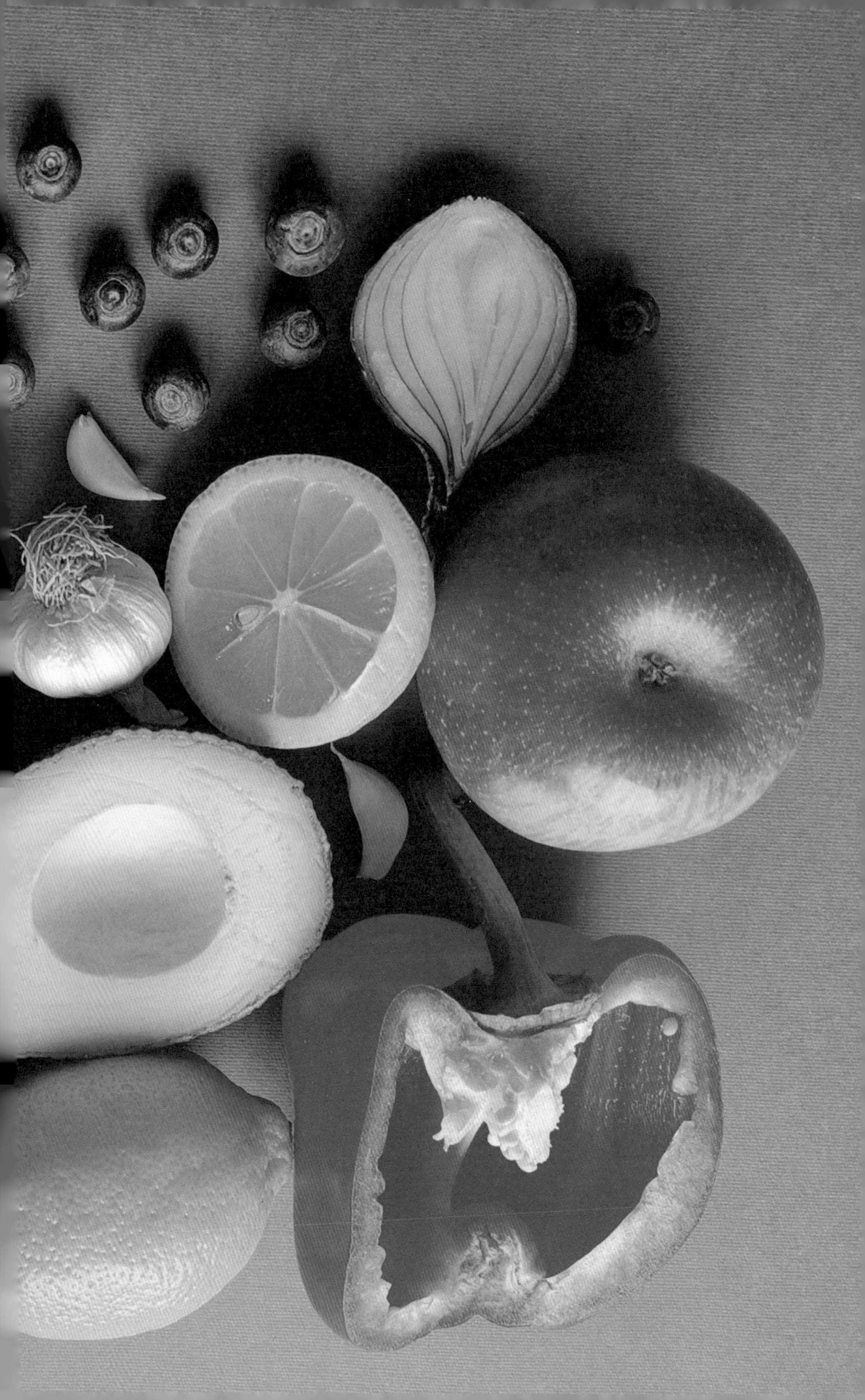

식물성기반 식단과 만성신장질환

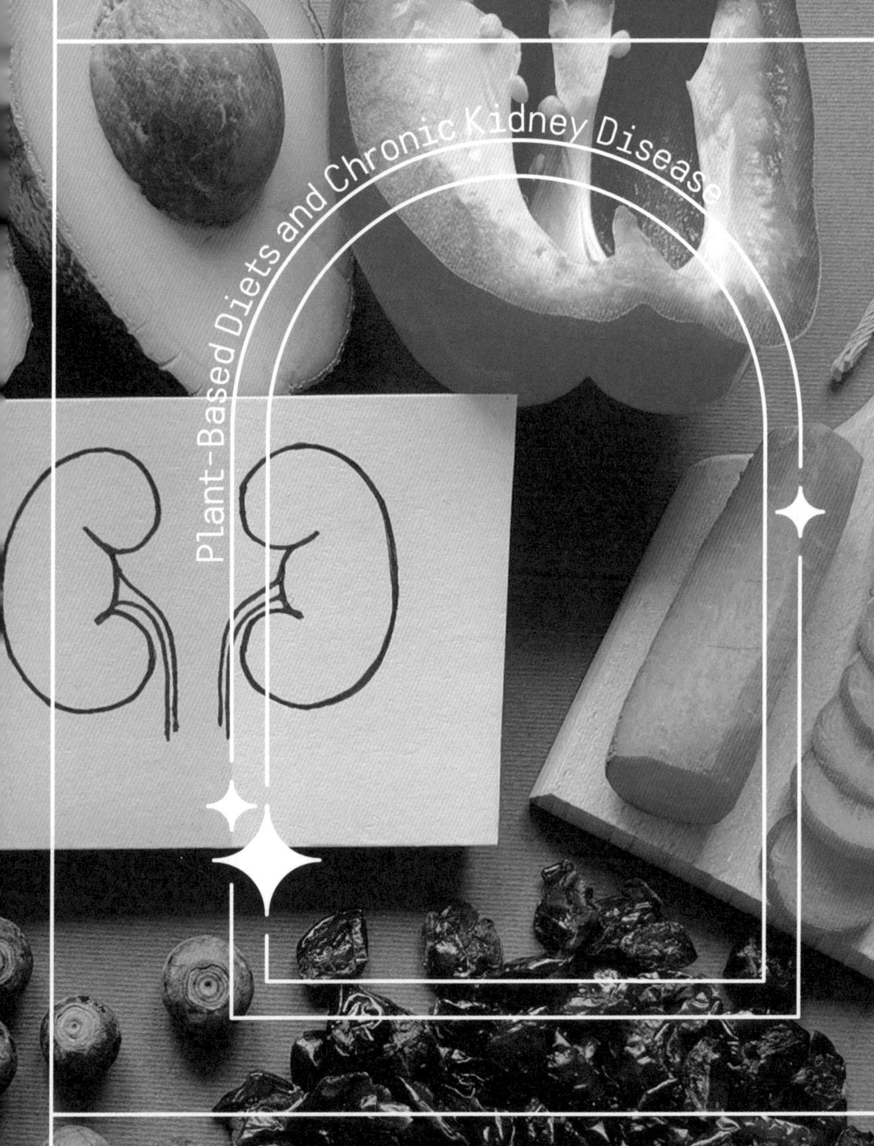

Plant-Based Diets and Chronic Kidney Disease

05

정제되지 않은 식물성기반 식품을 더 많이 섭취하는 것은 만성질환 예방과 관리 및 전반적인 건강증진을 위한 중요한 전략이다.
영양은 규칙적인 신체활동, 회복적 수면, 스트레스 관리, 위험 물질 회피 및 긍정적인 사회적 연결과 함께 생활습관의학의 핵심 기둥이다.

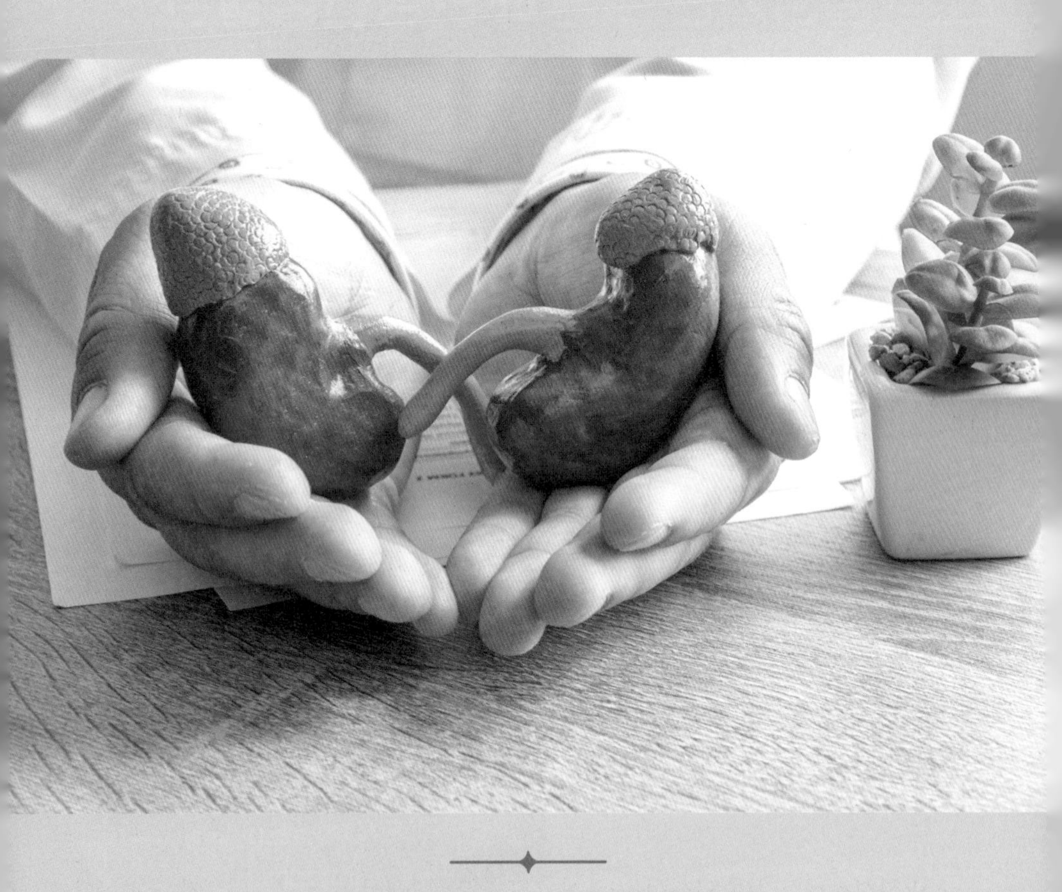

미국 인구의 14%가 신부전을 앓고 있다.

661,000명 이상의 미국인이 신부전 상태이고,
그중 468,000명이 투석을 받고 있으며,
약 193,000명이 신장 이식 수술을 받고 살아가고 있다.

개요

자연상태의 식물성 식품에 중점을 둔 식이 패턴은 만성신장질환을 관리하는 데 중요한 역할을 할 수 있다. 식물성기반 식단은 신장질환의 진행을 지연시키고 2형당뇨병, 심혈관질환, 고혈압, 비만, 신장결석을 포함한 만성신장질환과 관련된 여러 합병증을 동시에 개선하는 데 도움을 줄 수 있다.[1] 칼륨 수치를 모니터링(추적 관찰)하고 있다면, 식물성기반 식단은 만성신장질환자의 위험성을 줄이고, 투석을 받아야 하는 상태로 진행되는 것을 지연시키거나 피할 수 있게 한다.[2-4]

동물성 단백질보다 식물성 단백질을 섭취하면 만성신장질환을 예방하고 치료할 수 있으며,[5] 식물성 식품에 포함된 섬유질은 요독 물질(uremic toxin) 및 기타 질소노폐물이 생성되는 것을 피할 수 있게 한다. 식물성기반 식단의 낮은 단백질 함량은 2차성 부갑상샘기능항진증,[6] 말초 인슐린 저항성,[7] 고지혈증,[8] 고혈압, 산-염기장애(acid-base disorder)[9] 등에 좋은 영향을 미친다. 식물성 음이온은 대사성 산증을 완화하여 만성신장질환의 진행을 늦출 수 있다. 식물성 인(phosphorus)은 동물성 인에 비해 생체 이용률이 50% 미만이다. 인은 신장에 부담을 주어 신성골이영양증(renal osteodystrophy) 및 부갑상샘기능항진증을 악화시킬 수 있다.[10] 식단에서 인산염을 줄이고 그 공급원으로 동물성 인보다는 식물성 인을 섭취하는 것이 중요하다.[5]

만성신장질환자의 치료 목표는 신부전의 진행을 늦추고, 요독증을 최소화하고, 단백뇨를 줄이고, 심혈관질환, 뼈질환 및 고혈압 등 여러 합병증의 위험을 낮추는 것이다.[11] 자연적으로 단백질 함량이 낮은 식물성기반 식단은 이러한 모든 치료 목표를 달성하는 데 도움을 준다.[5]

만성신장질환의 배경

만성신장질환은 혈액에서 노폐물, 독소, 과도한 체액을 걸러내 소변으로 배출되게 하는 신장의 기능이 점진적으로 상실되는 질환을 말한다. 체내 전해질과 노폐물은 신장 기능이 현저히 손상될 때까지 축적되며, 만성신장질환의 초기 단계에는 증상이 거의 없는 경우가 많다.[12, 13]

조기 사망의 원인 상위 10위 안에 만성신장질환이 포함된다.[14] 미국 성인 7명 중 1명 이상, 즉 15%(3,700만 명)가 만성신장질환을 앓고 있으며, 대부분(90%)은 자신에게 신장질환이 있다는 것을 인지하지 못하고 있다.[15] 당뇨병과 고혈압은 만성신장질환의 흔한 동반 질환이며, 모든 원인으로 인한 사망률과도 관련이 있는 말기신부전으로 진행되게 하는 주요 원인이다.[16] 비만, 고령, 사구체신염(신장여과 단위에의 손상과 관련된 질환 - 역자 주), 다낭성신장질환과 같은 유전적 질환, 선천성 기형, 루푸스 또는 기타 면역 질환, 신장결석이나 전립선비대증으로 인한 요로 폐쇄 및 반복적인 요로 감염 등도 말기신부전으로 이어지는 위험인자이다.[17]

만성신부전 단계로 진행되기까지 환자들이 아픔을 느끼지 못하거나 증상이 나타나지 않을 수 있어서 치료가 어려울 수 있다.[18] 신장 위험을 고려하지 않고도 동반 질환을 먼저 인식하고 치료할 수 있으며, 만성신장질환의 악화를 막기 위해 건강한 식단을 따르도록 권장할 수 있다. 그러나 건강한 식단을 구성하는 요소에 대해서는 보건의료제공자들 사이에서도 많은 혼란이 있다. 저단백 식단이 신장질환에 유익한 것으로 알려져 있지만, 기존의 저단백 식단은 기호성과 비용 면에서 순응도가 낮을 수 있다. 최근 〈KDOQI(Kidney Disease Outcomes Quality Initiative)〉(미국 국립신장재단에서 발행하는 만성신장질환 관리 임상 지침 - 역자 주)의 영양 부문 지침에서는 "과일, 채소의 섭취 증가는 체중과 혈압의 감소, 산(acid) 생성을 감소시킬 수 있음을 제안"하는 지침을 업데이트했으며,[19] 이는 생활습관의학의 원리와도 일치한다.

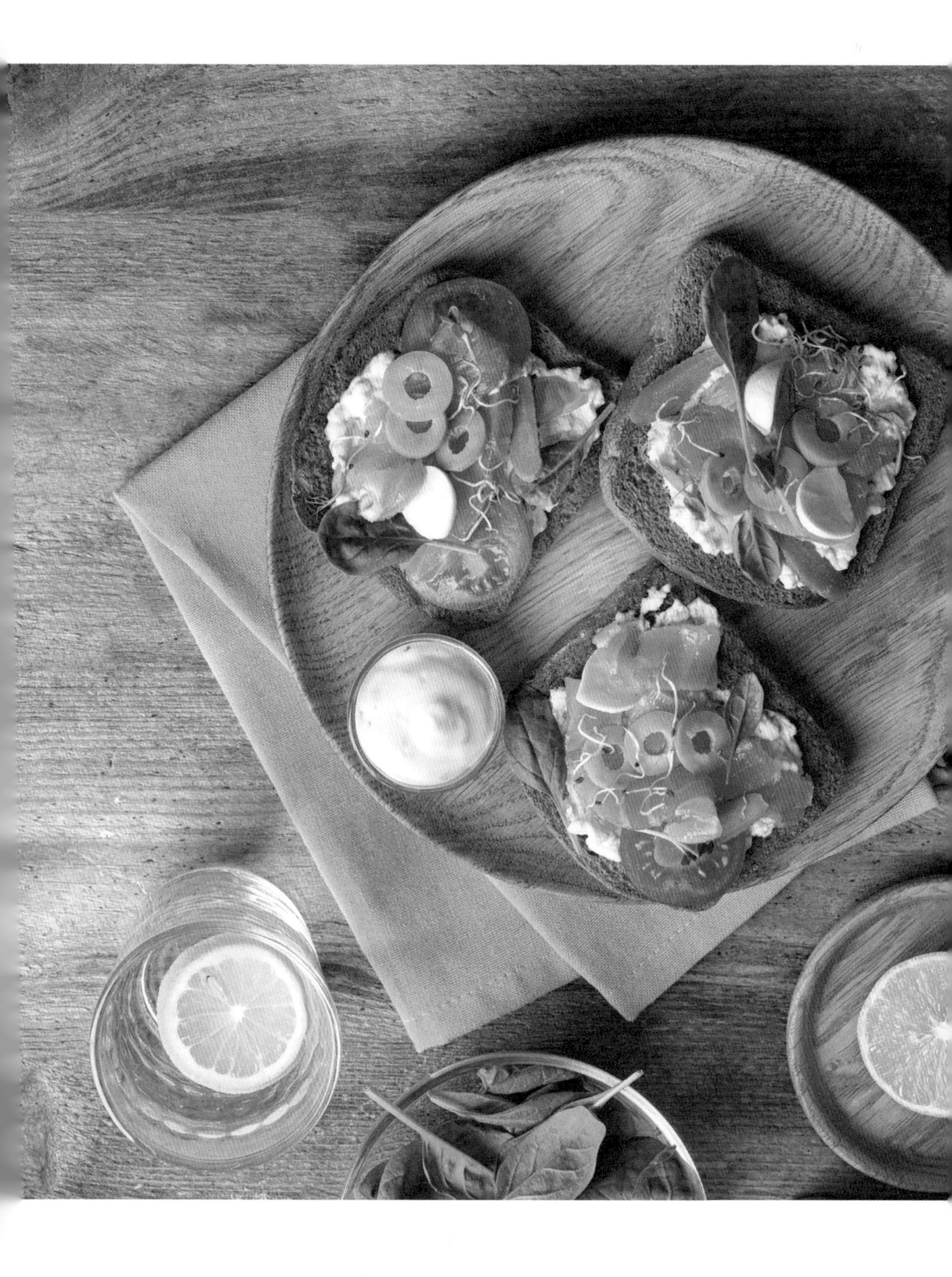

유익성

만성신장질환에 대한 식물성기반 식단의 유익성

식물성 식품에 중점을 두어 만성신장질환자 식단의 질을 개선하는 동시에 동물성 식품을 줄이면 신장 기능이 개선되는 것으로 나타났다.[2-4] 이러한 식단 개선은 약물의 필요성 및 질병 합병증을 줄이고, 병의 진행을 늦추어 환자의 생존율을 높인다.[2, 20]

관찰 데이터는 적색육 및 가공육과 질병 위험 증가 사이에 연관성이 있음을 보여 준다. 한 단면 연구(대상자 수=5,316명)에서 입증된 바와 같이, 식물성 단백질 섭취량이 가장 많은 사분위수(quartile) 그룹은 섭취량이 가장 적은 사분위수 그룹에 비해 만성신장질환의 위험이 30% 낮았다. 반면, 동물성 단백질 섭취량이 가장 많은 사분위수 그룹은 만성신장질환의 위험이 37% 더 높았다.[21] 통곡물, 채소, 과일, 저지방 유제품이 풍부한 식단은 신장의 기능 저하를 나타내는 소변 내 단백질 손실을 측정하는 척도인 '소변 내 알부민-크레아티닌 비율(urinary albumin-creatine ratio, UACR)'을 20% 낮추었다.[22]

자연식물식 식단은 손상된 신장을 지원하고 치유를 돕는 영양소와 항산화제를 공급하는 동시에, 만성신장질환의 위험을 높이는 가공식품 및 동물성 식품을 배제하는 이중 효과가 있다.[23, 24]

만성신장질환자의 경우, 섭취하는 영양소의 양에 초점을 맞춘 기존의 권장 식단을 따르는 대신 식단의 질에 초점을 맞추는 것이 위험 부담 없이 신장 손상을 줄이고 치유를 돕는 획기적인 치료법이 될 수 있다.[20]

보건의료제공자를 위한 핵심

- 자연식물식 식단은 만성신장질환 예방 및 치료를 위한 두 가지 이점을 제공한다. 식물성 식품의 섭취를 늘려 질병을 예방하고, 동물성 식품과 고단백 식품의 섭취를 줄여 신장의 부담을 줄여 준다.[25]

- 동물성 식품에는 섬유질이 포함되어 있지 않다. 섬유질은 독소를 처리하는 건강한 미생물군유전체를 생성하고 유지하는 데 도움을 주며, 항염증 물질을 생성하고 요독 물질 생성을 줄여 준다. 또한 섬유질은 칼륨 흡수를 조절하여 고칼륨혈증을 방지한다. 칼륨 함량이 낮은 식물은 칼륨 제한이 필요한 사람에게 좋은 선택이 된다.[2, 26]

- 식물성기반 식단은 산 부하(acid load)를 조절하여 대사성 산증을 억제하고 신장질환의 진행을 늦춘다.[25, 26]

- 과일, 채소, 식이섬유, 칼륨이 풍부한 식물성기반 식단은 동물성 식단에 비해 신장결석 형성 위험이 낮다.[27]

- 정제되지 않은 식물성 식품을 섭취하면 인이 식물성 피트산(phytic acid)에 결합함으로써 고인산혈증의 위험성을 낮춘다.[20]

- 자연식물식 식단을 따른 환자는 만성신장질환의 모든 지표(알부민뇨, 대사성 산증, 고인산혈증, 고혈압, 혈당 조절)가 현저히 개선되었다.[28]

- 특정 식이 성분은 만성신장질환자에게 특정한 이점을 제공한다(〈표 5-1〉 참조).

- 노인 환자의 식물성기반 식단에 대한 순응도와 만족도는 기존의 저단백 식단과 동등한 것으로 나타났다.[29]

- 자연식물식 식단은 심장대사 건강, 건강한 체중 및 장수와 같은 다른 건강상의 이점과도 관련이 있다.[1]

- 식물성기반 식단과 만성신장질환에 대한 기존의 근거를 환자에게 전달하여 그들이 자신의 식단과 치료 과정에 대하여 정보에 근거한 결정을 내릴 수 있도록 뒷받침해 줄 수 있다.[1]

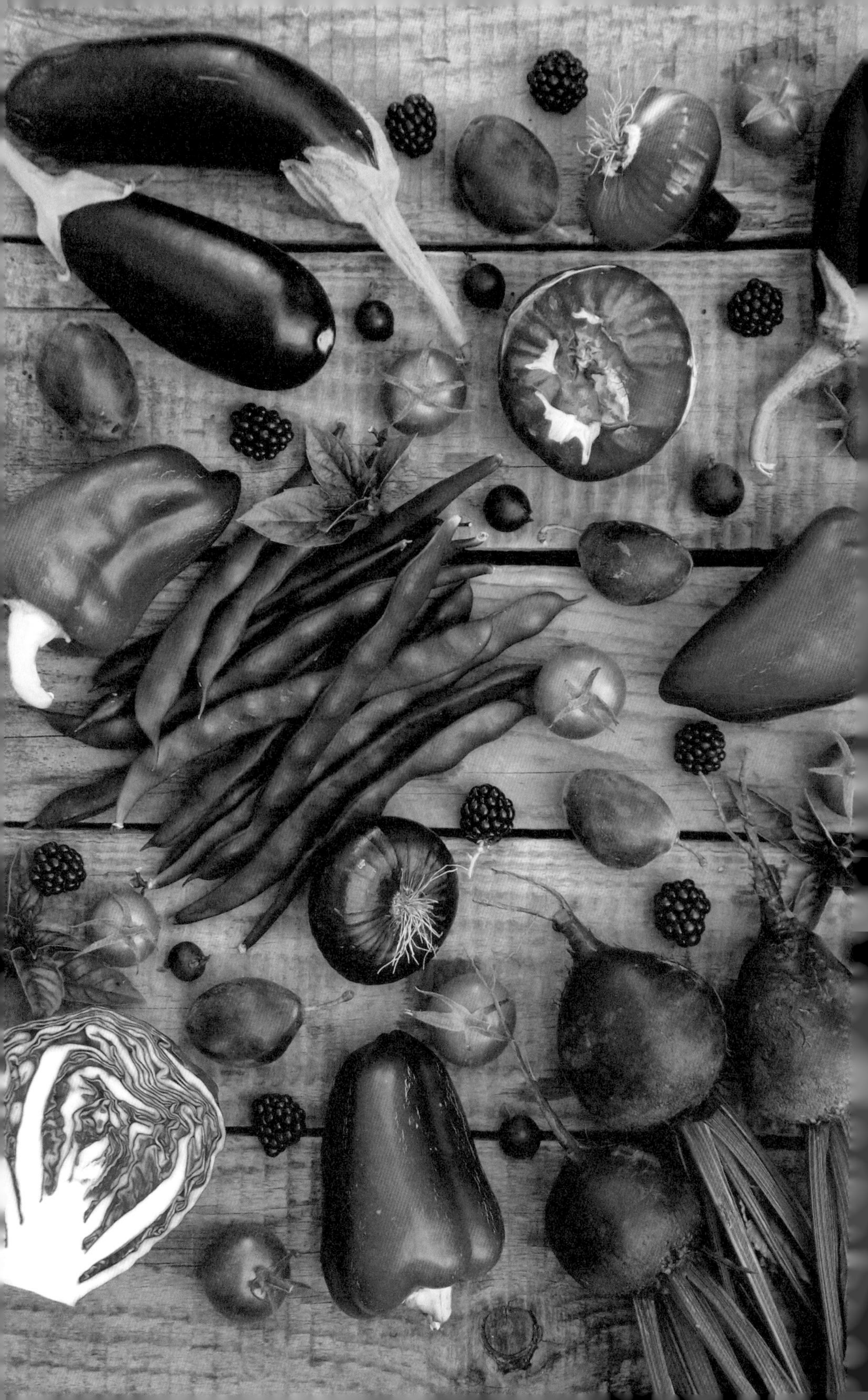

- 환자가 자연식물식 식단을 시도하는 것에 관심을 보인다면, 미국생활습관의학회의 환자 면담 자료와 도구를 공유하여 식물성기반 식단에 대한 실용적인 지침을 제공하는 것이 도움이 된다.

식물 영양소	특징	잠재적 이점
단백질	식물성 단백질은 동물성 단백질보다 생체이용률이 낮다. 식물성기반 식단에는 단백질이 적을 수 있다. 식물성 단백질에는 글리신(glycin)과 알라닌(alanine)이 풍부하다.	사구체 혈류역학 및 단백뇨에 유리한 효과를 나타낸다.
탄수화물	식물성기반 식단에는 섬유질(비수용성 탄수화물 중합체)이 풍부하고, 정제된 탄수화물은 적을 수 있다. 식물성기반 식단은 중요한 에너지 공급원인 전분(녹말)과 같은 수용성 복합탄수화물을 제공한다.	대변 점도가 증가하여 장운동을 촉진하고, 칼륨, 포도당, 유리지방산 흡수를 지연시켜 인슐린 분비를 낮추며, 지방 산화를 높여 혈중 지질 수치를 개선하고, 장기적인 체중 감소를 가능하게 한다. 대변 세균량(fecal bacteria mass)을 증가시키고 질소 배출을 촉진한다. 장내 세균이 단백질을 분해하는 역할에서 이로운 방향으로 바뀌면서 단쇄지방산 생성이 증가하고, 요독 물질 생성이 감소하며, 세균 전위(bacterial translocation)와 염증이 감소한다.
지방	식물성기반 식단에는 필수적인 단일불포화지방산과 고도(다중)불포화지방산이 풍부하며, 포화지방산은 적다.	혈중 지질을 개선한다. 포화지방산 섭취 감소로 인해 체중이 줄어든다. 항염증, 항산화 효과가 있고 혈관을 보호한다.

식물 영양소	특징	잠재적 이점
음이온과 양이온	식물성기반 식단은 동물성기반 식단보다 비휘발성 산 부하가 적다.	대사성 산증을 개선한다.
인	식물성 인은 동물성 인보다 흡수가 적게 된다.	만성신장질환-미네랄 뼈질환을 개선한다.
칼륨	식물성 칼륨 섭취는 신장단위(네프론)의 원위부에서 수소 이온 교환을 통해 신체의 알칼리성(염기성) 촉진에 기여한다.	대사성 산증을 개선한다.
나트륨	식물성기반 식단에는 일반적으로 나트륨이 적다.	혈압 조절을 개선한다.

표 5-1. 만성신장질환을 가진 환자에 대한 식물 영양소의 잠재적 이점[2]

메커니즘

신부전 및 만성신장질환으로 진행되는 과정에는 여러 메커니즘이 작용한다. 식이성 산 부하(dietary acid load) 증가로 인해 산의 잔류가 증가하면 신장 혈류의 감소를 유발하여 신장 기능을 나타내는 척도인 사구체여과율(glomerular filtration rate, GFR)이 감소한다.[30, 31] 대사성 산증은 신장이 매일 섭취하는 식이성 산을 적절히 배설하지 못해서 발생하는 만성신장질환의 흔한 합병증이다. 대사성 산증은 고혈압,[32] 심부전,[33] 근육 소모,[34] 뼈 손실, 만성염증, 신부전의 진행 및 사망 위험을 높인다.[35]

고단백 식단은 단백질 대사의 과도한 노폐물을 제거하기 위해 신장 기능을 과도하게 사용케 하므로 신장질환이 있는 사람의 신장 기능을 악화시킬 수 있다. 또한 고단백 식단은 소변 내 칼슘 배출을 증가시켜 신장결석이 생길 위험을 높인다.[36] 고단백 식단은 대사성 산증과 산화 스트레스를 증가시켜 신장 손상을 유발한다.[37] 이런 식단은 혈당 부하를 조절하고 신장을 보호하는 효과가 있는 이소플라본과 섬유질을 포함한 생리활성

화합물 섭취를 제한할 수 있다.[38]

사망률과 관련하여, 한 연구에서는 식물성기반 식이 패턴 점수가 높은 말기신부전 환자는 모든 원인으로 인한 사망 위험이 감소한 것으로 나타났다.[39] 다른 두 연구에서도 케토유사체(ketoanalogue)를 보충한 저단백 식물성기반 식단의 이점을 발견했는데,[6, 40] 부갑상샘호르몬 수치 저하와 함께 혈청 인산염과 칼슘 수치가 개선됐다.[40] 또 다른 연구에서는 단백질 함량이 매우 낮은 비건 식단은 투석 개시를 늦추는 데 있어서 5기 만성신장질환을 가진 노인 환자에게 안전하고 효과적인 것으로 밝혀졌다.[41]

단백질의 질? 식물성 단백질 vs. 동물성 단백질

일부 만성신장질환 환자 지침에서는 필수아미노산이 제한되지 않도록 동물성 단백질을 강조하지만, 이 지침은 동물 실험에 근거한 것이며 예전 방식으로 간주된다.[42] 식물성 단백질에는 모든 필수아미노산이 들어 있으며 이소플라본과 섬유질의 이점도 가지고 있다.[43]

식이 중재는 단백질 섭취를 조절하는 데 특히 효과적이다. 예를 들어, 단백질의 경구 섭취량은 건강한 신장을 가진 사람의 사구체여과율(GFR)에 영향을 미치며, 만성적인 단백질 과잉섭취는 신장 기능을 저하시킨다.[44-46] 이것은 수십 년 전의 한 연구에서 지방과 단백질 함량이 낮은 대두(soy) 위주의 베지테리언 식단을 두 달간 섭취하도록 한 결과, 피험자의 혈청 총콜레스테롤이 유의하게 감소(28%)한 것으로 입증된 바 있다. 대두를 기반으로 한 식단은 LDL-콜레스테롤, 아포지질단백질 B, 단백뇨 배설을 감소시켰으며, 식단을 중단하면 이러한 개선 사항이 모두 원래대로 되돌아갔다.[47] 신장질환의 근본적인 발병 원인을 해결하고 질환을 역전시킬 수 있는 다른 치료법은 아직 없는 상태이다.

동물성 단백질의 위험성이 더 높은 것은 고기에서 발생하는 산성과 장에서 생성되는 대사산물, 특히 트리메틸아민 N-옥사이드(TMAO)의 증가와 배출 때문이다. TMAO는 육류에 함유된 아미노산인 카르니틴이 분해되면서 발생하는 부산물로, 심장질환 위험 증가와 관련이 있다.[48] 높은 농도의 TMAO가 체내를 순환하면서 신장의 섬유화와 만성신장질환 발병 위험을 높인다. 또한, 동물 실험에서 TMAO를 줄이면 만성신장질환 및 심장비대가 개선되는 것으로 나타났다.[49] 연구에 따르면, 적색육 섭취가 증가하면 신장의 TMAO 제거 효율이 감소하며, 놀랍게도 적색육 섭취를 중단하면 4주 이내에 혈장 TMAO가 감소하는 것으로 나타났다.[48]

체내에서 산이 생성되는 주요 원인은 식단에서 찾을 수 있다. 식단의 산은 주로 대사 과정에서 황산을 방출하는 단백질에서 나온다. 황을 함유한 아미노산으로 구성된 동물성 단백질을 선호하는 서구식 식단은 체내의 산성 환경을 촉진한다.[26, 50]

반면 식물성 식품은 알칼리성이어서 식이성 산 부하로부터 보호해 준다. 식물성 단백질은 만성신장질환자에게 동물성 단백질에 비해 건강상의 이점을 제공한다.[16, 31, 36, 47, 51, 52] 연구에 따르면, 신장 기능이 저하된 사람이 식단에서 동물성 식품을 식물성 단백질 공급원으로 대체하면 만성신장질환 위험이 낮아지는 것으로 나타났다.[24, 53]

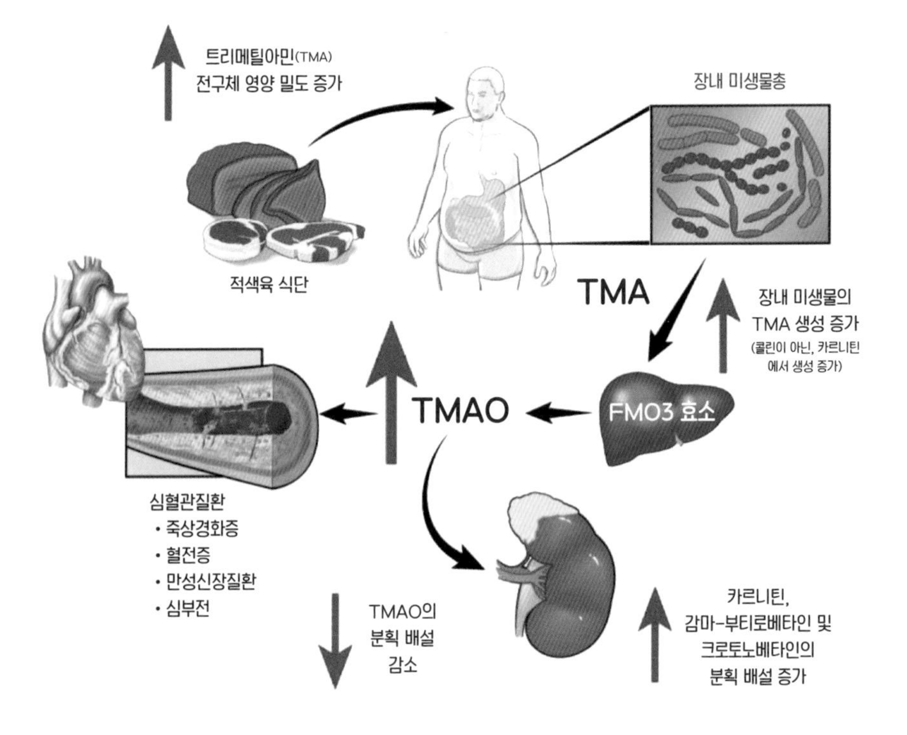

그림 5-1. 적색육이 포함된 식단이 메타유기체(metaorganismal) TMAO 경로에 미치는 영향[48]

고인산혈증

고인산혈증은 신장이 손상되어 인을 조절할 수 없어 혈중 인 수치가 과도하게 높아진 상태이다. 적색육, 유제품, 닭고기, 생선을 많이 섭취할수록 인 수치가 상승한다. 식물성 식품은 동물성 식품에 비해 인 흡수 효율이 낮아서 신장의 부담을 줄여 주는 이점이 있다.[29] 자연상태의 식물성 식품은 옥살산칼슘의 성장(신장결석)을 효과적으로 억제하는 마그네슘을 다량 제공하는 반면,[54] 고칼슘 식단(유제품 위주)은 마그네슘의 흡수를 저해할 수 있다.[55, 56] 또한 식물성 식품은 적절한 비율의 필수지방산을 제공할 뿐만 아니라, 활성산소 손상을 방지하는 항산화제를 제공한다.[23, 57] 이는 자연상태의 식물성 식품이 풍부한 식단이 만성신장질환자에게 우려되는 고인산혈증을 예방할 수 있음을 시사한다.[20]

독소, 미생물군유전체 그리고 숨은 영웅인 섬유질

식물성 식품에 있는 다당류만이 독소를 줄이고 질소 배출을 촉진하는 식이섬유를 제공한다. 14건의 대조 시험에 대한 메타 분석에서 볼 수 있듯이 섬유질은 대변 세균량을 증가시킨다.[58] 이 소화되지 않는 고분자는 혈중 지질 수치, 총콜레스테롤 및 체중을 줄여 주며, 이는 모두 신장의 부담을 줄여 준다.[59, 60]

관찰 연구에서 섬유질은 추정 사구체여과율(eGFR)을 높이고, 염증 수치를 낮추며, 심혈관질환 위험을 감소시키는 것으로 나타났다.[61-63] 그러나 섬유질 보충제를 따로 섭취한다고 해서 유사한 결과가 반드시 관찰되는 것은 아니었다.[64] 섬유질 섭취는 장운동과 배변 활동을 증가시킨다. 이는 장내 미생물총이 유익한 박테리아 군집을 많이 만들어 요독 독소 생성을 줄일 수 있게 한다.

섬유질을 함유한 식물성기반 식단의 이점을 입증하는 근거에도 불구하고, 대부분의 만성신장질환자는 일반 인구에게 권장되는 섬유질의 양에 훨씬 못 미치는 식단을 섭취하고 있다. 또한 이들을 위한 영양 지침에서도 혈액 투석을 예방할 수 있는 섬유질이 풍부한 식품 섭취의 이점을 강조하고 있지 않다.[65-68] 식물성기반 식이요법은 요독 독소를 생성하는 동물성 단백질의 섭취를 줄이거나 제한한다.[69]

장내 미생물총은 일반적으로 신장에서 제거되는 독소를 생성하는 동물성 단백질을 분해하고 발효시킨다. 만성신장질환자가 동물성 식품을 과도하게 섭취하면 장내 미생물의 불균형으로 이어져 대장 환경이 변화하고 장 점막 장벽의 교란을 초래한다. 이런 상태는 세균과 내독소가 장 점막 장벽을 통과할 수 있게 하여 단핵구(monocyte)를 자극하고 염증성 사이토카인의 합성을 증가시킨다.

고칼륨혈증

고칼륨혈증은 만성신장질환자에게 우려되는 문제이며, 최근 사례 연구에 따르면 자연식품에서 얻는 섬유질의 부족이 이를 악화시키는 것으로 나타났다. 섬유질은 대변의 양과 빈도를 촉진하여 칼륨 배설을 촉진한다.[59, 70, 71] 과일과 채소는 자연적으로 칼륨이 풍부하고 근위부 장관(proximal intestine)에서 쉽게 흡수되지만, 칼륨의 흡수는 알칼리성 부하 정도와 장내 흡착을 촉진하고 장 통과 시간을 줄이는 섬유질에 영향을 받을 수 있다.[73] 건강한 사람들을 대상으로 한 식이 실험에 따르면, 동물성 식단에서의 칼륨 회수율은 약 80%이고, 식물성 식단에서는 50~60%였다.[74, 75]

고칼륨혈증은 높은 칼륨이 무증상으로 빠르게 부정맥을 유발할 수 있기에 우려되는 질환이다. 칼륨 섭취에 주의하고 이를 모니터링하는 것이 중요하다. 식물성 칼륨의 낮은 이용성은 고칼륨혈증을 유발하지 않아 만성신장질환자에게 유리할 수 있다.[76] 하지만 자연식물식 식단으로 전환하는 모든 환자의 칼륨 수치에 대한 면밀한 모니터링은 의료인이 환자에게 필요한 약물 조정을 용이하게 하는 데 필수적이다.

신장결석

식물성 식품에 포함된 옥살산염(oxalate)은 신장결석과 관련해 우려 대상이었지만, 관찰 연구에 따르면 베지테리언은 신장결석 위험이 더 낮은 것으로 나타났다.[77, 78] 이는 식물성 식품의 알칼리와 수분 함량이 높고 나트륨 함량이 낮기 때문인 것으로 보인다.[79-81] 이러한 모순은 미생물군유전체와 최근에 발견된 옥살로박터 포르미제네스(Oxalobacter formigenes) 및 생존을 위해 옥살산염을 필요로 하는 다른 박테리아의 역할과 관련될 수 있으며, 이는 흡수되어 궁극적으로 소변으로 배출되는 옥살산염의 양을 감소시킬 수 있다.[51, 82] 아직은 이 분야에 대한 더 많은 연구가 필요하다.

여과

동물성 단백질은 과여과(hyper-filtration)를 유도하여[26, 83-85] 일시적으로 신장에 부담(스트레스)을 주지만, 동일한 양의 식물성 단백질은 이러한 스트레스를 유발하지 않는다. 한 연구에서는 단백뇨가 없는 1형당뇨병 환자가 동물성 단백질 위주의 식단을 섭취한 경우 식물성 단백질 위주의 식단에 비해 사구체여과율이 증가된 과여과를 유도한다는 사실을 발견했다.[85, 86] 또 다른 연구에서는 서구식 식단이 미세알부민뇨의 위험을 높이고 신장 기능을 빠르게 저하시킨 것을 발견했으며, DASH 식단이 미세알부민뇨의 위험을 낮춘 것을 관찰하였다.[71] 장기간의 과여과는 네프론(nephron 신장 구성 단위; 신원)의 불가역적인 손상을 유발하여, 당뇨병과 같은 질환에서 관찰되는 신장의 악화를 유발한다.[87] (단백질의 과부하는 신장의 과여과를 유발하여 신장의 불가역적인 손상을 일으킨다. 식물성 단백질은 신장 혈류와 사구체여과를 감소시켜 단백질로 인한 신장의 부담을 줄여 주므로, 신장질환의 악화를 방지하는 역할을 한다. - 역자 주)

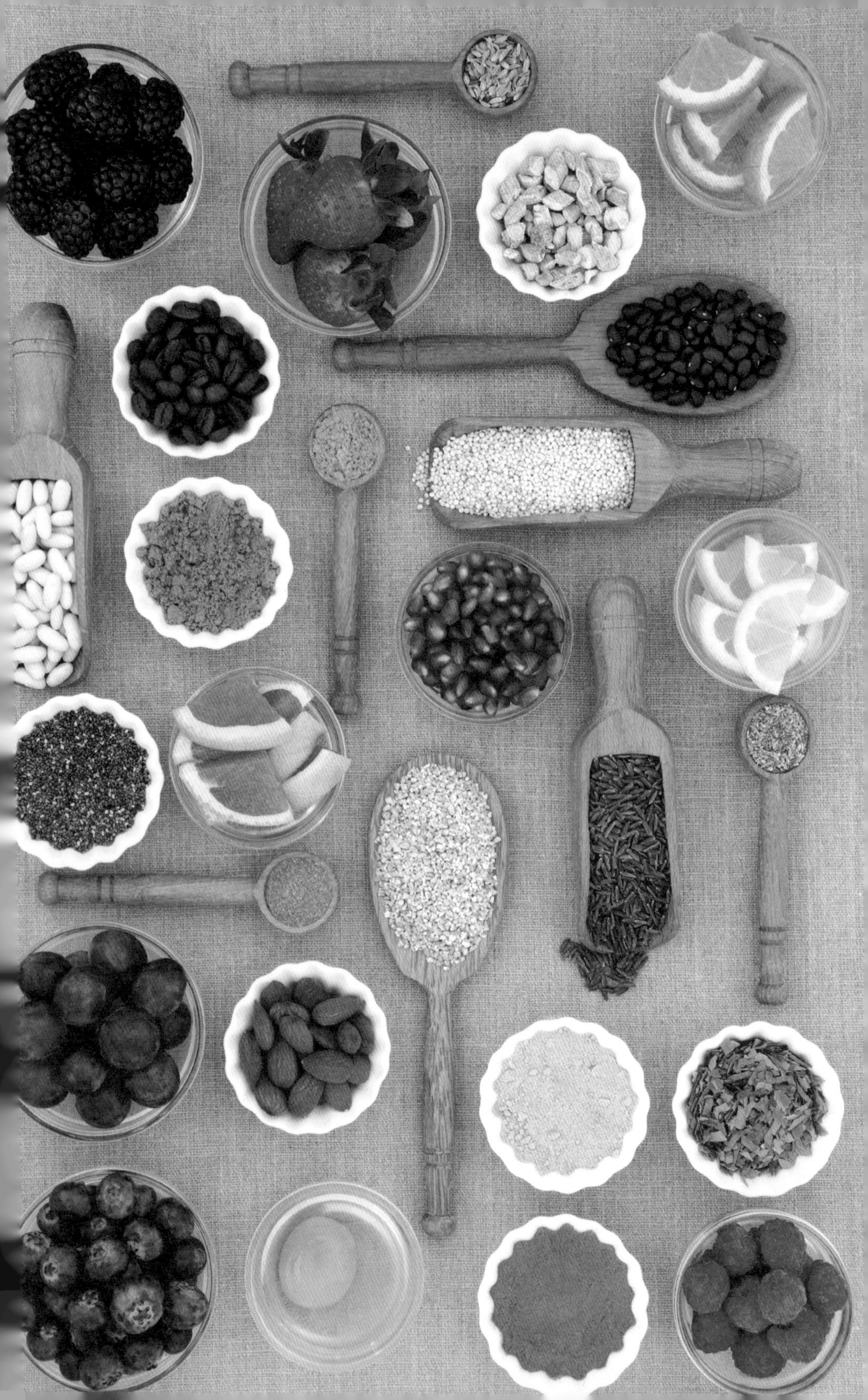

자주 하는 질문

Q 저단백, 저칼륨 식단의 필요성은 식물성기반 식단이 신장 기능이 손상된 환자에게는 이상적이지 않을 수 있다는 것 아닌가?

일반적으로 식물성 식품은 동물성 식품보다 칼륨 함량이 더 높지만, 함께 제공되는 섬유질이 칼륨 흡수를 감소시키고 칼륨 배출을 촉진하여 고칼륨혈증을 예방하는 데 도움을 준다.[59, 70, 71] 과일과 채소에는 자연적으로 근위부 장관에서 쉽게 흡수되는 칼륨이 풍부하게 들어 있다. 그러나 칼륨 흡수는 알칼리성 부하에 의해 영향을 받을 수 있다. 단백질의 대사 분해는 산성을 증가시키는데, 육류와 치즈는 신장 산 부하 가능성을 가장 높이고, 과일과 채소는 가장 낮춘다. 또한 식이 회상법(dietary recall method; 식품 섭취에 대한 정보를 얻기 위해 구조화된 인터뷰를 통해 측정하는 방법 - 역자 주)은 조리에 따른 손실을 고려하지 않아 칼륨 섭취량을 과대평가할 수 있다. 몇몇 생식품(raw food)은 담그거나 얼리거나 끓이면 칼륨이 60~90% 손실되며, 이러한 생체이용률의 차이를 고려하지 않아 결과가 부정확할 수 있다.[88, 89] 소스와 주스에는 섬유질이 부족하기 때문에 자연식품 형태에 비해 칼륨 섭취가 증가한다. 사과, 베리류, 양배추, 콜리플라워, 가지, 애호박 등 칼륨 함량이 낮은 식물성 식품은 칼륨 섭취를 제한해야 하는 사람에게 좋은 식품이며, 빵과 국수, 쌀 등도 저칼륨 식물성 식품에 포함된다.[90, 91]

Q 투석 치료를 받는 환자에게 적합한 식단은 무엇인가?

투석을 받는 환자를 대상으로 식물성기반 식단의 잠재적 이점을 평가한 연구는 아직 부족한 편이다. 그러나 최근 한 연구에서는 베지테리언 식단을 섭취하는 혈액 투석 환자의 일상 활동 기능이 비-베지테리언과 비슷한 것으로 나타났다.[92] 또 다른 두 연구에서는 대두 섭취가 염증 지표와 지단백질 수치를 감소시키는 것으로 나타났다.[93, 94] 비록 영양상태를 나타내는 체질량지수와 근육량 같은 지표는 다른 환자보다 낮았지만, 투석적절도(dialysis adequacy)는 기존의 권장 식단보다 영양학적 가치가 높은 식물성기반 식단에서 더 잘 유지되었다.[92]

일반 인구집단을 대상으로 한 연구에서 식물성기반 식단은 영양결핍 위험이 낮은 것으로 나타났음에도, 전통적으로 투석 환자에게는 불충분한 단백질 섭취와 고칼륨혈증의 두 가지 위험성 때문에 식물성기반 식단을 권장하지 않았다. 하지만 엄격한(철저한) 비건도 최소한의 단백질 필요량을 충족시키고 있으며,[95-97] 식물성기반 식단을 따르는 투석 환자도 영양부족의 증상 없이 적절한 단백질 섭취량(하루 1.1~1.25g/kg)을 충족하고 있는 것으로 보고되었다.[98, 99]

식물성기반 식단을 준수하는 투석 환자에 대한 연구 자료는 충분하지 않지만, 혈장 내 총지방산에 대한 리놀레산(오메가-6 고도불포화지방산)의 비율 수준은 염증 지표 및 사망 위험과 반비례하는 것으로 나타났다.[100] 기름, 육류, 달걀은 리놀레산이 풍부한 공급원이다.[101] 섬유질 섭취가 적으면 염증성 생물지표가 증가한다.[102-104] 모든 투석 환자는 투석 중에 쉽게 손실되는 수용성 비타민인 비타민 B를 보충할 필요가 있다.

Q 신장 기능이 저하된 사람에게 식물성 식품에 함유된 다량의 인은 얼마나 우려되며, 그 이유는 무엇인가?

식물성 식품에 인이 함유되어 있기는 하지만, 식물성 식품의 인은 효율적으로 흡수되지 않는다. 생체 이용이 가능한 인의 주요 공급원은 동물성 단백질이다.[26] 식물성 식품의 인은 주로 피트산에 결합되어 있는데, 인간에게는 이를 분해할 수 있는 효소인 피타아제(phytase)가 부족하기 때문에 잘 흡수되지 않는다. 따라서 식물성기반 식단은 체내의 인 부하를 줄이고 혈관 형성을 개선하는 데 도움을 줄 수 있다.[26]

Q 미국 국립신장재단이 권장하는 표준적인 저단백 식단은 식물성기반 식단인가?

국립신장재단은 다음과 같이 말한다. "적색육과 같은 동물성 식품 대신 채소와 곡물 같은 식물성 식품을 더 많이 섭취하면 만성신장질환, 2형당뇨병, 고혈압 및 심장질환의 진행을 예방하고 억제하는 데 도움이 될 수 있다."[105] 국립신장재단 웹 사이트에서는 DASH(고혈압을 멈추기 위한 식이 접근법) 식단 및 식물성기반 식단을 권장한다.[106]

식물성기반 식단은 섬유질을 제공하고, 과도한 단백질 섭취를 방지하며, 산 부하를 감소시켜 신장의 부담을 줄여 준다. 신장은 산-염기 균형을 담당하는데, 산 부하는 주로 식이에 의해 조절된다.[2] 산 부하가 높으면 신장 손상과 추정 사구체여과율 감소가 가속화되는 반면, 알칼리성 식단은 이러한 과정을 역전시킨다.[107-109] 동물성기반 식단과 비교하여 식물성기반 식단은 양이온보다 유기 음이온이 풍부하기 때문에 비휘발성 산 부하가 더 낮다. 또한 식물성 식품에 함유된 섬유질의 섭취가 증가할수록 장내 미생물총이 알칼리성인 단쇄지방산을 더 많이 생성할 수 있다. 알칼리 상태는 요독 물질 생성을 감소시키고, 이는 다시 알칼리성 상태에 기여한다.[110-114]

주요 연구 요약

여러 연구에서 저단백 식물성기반 식단과 만성신장질환의 임상적 지표 사이에 유리한 연관성이 있음이 입증되었다. 식물성기반 식단은 요산(uric acid)의 결정화(crystallization)로 인한 신장결석의 위험을 줄여 준다.[52] 또한 인의 배설과 축적 모두 개선되며[115] 사구체여과율, 신장혈장유량(renal plasma flow, RPF)[85] 및 알부민뇨도 개선되어 사망률도 더 낮아진다.[39, 41, 116]

요산 결정화를 조사한 한 연구에서는 무작위로 식물성 단백질 식단을 섭취한 사람들의 요산 결정화 위험이 감소한 것을 발견했다.[52] 섬유아세포성장인자-23(fibroblast growth factor-23, FGF-23)의 혈장 수치를 조사한 연구에서는 식물성기반 식단 중재로 FGF-23 수치가 감소한 것으로 나타났다. FGF-23은 인의 항상성 유지를 담당한다. FGF-23의 감소는 식물성기반 식단에 따른 인의 흡수 감소로 인해 인 부하가 감소한 것을 나타낸다.[115]

사구체여과율에 대한 1995년의 한 연구에서는 단백뇨가 없는 1형당뇨병 환자를 대상으로 한 식물성 단백질 식이 중재 결과, 신장 혈류와 사구체여과율이 감소한 것을 발견했다. 이는 감소한 신장의 부담이 식물성 단백질과 관련 있음을 시사한다.[85] 당뇨병성 신장질환은 만성신장질환의 가장 흔한 유형이며 말기신부전의 주요 원인임을 고려할 때, 식물성기반 식이 중재는 사망률에 큰 영향을 미칠 수 있다.[14] 실제로 '간호사건강연구' 데이터에 대한 2011년의 전향적 코호트 분석에 따르면, 식물성 식품 위주의 DASH 식단은 미세알부민뇨의 위험을 감소시킨 반면, 서구식 식이 패턴은 알부민뇨의 위험을 높인 것으로 나타났다.[71]

섬유질은 신장이 걸러내야 할 노폐물을 조절하여 신장 기능에 중요한 역할을 한다.[115] 그러나 한 연구에서는 수용성 섬유질 보충제를 섭취한 무작위 그룹과 섭취하지 않은 그룹 간에 사구체여과율과 알부민뇨에 차이가 없음을 발견했다.[64] 이는 섬유질 섭취의 많은 이점이 보충제 형태의 분리된 섬유질이 아니라 자연상태의 식물성 식품 자체에 들어 있는 온전한 형태의 섬유질에서 비롯됨을 시사한다.[64]

사망률에 관한 여러 연구에서 식물성기반 식이 패턴 점수가 높은 말기신부전 환자는 모든 원인으로 인한 사망 위험이 감소하며, 신장 기능 저하 속도가 느려지는 것과 유의미한 연관성이 있음이 발견됐다.[39, 116] 한 연구에서는 케토유사체를 보충한 식물성기반 식단이 부갑상샘호르몬 수치를 감소시키면서 혈중 인과 칼슘 수치를 개선하는 것을 보여 주었다.[40] 또 다른 연구에서는 고령의 만성신장질환자에게 저단백 식물성기반 식단을 사용한 결과, 투석 치료와 비교하여 동등한 생존율을 보였다.[41] 온전한 형태의 섬유질이 함유된 식물성 식품은 만성신장질환과 동반 질환 및 사망 위험을 극복하는 데 있어 대체할 수 없는 역할을 한다.

유망한 임상 결과

질병 관해를 유도하는 중재에 대한 연구는 아직 진행 중이지만, 다음의 사례들은 다른 치료법을 사용하는 경우에도 식이 중재를 접목하는 것이 유망한 가치가 있음을 뒷받침해 준다.

여러 합병증을 가진 노인 환자의 만성신장질환 역전

최근의 한 사례 연구에서는 엄격한 자연식물식 식단이 2형당뇨병, 고혈압 및 3기 만성신장질환을 가진 69세 남성 환자의 건강을 개선하는 효과가 있음을 보여 주었다. 그의 병력은 2형당뇨병, 고혈압, 고지혈증, 2단계 비만이며, 매일 세 끼의 식사와 총 210단위[인슐린글라진(insulin glargine) 140단위 및 인슐린라이스프로(insulin lispro) 20~25단위]의 인슐린을 투여해야 했다. 이 환자는 종합적인 상담 후 식단 가이드를 제공받았고, 칼로리나 식사량을 줄이거나 운동을 의무화하지 않은 상태에서 자연식물식 식단으로 바

먹어도 되는 음식	피해야 하는 음식	제한적으로 먹어야 할 음식
비전분질 채소	육류(생선 및 가금류 포함)	무염, 날것 또는 구운 견과류, 천연 견과류 버터
전분질 채소(감자, 콩과류)	유제품	아보카도
통곡물(거친 밀가루 포함)	첨가 지방 (모든 기름, 버터, 마가린)	코코넛
신선한 과일(말린 것, 주스 형태 제외)	달걀	씨앗류
모든 향신료	비건 '대체'식품 (가짜 고기 또는 가짜 치즈)	말린 과일
아마씨와 치아씨드 가루	정제된 밀가루	감미료 첨가 (메이플시럽, 꿀, 아가베)
물, 유제품이 아닌 식물성 대체음료, 차	주로 설탕이 첨가된 식품 (사탕과 과자 및 에너지바, 케이크, 페이스트리)	커피, 술
	탄산음료, 과일 주스, 스포츠 음료, 에너지 음료, 혼합 커피 및 차 음료	정제된 대두 단백질, 유청 단백질(두부, 밀 글루텐으로 만든 대체육)

표 5-2. 고인산혈증이 있는 3기 만성신장질환자를 위한 식물성 식품 가이드[29]

끈 뒤 인슐린 요구량이 50% 이상 빠르게 감소하였고 체중도 줄었다. 그는 혈압, 혈당 및 콜레스테롤이 개선되어 처음 2개월 이내에 고혈압 치료제인 카르베딜롤(carvedilol), 하이드로클로로티아지드(hydrochlorothiazide), 암로디핀(amlodipine) 및 당뇨 치료제인 시타글립틴(sitagliptin) 복용을 중단하였다. 식이를 변경하고 4.5개월이 지난 뒤 그의 추정 사구체여과율은 45mL/min에서 74mL/min로 개선되었다. 고지혈증 약 복용량은 절반으로 줄었고, 소변 미세알부민/크레아티닌 비율도 414.3mg/g에서 26.8mg/g

으로 감소하였다. 혈중 인 수치 또한 정상으로 회복되었다. 〈표 5-2〉는 그의 주치의가 제시한 식단 가이드이다.[29]

다약제 복용에 의해 조절되는 여러 질환

본태성 고혈압, 비만, 2형당뇨병, 고지혈증 및 만성신장질환을 앓고 있는 57세 여성 환자의 사례도 있다. 그녀의 사구체여과율은 31~35mL/min로 신장질환 분류가 G3bA3(알부민뇨가 심각하게 증가하면서 중등도에서 중증으로 신장 기능이 저하된 상태)에 해당했다. 그녀의 상태를 조절하기 위해서는 다약제 복용(polypharmacy; 여러 가지 약물을 동시에 투여하는 것 - 역자 주)이 필요했고, 그 수는 계속 늘었다. 이 환자는 식단에 통곡물, 과일, 채소, 콩과류를 더 많이 포함시키고 가공식품, 정제된 곡물, 설탕, 소금 및 동물성 식품을 줄이도록 동기를 부여받았다. 3개월 후 그녀는 혈청 칼륨 수치의 상승 없이 대사성 산증, 단백뇨, 고인산혈증이 개선되었다. 또한 추가 약제 복용을 피할 수 있었으며, 아세트산칼슘(calcium acetate; 인 결합제), 암로디핀(고혈압 치료제), 중탄산나트륨(sodium bicarbonat; 대사성 산증 감소제) 등 기존에 복용하고 있던 약물의 부담도 줄일 수 있었다. 이 환자는 신장 기능 저하 속도를 늦추고, 삶의 질을 개선하며 사망 위험을 줄이는 데 성공했다.[1]

노인을 위한 적절한 단백질 섭취량

영양가가 높고 단백질 함량이 낮은 식물성기반 식단은 신장질환이 있는 노인 환자의 제한적인 '전통적' 저단백 식단 준수 문제를 해결할 수 있다. 단백질 섭취 제한은 신장 대체요법(renal replacement therapy, RRT)의 필요성을 늦출 수 있지만, 높은 단백질 섭취는 노인 환자 또는 여러 합병증을 가진 환자의 영양상태를 유지하는 데 기여하는 것으로 여겨진다. 상충되는 요구사항을 조정하기가 어려울 수 있지만, 한 단일군 타당성 연구에 참여한 모든 환자(대상자 수=131명)는 고영양 식단에 대한 단계적 접근 방식을 사용하여 진행성 신장질환에 적절한 단백질 섭취 감소의 목표를 달성했다.[118]

기본적으로 고단백 식단을 섭취하며 동반 질환이 있는 고령 환자의 신장 기능 개선을 위한 단백질 섭취 제한은 개별화된 단계적 접근 방식을 통해 실현할 수 있으며, 이러한 목표는 안정적인 영양상태와 양립할 수 있다. 프랑스 르망의 한 진행성 신장질환 병동에서 타당성 연구에 참여한 동반 질환이 많은 노인 환자(평균 나이 74세) 중 22명이 식물성기반 식단을 선택했고, 24명이 중간 정도의 단백질 제한 식단을 선택했다. 3개월 이상의 추적 관찰 기간 동안, 모든 환자군이 단백질 섭취량 감소 목표치인 최소 하루에 0.2g/kg씩 감소에 도달했으며, 단백질 섭취량이 최소 하루에 0.2g/kg씩 감소할 때마다 신장 기능이 개선되는 것으로 나타났다. 식단 유형에 관계없이 74%의 환자들이 양호한 순응도를 보였고, 이는 저단백 식물성기반 식단 준수가 어렵지 않음을 시사한다. 이처럼 당뇨병 환자나 노인 환자를 비롯하여 동반 질환이 많은 사람들에 있어서 단백질 섭취량을 줄이기 위한 개별화된 맞춤형 접근 방식이 가능하다.[118]

결론

많은 연구에서 신장질환을 가진 모든 사람들, 심지어 말기신부전 상태의 노인 환자에게도 식물성기반 식단의 이점이 적용될 수 있음을 보여 주었다. 식물성기반 식단은 만성신장질환의 흔한 동반 질환인 2형당뇨병, 비만, 고혈압, 고지혈증을 포함한 모든 만성질환을 예방하고 치료하는 데 안전하고 유용한 것으로 나타났다. 만성신장질환에 대한 식물성기반 식단의 유용성은 점점 더 분명해지고 있다.[1, 119-121]

앞서 소개한 연구들에 따르면 저단백 식물성기반 식단을 섭취하는 사람은 알부민뇨와 요산의 결정화 및 신장결석 형성의 위험이 감소했고, 사구체여과율이 개선되었으며, 산 및 노폐물 부하가 감소됐다. 이는 동물성 단백질을 제한하고 식물성 단백질로 전환하고, 전반적으로 단백질 섭취량을 줄이면 신장 기능 저하를 막고 투석 필요성을 줄이며 궁극적으로 생명을 구하는 등 만성신장질환 결과를 개선하는 데 크게 유망함을 시사한다. 식물성 단백질 섭취는 신장의 부담을 줄이는 것으로 보이나, 식물성기반 식단이 만성신장질환자나 말기신부전 환자에게 미치는 장기적인 이점을 입증하려면 더 많은 근거가 필요하다.[2, 64] 전반적으로 과일과 채소가 풍부한 식물성기반 식단은 식이성 산 부하를 줄여 신장 손상을 줄이고, 병의 진행을 억제하며, 무엇보다도 환자의 삶의 질을 개선하는 데 도움을 줌으로써 만성신장질환을 치료하는 강력한 접근 방식이 될 수 있다.[90]

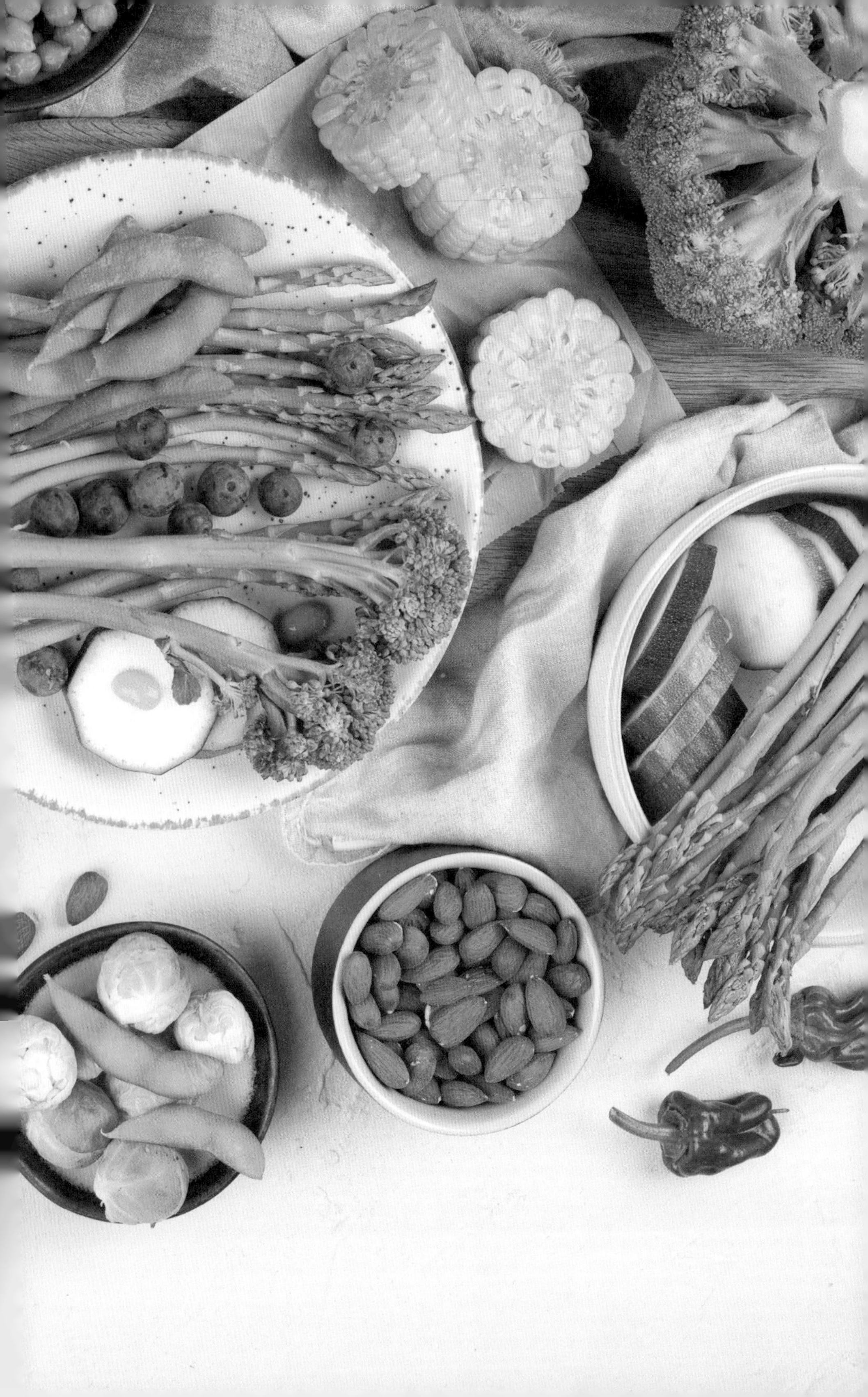

1. Joshi, S., McMacken, M. and Kalantar-Zadeh, K., 2021. Plant-Based Diets for Kidney Disease: A Guide for Clinicians. Am J Kidney Dis, 77(2): 287-296.

2. Carrero, J.J., González-Ortiz, A., Avesani, C.M. et al., 2020. Plant-based diets to manage the risks and complications of chronic kidney disease. Nature Reviews Nephrology, 16(9): 525-542.

3. Weiner, I.D., Mitch, W.E. and Sands, J.M., 2015. Urea and Ammonia Metabolism and the Control of Renal Nitrogen Excretion. Clinical journal of the American Society of Nephrology : CJASN, 10(8): 1444-1458.

4. Gerich, J.E., 2010. Role of the kidney in normal glucose homeostasis and in the hyperglycaemia of diabetes mellitus: therapeutic implications. Diabet Med, 27(2): 136-142.

5. Rose, S.D., Strombom, A. J., 2019. Chronic Kidney Disease â A plant-based diet prevents and treats CKD â Plant-Based Diets in Medicine, JOJ Urology and Nephrology.

6. Lafage, M.H., Combe, C., Fournier, A. and Aparicio, M., 1992. Ketodiet, physiological calcium intake and native vitamin D improve renal osteodystrophy. Kidney Int, 42(5): 1217-1225.

7. Rigalleau, V., Combe, C., Blanchetier, V., Aubertin, J., Aparicio, M. and Gin, H., 1997. Low protein diet in uremia: effects on glucose metabolism and energy production rate. Kidney Int, 51(4): 1222-1227.

8. Bernard, S., Fouque, D., Laville, M. and Zech, P., 1996. Effects of low-protein diet supplemented with ketoacids on plasma lipids in adult chronic renal failure. Mineral and electrolyte metabolism, 22(1-3): 143-146.

9. Goraya, N., Simoni, J., Jo, C. and Wesson, D.E., 2012. Dietary acid reduction with fruits and vegetables or bicarbonate attenuates kidney injury in patients with a moderately reduced glomerular filtration rate due to hypertensive nephropathy. Kidney Int, 81(1): 86-93.

10. Noori, N., Sims, J.J., Kopple, J.D. et al., 2010. Organic and inorganic dietary phosphorus and its management in chronic kidney disease. Iran J Kidney Dis, 4(2): 89-100.

11. Brommage, D., Karalis, M., Martin, C. et al., 2009. American Dietetic Association and the National Kidney Foundation Standards of Practice and Standards of Professional Performance for registered dietitians (generalist, specialty, and advanced) in nephrology care. Journal of renal nutrition : the official journal of the Council on Renal Nutrition of the National Kidney Foundation, 19(5): 345-356.

12. Abdelhamid, A.S., Brown, T.J., Brainard, J.S. et al., 2020. Omega-3 fatty acids for the primary and secondary prevention of cardiovascular disease. Cochrane Database Syst Rev, 3(2): Cd003177.

13. Camilleri, M., 2019. Leaky gut: mechanisms, measurement and clinical implications in humans. Gut, 68(8): 1516-1526.

14. Saran, R., Robinson, B., Abbott, K.C. et al., 2017. US Renal Data System 2016 Annual Data Report: Epidemiology of Kidney Disease in the United States. Am J Kidney Dis, 69(3 Suppl 1): A7-a8.

15. 2019. Physical Activity Guidelines for School-Aged Children and Adolescents. Centers for Disease

Control and Prevention.

16. Grundy, S.M., Stone, N.J., Bailey, A.L. et al., 2019. 2018 AHA/ACC/AACVPR/AAPA/ABC/ACPM/ADA/AGS/APhA/ASPC/NLA/PCNA guideline on the management of blood cholesterol: a report of the American College of Cardiology/American Heart Association Task Force on Clinical Practice Guidelines. Journal of the American College of Cardiology, 73(24): e285-e350.

17. National Kidney Foundation, 02-15-2017. Chronic Kidney Disease (CKD) Symptoms and causes.

18. Sperati, C.J., Soman, S., Agrawal, V. et al., 2019. Primary care physicians' perceptions of barriers and facilitators to management of chronic kidney disease: A mixed methods study. PLoS One, 14(8): e0221325.

19. Ikizler, T.A., Burrowes, J.D., Byham-Gray, L.D. et al., 2020. KDOQI Clinical Practice Guideline for Nutrition in CKD: 2020 Update. Am J Kidney Dis, 76(3 Suppl 1): S1-s107.

20. Joshi, S., Hashmi, S., Shah, S. and Kalantar-Zadeh, K., 2020. Plant-based diets for prevention and management of chronic kidney disease. Curr Opin Nephrol Hypertens, 29(1): 16-21.

21. Yuzbashian, E., Asghari, G., Mirmiran, P., Hosseini, F.-S. and Azizi, F., 2015. Associations of dietary macronutrients with glomerular filtration rate and kidney dysfunction: Tehran lipid and glucose study. Journal of nephrology, 28(2): 173-180.

22. Nettleton, J.A., Steffen, L.M., Palmas, W., Burke, G.L. and Jacobs, D.R., Jr, 2008. Associations between microalbuminuria and animal foods, plant foods, and dietary patterns in the Multiethnic Study of Atherosclerosis. The American Journal of Clinical Nutrition, 87(6): 1825-1836.

23. Odermatt, A., 2011. The Western-style diet: a major risk factor for impaired kidney function and chronic kidney disease. American Journal of Physiology-Renal Physiology, 301(5): F919-F931.

24. de Mello, V.D., Zelmanovitz, T., Perassolo, M.S., Azevedo, M.J. and Gross, J.L., 2006. Withdrawal of red meat from the usual diet reduces albuminuria and improves serum fatty acid profile in type 2 diabetes patients with macroalbuminuria. Am J Clin Nutr, 83(5): 1032-1038.

25. Cases, A., Cigarrán-Guldrís, S., Mas, S. and Gonzalez-Parra, E., 2019. Vegetable-Based Diets for Chronic Kidney Disease? It Is Time to Reconsider. Nutrients, 11(6): 1263.

26. Adair, K.E. and Bowden, R.G., 2020. Ameliorating Chronic Kidney Disease Using a Whole Food Plant-Based Diet. Nutrients, 12(4): 1007.

27. Lin, B.B., Lin, M.E., Huang, R.H., Hong, Y.K., Lin, B.L. and He, X.J., 2020. Dietary and lifestyle factors for primary prevention of nephrolithiasis: a systematic review and meta-analysis. BMC Nephrol, 21(1): 267.

28. D'Amico, G. and Gentile, M.G., 1992. Effect of dietary manipulation on the lipid abnormalities and urinary protein loss in nephrotic patients. Mineral and electrolyte metabolism, 18(2-5): 203-206.

29. Campbell, T.M. and Liebman, S.E., 2019. Plant-based dietary approach to stage 3 chronic kidney

disease with hyperphosphataemia. BMJ case reports, 12(12).

30. Wesson, D.E., Buysse, J.M. and Bushinsky, D.A., 2020. Mechanisms of Metabolic Acidosis–Induced Kidney Injury in Chronic Kidney Disease. Journal of the American Society of Nephrology, 31(3): 469-482.

31. Tseng, C.Y., Wu, T.T., Lai, C.W. et al., 2018. Vegetarian diet may ameliorate uremic pruritus in hemodialysis patients. Renal failure, 40(1): 514-519.

32. Mandel, E.I., Forman, J.P., Curhan, G.C. and Taylor, E.N., 2013. Plasma bicarbonate and odds of incident hypertension. American journal of hypertension, 26(12): 1405-1412.

33. Dobre, M., Yang, W., Chen, J. et al., 2013. Association of serum bicarbonate with risk of renal and cardiovascular outcomes in CKD: a report from the Chronic Renal Insufficiency Cohort (CRIC) study. Am J Kidney Dis, 62(4): 670-678.

34. Kraut, J.A. and Madias, N.E., 2016. Metabolic Acidosis of CKD: An Update. Am J Kidney Dis, 67(2): 307-317.

35. Navaneethan, S.D., Schold, J.D., Arrigain, S. et al., 2011. Serum bicarbonate and mortality in stage 3 and stage 4 chronic kidney disease. Clinical journal of the American Society of Nephrology : CJASN, 6(10): 2395-2402.

36. Brockis, J.G., Levitt, A.J. and Cruthers, S.M., 1982. The effects of vegetable and animal protein diets on calcium, urate and oxalate excretion. British journal of urology, 54(6): 590-593.

37. Snelson, M., Clarke, R.E. and Coughlan, M.T., 2017. Stirring the Pot: Can Dietary Modification Alleviate the Burden of CKD? Nutrients, 9(3): 265.

38. McGraw, N.J., Krul, E.S., Grunz-Borgmann, E. and Parrish, A.R., 2016. Soy-based renoprotection. World J Nephrol, 5(3): 233-257.

39. Gutiérrez, O.M., Muntner, P., Rizk, D.V. et al., 2014. Dietary patterns and risk of death and progression to ESRD in individuals with CKD: a cohort study. Am J Kidney Dis, 64(2): 204-213.

40. Chewcharat, A., Takkavatakarn, K., Wongrattanagorn, S. et al., 2020. The Effects of Restricted Protein Diet Supplemented With Ketoanalogue on Renal Function, Blood Pressure, Nutritional Status, and Chronic Kidney Disease-Mineral and Bone Disorder in Chronic Kidney Disease Patients: A Systematic Review and Meta-Analysis. Journal of renal nutrition : the official journal of the Council on Renal Nutrition of the National Kidney Foundation, 30(3): 189-199.

41. Brunori, G., Viola, B.F., Parrinello, G. et al., 2007. Efficacy and safety of a very-low-protein diet when postponing dialysis in the elderly: a prospective randomized multicenter controlled study. Am J Kidney Dis, 49(5): 569-580.

42. Rand, W.M., Pellett, P.L. and Young, V.R., 2003. Meta-analysis of nitrogen balance studies for estimating protein requirements in healthy adults. Am J Clin Nutr, 77(1): 109-127.

43. Millward, D.J., 1999. The nutritional value of plant-based diets in relation to human amino acid and

protein requirements. The Proceedings of the Nutrition Society, 58(2): 249-260.

44. Brändle, E., Sieberth, H.G. and Hautmann, R.E., 1996. Effect of chronic dietary protein intake on the renal function in healthy subjects. European journal of clinical nutrition, 50(11): 734-740.

45. von Herrath, D., Saupe, J., Hirschberg, R., Rottka, H. and Schaefer, K., 1988. Glomerular filtration rate in response to an acute protein load. Blood Purif, 6(4): 264-268.

46. Chuang, S.Y., Chiu, T.H., Lee, C.Y. et al., 2016. Vegetarian diet reduces the risk of hypertension independent of abdominal obesity and inflammation: a prospective study. J Hypertens, 34(11): 2164-2171.

47. D'Amico, G. and Gentile, M.G., 1992. Effect of dietary manipulation on the lipid abnormalities and urinary protein loss in nephrotic patients. Mineral and electrolyte metabolism, 18(2): 203-206.

48. Wang, Z., Bergeron, N., Levison, B.S. et al., 2018. Impact of chronic dietary red meat, white meat, or non-meat protein on trimethylamine N-oxide metabolism and renal excretion in healthy men and women. European Heart Journal, 40(7): 583-594.

49. Zhang, W., Miikeda, A., Zuckerman, J. et al., 2021. Inhibition of microbiota-dependent TMAO production attenuates chronic kidney disease in mice. Scientific Reports, 11(1): 518.

50. te Dorsthorst, R.P.M., Hendrikse, J., Vervoorn, M.T., van Weperen, V.Y.H. and van der Heyden, M.A.G., 2019. Review of case reports on hyperkalemia induced by dietary intake: not restricted to chronic kidney disease patients. European journal of clinical nutrition, 73(1): 38-45.

51. Joshi, S. and Goldfarb, D.S., 2019. The use of antibiotics and risk of kidney stones. Curr Opin Nephrol Hypertens, 28(4): 311-315.

52. Siener, R. and Hesse, A., 2003. The effect of a vegetarian and different omnivorous diets on urinary risk factors for uric acid stone formation. Eur J Nutr, 42(6): 332-337.

53. Mirmiran, P., Yuzbashian, E., Aghayan, M., Mahdavi, M., Asghari, G. and Azizi, F., 2020. A Prospective Study of Dietary Meat Intake and Risk of Incident Chronic Kidney Disease. Journal of renal nutrition : the official journal of the Council on Renal Nutrition of the National Kidney Foundation, 30(2): 111-118.

54. Siener, R. and Hesse, A., 1995. Influence of a mixed and a vegetarian diet on urinary magnesium excretion and concentration. Br J Nutr, 73(5): 783-790.

55. Boudi, F.B. and Ahsan, C.H., 2020. Risk Factors for Coronary Artery Disease. Medscape emedicine.

56. National Instititues of Health, Dietary Screener Questionnaire in the NHANES 2009-10: Background, Division of Cancer Control & Population Sciences, Epidemiology and Genomics Research Program.

57. Sahni, N., Gupta, K.L., Rana, S.V., Prasad, R. and Bhalla, A.K., 2012. Intake of antioxidants and their status in chronic kidney disease patients. Journal of renal nutrition : the official journal of the Council on Renal Nutrition of the National Kidney Foundation, 22(4): 389-399.

58. Stephen, A.M. and Cummings, J.H., 1980. Mechanism of action of dietary fibre in the human colon. Nature, 284(5753): 283-284.

59. Bozzetto, L., Costabile, G., Della Pepa, G. et al., 2018. Dietary fibre as a unifying remedy for the whole spectrum of obesity-associated cardiovascular risk. Nutrients, 10(7): 943.

60. Anderson, J.W., O'Neal, D.S., Riddell-Mason, S., Floore, T.L., Dillon, D.W. and Oeltgen, P.R., 1995. Postprandial serum glucose, insulin, and lipoprotein responses to high- and low-fiber diets. Metabolism: clinical and experimental, 44(7): 848-854.

61. Chiavaroli, L., Mirrahimi, A., Sievenpiper, J.L., Jenkins, D.J. and Darling, P.B., 2015. Dietary fiber effects in chronic kidney disease: a systematic review and meta-analysis of controlled feeding trials. European journal of clinical nutrition, 69(7): 761-768.

62. Xu, H., Huang, X., Risérus, U. et al., 2014. Dietary fiber, kidney function, inflammation, and mortality risk. Clinical journal of the American Society of Nephrology : CJASN, 9(12): 2104-2110.

63. Krishnamurthy, V.M., Wei, G., Baird, B.C. et al., 2012. High dietary fiber intake is associated with decreased inflammation and all-cause mortality in patients with chronic kidney disease. Kidney Int, 81(3): 300-306.

64. Carvalho, C.M., Gross, L.A., de Azevedo, M.J. and Viana, L.V., 2019. Dietary Fiber Intake (Supplemental or Dietary Pattern Rich in Fiber) and Diabetic Kidney Disease: A Systematic Review of Clinical Trials. Nutrients, 11(2).

65. Fernandes, A.S., Ramos, C.I., Nerbass, F.B. and Cuppari, L., 2018. Diet Quality of Chronic Kidney Disease Patients and the Impact of Nutritional Counseling. Journal of renal nutrition : the official journal of the Council on Renal Nutrition of the National Kidney Foundation, 28(6): 403-410.

66. Martins, A.M., Bello Moreira, A.S., Canella, D.S. et al., 2017. Elderly patients on hemodialysis have worse dietary quality and higher consumption of ultraprocessed food than elderly without chronic kidney disease. Nutrition, 41: 73-79.

67. Luis, D., Zlatkis, K., Comenge, B. et al., 2016. Dietary Quality and Adherence to Dietary Recommendations in Patients Undergoing Hemodialysis. Journal of renal nutrition : the official journal of the Council on Renal Nutrition of the National Kidney Foundation, 26(3): 190-195.

68. Therrien, M., Byham-Gray, L., Denmark, R. and Beto, J., 2014. Comparison of dietary intake among women on maintenance dialysis to a Women's Health Initiative cohort: results from the NKF-CRN Second National Research Question Collaborative Study. Journal of renal nutrition : the official journal of the Council on Renal Nutrition of the National Kidney Foundation, 24(2): 72-80.

69. Mitsou, E.K., Kakali, A., Antonopoulou, S. et al., 2017. Adherence to the Mediterranean diet is associated with the gut microbiota pattern and gastrointestinal characteristics in an adult population. Br J Nutr, 117(12): 1645-1655.

70. Dorsthorst, R., Hendrikse, J., Vervoorn, M., Weperen, V. and van der Heyden, M., 2018. Review

of case reports on hyperkalemia induced by dietary intake: not restricted to chronic kidney disease patients. European journal of clinical nutrition, 73.

71. Lin, J., Fung, T.T., Hu, F.B. and Curhan, G.C., 2011. Association of Dietary Patterns With Albuminuria and Kidney Function Decline in Older White Women: A Subgroup Analysis From the Nurses' Health Study. American Journal of Kidney Diseases, 57(2): 245-254.

72. Campbell, K.L. and Carrero, J.J., 2016. Diet for the management of patients with chronic kidney disease; it is not the quantity, but the quality that matters. Journal of Renal Nutrition, 26(5): 279-281.

73. Cupisti, A., Kovesdy, C.P., D'Alessandro, C. and Kalantar-Zadeh, K., 2018. Dietary Approach to Recurrent or Chronic Hyperkalaemia in Patients with Decreased Kidney Function. Nutrients, 10(3): 261.

74. Appel, L.J., Moore, T.J., Obarzanek, E. et al., 1997. A clinical trial of the effects of dietary patterns on blood pressure. DASH Collaborative Research Group. N Engl J Med, 336(16): 1117-1124.

75. Naismith, D.J. and Braschi, A., 2008. An investigation into the bioaccessibility of potassium in unprocessed fruits and vegetables. Int J Food Sci Nutr, 59(5): 438-450.

76. Birukov, A., Rakova, N., Lerchl, K. et al., 2016. Ultra-long-term human salt balance studies reveal interrelations between sodium, potassium, and chloride intake and excretion. Am J Clin Nutr, 104(1): 49-57.

77. Robertson, W.G., Peacock, M., Heyburn, P.J. et al., 1979. Should recurrent calcium oxalate stone formers become vegetarians? British journal of urology, 51(6): 427-431.

78. Turney, B.W., Appleby, P.N., Reynard, J.M., Noble, J.G., Key, T.J. and Allen, N.E., 2014. Diet and risk of kidney stones in the Oxford cohort of the European Prospective Investigation into Cancer and Nutrition (EPIC). Eur J Epidemiol, 29(5): 363-369.

79. Tracy, C.R., Best, S., Bagrodia, A. et al., 2014. Animal protein and the risk of kidney stones: a comparative metabolic study of animal protein sources. J Urol, 192(1): 137-141.

80. Sorensen, M.D., Hsi, R.S., Chi, T. et al., 2014. Dietary intake of fiber, fruit and vegetables decreases the risk of incident kidney stones in women: a Women's Health Initiative report. J Urol, 192(6): 1694-1699.

81. Han, H., Segal, A.M., Seifter, J.L. and Dwyer, J.T., 2015. Nutritional Management of Kidney Stones (Nephrolithiasis). Clin Nutr Res, 4(3): 137-152.

82. Tomova, A., Bukovsky, I., Rembert, E. et al., 2019. The Effects of Vegetarian and Vegan Diets on Gut Microbiota. Front Nutr, 6(47).

83. Simon, A.H., Lima, P.R., Almerinda, M., Alves, V.F., Bottini, P.V. and de Faria, J.B., 1998. Renal haemodynamic responses to a chicken or beef meal in normal individuals. Nephrol Dial Transplant, 13(9): 2261-2264.

84. Kontessis, P., Jones, S., Dodds, R. et al., 1990. Renal, metabolic and hormonal responses to ingestion

of animal and vegetable proteins. Kidney Int, 38(1): 136-144.

85. Kontessis, P.A., Bossinakou, I., Sarika, L. et al., 1995. Renal, metabolic, and hormonal responses to proteins of different origin in normotensive, nonproteinuric type I diabetic patients. Diabetes Care, 18(9): 1233.

86. Tonneijck, L., Muskiet, M.H., Smits, M.M. et al., 2017. Glomerular hyperfiltration in diabetes: mechanisms, clinical significance, and treatment. Journal of the American Society of Nephrology, 28(4): 1023-1039.

87. Tonneijck, L., Muskiet, M.H., Smits, M.M. et al., 2017. Glomerular Hyperfiltration in Diabetes: Mechanisms, Clinical Significance, and Treatment. Journal of the American Society of Nephrology : JASN, 28(4): 1023-1039.

88. D'Alessandro, C., Piccoli, G.B., Calella, P. et al., 2016. "Dietaly": practical issues for the nutritional management of CKD patients in Italy. BMC Nephrol, 17(1): 102.

89. Jones, W.L., 2001. Demineralization of a wide variety of foods for the renal patient. Journal of renal nutrition : the official journal of the Council on Renal Nutrition of the National Kidney Foundation, 11(2): 90-96.

90. Passey, C., 2017. Reducing the Dietary Acid Load: How a More Alkaline Diet Benefits Patients With Chronic Kidney Disease. Journal of Renal Nutrition, 27(3): 151-160.

91. Brunilda Nazario, M.D., 2020. Low-Potassium Diet: What to Know. WebMD, WebMD.

92. WU, T.-T., CHANG, C.-Y., HSU, W.-M. et al., 2011. Nutritional status of vegetarians on maintenance haemodialysis. Nephrology, 16(6): 582-587.

93. Fanti, P., Asmis, R., Stephenson, T.J., Sawaya, B.P. and Franke, A.A., 2006. Positive effect of dietary soy in ESRD patients with systemic inflammation—correlation between blood levels of the soy isoflavones and the acute-phase reactants. Nephrology Dialysis Transplantation, 21(8): 2239-2246.

94. Tabibi, H., Imani, H., Hedayati, M., Atabak, S. and Rahmani, L., 2010. Effects of soy consumption on serum lipids and apoproteins in peritoneal dialysis patients: a randomized controlled trial. Peritoneal Dialysis International, 30(6): 611-618.

95. Davey, G.K., Spencer, E.A., Appleby, P.N., Allen, N.E., Knox, K.H. and Key, T.J., 2003. EPIC-Oxford: lifestyle characteristics and nutrient intakes in a cohort of 33 883 meat-eaters and 31 546 non meat-eaters in the UK. Public Health Nutr, 6(3): 259-269.

96. Schmidt, J.A., Rinaldi, S., Scalbert, A. et al., 2016. Plasma concentrations and intakes of amino acids in male meat-eaters, fish-eaters, vegetarians and vegans: a cross-sectional analysis in the EPIC-Oxford cohort. European journal of clinical nutrition, 70(3): 306-312.

97. Setchell, K.D. and Lydeking-Olsen, E., 2003. Dietary phytoestrogens and their effect on bone: evidence from in vitro and in vivo, human observational, and dietary intervention studies. Am J Clin Nutr, 78(3 Suppl): 593s-609s.

98. Kandouz, S., Mohamed, A.S., Zheng, Y., Sandeman, S. and Davenport, A., 2016. Reduced protein

bound uraemic toxins in vegetarian kidney failure patients treated by haemodiafiltration. Hemodialysis International, 20(4): 610-617.

99. Wu, T.T., Chang, C.Y., Hsu, W.M. et al., 2011. Nutritional status of vegetarians on maintenance haemodialysis. Nephrology (Carlton), 16(6): 582-587.

100. Huang, X., Stenvinkel, P., Qureshi, A.R. et al., 2012. Essential polyunsaturated fatty acids, inflammation and mortality in dialysis patients. Nephrol Dial Transplant, 27(9): 3615-3620.

101. Whelan, J. and Fritsche, K., 2013. Linoleic acid. Advances in nutrition (Bethesda, Md.), 4(3): 311-312.

102. Erthal Leinig, C., Pecoits-Filho, R., Kunii, L. et al., 2019. Low-Fiber Intake Is Associated With High Production of Intraperitoneal Inflammation Biomarkers. Journal of renal nutrition : the official journal of the Council on Renal Nutrition of the National Kidney Foundation, 29(4): 322-327.

103. Demirci, B.G., Tutal, E., Eminsoy, I.O., Kulah, E. and Sezer, S., 2019. Dietary Fiber Intake: Its Relation With Glycation End Products and Arterial Stiffness in End-Stage Renal Disease Patients. Journal of renal nutrition : the official journal of the Council on Renal Nutrition of the National Kidney Foundation, 29(2): 136-142.

104. Wang, A.Y., Sea, M.M., Ng, K. et al., 2019. Dietary Fiber Intake, Myocardial Injury, and Major Adverse Cardiovascular Events Among End-Stage Kidney Disease Patients: A Prospective Cohort Study. Kidney Int Rep, 4(6): 814-823.

105. National Kidney Foundation, 2018. Plant-Based Diets and Kidney Health. @NKF, kidney.org.

106. National Kidney Foundation, 2021. Nutrition, Diet.

107. Wesson, D.E., 2001. Endogenous endothelins mediate increased acidification in remnant kidneys. Journal of the American Society of Nephrology : JASN, 12(9): 1826-1835.

108. Wesson, D.E. and Simoni, J., 2010. Acid retention during kidney failure induces endothelin and aldosterone production which lead to progressive GFR decline, a situation ameliorated by alkali diet. Kidney Int, 78(11): 1128-1135.

109. Nath, K.A., Hostetter, M.K. and Hostetter, T.H., 1985. Pathophysiology of chronic tubulo-interstitial disease in rats. Interactions of dietary acid load, ammonia, and complement component C3. J Clin Invest, 76(2): 667-675.

110. Yuan, Y., Liu, Y., Li, B., Wang, B., Wang, S. and Peng, Y., 2016. Short-chain fatty acids production and microbial community in sludge alkaline fermentation: Long-term effect of temperature. Bioresour Technol, 211: 685-690.

111. Morrison, D.J. and Preston, T., 2016. Formation of short chain fatty acids by the gut microbiota and their impact on human metabolism. Gut Microbes, 7(3): 189-200.

112. Xu, C., Cheng, C., Zhang, X. and Peng, J., 2020. Inclusion of Soluble Fiber in the Gestation Diet Changes the Gut Microbiota, Affects Plasma Propionate and Odd-Chain Fatty Acids Levels, and Improves Insulin Sensitivity in Sows. International journal of molecular sciences, 21(2):

635.

113. Sakata, T., 1987. Stimulatory effect of short-chain fatty acids on epithelial cell proliferation in the rat intestine: a possible explanation for trophic effects of fermentable fibre, gut microbes and luminal trophic factors. Br J Nutr, 58(1): 95-103.

114. Esgalhado, M., Kemp, J.A., Damasceno, N.R., Fouque, D. and Mafra, D., 2017. Short-chain fatty acids: a link between prebiotics and microbiota in chronic kidney disease. Future Microbiol, 12: 1413-1425.

115. Moe, S.M., Zidehsarai, M.P., Chambers, M.A. et al., 2011. Vegetarian compared with meat dietary protein source and phosphorus homeostasis in chronic kidney disease. Clinical journal of the American Society of Nephrology : CJASN, 6(2): 257-264.

116. Chen, X., Wei, G., Jalili, T. et al., 2016. The Associations of Plant Protein Intake With All-Cause Mortality in CKD. Am J Kidney Dis, 67(3): 423-430.

117. Chiavaroli, L., Mirrahimi, A., Sievenpiper, J.L., Jenkins, D.J.A. and Darling, P.B., 2015. Dietary fiber effects in chronic kidney disease: a systematic review and meta-analysis of controlled feeding trials. European journal of clinical nutrition, 69(7): 761-768.

118. Fois, A., Chatrenet, A., Cataldo, E. et al., 2018. Moderate Protein Restriction in Advanced CKD: A Feasible Option in An Elderly, High-Comorbidity Population. A Stepwise Multiple-Choice System Approach. Nutrients, 11(1).

119. Jay, M., Kalet, A., Ark, T. et al., 2009. Physicians' attitudes about obesity and their relation to competency and patient weight loss: A cross-sectional survey. BMC Health Services Research, 9.

120. McMacken, M. and Shah, S., 2017. A plant-based diet for the prevention and treatment of type 2 diabetes. Journal of geriatric cardiology : JGC, 14(5): 342-354.

121. Turner-McGrievy, G., Mandes, T. and Crimarco, A., 2017. A plant-based diet for overweight and obesity prevention and treatment. Journal of geriatric cardiology : JGC, 14(5): 369-374.

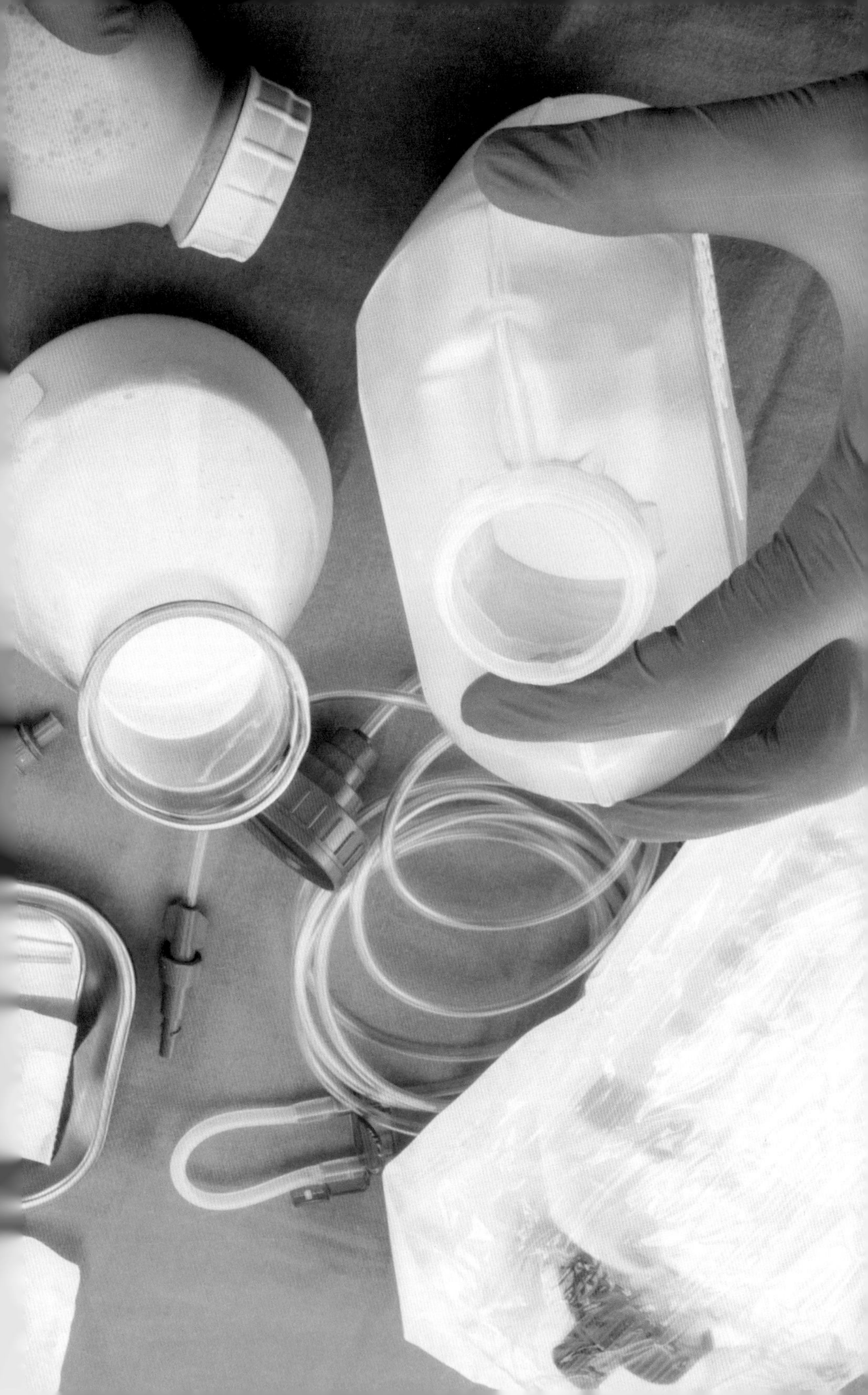

식물성기반 식단과 경장영양

Plant-Based Diets and Enteral Nutrition

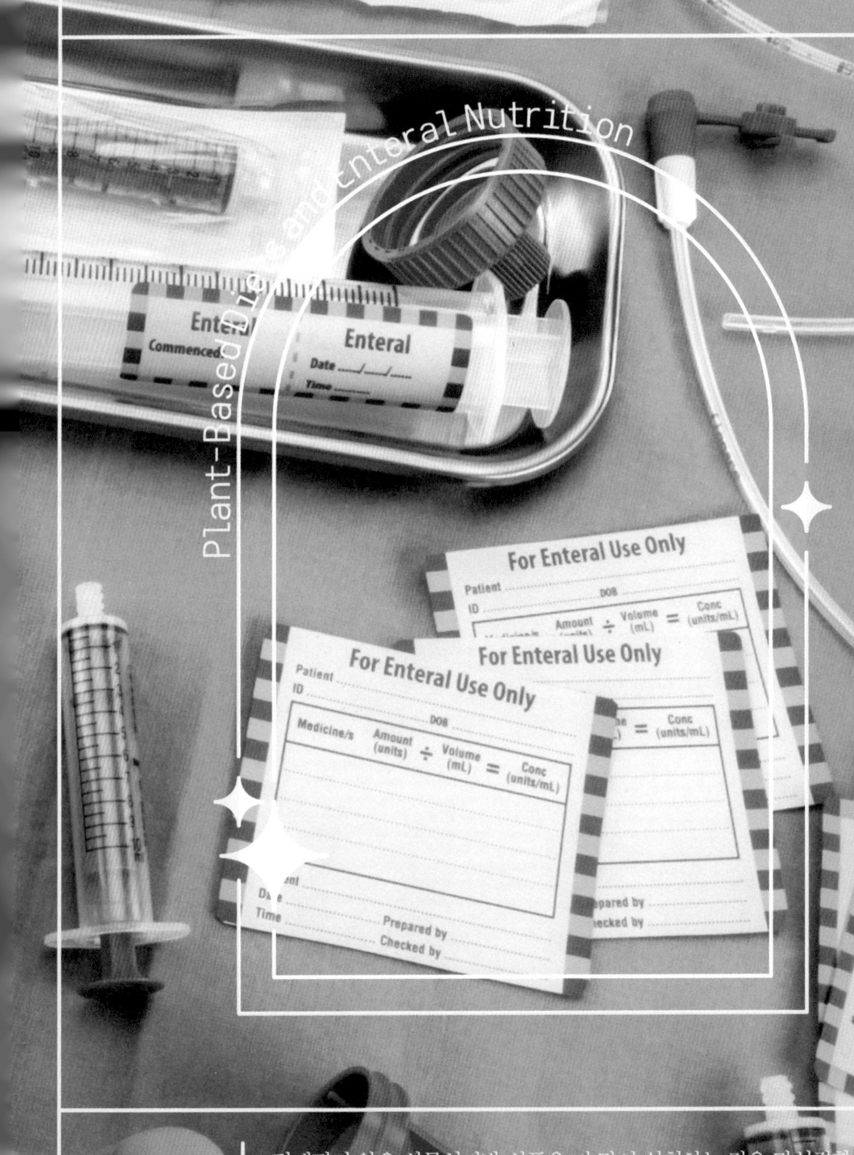

06

정제되지 않은 식물성기반 식품을 더 많이 섭취하는 것은 만성질환 예방과 관리 및 전반적인 건강증진을 위한 중요한 전략이다.
영양은 규칙적인 신체활동, 회복적 수면, 스트레스 관리, 위험 물질 회피 및 긍정적인 사회적 연결과 함께 생활습관의학의 핵심 기둥이다.

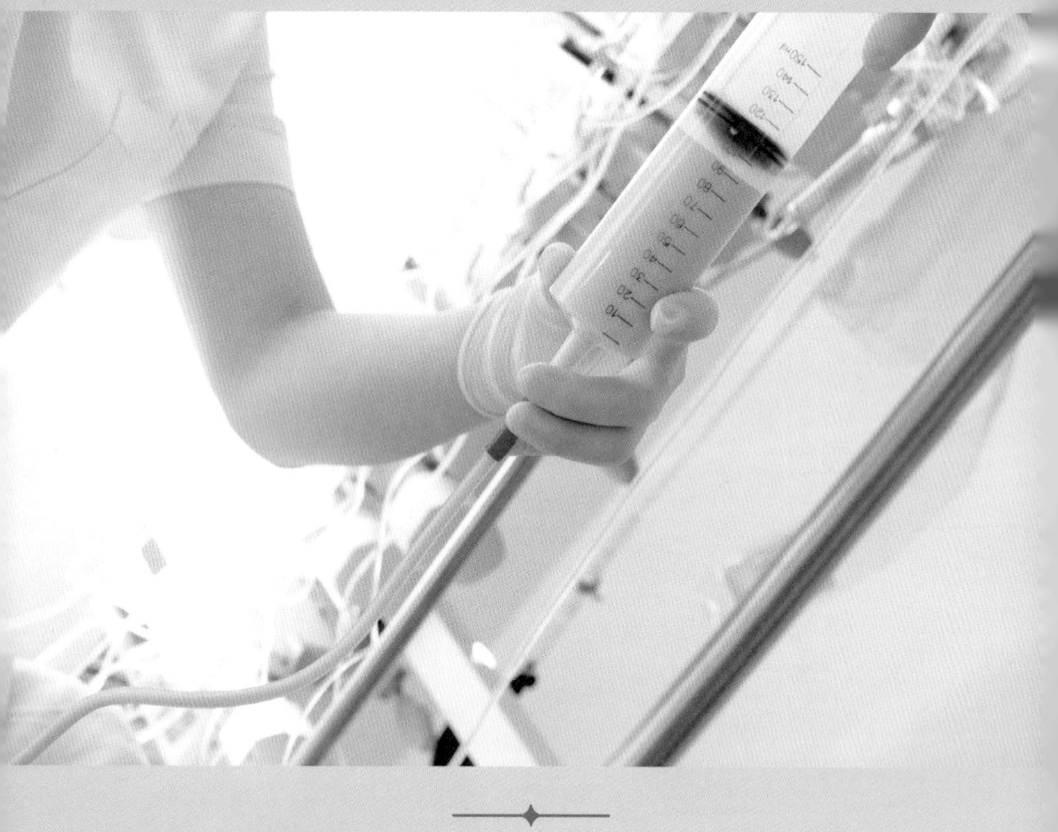

영양불량은 매우 널리 퍼져 있으며 이환율 및 사망률 증가와 관련이 있다.

미국에서 가정정맥영양(home parenteral nutrition, HPN)을 받는 환자는 25,011명, 가정경장영양(home enteral nutrition, HEN)을 받는 환자는 437,882명으로 추정된다.[4]

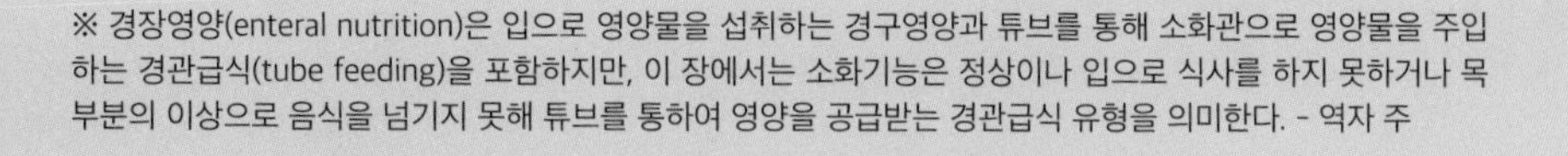

※ 경장영양(enteral nutrition)은 입으로 영양물을 섭취하는 경구영양과 튜브를 통해 소화관으로 영양물을 주입하는 경관급식(tube feeding)을 포함하지만, 이 장에서는 소화기능은 정상이나 입으로 식사를 하지 못하거나 목 부분의 이상으로 음식을 넘기지 못해 튜브를 통하여 영양을 공급받는 경관급식 유형을 의미한다. - 역자 주

개요

영양은 급성 및 만성질환의 회복과 회복 기간 동안의 질병예방에 중요한 역할을 한다. 장기간의 투병이나 입원 중에는 경장영양 및 정맥영양을 통해 영양을 공급받을 수 있다. 여러 연구에 따르면, 가능할 때마다 장으로 영양을 공급하는 것이 장과 장내 미생물군유전체를 온전하게 유지하는 데 도움이 되는 것으로 나타났다.

경장영양은 필요한 칼로리를 전달하기 위해 입이나 경장영양 공급관(feeding tube)을 통해 위장관으로 영양을 공급하는 것이다.[1] 공급관을 통한 경장영양은 부상(외상), 질병상태(암/방사선) 또는 신경학적 문제(예: 뇌졸중후) 등으로 인하여 입으로 음식을 먹을 수 없어서 영양 공급, 회복 또는 치유에 필요한 미량영양소 및 다량영양소를 필요량만큼 섭취하는 데 어려움이 있는 환자들에게 주된 음식물 공급원 또는 보조적인 공급원이 될 수 있다.

중환자실의 환자에게는 경관급식 못견딤증(intolerance; '불내증'이라고도 하며, 어떤 것을 받아들이지 못하는 성질 - 역자 주)이 흔하며, 이는 회복 실패의 원인이 될 수 있다.[2] 표준 경장영양액은 종종 환자들이 잘 받아들이지 못하며, 사용되는 원료에 따라 필수적인 파이토뉴트리언트(식물성 생리활성물질)가 부족할 수 있다. 쉽게 구할 수 있고 보험이 적용되는 대부분의 경장영양액은 고도로 가공되고, 섬유질이 적으며, 첨가당이나 인공 감미료가 많이 함유되어 있어 위장관 못견딤증 및 영양결핍을 유발할 수 있다. 식이 섭취는 에너지를 얻기 위해 식이섬유에 의존하는 장내 미생물총의 기능을 포함하여 신체의 치유 능력과 기능에 영향을 미친다.

식물성기반 경장영양액은 어린이와 성인 모두에서 순응도 및 위장관 증상을 포함하여 개선된 임상 결과를 보여 주었다. 이는 과일과 채소로부터 추가된 영양과 더 높은 섬유질 함량, 인공 성분(당지수가 높은 감미료 및 기름 등)의 회피 때문일 수 있다.[3] 오메가-3 지방산 및 항산화제 같은 식물성 식품에 함유된 영양소들이 포함된 식물성기반 경장영양액은 일부 중환자의 염증을 완화하고 입원 기간을 단축시키는 것으로 나타났다. 알레르기를 유발하지 않는 식품으로 제조되고, 식이 품질이 더 높은 식물성기반 영양액 제품을 장 관리의 최우선 선택으로 쉽게 이용할 수 있어야 한다.

경장영양의 배경

미국에서 실시된 전국 입원환자 조사(Nationwide Inpatient Survey, NIS)에 따르면, 2017년 25만 명 이상의 입원환자가 경관급식을 받았고, 그중 약

25%는 어린이와 신생아였다. 경장요법은 가정과 장기요양시설에서도 시행할 수 있으며, 2017년에는 40만 명 이상의 환자가 가정에서 경장요법을 받았다.[4] 향상된 기술과 정부 지원으로 경관급식 사용이 전 세계적으로 증가하고 있지만,[5, 6] 식단에 고형 음식이 없는 것은 일부 환자에게 잠재적인 문제를 일으킬 수 있다. 식이섬유가 결핍되고 정제당 함량이 높은 경장영양액은 장내 미생물군유전체 불균형과 대사 및 장기 기능의 장애를 유발할 수 있다.[7, 8]

시중에서 판매되는 대부분의 경장영양액은 적절한 칼로리와 단백질에 초점을 맞추고 있으며, 비타민과 무기질을 첨가하여 강화한다. 그러나 미생물군유전체와 장 건강을 촉진하고 소화 과정을 돕는 파이토뉴트리언트와 발효성 섬유질 및 오메가-3 지방산에 대한 관심은 상대적으로 덜하다.[9, 10] 따라서 유기농, 자연식품 및 식물성기반 재료들을 사용하여, 최적의 영양을 제공하면서도 위험성이 적은 경장영양액을 쉽게 구할 수 있어야 한다.[11]

시판되는 표준 경장영양액 대부분에는 동물 실험에서 대장염을 악화시키는 것으로 밝혀진 유화제가 포함되어 있다.[12] 또한 일반적으로 섬유질 함량이 낮고 당분 함량이 높아서 보호기능을 하는 미생물총의 변화를 포함하여 위장관 건강에 영향을 미칠 수 있다.[13]

유익성

식물성 경장영양 공급의 유익성

영양은 장과 장내 미생물군유전체 건강에 중요한 역할을 한다.[3] 장내 미생물군유전체는 건강을 조절하고 장-뇌 축(gut-brain axis)을 통하여 뇌와 양방향으로 상호작용하여 기분과 스트레스를 조절한다.[3, 14] 널리 사용되는 표준 경장영양액은 섬유질의 종류와 양이 적고,[15] 당분이나 인공 감미료가 많이 들어 있으며, 이는 모두 일반적으로 위장관 부작용과 관련이 있다.

식물성기반 식단은 장을 치유하고 최적의 영양을 공급하는 효능이 있음이 입증됐다.[16-20] 2019년 한 선행 연구(대상자 수=12명)에서는 섬유질이 풍부한 식물성기반 경장영양액(7g/12oz)이 만성질환이 있는 어린이의 위장관 문제를 개선할 수 있고, 대부분의 피험자에서 풍부한 박테리아 대사산물로의 시간적 변화를 개선할 수 있다고 보고하였다.[3] 또한 설문조사에

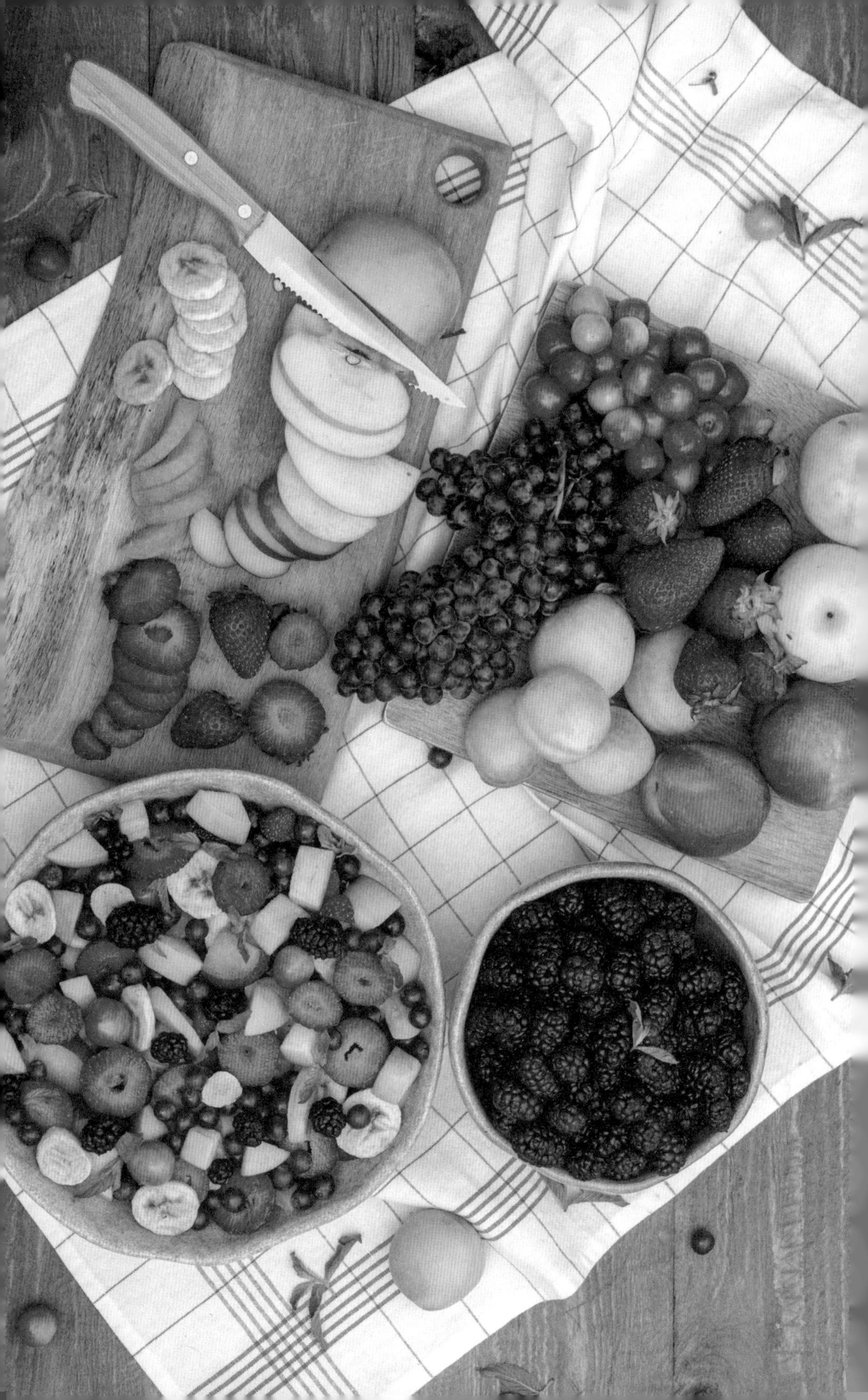

참여한 임상의들은 식물성기반, 유기농, 칼로리 밀도가 높은 펩타이드 영양액(95%)의 사용을 지지했으며, 환자들에게서도 이러한 긍정적인 결과를 확인했다고 답했다.[21]

현재 식물성기반 경장영양액에 대한 연구는 부족하지만, 표준 경장영양액보다 식물성기반 영양액이 더 유익하다는 근거와 데이터가 늘고 있다. 자연식물식 식단이 질병예방에 유익함을 뒷받침하는 광범위한 근거는, 경관급식 환자에게 기존의 인공 영양액 대신 식물성기반 영양액을 공급함으로써 암 발생률(특히 위장관 및 호르몬계)과 사망률을 낮추고, 염증과 신장 및 심혈관질환을 더 잘 조절할 수 있음을 시사한다.[3, 23-27] 식물성기반 경장영양이 만성질환자의 질병상태 역전에 미치는 영향에 대해서는 더 많은 연구가 필요하다.

경장급식에 의존해야 하는 사람들은 양질의 영양이 가장 필요한 인구집단임에도 영양이 풍부한 식물성 식품에 쉽게 접근하기가 어렵다.[28] 또한 연구에 따르면, 식사가 가능한 면역기능이 저하된 사람들에 대한 영양지원(nutrition support)은 상처 치유 개선, 합병증 감소, 입원 기간 단축 및 사망률 감소 등의 분명한 임상적 이점이 있다.[4] 영유아를 포함하여 모든 연령대의 사람이 혜택을 받을 수 있다.[4]

대부분의 경장급식은 식사하는 데 어려움이 있는 환자의 칼로리 필요량을 해결하고 충족시키는 것을 목표로 하지만, 음식 알레르기와 음식 과민증이 우려된다. 여기에는 유제품, 유당, 대두, 글루텐, 옥수수, 견과류 및 고과당 옥수수 시럽과 같은 식품 첨가물에 대한 반응이 포함된다.[21, 29] 경장영양액이 필요한 사람들 중 다수가 음식 및 화학물질에 민감성을 가질 가능성이 높다.[29] 치유를 방해할 수 있는 반응에는 다양한 위장관장애, 천식 또는 아토피성 피부염[30] 및 만성신장질환 친염증성 사이토카인 연쇄반응(pro-inflammatory cytokine cascades) 등이 있다.[31] 유기농 식물성기반 펩타이드 영양액은 이러한 문제를 완화하고 해결할 수 있으며, 2020년 244건의 처방을 검토한 결과, 내약성(tolerance; 약물 등을 복용하고 부작용이나 불편함을 견딜 수 있는 정도 - 역자 주)이 우수한 것으로 나타났다. 모든 환자가 2개월 후에도 영양액을 잘 견뎌냈다.[21]

보건의료제공자를 위한 핵심

- 식물성기반 경장영양액은 표준 경장영양액을 대신할 안전한 대안이 되며, 섬유질 결핍과 복부 팽만감 및 설사 같은 위장관 못견딤증을 완화할 수 있다.[32]

- 식물성기반 영양소가 풍부한 영양액은 건강상태 개선, 염증 지표 감소,[33] 질병 치료에 필요한 약물 감소와 관련이 있다.[34] 식물성기반 경장영양액은 아픈 환자의 미생물군유전체 건강을 개선할 수 있으며,[13] 따라서 위장관 증상을 완화하고 장 건강을 증진할 수 있다.[3, 13]

- 식물성기반 경장영양액이 건강 결과를 개선할 수 있는 한 가지 경로는 장내 미생물총의 변화다.[3]

- 자연식물식 식단이 자가면역질환의 위험을 낮추고, 경우에 따라 현

재 자가면역질환을 진단받은 사람들의 증상을 개선하는 이점이 있음을 뒷받침하는 근거가 늘고 있다. 따라서 식물성기반 경장영양액은 가장 도움이 필요한 환자의 상태 개선에 도움이 될 수 있다.[33]

- 식물성기반 경장영양액은 음식 과민증 및 위장관 증상 측면에서 환자가 더 잘 견딜 수 있으며,[21, 32, 35] 이는 체중 증가, 기분 개선, 칼로리 및 영양소 섭취 개선으로 이어질 수 있다.[36]

- 자연식물식 식단은 부작용이 적고 심장대사 건강, 건강한 체중 및 장수와 같은 여러 가지 건강상의 이점과 관련이 있다.[2, 3, 18-20, 37, 38]

- 식물성기반 경장영양액을 처방하고자 하는 의사 및 영양사, 약사는 환자의 특정 요구사항을 충족시키기 위해 다양한 경장영양액을 조사해야 한다. 경장영양액의 영양 성분 및 정보를 검토하기 위해 제조업체의 웹 사이트를 방문하여 에너지량, 지방산, 섬유질 및 단백질 공급원을 포함한 제품의 기능과 사양을 확인하여 영양액의 질을 평가할 수 있다. 환자에게 필요한 칼로리, 단백질 및 영양소 필요량을 설정하는 것부터 시작하는 것이 도움이 된다.[28] 미국정맥경장영양학회(ASPEN)의 웹 사이트(https://www.nutritioncare.org)에서 다양한 제품에 대한 정보를 얻을 수 있다[우리나라의 경우 한국정맥경장영양학회(Korean Society for Parenteral and Enteral Nutrition, KSPEN)의 홈페이지(https://www.kspen.org)에서 관련 지침을 확인할 수 있다. - 역자 주].

- 식물성기반 경장영양의 장기적인 이점을 확인하고, 의료 영양 분야에서 이 유망한 도구에 대한 근거를 제공하기 위해서는 추가 연구가 필요하다.[3, 32]

- 환자나 가족 구성원이 식물성기반 경장영양액 사용에 관심을 보인다면, 미국생활습관학회(ACLM)의 환자 면담 자료와 도구를 공유하여 식물성기반 식이에 대한 실용적인 지침을 제공하는 것이 도움이 된다[우리나라의 경우 대한생활습관의학교육원(KCLM) 홈페이지(www.lifestylemedicinekorea.org)에서 관련 정보를 얻을 수 있다. - 역자 주].

메커니즘

기존의 영양액으로 경장영양을 받는 환자들, 특히 어린이 환자는 위장 장애를 겪는 일이 흔하다.[39] 섭취하는 영양액에 대한 내약성이 높을수록 체중이 증가하고, 건강이 증진되고, 회복될 가능성이 더 크다.[2, 40]

칼로리

환자의 칼로리 필요량은 표준 공식인 해리스-베네딕트 방정식(Harris-Benedict equation) 또는 간접열량측정법(indirect calorimetry)으로 계산할 수 있다.[41] 일반적인 범위는 하루 25~30kcal/kg이며, 단백질 필요량은 하루 0.8~1.2g/kg이다.[41, 42] 복부 팽만감, 역류, 설사 또는 변비를 포함하는 못견딤증(과민증) 증상을 평가하기 위해서는 환자를 면밀히 모니터링하는 것이 중요하다.[28]

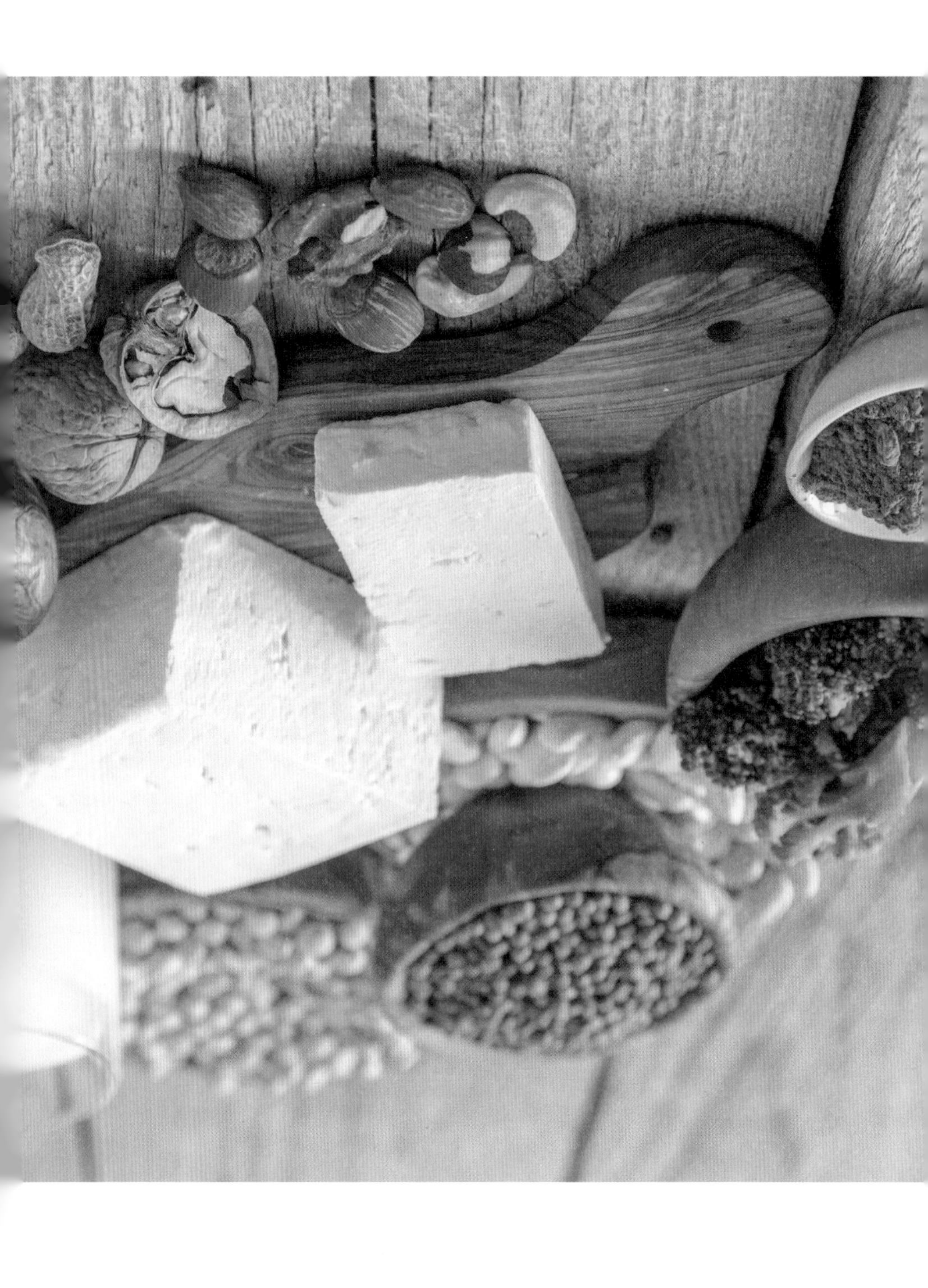

식단의 질

식단의 질은 전반적인 건강을 증진하는 데 중요한 요소이며, 정제되지 않은 식물성 식품 위주로 구성된 식단은 만성질환을 예방하는 데 더 큰 효과를 발휘한다.[33] 경장영양액에 따라 달라지는 식단 질의 한 가지 주요 측면은 섬유질 함량이다.

섬유질

식단의 질과 본질적으로 연관되어 있는 건강한 장내 미생물군유전체는 최적의 건강에 영향을 미치는 주요 요인으로 간주된다(식단의 질을 높이는 식물성 식품은 섬유질이 풍부해 장내 미생물에 유익한 영향을 미친다. - 역자 주). 건강하고 다양한 장내 미생물군유전체 구성이 심장대사 및 염증성 질환의 위험을 낮추는 것과 관련이 있음을 보여 주는 연구 결과가 계속해서 늘고 있다.[3, 47, 48] 이러한 이점은 과체중 감소와 관련이 있을 수도 있지만, 이러한 질환(특히 자가면역질환)에 대한 메커니즘은 장 건강과 관련이 있는 것으로 보인다.[50, 51]

식물성기반 식단으로 질병을 개선하거나 역전시킬 수 있다는 것은 경장영양을 받는 환자가 식물성기반 경장영양액을 통해 혜택을 받을 수 있음을 시사한다. 섬유질이 풍부하고 영양 밀도가 높은 식물성기반 경장영양액은 몇 주 내에 미생물 구성을 변화시킬 수 있다. 즉, 염증을 유발하는 미생물이 많은 상태에서 건강한 미생물이 많은 상태로 바뀌는 등 전반적인 건강에 도움이 될 수 있다.[3] 예를 들어, 어린이 12명을 대상으로 한 연구에서 일부 환자는 3개월이 지난 시점에 더 이상 대변 연화제(변비약)나 위식도 역류 치료제가 필요하지 않게 된 것으로 나타났다.[3]

경장영양액을 검토한 결과, 섬유질이 보충된 영양액은 장 기능 정상화 및 음식물의 대장 통과 시간(bowel transit time) 단축을 포함하여 환자에게 중요한 생리적 효과와 임상적 이점을 제공했다. 보고된 섬유질 섭취량은 일일 14.0~34.9g이며, 대변 양과 섬유질 섭취량 사이에 통계적으로 유의미한 양의 상관관계가 있는 것으로 보고되었다.[9] 대변 건조 중량(dry weight) 증가는 투여된 섬유질의 용량과 유의미한 관계가 있는 것으로 관찰되었다.

연구에 따르면 섬유질은 일반적으로 내약성이 우수하지만, 가수분해된 구아검(guar gum)이나 이눌린과 같이 발효가 잘 되는 수용성 섬유질을 고용량으로 섭취하면 복부 팽만감이 증가했다.[52, 53] 한 연구에서는 이눌린을 보충한 결과, 9명의 환자 중 6명이 속이 더부룩한 복부 팽만감을 겪은 일수가 1.4일(표준편차 1.1일)에서 9.9일(표준편차 7.4일)로 크게 증가한 것으로 나타났다.[53] 반대로, 셀룰로오스와 같은 단일 불용성 섬유질을 섭취한 건강한 피험자 18명 중 4명이 변비와 대변막힘(fecal impaction, 분변매복) 상태로 이어졌다.[9]

자주 하는 질문

Q 표준 경장영양액의 성분에는 어떤 잠재적인 문제가 있는가?

대부분의 식물성기반 경장영양액은 일반적인 알레르기 유발 물질을 피하도록 조제되며, 음식 알레르기나 과민증을 더 쉽게 관리할 수 있는 것으로 나타났다.[21] 시판되는 표준 경장영양액에는 동물 모델에서 대장염을 악화시키는 것으로 밝혀진 유화제가 포함되어 있으며,[12] 일반적으로 섬유질 함량이 적고 당분 함량이 높아 보호기능을 하는 미생물총의 변화를 비롯해 위장관 건강에 영향을 미칠 수 있다.[13] 식물성기반 경장영양액을 사용하면 환자의 건강상태가 개선되는 것이 관찰되었다.[13]

Q 글루텐이 없는 식물성기반 경장영양액이 있나?

글루텐과 유제품이 들어 있지 않은 식물성 경장영양액이 있다. 특정 성분의 포함 또는 제외 여부는 제조업체의 웹 사이트에서 제품 라벨 및 성분 목록을 검토하면 확인할 수 있다.

Q 식물성기반 경장영양액은 보험이 적용되는가?

식물성기반 경장영양액은 널리 사용되기 시작했으며 보장 유형에 따라 대부분 보험이 적용된다. 이용 가능한 정보 및 접근성에 대한 장벽이 더 큰 제한 요소가 될 수 있다. 이러한 상황에서 영양사나 의사는 약사 및 보험사를 참여시켜 의학적 필요에 따라 사용을 승인하도록 요청할 수 있다. 또한 의료인은 제조업체에 연락하여 환자 할인 프로그램이나 기타 인센티브에 대해 논의할 수 있다.

Q 의사나 영양사로서, 식물성기반 경장영양액을 처방집에서 쉽게 구할 수 있는가?

특정 제품을 찾을 때는 소속 기관에 확인해 보라. 식물성기반 경장영양액이 처방집에 없다면, 제조업체에 연락하여 특정 병원이나 의료 시스템의 처방집에 해당 제품을 추가하도록 쉽게 도움을 요청할 수 있다. 소속 기관의 영양 및 약국 부서에 문의할 수도 있다.

Q 식물성기반 경장영양액을 처방할 때 주의해야 할 부작용이나 합병증은 무엇인가?

다른 영양액과 마찬가지로, 새로운 경장영양액을 시작할 때는 항상 알레르기나 못견딤증(과민증)이 나타날 가능성이 있다. 새 제품을 사용할 때는 복부 팽만감, 묽은 변, 과도한 가스 등 알레르기나 못견딤증의 증상을 면밀히 모니터링하는 것이 중요하다.

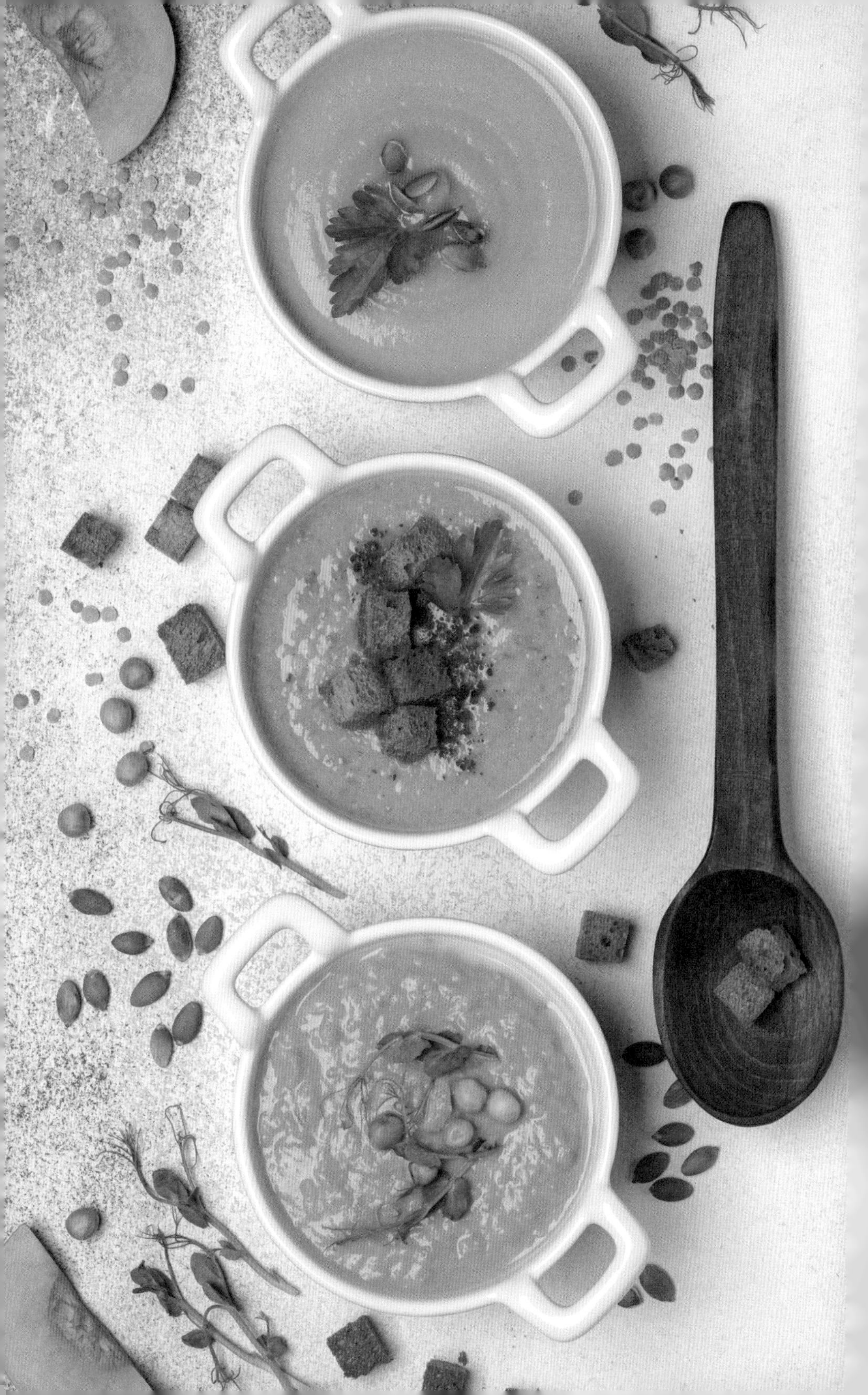

주요 연구 요약

기존의 표준 경장영양액과 비교하여 식물성기반 경장영양액의 임상적 효과를 조사한 질 높은 연구는 제한적이지만, 그 결과는 유망하다.

식물성기반 경장영양액을 조사한 대부분의 연구는 단일군 시험 또는 사례군 연구로, 환자의 체중 유지 및 증가에 미치는 영향을 조사했다. 그 중 식물성기반 경장영양액이 식욕 및 포만감 지표에 미치는 영향을 조사한 무작위 대조 시험,[54] 만성질환을 가진 경관급식하는 어린이의 미생물군 유전체 구성에 대한 식물성기반 경장영양액의 효과를 조사한 통제된 임상시험,[3] 환자와 임상의가 보고한 식물성기반 경장영양액의 사용 결과를 조사한 3건의 단면 연구, 9명의 식물성기반 경장영양액 사용자에 대한 의무기록 검토[21, 36, 55] 등을 통해 식물성기반 경장영양액의 효과를 살펴보았다.

건강한 피험자에서 대두기반(soy-based) 경장영양액은 대조군 영양액에 비해 시간에 따른 인슐린 반응의 감소를 유도했다. 또한 대두기반 영양액은 포만감을 높이고, 몇 시간 뒤 점심 식사 시 원하는 만큼 먹고도 칼로리 섭취를 줄였다.[54] 식물성기반 경장영양액을 섭취하면 대변의 굳기와 빈도도 개선되는 것으로 나타났다. 또한 식물성기반 경장영양액에 포함된 섬유질은 경관급식 환자의 장내 미생물총에 변화를 일으킬 수 있다. 임상시험에서 이러한 변화가 관찰되었고, 식물성기반 경장영양액 사용자는 병원성 미생물군유전체에서 더 건강하고 다양한 미생물군유전체로 변화한 것으로 나타났다(미생물군유전체의 농도 변화는 개인에 따라 달랐지만).[3]

단면 연구에서 식물성기반 경장영양액을 공급받은 환자들은 대부분 체중이 증가하거나 유지되는 경향이 있었다. 또한 설문조사에 참여한 대부분의 임상의는 식물성기반 경장영양액을 사용하여 위식도역류질환, 변비, 설사 등의 증상 완화 외에도 긍정적인 결과를 얻었다고 보고했다. 그러나 이러한 효과는 작은 표본 크기에서 관찰되었으며 검증이 필요하다.

식물성기반 경장영양액 사용에 대한 한 가지 우려는, 섬유질 함량이 높을수록 영양 섭취를 통한 체중 증가가 목표인 인구집단에서 낮은 수준의 칼로리 섭취로도 포만감이 커질 수 있다는 점이다. 그러나 식물성기반 경장영양액에 대한 선행 연구에서는 체중 증가, 미생물군유전체 구성 변화, 대변 빈도 및 굳기의 개선, 임상의와 환자 모두의 긍정적인 인식이 입증되었다.[3, 21, 35, 40, 56] 체중 증가는 식물성기반 경장영양액의 더 높은 내약성과 관련이 있을 수 있다.[40] 결론적으로, 식물성기반 경장영양액에 대한 연구는 질과 표본 크기로 인해 제한적이다. 맹검 무작위 대조 시험(blinded randomized controlled trial)을 통해 기존의 표준 경장영양액과 비교하여 식물성기반 경장영양액의 건강 결과 개선 효과를 검증하려면 더 많은 연구가 필요하다.

유망한 임상 결과

여러 연구에 따르면, 식물성기반 경장영양액을 사용할 경우 내약성이 더 우수하고, 체중 증가 및 위장관 증상 완화 등 건강 결과가 개선되는 것으로 나타났다. 환자들은 개선 효과를 인식하면서 기분이 더 좋아졌다고 보고했으며, 이는 식물성기반 경장영양액이 기존의 동물성 경장영양액을 대신할 효과적인 대안이 될 가능성을 시사한다.[40]

크론병 환자가 선호하는 식물성기반 영양액

소규모 사례군 연구(대상자 수=3명)에 따르면 소아 크론병(입에서 항문까지 소화관 전체에 걸쳐 발생할 수 있는 만성 염증성 장질환 - 역자 주) 환자는 복부 팽만감, 가스 및 포만감이 덜하다는 이유로 **카제인기반** 또는 아미노산기반 영양액보다 식물성기반 영양액을 더 선호하

카제인기반(casein-based) 카제인은 소를 비롯한 포유류의 젖에 존재하는 단백질로, 발효 과정에서 산도가 올라가거나 식초, 레몬즙과 같은 산이 첨가되면 응결된다. 카제인 섭취 시 암세포의 성장과 관련 있는 인슐린유사성장인자1(IGF-1)의 증가가 관찰되어 과량 섭취 시 부작용의 우려가 있다. - 역자 주

는 것으로 나타났다. 식물성기반 영양액은 내약성이 더 좋아서 더 많은 칼로리를 섭취하고 체중을 늘릴 수 있었으며, 한 환자는 염증 지표도 감소했다.[57]

내약성이 좋고 소아 크론병 환자에게 유익한 식물성기반 경장영양액

3명의 소아 크론병 환자는 이전에 섭취하던 영양액보다 식물성기반 경장영양액을 선호했고, 식물성 경장영양액 급식 후 모두 복부 팽만감, 가스 및 포만감을 덜 경험했다. 이들 중 2명은 3~7개월 이내에 체중이 증가했고, 모두 기분이 나아졌다고 보고했으며, 한 명은 염증 지표가 감소했다.[32]

	사용 전 체중(㎏)/Z-값	사용 후 체중(㎏)/Z-값
환자 1	60.9/0.84	62.1/0.86
환자 2	37.6/-0.24	38.3/-0.29
환자 3	57.9/0.24	60.4/0.41

표 6-1. 소아 크론병 환자의 식물성기반 경장영양액 사용 전후의 체중 변화[57]
(식물성기반 영양액 사용 기간: 환자 1, 2는 3개월, 환자 3은 7개월)

	사용 전 체질량지수 Z-값	사용 후 체질량지수 Z-값
환자 1	0.77	0.84
환자 2	-0.54	-0.47
환자 3	0.3	0.55

표 6-2. 소아 크론병 환자의 식물성기반 경장영양액 사용 전후의 체질량지수 변화[57]
(식물성기반 영양액 사용 기간: 환자 1, 2는 3개월, 환자 3은 7개월)

인슐린 저항성 깨기

2형당뇨병과 고혈압이 있는 중증의 67세 여성이 폐렴으로 입원한 뒤, 탄수화물을 통곡물 귀리(180g)와 소량의 채소(60g)로 제한한 오트밀기반 영양액으로 경장영양 치료를 받고 단 이틀 만에 인슐린과 혈당 수치가 감소한 사례가 보고됐다. 이는 이러한 단기간의 식물성기반 영양액 사용이 중환자의 인슐린 저항성을 깨는 유용한 도구가 될 수 있음을 시사한다.[58]

6개월간 완두콩 단백질기반 영양액을 사용한 후 개선된 소화기 증상 평가

2020년 한 연구(대상자 수=392명)에 따르면, 완두콩 단백질이 함유된 식물성기반 경장영양액을 섭취한 소아 및 성인 모두에서 위장관 내약성과 건강이 개선된 것으로 나타났다.[40] 108명(67.9%)은 온전한 완두콩 단백질 영양액을 사용했고, 71명(44.7%)은 가수분해된 완두콩 단백질 영양액을 사용했다. 90명(56.6%)은 경구 섭취, 55명(34.6%)은 주입 펌프, 13명(8.2%)은 중력을 이용한 피딩백(유동식 공급용 주머니), 19명(11.9%)은 주사기로 영양액을 섭취했다. 110명(69.2%)은 섭취하는 영양의 50% 이상을 영양액으로 섭취하였고, 87명(54.7%)은 6개월 이상 영양액을 섭취하고 있다고 답했다. 대다수의 환자가 목표량의 75% 이상을 섭취할 수 있게 되었고, 소화기 증상이 개선되고, 전반적인 영양상태가 좋아졌으며, 체중이 증가하거나 유지되었고, 더 건강해진 느낌이라고 보고했다.[40]

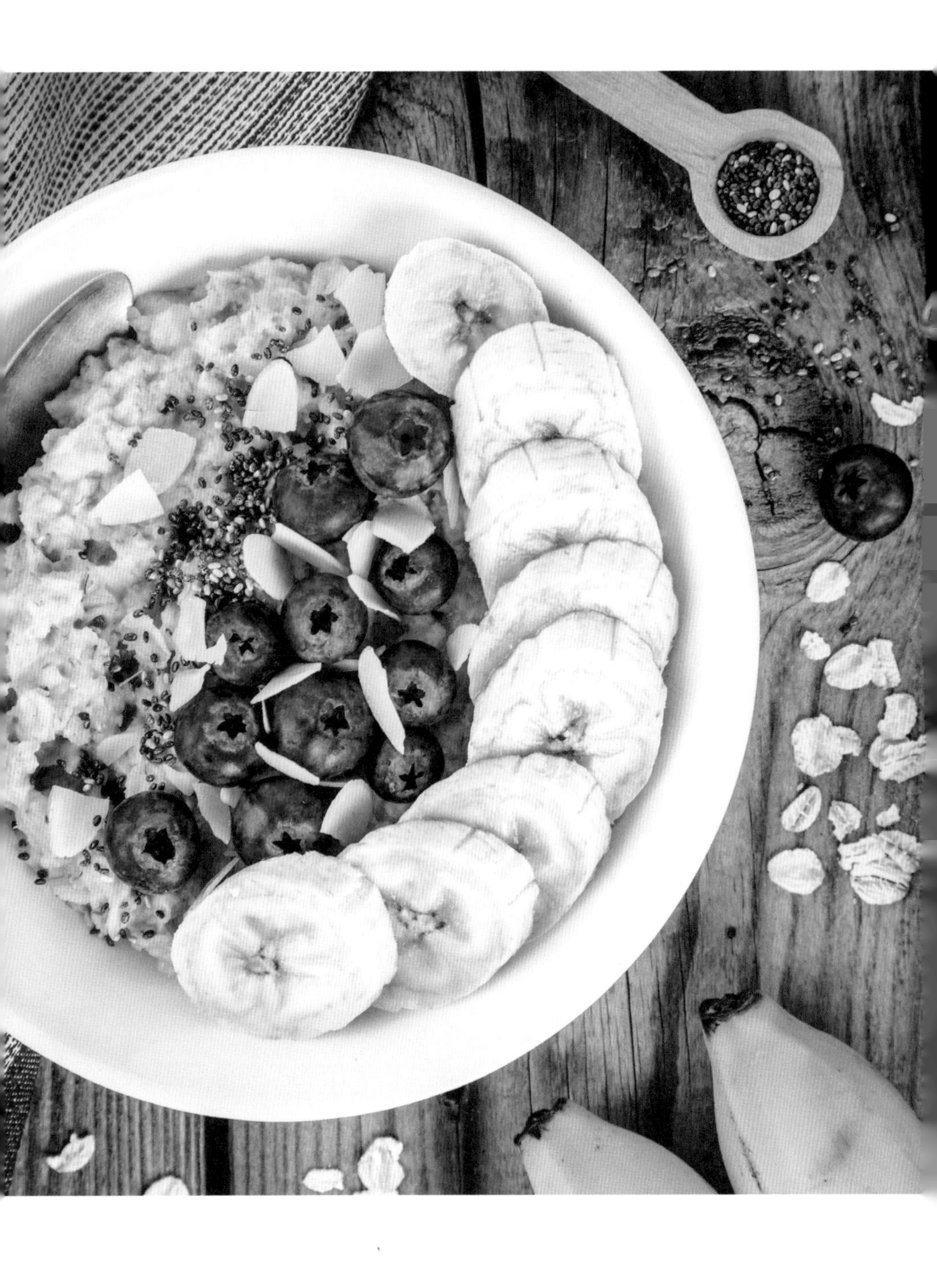

3.5개월 후 종양 환자의 체중 유지 및 증가

후향적 의무기록 검토에 따르면, 식물성기반 경구영양보충음료(oral nutrition supplement)를 사용하는 성인 종양 환자 코호트(대상자 수=13명)는 모두 식물성 영양액을 잘 견뎌낸 것으로 나타났다(한 명은 경장영양 튜브를 통해 식물성 영양액을 공급받기도 했다). 12개월 동안 영양사로부터 최소 1회 이상 추적 평가를 받은 9명의 환자는 모두 체중이 늘거나 유지되었다(6명은 체중이 증가했고, 4명은 체질량지수가 증가했다). 평균 체중 증가는 3.5kg이었다. 환자에게 심각한 체중 감소, 탈수 또는 임상적 영양불량이 나타나면 치료가 중단될 수 있기 때문에, 이러한 결과는 중요한 의미를 갖는다.[36]

결론

식물성기반 영양액은 점막 치유, 염증 감소, 건강한 장내 미생물 증가를 촉진하여 치유에 도움이 된다. 연구에 따르면 식물성기반 경장영양액은 내약성이 우수하며 복부 팽만감, 가스 및 포만감 감소 등의 이점이 있어[32] 경장영양요법이 필요한 환자에게 대안이 될 수 있다. 식물성기반 경장영양액에 대한 연구는 유망하며, 어린이와 성인을 대상으로 한 임상 시험에서 체계적인 평가에 필요한 합리적 근거를 제공한다. 지금까지의 연구는 자연상태의 식물성 식품을 기반으로 한 더 건강한 경장영양액이 체중 증가, 내약성, 위장관 증상 감소 및 염증 감소 등에 이점이 있다고 보고하고 있다.

환자와 처방자 및 간병인은 식물성기반 경장영양액에 대해 논의하고 선택할 수 있어야 한다. 영양 필요량을 충족하기 위해 경장영양액에 의존하는 환자들에게 비용과 경제성이 더 나은 영양 및 건강 결과 개선을 가로막는 장벽이 되어서는 안 된다는 점을 염두에 두고, 접근성과 이용 가능성 및 보험 적용 범위를 개선하는 데 초점을 맞춰야 한다.

1. Donald F. Kirby, M.F. and Keely Parisian, M.D., 2011. Enteral and Parenteral Nutrition, The Cleveland Clinic, Cleveland, OH.

2. Ippolito, D.S.S. and Paul, R., 2017. Pilot study evaluating the efficacy, tolerance and safety of a peptide-based enteral formula versus a high protein enteral formula in multiple ICU settings (medical, surgical, cardiothoracic)-ClinicalKey.

3. McClanahan, D., Yeh, A., Firek, B. et al., 2019. Pilot Study of the Effect of Plant-Based Enteral Nutrition on the Gut Microbiota in Chronically Ill Tube-Fed Children. JPEN J Parenter Enteral Nutr, 43(7): 899-911.

4. Mundi, M.S., Pattinson, A., McMahon, M.T., Davidson, J. and Hurt, R.T., 2017. Prevalence of Home Parenteral and Enteral Nutrition in the United States. Nutrition in clinical practice: official publication of the American Society for Parenteral and Enteral Nutrition, 32(6): 799-805.

5. Ojo, O., 2015. The challenges of home enteral tube feeding: a global perspective. Nutrients, 7(4): 2524-2538.

6. Fogg, L., 2007. Home enteral feeding part 1: an overview. British journal of community nursing, 12(6): 246, 248, 250-252.

7. Tilman, D. and Clark, M., 2014. Global diets link environmental sustainability and human health. Nature, 515(7528): 518-522.

8. Veronese, N., Solmi, M., Caruso, M.G. et al., 2018. Dietary fiber and health outcomes: an umbrella review of systematic reviews and meta-analyses. Am J Clin Nutr, 107(3): 436-444.

9. Elia, M., Engfer, M.B., Green, C.J. and Silk, D.B., 2008. Systematic review and meta-analysis: the clinical and physiological effects of fibre-containing enteral formulae. Aliment Pharmacol Ther, 27(2): 120-145.

10. Halmos, E.P., Muir, J.G., Barrett, J.S., Deng, M., Shepherd, S.J. and Gibson, P.R., 2010. Diarrhoea during enteral nutrition is predicted by the poorly absorbed short-chain carbohydrate (FODMAP) content of the formula. Aliment Pharmacol Ther, 32(7): 925-933.

11. John Bagnulo, M.P.H.P., „ 2016. The role of whole foods for enteral nutrition - McKnight's Long Term Care News, McNight's Long-Term Care News.

12. Chassaing, B., Koren, O., Goodrich, J.K. et al., 2015. Dietary emulsifiers impact the mouse gut microbiota promoting colitis and metabolic syndrome. Nature, 519(7541): 92-96.

13. Yeh, A., Conners, E.M., Ramos-Jimenez, R.G. et al., 2019. Plant-based Enteral Nutrition Modifies the Gut Microbiota and Improves Outcomes in Murine Models of Colitis. Cell Mol Gastroenterol Hepatol, 7(4): 872-874.e876.

14. Foster, J.A. and McVey Neufeld, K.A., 2013. Gut-brain axis: how the microbiome influences anxiety and depression. Trends Neurosci, 36(5): 305-312.

15. Green, C.J., 2001. Fibre in enteral nutrition. Clinical Nutrition, 20: 23–39.

16. Barnard, N.D., Gloede, L., Cohen, J. et al., 2009. A low-fat vegan diet elicits greater macronutrient changes, but is comparable in adherence and acceptability, compared with a more conventional diabetes diet among individuals with type 2 diabetes. J Am Diet Assoc, 109(2): 263-272.

17. Kahleova, H., Levin, S. and Barnard, N., 2017. Cardio-Metabolic Benefits of Plant-Based Diets. Nutrients, 9(8).

18. Mishra, S., Barnard, N.D., Gonzales, J., Xu, J., Agarwal, U. and Levin, S., 2013. Nutrient intake in the GEICO multicenter trial: the effects of a multicomponent worksite intervention. European journal of clinical nutrition, 67(10): 1066-1071.

19. Moore, W.J., McGrievy, M.E. and Turner-McGrievy, G.M., 2015. Dietary adherence and acceptability of five different diets, including vegan and vegetarian diets, for weight loss: The New DIETs study. Eat Behav, 19: 33-38.

20. Turner-McGrievy, G.M., Barnard, N.D., Scialli, A.R. and Lanou, A.J., 2004. Effects of a low-fat vegan diet and a Step II diet on macro- and micronutrient intakes in overweight postmenopausal women. Nutrition, 20(9): 738-746.

21. Carr, V., 2020. Usage Patterns and Clinician-Reported Outcomes of Patients Using a Plant-Based, Organic, Calorically Dense Peptide Formula.

22. Martínez Leo, E.E. and Segura Campos, M.R., 2020. Effect of ultra-processed diet on gut microbiota and thus its role in neurodegenerative diseases. Nutrition, 71: 110609.

23. Campbell, T.C., 2017. Nutritional Renaissance and Public Health Policy. Journal of nutritional biology, 3(1): 124-138.

24. Lewis, J.D. and Abreu, M.T., 2017. Diet as a Trigger or Therapy for Inflammatory Bowel Diseases. Gastroenterology, 152(2): 398-414.e396.

25. Siener, R., 2018. Dietary Treatment of Metabolic Acidosis in Chronic Kidney Disease. Nutrients, 10(4).

26. Esselstyn, C.B., Jr., 1999. Updating a 12-year experience with arrest and reversal therapy for coronary heart disease (an overdue requiem for palliative cardiology). Am J Cardiol, 84(3): 339-341, a338.

27. Goldner, B., 2019. Six-Week Raw, Vegan Nutrition Protocol Rapidly Reverses Lupus Nephritis: A Case Series. International Journal of Disease Reversal and Prevention, 1.

28. Gramlich, L., Hurt, R.T., Jin, J. and Mundi, M.S., 2018. Home Enteral Nutrition: Towards a Standard of Care. Nutrients, 10(8).

29. Ainsley Malone, M.R.L.C., 2005. Enteral Formula Selection: A Review of Selected Product Categories. NUTRITION ISSUES IN GASTROENTEROLOGY, SERIES #28, Enteral Formula Selection.

30. Wang, J., 2010. Management of the patient with multiple food allergies. Curr Allergy Asthma Rep, 10(4): 271-277.

31. Traunmüller, F., 2005. Etiology of Crohn's disease: Do certain food additives cause intestinal inflammation by molecular mimicry of mycobacterial lipids? Medical Hypotheses, 65(5): 859-864.

32. Daniel Orellana, M., Natasha Avila, R., Melissa Bailey, M., RD, CNSC, LDN and Karla Au Yeung, M., 2020. Plant-based Enteral Nutrition Tolerance and Benefit in Pediatric Crohn's Disease: A Case Series.

33. Craddock, J.C., Neale, E.P., Peoples, G.E. and Probst, Y.C., 2019. Vegetarian-Based Dietary Patterns and their Relation with Inflammatory and Immune Biomarkers: A Systematic Review and Meta-Analysis. Adv Nutr, 10(3): 433-451.

34. Tuso, P.J., Ismail, M.H., Ha, B.P. and Bartolotto, C., 2013. Nutritional update for physicians: plant-based diets. Perm J, 17(2): 61-66.

35. Bailey, M., Bullard, K., Millovich, V, March 28-31, 2020. Plant-Based Peptide Enteral Nutrition with Phytonutrients in a Pediatric Patient Status Post Bone Marrow Transplant: A Case Report,. In: -.d.o.j. Journal of Parenteral and Enteral Nutrition (Editor), ASPEN NUTRITION SCIENCE AND PRACTICE CONFERENCE:, Tampa, Florida.

36. M. Bailey, V.M., S. Komar, 2020. Weight Gain in Oncology Patients Using a Plant-Based Oral Nutrition Supplement.

37. Barnard, N.D., Cohen, J., Jenkins, D.J. et al., 2009. A low-fat vegan diet and a conventional diabetes diet in the treatment of type 2 diabetes: a randomized, controlled, 74-wk clinical trial. Am J Clin Nutr, 89(5): 1588s-1596s.

38. Kahleova, H., Levin, S. and Barnard, N., 2017. Cardio-metabolic benefits of plant-based diets. Nutrients, 9(8): 848.

39. Pentiuk, S., O'Flaherty, T., Santoro, K., Willging, P. and Kaul, A., 2011. Pureed by gastrostomy tube diet improves gagging and retching in children with fundoplication. JPEN J Parenter Enteral Nutr, 35(3): 375-379.

40. Cohen, S., Newman, D., Ramirez, A., Millovich, V., 2020. Patient-Reported Outcomes of GI Symptoms and Adherence Among Pediatric Patients Using a Pea Protein Plant-Based Enteral Formula. JPGN.2020; 71(Suppl.): S454-456.

41. McClave, S.A., Martindale, R.G., Vanek, V.W. et al., 2009. Guidelines for the Provision and Assessment of Nutrition Support Therapy in the Adult Critically Ill Patient: Society of Critical Care Medicine (SCCM) and American Society for Parenteral and Enteral Nutrition (A.S.P.E.N.). JPEN J Parenter Enteral Nutr, 33(3): 277-316.

42. Kreymann, K.G., Berger, M.M., Deutz, N.E. et al., 2006. ESPEN Guidelines on Enteral Nutrition: Intensive care. Clinical nutrition (Edinburgh, Scotland), 25(2): 210-223.

43. Esselstyn, J.C.B., Ellis, S.G., Medendorp, S.V. and Crowe, T.D., 1995. A strategy to arrest and reverse coronary artery disease: a 5-year longitudinal study of a single physician's practice. The Journal of family practice, 41(6): 560-568.

44. Gould, K.L., Ornish, D., Scherwitz, L. et al., 1995. Changes in myocardial perfusion abnormalities

by positron emission tomography after long-term, intense risk factor modification. Jama, 274(11): 894-901.

45. Ornish, D., Brown, S.E., Scherwitz, L.W. et al., 1990. Can lifestyle changes reverse coronary heart disease? The Lifestyle Heart Trial. Lancet, 336(8708): 129-133.

46. Campbell, T.C., Parpia, B. and Chen, J., 1998. Diet, lifestyle, and the etiology of coronary artery disease: the Cornell China study. Am J Cardiol, 82(10b): 18t-21t.

47. Brestoff, J.R. and Artis, D., 2013. Commensal bacteria at the interface of host metabolism and the immune system. Nat Immunol, 14(7): 676-684.

48. Flint, H.J., Scott, K.P., Louis, P. and Duncan, S.H., 2012. The role of the gut microbiota in nutrition and health. Nat Rev Gastroenterol Hepatol, 9(10): 577-589.

49. Ornish, D., Brown, S.E., Billings, J. et al., 1990. Can lifestyle changes reverse coronary heart disease?: The Lifestyle Heart Trial. The Lancet, 336(8708): 129-133.

50. Stancic, S., 2018. From Infectious Diseases to Lifestyle Medicine: My Personal Journey. American journal of lifestyle medicine, 12(5): 428-431.

51. Fitzgerald, K.C., Tyry, T., Salter, A. et al., 2018. Diet quality is associated with disability and symptom severity in multiple sclerosis. Neurology, 90(1): e1-e11.

52. Homann, H.H., Kemen, M., Fuessenich, C., Senkal, M. and Zumtobel, V., 1994. Reduction in diarrhea incidence by soluble fiber in patients receiving total or supplemental enteral nutrition. JPEN J Parenter Enteral Nutr, 18(6): 486-490.

53. Sobotka, L., Brátova, M., Slemrová, M., Manák, J., Vizd'a, J. and Zadák, Z., 1997. Inulin as the soluble fiber in liquid enteral nutrition. Nutrition, 13(1): 21-25.

54. Nepocatych, S., Melson, C.E., Madzima, T.A. and Balilionis, G., 2019. Comparison of the effects of a liquid breakfast meal with varying doses of plant-based soy protein on appetite profile, energy metabolism and intake. Appetite, 141: 104322.

55. Stanley Cohen, A.R., Vanessa Millovich, 2020. Patient-Reported Outcomes Indicate Plant-Based Enteral Formula Improves Nutrition and Gastrointestinal Symptoms.

56. Bailey, M., Millovich, V. and Komar, S., 2020. Weight gain in oncology patients using a plant-based oral nutrition supplement. Clinical Nutrition ESPEN, 40: 661.

57. Orellana, D., Natasha Avila, N, Bailey, M, L Yeung, KA, 2020. Plant-based Enteral Nutrition Tolerance and Benefit in Pediatric Crohn's Disease: A Case Series, Aspen Nutrition Science and Practice Conference. Journal of Parenternal and Enteral Nutrition, Tampa, FLA, pp. March 28-31, 2020.

58. Storz, M.A. and Helle, P., 2019. Oatmeal interventions in severe insulin resistance on the intensive care unit: A case report. Complement Ther Med, 46: 69-72.

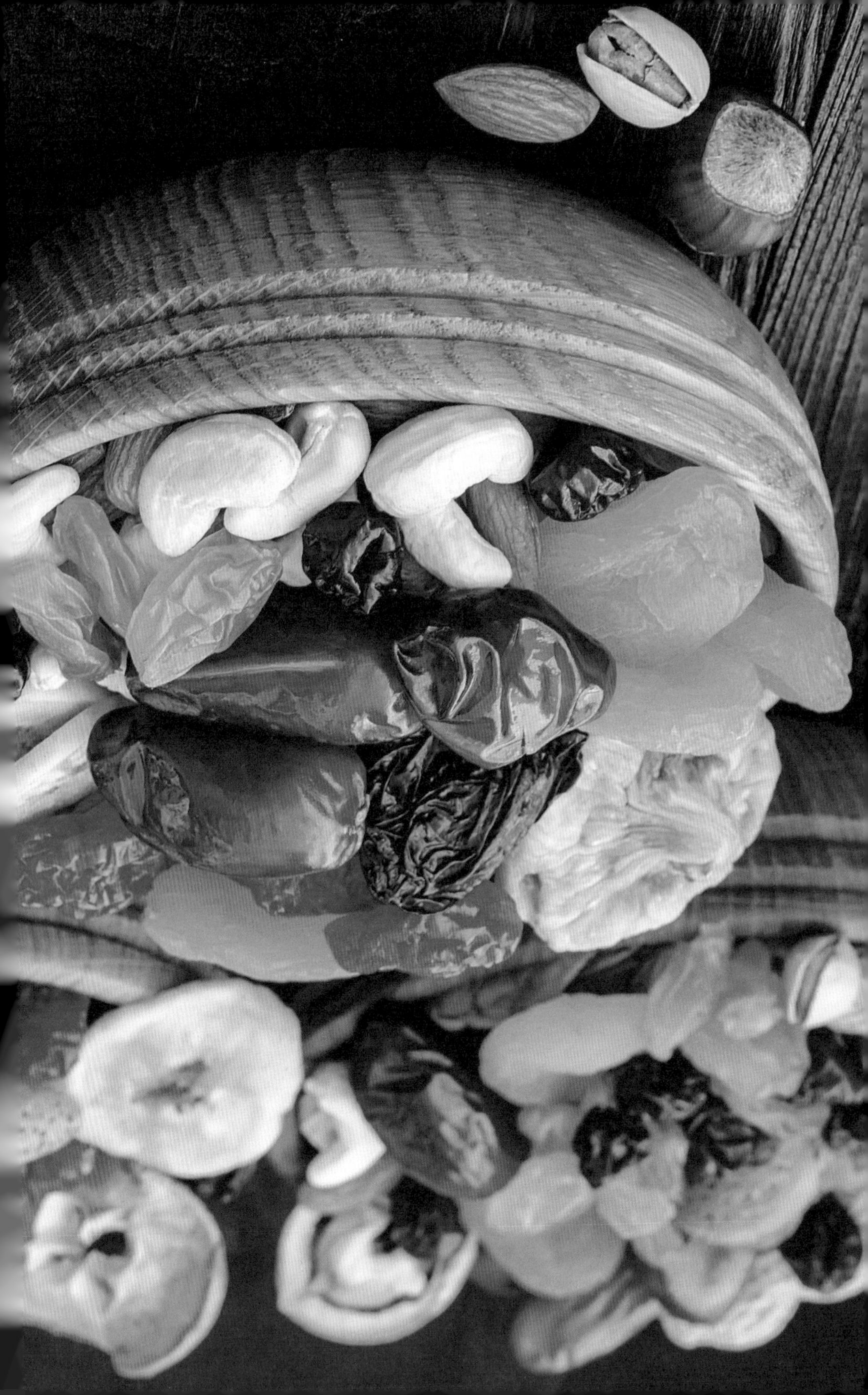

식물성기반 식단과 생식기암

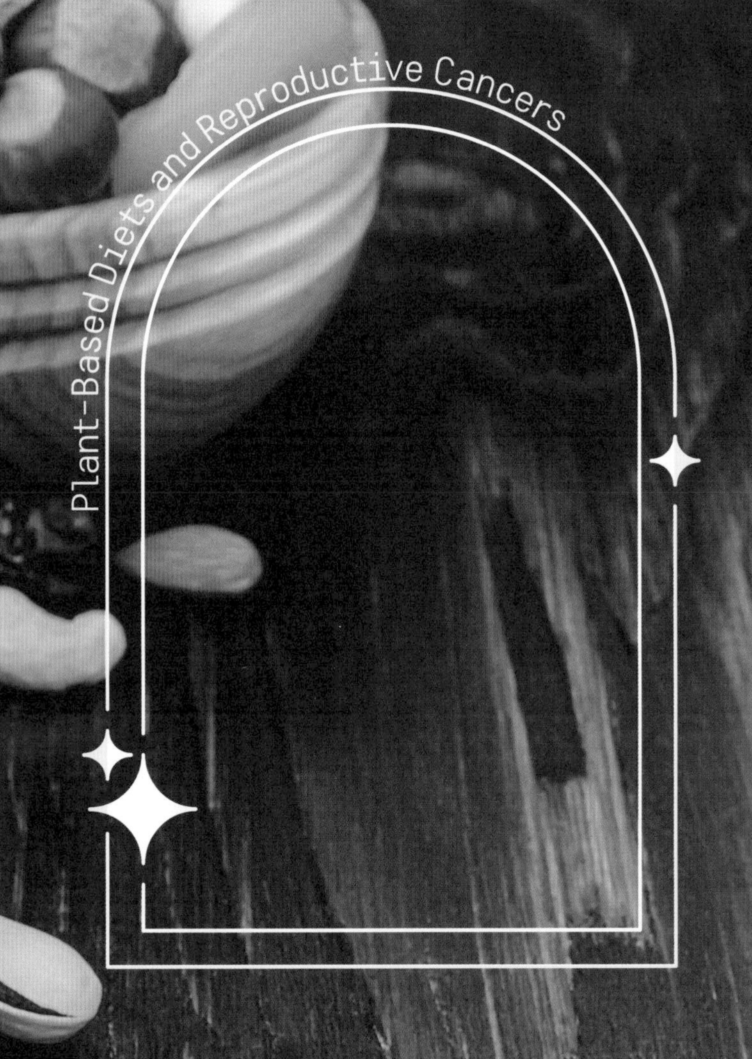

07

정제되지 않은 식물성기반 식품을 더 많이 섭취하는 것은 만성질환 예방과 관리 및 전반적인 건강증진을 위한 중요한 전략이다.
영양은 규칙적인 신체활동, 회복적 수면, 스트레스 관리, 위험 물질 회피 및 긍정적인 사회적 연결과 함께 생활습관의학의 핵심 기둥이다.

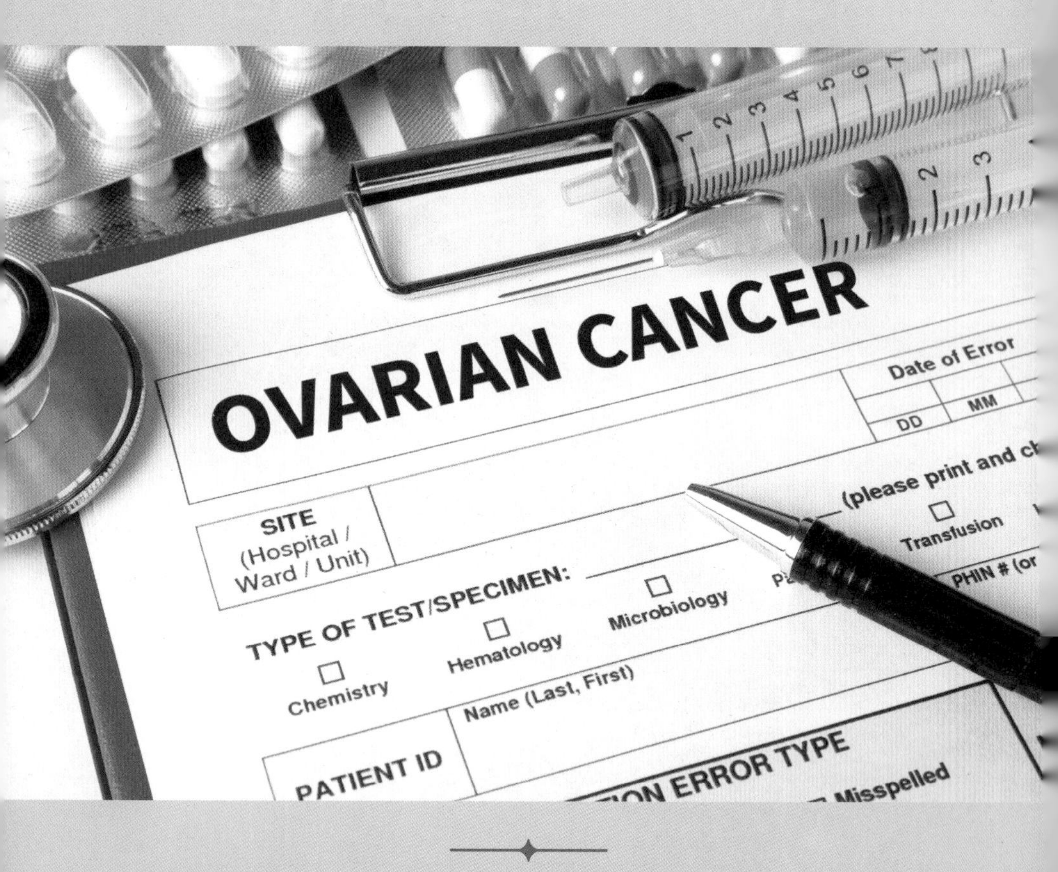

난소암은 여성 생식기암 중 가장 치명적인 암으로,
다른 모든 형태의 부인과암을 능가한다.

최근 수십 년간 난소암 발병률이 꾸준히 감소했음에도,
미국에서는 2020년에 2만 명 이상의
신규 난소암 환자가 발생한 것으로 추정된다.

개요

생식기암은 일반적으로 골반 부위의 생식기관에서 발생하는 암이지만, 유방암도 종종 생식기암으로 간주된다.[1] 생식기암의 위험인자에는 성별, 연령, 유전 등 교정 불가능한 요인과 식습관 같은 교정 가능한 생활습관 요인이 모두 포함된다. 이러한 요인은 모든 생식기암에 적용되며, 가장 흔한 생식기암에는 유방암, 자궁내막암, 전립선암, 고환암 등이 있다.

오늘날 암 예방을 위한 권고사항에는 건강한 체중을 유지하고, 신체활동을 늘리고, 통곡물과 채소, 과일 및 콩과류가 풍부한 식단을 섭취하는 것이 포함된다. 자연식물식 식단은 건강한 체중 달성을 돕고, 염증을 줄이며, 인슐린유사성장인자-1(insulin-like growth factor-1, IGF-1)을 잠재적으로 감소시키고, 내당능(생체에서 포도당을 대사하는 능력 - 역자 주)을 높인다. 또한 산화 손상을 방지하는 항산화제 섭취가 증가함으로써 생식기암의 기존 치료를 보완할 뿐만 아니라, 위험 감소에도 도움이 된다. 육류와 유제품, 총지방, 포화지방 및 동물성 단백질의 섭취를 줄이고, 섬유질 섭취를 늘리고, 정상적인 호르몬 수치를 유지하며, 장내 미생물총을 변화시키는 것 또한 암 위험을 줄이는 자연식물식 식단의 이점이다. 보건의료제공자는 성공적인 식이 전환 및 유지를 위한 식단 처방과 교육 자료 제공을 통해 환자가 식물성기반 식단을 채택하도록 지원할 수 있다.

생식기암의 배경

암은 통제되지 않는 세포 성장과 증식이 특징이며,[2] 미국에서 두 번째 주요 사망 원인이다.[3] 암 유형은 일반적으로 발생한 장기 또는 조직의 이름을 따서 명명된다.[2] 여성의 생식기암에는 자궁경부암, 난소암, 자궁내막암(자궁암), 질암, 외음부암, 유방암 등이 있으며,[4] 이 중 자궁경부암만 조기 발견 선별검사를 받을 수 있다. 여성에게 가장 흔한 생식기암은 유방암이지만, 가장 치명적인 암은 난소암이다. 난소암은 조기 발견이 어려워 5년 생존율이 44%에 불과하다. 생존율이 92%인 1기에 진단되는 경우는 15% 정도밖에 되지 않는다. 2020년에는 미국에서 2만 명 이상이 난소암으로 진단되었다.[5] 나팔관암도 발생할 수 있지만 매우 드물다.[6] 남성의 생식기암에는 고환암, 음경암, 전립선암 등이 있다.[4] 음경암과 전립선암의 생존율은 각각 98%, 95%이다.[7] 이번 장에서는 유방암, 자궁내막암, 전립선암 및 고환암을 포함하여 미국에서 가장 흔히 발생하는 생식기암에 초점을 맞출 것이다.

원인과 위험인자

미국암학회(American Cancer Society, ACS)에 따르면 암의 공통적인 원인에는 흡연, 부적절한 식습관, 신체활동 부족, 태양 및 기타 유형의 방사선 노출, 특정 바이러스 감염 등이 포함된다.[8, 9] 일부 위험인자는 교정할 수 없지만(성별, 연령, 성인 때의 키 또는 유전 등), 나머지 위험인자는 교정할 수 있다.[9] 교정 가능한 인자는 흡연, 음주, 식이 섭취, 신체활동 등 주로 생활습관과 관련이 있다. 식이 위험인자로는 적색육 및 가공육 섭취 그리고 과일 및 채소, 식이섬유, 식이 칼슘 섭취 부족 등이 있다.

일부 생식기암은 기여위험도가 높은 명확한 원인이 잘 알려져 있지만,[9] 원인이 불명확한 생식기암도 있다. 예를 들어, 성접촉으로 감염되는 인유두종바이러스(human papilloma virus, HPV)는 자궁경부암의 원인으로 잘 알려져 있으며, 이 암의 위험 증가는 조기 성행위, 다수의 성 파트너, 기타 성접촉으로 전염되는 감염병에 대한 노출 등과 관련이 있다.[10] 반면에 유방암[11] 및 자궁내막암[12]의 원인은 덜 명확하며 호르몬, 생활습관, 환경적 요인, 연령, 동반 질환(비만, 2형당뇨병 등), 환자의 개인 병력 및 가족력 등 여러 가지 복합적인 위험인자들이 강한 관련성을 가지고 있는 것으로 보인다. 전립선암과 고환암의 원인도 아직 밝혀지지 않았지만 연령, 인종, 가족력 등이 위험인자로 꼽힌다.[13, 14] 비만은 전립선암의 추가 위험인자이며,[13] 잠복고환(undescended testis)과 비정상적인 고환 발달은 고환암의 추가 위험인자이다.[14]

치료 및 결과

의학적 발전과 성공적인 치료에도 불구하고 암은 모든 국가에서 주요 사망 원인이며, 전 세계 거의 60%의 국가에서 70세 이전 사망의 첫 번째 혹은 두 번째 원인이다.[15] 일반적인 암 치료법에는 침습적 수술, 화학요법 및 방사선요법이 있다. 덜 일반적인 치료법에는 표적 면역요법, 레이저, 호르몬요법 및 일부 실험적 치료법 등이 있다.[16] 치료법 선택과 예후는 암의 유형, 진행 단계(병기), 진단 시 종양 크기, 전이 부위 및 정도에 따라 다르다.[17] 또한 개인마다 치료에 다르게 반응하며, 환자의 동반 질환으로 인해 선택한 치료법의 효능이 감소하거나 부작용이 발생할 수 있다. 현재 사용 가능한 치료법은 대부분 비용이 많이 들고, 불쾌하거나 치명적인 부작용을 일으킬 수 있다는 점에 유의해야 한다. 따라서 치료와 관련된 위험과 암과 관련된 심신의 쇠약 및 치명적인 결과를 피하는 가장 좋은 방법은 예방과 위험 감소이다.

예방 및 조기 발견

세계암연구기금(World Cancer Research Fund, WCRF)과 미국암연구소(American Institute for Cancer Research, AICR)에 따르면 전체 암 발병의 약 30~50%는 건강한 생활습관 실천과 발암물질, 오염 및 장기 감염의 회피를 통해 예방할 수 있다.[18] 암 예방을 위한 세계암연구기금과 미국암연구소의 2018년 권고사항은 금연, 건강한 체중, 신체활동, 통곡물과 채소, 과일 및 콩과류가 풍부한 식단 섭취 등을 포함하여 근거기반의 교정 가능한 생활습관 요인에 중점을 둔다. 또한 암 예방을 위한 보충제 사용을 권장하지 않고, 패스트푸드와 지방 및 전분 또는 당분이 많이 함유된 기타 가공식품, 적색육 및 가공육, 가당음료 및 알코올의 섭취 제한을 명시하고 있다. 마지막으로, 산모는 가능하면 아기에게 모유 수유를 하는 것이 좋으며, 암 진단을 받은 산모는 위의 권고사항을 따를 것을 권장한다.[18]

세계암연구기금과 미국암연구소의 2007년 권고사항을 더 잘 준수할수록 유방암 및 결장직장암뿐만 아니라 전체 암의 위험이 낮아진다.[10] 자궁경부암의 경우, 가장 좋은 예방법은 인유두종바이러스(HPV) 백신 접종이다. 또한 정기적인 검사를 통해 전암성 변화를 식별하고 치료하여 암으로 발전하는 것을 예방할 수 있다.[19] 메이오클리닉(Mayo Clinic)[20]과 미국암학회[21]에 따르면, 앞서 언급한 교정 불가능한 위험인자 때문에 고환암을 예방할 수 있다고 알려진 방법은 없지만,[14, 22, 23] 연령, 잠복고환, 가족력 및 개인의 병력, 인종, 인간면역결핍바이러스(human immunodeficiency virus, HIV) 등의 요인이 위험을 가중시킨다.

생식기암 유병률, 발병률 및 불균형

생식기암은 선진국과 서구식 생활습관으로 정의되는 지역들(유럽, 북미, 카리브해 및 오세아니아)에서 더 흔하다. 생식기암의 발병률은 고소득 국가에서 더 높지만, 생식기암으로 인한 사망률은 선별검사를 통한 조기 발견 및 치료에 대한 부족한 접근성으로 인해 저소득 및 중간소득 국가에서 더

암 유형	유병률 및 발병률	발병률이 가장 높은 지역	확인된 불균형 또는 주목할 만한 격차
유방암	· 가장 많이 진단되는 암[15] · 전 세계의 여성에게 가장 흔한 암으로,[27] 연간 2,261,419명의 신규 환자 발생[15] · 미국 여성에게 가장 흔하고[28] 두 번째로 치명적인 암으로,[29] 연간 약 43,600명 사망(2021년 기준)[15]	· 2018년 기준으로 유럽(아이슬란드 포함 20개국), 오세아니아(호주, 뉴질랜드, 사모아), 북미(미국, 캐나다) 등의 25개국에서 발생률이 가장 높았음[27]	· 미국에서 흑인/아프리카계 미국인 여성들은 유방암 발병률이 백인 여성들과 비슷한데도 유방암으로 인한 사망률이 더 높음[28]
자궁경부암	· 전체 암 중 8번째, 전 세계 여성 암 중 4번째로 흔한 암[30] · 2020년 전 세계적으로 604,127명의 신규 환자 발생[31]	· 2018년 기준 아프리카의 20개 국가에서 자궁경부암 발병률이 가장 높았음[30] · HPV 백신 및 선별검사에 대한 제한된 접근성으로 인해[25] 저소득 및 중간소득 국가에서 발병률과 사망률이 가장 높음[24] · 연간 약 8만 명이 자궁경부암을 진단받고 6만 명 이상의 여성이 이 질병으로 사망함[32]	· 비도시 지역의 미국 청소년은 HPV 백신 접종률이 낮고, 저소득 미국 여성은 선별검사를 덜 받음[33] · 히스패닉/라틴계 및 흑인/아프리카계 미국 여성은 미국 내에서 자궁경부암 발병률이 가장 높으며, 흑인/아프리카계 미국 여성의 자궁경부암으로 인한 사망률이 가장 높음[26]
자궁내막암	· 전체 암 중 15번째, 전 세계 여성 암 중 6번째로 흔한 암[34] · 전 세계적으로 연간 38만 명의 신규 환자 발생(2020년 기준)[34]	· 유럽, 북아메리카, 카리브해 지역	· 다른 부인과암에 비해 미국 여성에서 신규 환자가 더 많이 발생[29] · 자궁내막암의 5년 생존율은 81%인데, 이 암을 가진 백인 여성과 흑인 여성의 5년 생존율은 각각 84%와 63%임[35]

암 유형	유병률 및 발병률	발병률이 가장 높은 지역	확인된 불균형 또는 주목할 만한 격차
난소암	· 2018년 기준 전체 암 중 18번째, 여성 암 중 8번째로 흔한 암[36] · 전 세계적으로 연간 313,959명의 신규 환자 발생[31]	· 유럽(특히 동유럽 국가), 동남아시아, 피지, 일본[36]	· 2014~2018년 미국 여성에게 발생한 암 중 난소암은 자궁내막암보다 덜 흔함에도 불구하고, 더 치명적이었음(여성 10만 명당 6.7명 사망 vs 4.9명 사망)[29] · 모든 유형의 난소암, 나팔관암 및 복막암을 가진 여성의 5년 생존율은 49%[37]
전립선암	· 전체 암 중 4번째, 전 세계 남성 암 중 2번째로 흔한 암(2018년 연령 보정 통계 기준)[38] · 전체 미국 남성에게 가장 흔하며[39] 2번째로 치명적인 암[29] · 2020년 전 세계적으로 1,414,259명의 신규 환자 발생[31]	· 유럽, 오세아니아, 카리브해 국가[38]	· 흑인/아프리카계 미국 남성은 모든 미국 인구 집단 중에서 전립선암 사망률이 가장 높음[26]

* 모든 형태의 피부암은 제외됨.

표 7-1. 가장 흔한 생식기암의 유병률, 발병률 및 불균형

높다.[24, 25] 미국 내에서의 생식기암 유병률과 사망률의 불균형은 지역 및 인종/민족성에 기인할 수 있다.[26]

흔히 발생하는 생식기암의 유병률, 발병률 및 확인된 불균형이 〈표 7-1〉에 요약되어 있다. 고환암은 다른 암에 비해 상대적으로 드물지만, 15~35세의 미국 남성에게 가장 흔한 암이다.[14, 17] 인유두종바이러스와 관련성이 높은(60% 이상) 음경암은[40] 북미와 유럽에서는 드문 암이지만,[41] 아프리카,

아시아, 남미에서는 남성 암의 20%를 차지한다.[42]

암에 대한 식이 위험인자

암은 잘못된 식단만으로는 유발되지 않을 수 있다. 그러나 일부 특정 식품 및 식품군과 식이 패턴은 위험인자로 알려져 있다. 국제암연구기관(International Agency for Research on Cancer, IARC)과 미국 국립독성물질관리프로그램(National Toxicology Program, NTP)에서 확인한 인체 발암물질(1군)에는 알코올음료, 가공육 및 중국식 염장 생선(salted fish)이 포함된다. 발암 가능성이 있는 물질(2A군)에는 적색육과 매우 뜨거운 음료(섭씨 65도 이상)가 포함된다. 또한 역학 연구에 따르면 동물성 식품(특히 지방이 많은 육류와 유제품 같은 포화지방 함량이 높은 동물성 식품)이 풍부한 식단과 가공 및 정제된 식품이 많은 식단은 유방암과 전립선암을 포함한 여러 암의 발병 위험을 더 높일 수 있다.

여러 연구에서 개별 식품 또는 식품군과 생식기암의 관련성을 평가했다. 2021년에 발표된 체계적 문헌고찰 및 용량-반응 메타 분석에는 유방암 위험과 적색육, 가공육, 생선, 가금류, 달걀, 채소, 과일, 유제품(대체로 우유, 요구르트 및 치즈), 곡물/시리얼, 견과류, 콩과류, 대두 및 가당음료를 포함한 다양한 식품군 간의 관련성을 평가한 75건의 연구가 포함되었다.[43] 이 중 적색육과 가공육 및 우유를 하루 450g 이상으로 많이 섭취할수록 유방암 위험이 증가하는 것으로 나타났다. 2019년의 체계적 문헌고찰 및 메타 분석에서도 가공육 섭취를 주당 3회로 줄이면 전립선암 사망률 및 유방암 발병률이 소폭 감소한다는 근거가 보고됐지만, 확실성은 낮았다.[44] 또한 2014년 영양소, 식품 또는 식품군과 진행성 전립선암 위험 간의 관련성을 평가한 46건의 연구에 대한 체계적 문헌고찰에서는 습관적으로 포화지방, 잘 구워진 고기 및 칼슘을 많이 섭취하는 식습관이 진행성 전립선암의 위험을 높인다는 일관된 근거를 발견했다.[45]

또한 여러 연구에서 전반적인 식이 패턴과 생식기암의 관련성을 탐구했다. 회상 편향(recall bias; '회상 비뚤림'이라고도 하며, 특정 질병을 가진 사람이 특정 사실을 더 잘 기억하여 생기는 왜곡을 말한다. 예를 들어 환자-대조군 연구에서는 환자군이 질병 발생 요인을 더 잘 기억한다. - 역자 주)의 가능성으로 인해 결론을 내리기에는 제한이 있지만, 2018년 식이 패턴과 유방암 위험 간의 관련성을 조사한 17건의 환자-대조군 연구를 검토한 결과,[46] 유방암 위험 증가와 가장 관련이 높은 건강에 해로운 식이 패턴에는 포화지방과 적색육, 가공육이 일관되게 포함됐다. 일부에서는 가당음료와 사탕, 정제된 곡물과 튀긴 음식도 포함됐다. 아시아인은 다른 많은 인구집단에 비해 식물성 식품을 더 많이 섭취하고 동물성 단백질을 적게 섭취하는 경향이 있으며, 유방암 발병률도 상대적으로 낮다. 상하이에서 식이 패턴과 유방암 발병률을 조사한 2007년 연구에 따르면 새우, 닭고기, 소고기, 돼지고기, 사탕, 디저트가 많은 서구식 식이 패턴을 따르는 폐경기 중국 여성은 두부, 콜리플라워, 콩과류, 콩나물, 녹색 잎채소 중심의 전통적인 식이 패턴을 따르는 중국 여성보다 유방암 발병률이 훨씬 높았다.[47] 이에 상응하여, 가공육과 지방이 많은 유제품을 다량 섭취하는 식이 패턴은 이후에 논의될 다양한 메커니즘을 통해 전립선암 발병에 기여한다.[48]

유익성

생식기암에 대한 식물성기반 식단의 유익성

채소와 섬유질(섬유질은 식물성 식품 공급원에서만 나옴)이 풍부한 식단은 가장 흔한 두 가지 생식기암인 유방암과 전립선암을 포함하여 여러 유형의 암 발병률을 낮춘다. 세계암연구기금과 미국암연구소는 특정 암을 예방하고 발병 위험을 줄이기 위해 통곡물, 채소, 과일 및 콩과류가 풍부한 건강한 식이 패턴을 권장한다.[49] 앞서 언급한 2018년의 체계적 문헌고찰에서 발견한 바와 같이, 유방암을 예방하는 건강한 식이 패턴에는 일관되게 채소가 포함되었으며 일부는 과일, 콩과류, 저지방 단백질(생선, 살코기, 저지방 유제품) 및 통곡물도 포함했다.[46] 일반적으로 세계암연구기금과 미국암연구소의 권고사항을 따르는 특정 식이 패턴은 다음과 같다.

- 곡물, 과일, 채소, 콩과류, 생선을 많이 섭취하고, 단일불포화지방산/

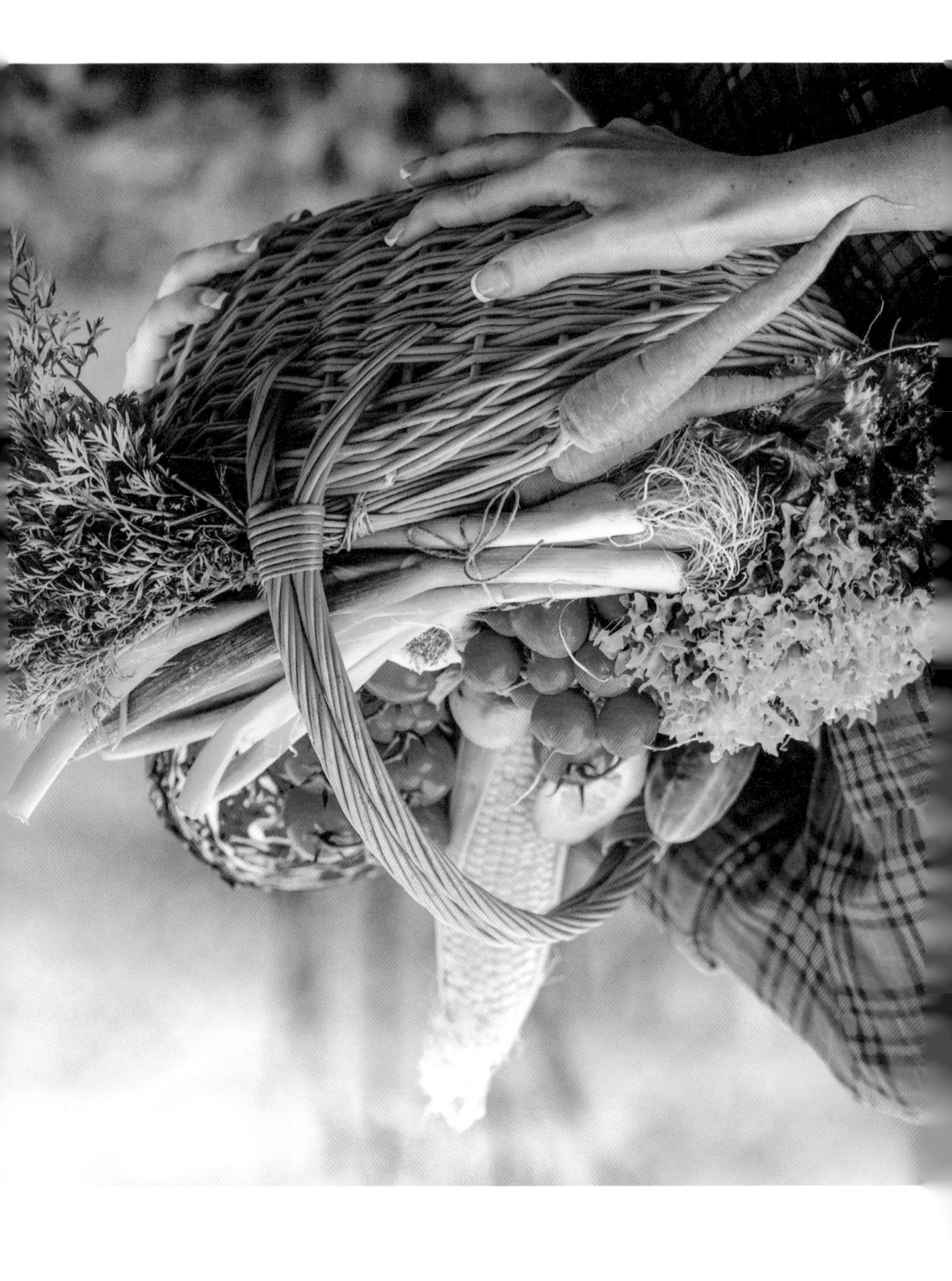

포화지방산(MUFA/SFA) 비율이 높고, 우유를 포함한 유제품 및 육류를 적게 섭취하고, 적당한 알코올 섭취가 특징인 지중해식 식단[50]

- 정제되거나 가공된 식품, 적색육, 고농축 당분 음식, 달걀, 버터 대신 과일, 채소, 통곡물, 콩과류, 견과류, 생선, 저지방 유제품으로 구성한 신중한 식단(prudent diet)[51]

- 채소, 과일, 통곡물이 풍부하고 무지방 또는 저지방 유제품, 생선, 가금류, 콩과류, 견과류를 포함하면서 지방이 많은 육류 및 전지방 유제품과 같은 포화지방이 많은 식품을 제한하는 '고혈압을 멈추기 위한 식이 접근법(DASH)' 식단[52]

- 육류와 생선을 피하면서 유제품만 포함하는 락토-베지테리언 식단 또는 유제품과 달걀까지 포함하는 락토-오보-베지테리언 식단[53]

- 모든 동물성 식품을 피하는 것이 특징이며 자연상태의 식물성 식품을 중심으로 하는 비건 식단(엄격한 채식 식단)

- 자연상태의 가공되지 않은 식품, 정제되지 않았거나 최소한으로 정제된 식물성 식품에 초점을 맞추고 육류, 우유, 달걀, 꿀과 같은 동물성 식품은 제외하는 자연식물식 식단[54]

여러 연구들은 이러한 식단 및 이와 유사한 식이 패턴이 생식기암과 관련된 위험을 줄이거나 예후를 개선하는 데 도움이 된다는 사실을 뒷받침한다.

유방암에 걸린 북부 이탈리아 여성들을 대상으로 한 코호트 연구에서 지중해식 식단을 더 철저히 준수한 여성들의 15년 생존율(63.1%)은 덜 준수한 여성들(53.6%)에 비해 유의하게 높은 것으로 나타났다.[50] 진단 당시 55세 이상이었던 피험자 중 지중해식 식단 준수율이 높은 여성은 낮은 여성에 비해 유방암으로 인한 사망 위험이 유의하게 낮았다.

평생 채식을 하는 인도에서의 2018년 연구에 따르면, 장기간 락토-오보-베지테리언 식단을 따른 인도 여성은 비-베지테리언과 달걀을 피하는 베지테리언보다 유방암 발병률이 낮았다.[53]

영국으로 이주한 인도 여성을 대상으로 한 2002년 연구에 따르면, 평생 채식을 하는 여성은 채소, 콩과류(예: 렌틸콩), 섬유질을 더 많이 섭취하며 유방암 발병률이 더 낮았다.[55] 2018년 단면 연구에서는 자궁경부암과 종양을 유발하는 인유두종바이러스 감염 확률이 식이 패턴과 관련 있는 것으로 밝혀졌다.[56] 이 연구에서 서구식 식이 패턴을 따르는 여성은 고위험 인유두종바이러스 감염 확률이 더 높았고, 신중한 식단을 따르는 여성은 이러한 식단을 따르지 않는 여성보다 고위험 자궁경부 상피내종양(cervical intraepithelial neoplasia)에 걸릴 확률이 낮았다.

최근 8년간의 전향적 코호트 연구에서 부위별 특정 암과 관련된 식이 패턴을 평가한 결과, 신중한 식단을 따르는 남성의 전립선암 위험이 감소한 것으로 나타났다. 식단 준수율이 높아짐에 따라 전립선암 위험은 현저

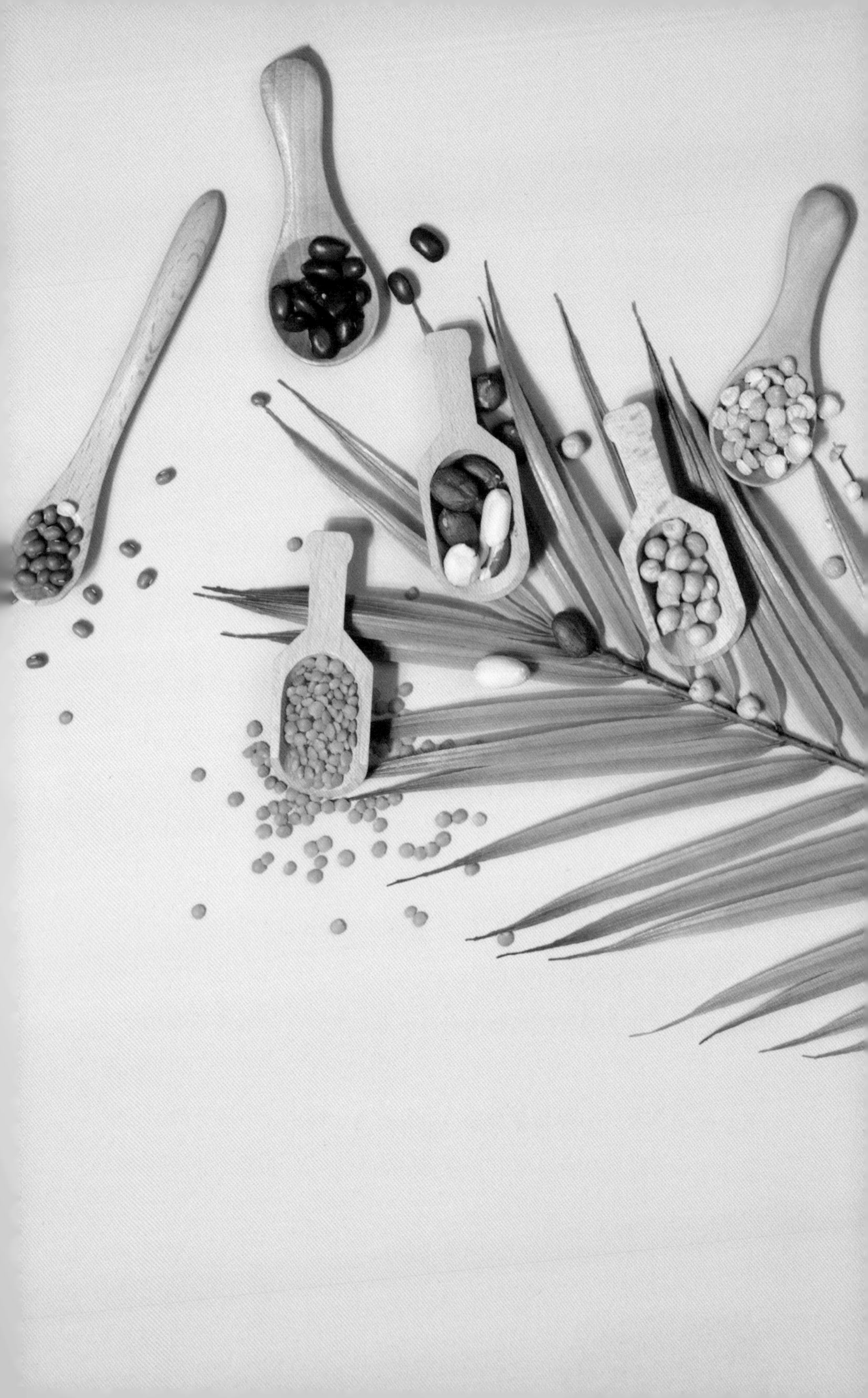

히 감소했다.[57] 곡물, 채소, 과일을 많이 섭취하는 것을 특징으로 하는 식이 패턴을 가장 잘 준수한 사람들은 가장 덜 준수한 사람들에 비해 전립선암 위험이 유의하게 감소한 것으로 나타났다.[57]

식단과 고환암의 관련성에 대한 역학적 근거는 일관성 없는 결론을 보여 주었다. 일부 연구의 결과는 우유, 치즈 및 식이 지방을 많이 섭취할수록 고환암의 위험이 증가하는 것으로 나타났지만, 다른 연구에서는 관련성이 발견되지 않았다.[58]

보건의료제공자를 위한 핵심

- 자연식물식 식단은 생식기암의 위험을 줄이고 재발률도 낮출 수 있는 유용한 식단이다.

- 암 위험을 줄이는 것으로 보이는 식물성기반 식단의 중요한 요소에는 동물성 단백질과 지방의 감소 또는 제거, 섬유질의 유효성, 고농도의 항산화제가 포함된다.

- 자연식물식 식단은 부작용이 없으며 심장대사 건강, 건강한 체중 및 장수와 같은 건강상의 이점과 관련이 있다.

- 식물성기반 식단과 암에 대한 기존 근거를 환자에게 전달하여 그들이 자신의 식단과 치료 과정에 대해 정보에 근거한 결정을 내릴 수 있도록 지원할 수 있다.

- 식물성기반 식이요법은 적절한 관리와 계획을 통해 기존의 암 치료를 보완할 수 있다.

- 체중 감소가 우려되는 경우, 칼로리 추적 및 식물성기반 경장영양액이 도움이 될 수 있다.

- 환자가 자연식물식 식단을 시도하는 것에 관심을 보인다면, 교육 및 지원 자료를 공유하는 것이 도움이 된다.

메커니즘

암 위험을 증가시키거나 감소시키는 다양한 생물학적 메커니즘이 밝혀졌으며, 전부는 아니지만 상당 부분이 아래에 설명된 바와 같이 체성분과 관련이 있다.

과체중과 비만

아마도 식단과 암을 연결하는 가장 강력한 근거는 유방암과 자궁내막암을 비롯한 여러 암의 위험인자로 알려진 과체중과 비만에 대한 식단의 영향일 것이다. 미국 국립암연구소(National Cancer Institute, NCI)에 따르면, 비만은 다음과 같은 방식으로 생식기암의 위험을 증가시킬 수 있다.[59] 비만은 종종 낮은 등급의 염증을 동반하며, 이는 시간이 지남에 따라 DNA 손상을 일으켜 암으로 이어질 수 있다. 여성의 경우 지방 조직이 증가하면 에스트로겐이 과다 분비되며, 이는 유방암 및 자궁내막암, 난소암을 유발할 수 있다.

또한 비만은 혈중 인슐린 수치 및 인슐린유사성장인자-1의 증가와 관련이 있으며, 이는 전립선암과 자궁내막암 등을 촉진할 수 있다. 지방세포는 세포 성장을 자극하거나 억제할 수 있는 호르몬을 생성하는데, 체지방의 증가는 세포 증식과 관련이 있는 반면, 정상 체중인 사람들은 항증식 효과가 있는 호르몬을 더 많이 생산하는 경향이 있다. 또한 지방세포는 포유류 라파마이신 표적(mammalian target of rapamycin, mTOR) 및 AMP-활성화 단백질 인산화효소(AMP-activated protein kinase, AMPK) 등 다른 세포 성장 조절인자에도 영향을 미친다. 마지막으로 비만은 유방 조직 구성, 면역 반응 및 산화 스트레스를 변화시킬 수 있다.[60]

세계암연구기금과 미국암연구소의 전문가 보고서에 따르면, 가당음료를 섭취하면 체중 증가, 과체중 또는 비만의 위험이 증가하고, 서구식 식단과 패스트푸드를 섭취하면 위험이 증가할 가능성이 있다.[61, 62] 반면, 식이섬유가 함유된 식품과 지중해식 식단을 섭취하면 과체중 위험이 감소할 가능성이 있는 것으로 나타났다. 식물성기반 식단은 건강한 체중 감량, 정상 체중 달성 및 유지에 많은 이점을 제공한다(2장 참조).

염증

폐경전 여성은 세계암연구기금과 미국암연구소의 2007년 권고사항을 더 잘 준수할수록 산화 스트레스와 염증을 나타내는 생물지표 수준이 낮아지는 것으로 나타났다.[63] 12건의 환자-대조군 연구에 대한 체계적 문헌고찰에서는 식단 염증 지수(Dietary Inflammatory Index, DII) 점수로 측정한 식단의 염증 유발 정도와 비만 환자의 부인과암, 특히 난소암 및 자궁내막암의 위험 사이에 양의 상관관계가 있음을 발견했다.[64]

반면에 플라보노이드, 이소플라본 및 기타 파이토케미컬(phytochemical; 식물성 화학물질)과 오메가-3 지방산(특히 폴리페놀, 비타민 A 및 기타 항산화제와 함께 호두에서 발견되는) 등 식물성기반 식단에서 발견되는 성분들은 염증을 줄일 수 있으며, 만성염증으로 인한 암 발병률을 효과적으로 낮추는 것으로 나타났다.[65-69] 이러한 식물 영양소는 사이토카인 생산에 관여하는 단백질 복합체인 핵인자 카파비(nuclear factor-κB; NF-κB)의 활성화를 감소 또는 억제하는 능력을 포함하여, 여러 경로를 통해 암 발생을 억제하는 것으로 보인다.[70]

인슐린유사성장인자-1

인슐린유사성장인자-1(IGF-1)은 신체 내 여러 세포의 성장을 자극하는 성장인자이자 사이토카인의 일종이다. IGF-1의 혈중 농도가 높아지면 암 발생 위험이 증가할 수 있다. 아시아 국가에서 일부 암의 발생률이 낮은 것은 식물성기반 식단이 우세하기 때문인 것으로 보이며, 총 IGF-1의 낮은 순환 농도와 IGF결합단백질-1(IGF binding protein-1, IGFBP-1) 및 IGF결합단백질-2(IGF binding protein-2, IGFBP-2)의 높은 수치로 설명할 수 있다.[71] 한 연구에서 비건 남성은 고기를 먹는 사람에 비해 혈중 IGF-1 농도가 9% 낮았고,[72] 다른 연구에서 비건 식단을 채택한 여성은 13% 더 낮았다.[73] 이러한 농도는 비건 식단에서 단백질 섭취량이 적을수록 혈청 IGF-1이 감소하고 혈청 IGFBP-1 및 IGFBP-2 수치가 증가할 수 있음을 시사한다.[73]

활성산소종 및 항산화제

거의 모든 암에서 종양 발생과 진행을 촉진하는 활성산소종(reactive oxygen species, ROS)의 비율이 증가한 것이 확인됐다. 활성산소종은 부분적으로 자유라디칼 산소 중간체(free radical oxygen intermediates)를 포함하고 있으며, 이는 짝을 이루지 않은 전자로 인한 불안정성 때문에 세포와 조직에 손상을 줄 수 있다.[74] 이러한 자유라디칼을 안정화시키기 위해 종양세포는 항산화 단백질의 발현 수준을 증가시켜 암세포의 기능 범위 내에서 세포 내 활성산소종 농도의 섬세한 균형을 유지한다.[75] 항산화제는 식물성 식품에서 자연적으로 발생하는 화합물로, 신체 내에서 자유라디칼 제거제 및 환원제 역할을 하며,[76] 암 발생과 관련된 것으로 밝혀진 일부 자유라디칼의 손상을 예방한다. 식물성기반 식단에는 높은 수준의 항산화제와 낮은 수준의 활성산소종이 포함되어 있는 것과 대조적으로, 서구식 식단에는 높은 수준의 활성산소종과 낮은 수준의 항산화제가 포함되어 있다.[77] 채소와 과일에 풍부한 엽산, 카로티노이드, 비타민 C를 포함한 식이 영양소는 유방암 진단 후 전체 사망률 감소(33~50% 범위)와 유의한 관련이 있다.[78]

총 단백질 및 동물성 단백질 섭취량

단백질 섭취는 동물 실험에서 암 발생 촉진에 영향을 미치는 것으로 나타났다.[79] 쥐를 대상으로 한 실험에서 쥐에게 우유 단백질인 카제인을 다른 수준으로 번갈아 먹인 결과, 고단백 식단(단백질에서 유래하는 칼로리가 전체 칼로리의 20% 수준)을 사용하면 전종양 병소(preneoplastic foci)의 성장 스위치가 성공적으로 켜졌고, 이후 저단백 식단(카제인에서 유래하는 칼로리가 전체 칼로리의 5% 수준)으로 바꾸면 성장 스위치가 꺼졌다. 이는 저단백 식단이 병변 발달을 억제하는 반면, 고단백 식단은 병변 발달을 촉진한다는 것을 시사한다. 발암물질을 활성화하는 CYP27A1 효소는 카제인 증가에 매우 민감하게 반응할 수 있다.[80]

이러한 동물 모델의 결과는 1983~1984년에 수행된 포괄적인 생태학적 연구인 중국-코넬-옥스퍼드 프로젝트(China-Cornell-Oxford Project)로 뒷받침된다. 이 프로젝트에서는 중국 농촌 전역에서 다양한 암 및 기타 만성질환으로 인한 사망률이 차이가 나는 것을 발견했으며,[81] 이러한 관련성은 보다 최근의 연구를 통해 확인되었다.[82] 당시 중국의 유방암 발병률은 식이 지방 섭취, 혈장 콜레스테롤 및 순환하는 에스트로겐 활성과 양의 상관관계가 있었다.[83, 84] 이러한 관계는 50~65세인 사람들의 암 발병률을 조사한 결과로 나타난 전체 암 사망률에 의해 더욱 뒷받침되었는데, 향후 18년 동안 전체 사망률은 75% 증가하고 암으로 인한 사망률은 4배 증가했다.[85] 단백질이 식물성 식품에서 유래한 경우에는 관련성이 약화되거나 사라졌다.[85]

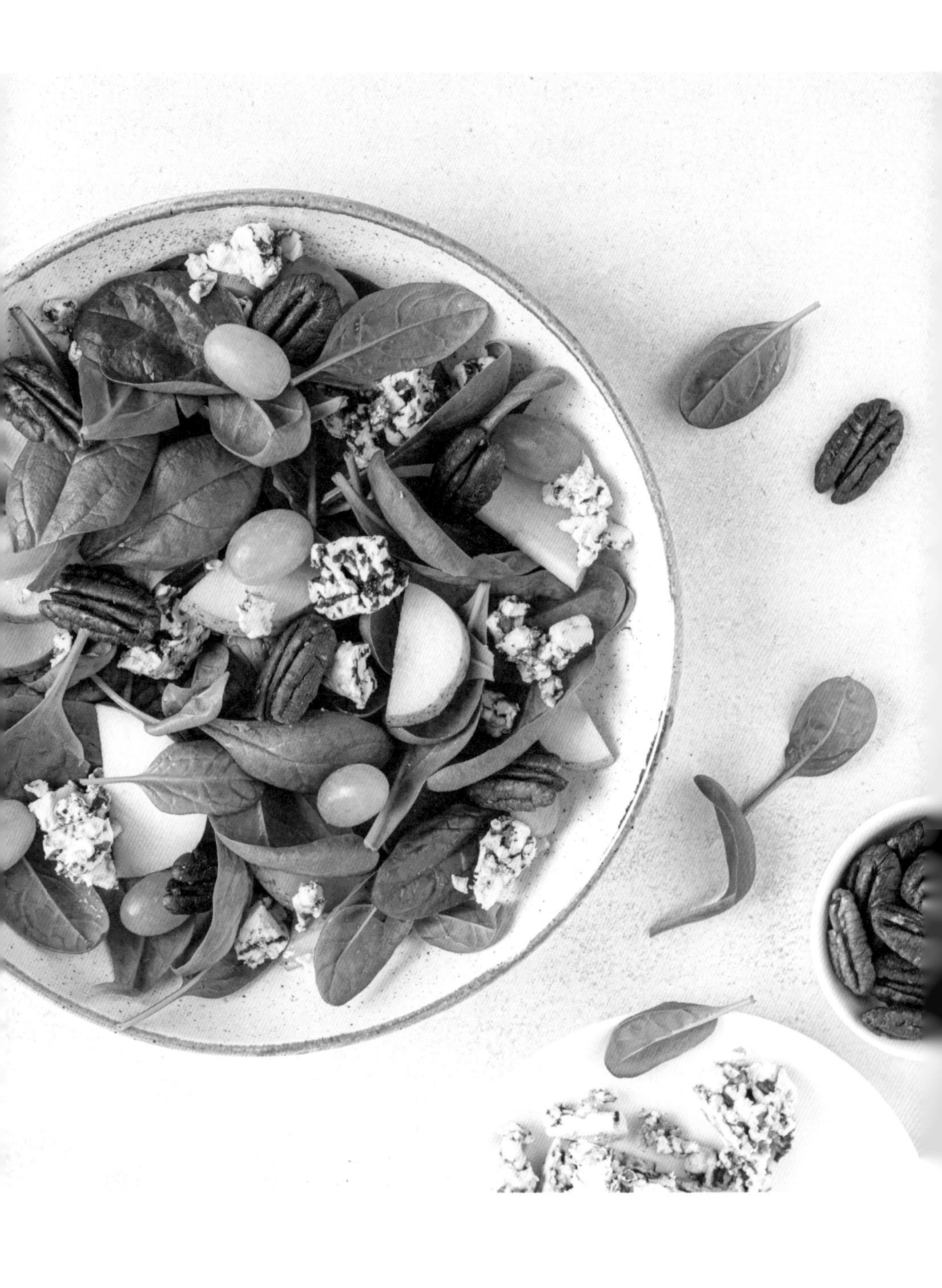

육류와 유제품

동물성 식품이 풍부한 식단은 일부 메커니즘이 불분명하지만, 많은 유형의 암 위험 증가와 관련이 있는 것으로 보인다.[86, 87] 특정 생식기암의 위험 증가는 특정 식품의 더 많은 섭취와 관련이 있다. '영국 여성 코호트 연구'(대상자 수=35,372명)를 포함한 일부 연구에 따르면, 적색육과 가공육 섭취는 폐경전 여성 모두에서 유방암 위험 증가와 관련이 있는 것으로 나타났다.[88] '간호사건강연구 Ⅱ'에 따르면, 폐경전 여성(26~46세, 대상자 수=1,021명)에서 적색육 섭취량이 증가할수록 에스트로겐 수용체 양성(ER+) 및 프로게스테론 수용체 양성(PR+) 유형의 유방암 위험이 증가하였다. 적색육을 주당 3회 미만으로 섭취하는 사람들과 비교할 때, 적색육 섭취가 주당 3~5회인 경우 1.14(0.90~1.45)배, 주당 5회~매일 1회인 경우 1.42(1.06~1.90)배, 매일 1~1.5회인 경우 1.20(0.89~1.63)배, 매일 1.5회 초과인 경우 1.97(1.35~2.88)배로, 섭취량 증가에 따라 유방암 위험이 증가했다(추세 테스트, P=.001).[89]

데이터에 따르면 유지방(dairy fat)이 많이 포함된 식단은 혈장 피탄산(phytanic acid) 농도 증가와 관련이 있으며, 이는 암 발병에 영향을 미칠 수 있다.[90] 피탄산은 반추동물의 우유와 고기에 함유된 분지지방산(branched-chain fatty acid)으로, 섭취량이 많을수록 전립선암 위험이 증가하는 것으로 보인다.[90, 91] 이 지방산의 산화 경로는 전립선암 종양에서 상향조절된다. 또한 피탄산 대사에 중요한 효소도 전립선암에서 지속적으로 과발현된다.[92]

여러 연구에 따르면 유제품 섭취는 유방암 위험과 양의 상관관계가 있다. '재림교인 건강 연구'(대상자 수=52,795명)에서 얻은 최근 데이터에 따르면, 하루에 1/4~1/3컵의 우유를 섭취하는 여성은 우유를 마시지 않는 여성에 비해 유방암 위험이 30% 증가했다. 하루에 1컵을 마시면 위험이 50% 증가했고, 하루에 2~3컵을 마시면 위험이 80% 증가했다.[93] 반대로, 대규모 코호트 연구에서 이소플라본이 풍부한 대두 식품은 북미 여성의 유방암 위험 감소는 물론, 모든 원인으로 인한 사망률 감소와도 관련이 있었다.[93, 94]

2008년 덴마크의 폐경후 여성 24,697명을 대상으로 한 연구에서는 적색육 및 가공육, 가금류, 생선 섭취량을 각각 하루에 25g씩 늘리자 유방암 발생 위험이 각각 9%, 23%, 15%씩 증가한 것으로 나타났다.[95] 육류 및 유제품 섭취는 전립선암 발병률 및 사망률 증가와도 양의 상관관계가 있다.[96-99] 육류 섭취와 관련된 다른 위험인자로는 헴철, 가공육의 질산염/아질산염, 돌연변이를 일으킬 수 있는 조리법 등이 있다.[99] 유제품 섭취와 관련된 위험으로는 다량의 포화지방 섭취,[100] 비타민 D 수치를 감소시킬 수 있는 고칼슘[101, 102] 및 IGF-1 수치 증가 등이 있다.[103, 104]

호르몬 변화

식습관을 교정하면 에스트로겐 대사를 크게 개선하여 암 발병률과 암으로 인한 사망률을 감소시킬 수 있다. 에스트로겐 호르몬은 생식계 조절부터 골밀도 및 뇌 기능 조절, 콜레스테롤 동원에 이르기까지 여성의 광범위한 생리기능에 고유한 역할을 한다. 그럼에도 외인성(exogenous, 外因

性) 에스트로겐에 대한 노출은 (지속적인 노출이 아니더라도) 에스트로겐 수용체 음성 및 에스트로겐 수용체 양성 종양의 진행에 영향을 미치기 때문에, 다양한 암을 유발하는 잘 알려진 위험인자다.[105-107]

베지테리언 식단으로 전환하면 순환하는 에스트라디올의 양이 현저히 감소하는데, 이는 섬유질이 풍부하고 지방 함량이 적은 식물성기반 식단이 에스트로겐 활성에 영향을 줄 수 있음을 나타낸다.[108, 109] 이것은 체중 감소와 식이섬유가 순환하는 에스트로겐을 혈류에서 붙잡아 배출시키는 능력 때문일 수 있다.[110] 또한 베지테리언 식단은 성호르몬을 비활성 상태로 유지하는 성호르몬 결합 글로불린의 농도를 증가시키는 것으로 보인다.[111-113] 서구식 식단은 여성의 관상동맥심장질환과 유방암의 발병률을 증가시킬 수 있는 호르몬 활동의 변화를 유도하는 것으로 나타났다.[114]

에스트로겐은 월경주기 동안 자궁내막세포의 증식을 유발하는데, 수년에 걸친 이러한 세포분열은 DNA 돌연변이가 있는 자궁 또는 유방세포의 분열을 자극하고, 발암물질이나 방사선에 의한 새로운 자연돌연변이가 발생할 가능성을 높여 암 발병 위험을 증가시키는 경향이 있다.[115] 남성의 경우, 집중적인 생활습관 교정이 초기 단계의 전립선암 진행 억제에 긍정적인 영향을 미칠 수 있음이 입증됐다.[116]

섬유질

섬유질은 여러 가지 방식으로 암 발생을 예방하는 역할을 한다. 먼저, 위장을 수분과 소화되지 않는 탄수화물로 채워 포만감을 주고 에너지 밀도를 낮춤으로써 해로운 체중 증가를 억제한다. 과체중은 유방암 및 전립선암 위험과 관련이 있다.[117, 118] 지방이 많고 섬유질이 적은 식단은 남성의 혈중 테스토스테론 수치를 높이고(생산 증가 및 배설 감소로 인해), 테스토스테론 수치가 높을수록 전립선암 위험이 증가한다.[119] 식물성 식품의 섬유질은 에스트로겐의 전구체인 콜레스테롤 흡수를 감소시키고, 콜레스테롤 섭취를 감소시킨다. 식이 콜레스테롤은 오직 동물 조직에서만 유래하기 때문이다.[120] 섬유질은 포도당이 혈류로 흡수되는 것을 줄여 인슐린을 조절하고 인슐린 저항성을 방지하므로, 섬유질이 풍부한 식단은 인슐린 감수성을 개선하여 호르몬 관련 암의 위험을 낮춘다.[121] 고지방 식단은 유방암뿐만 아니라 인슐린 저항성과도 양의 상관관계가 있다.[122]

장내 미생물군유전체 구성

면역계는 항상성을 유지하고, 침입자(바이러스, 세균, 곰팡이 및 독소)를 포획 및 제거하고 이에 대한 항체를 생성함으로써 침입하는 병원균으로부터 인체를 보호한다.[123] 면역계를 조절하고, 질병뿐만 아니라 건강한 조직에 대한 자가면역 반응으로부터 보호해 주는 것은 장내 미생물군유전체이다. 장내 미생물총이 생성하는 단쇄지방산은 장의 점막 내벽을 보호하여 치밀결합(tight junction)을 유지하고 장누수(leaky gut 새는 장)를 방지하여 염증성 단백질이 순환하는 것을 제어한다. 이는 모든 암,[124-126] 특히 유방암 발병을 예방한다.[127, 128] 장에서는 수천 종에 달하는 수조 개의 장내 유익균이 서식하면서 장과 전신 건강 모두를 지원한다. 이들은 그 자체로 다

양한 기능을 하는 하나의 기관으로 간주할 수 있다.[129]

식이 패턴은 장내 미생물군유전체 구성을 변경하고 제어하며,[130] 미생물의 불균형은 염증 및 암 발생을 포함한 통제되지 않는 과정으로 이어질 수 있다. 표준 미국인 식단은 건강에 해로운 미생물을 촉진하여 단쇄지방산을 감소시키고, 인슐린 저항성의 위험을 증가시키며, 에스트로겐 반응성 암을 유발할 수 있다. 반면, 섬유질이 풍부한 자연상태의 식물성 식품은 단쇄지방산을 증가시키고 장 내벽을 보호하여 염증을 줄이고 호르몬 관련 암 위험을 낮추는 장내 미생물총을 촉진한다.[131, 132]

자주 하는 질문

Q 식물성기반 식단은 암 환자에게 안전한가?

그렇다. 실제로 미국암학회와 미국암연구소는 식물성기반 식단의 섭취를 권장한다.[18, 144] 식물성기반 식단은 전반적인 위험을 낮추고[135, 145] 암과 싸우는 파이토케미컬과 섬유질을 함유하고 있기 때문이다.[18] 또한 가공육, 적색육 및 첨가당은 암 위험과 관련이 있으므로 피할 것을 권장한다.[146, 147] 치료 중인 사람들에게 최적의 영양은 치유와 회복을 지원하고 재발을 방지하는 파이토케미컬을 제공하는 것이다.[116, 148] 이러한 영양소를 제공하는 식품에는 채소, 통곡물, 콩과류 및 과일이 포함된다. 이러한 식품은 염증을 조절하고, 비정상적인 전암성 세포의 성장을 억제하며, 신체가 가능한 한 최상의 기능을 하도록 도와준다. 보건의료제공자와 상담하여 화학요법과 상호작용할 수 있는 음식을 피하고 음식 과민증으로 인한 부작용을 피하는 것이 중요하다.[18]

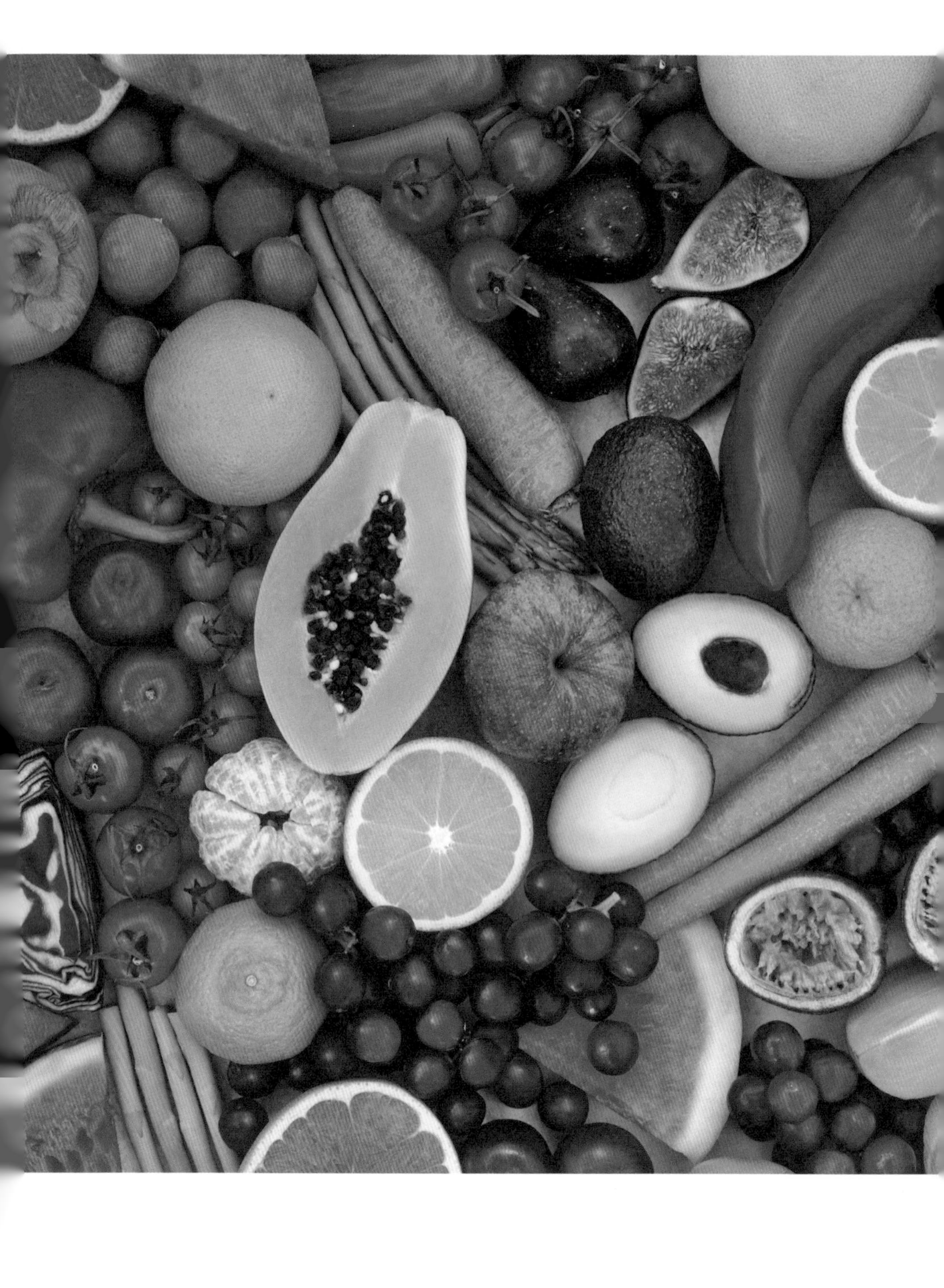

Q 식물성기반 식단으로 암 환자에게 충분한 단백질을 공급할 수 있나?

그렇다. 콩과류는 단백질뿐만 아니라 식이섬유, 철분, 아연, 엽산 및 칼륨이 풍부한 공급원이며, 포화지방이 적기 때문에 육류 및 유제품보다 더 건강에 좋은 식품이다.[18] 대두 제품 섭취는 유방암 환자의 재발 위험을 낮추고 생존율을 높인다.[149, 150] 매일 식단에 콩과류, 통곡물, 견과류 및 씨앗을 포함하면 대부분의 환자에게 충분한 단백질을 제공할 수 있다.[151] 전문 지식을 갖춘 영양사와 협력하면 환자에게 적절한 단백질이 포함된 건강 증진 식단을 계획하는 데 도움을 얻을 수 있다.

Q 암 환자가 식물성기반 식단을 섭취하면 체중이 감소할까?

암 환자의 체중 감소는 드문 일이 아니며, 특히 화학요법이나 방사선 치료 중에는 더욱 그러하다.[152] 비만 또는 과체중인 사람들의 경우 식물성기반 식단을 섭취하면 체중 감량과 건강한 체중 유지로 이어질 가능성이 높으며,[18] 이는 생식기암 및 소화기암의 위험 감소와도 관련이 있다.[18] 그러나 체중과 근육량을 늘리거나 유지할 필요가 있는 사람들의 경우, 이러한 식이 패턴은 자연상태의 식품에서 나오는 칼로리를 충분히 섭취하는 한 필요량을 충족시키기에 충분한 단백질을 제공할 수 있다.[153] 특히 견과류, 씨앗, 견과류 버터, 두부 등 단백질 함량이 높은 고지방 식품을 집중적으로 섭취하면 도움이 될 수 있다.[18, 154] 정해진 세 끼 식사 대신 좀 더 여러 차례 식사를 하면 치료 과정 중에 더 많은 칼로리를 섭취할 수 있다.[155] 식물성기반 경장영양액은 식사하기 어렵거나 메스꺼움이 있을 때 도움이 될 수 있다.[153, 156]

Q 환자가 식물성기반 식단을 따르도록 권장하려면 어떻게 해야 하나?

환자는 다른 누구보다 의사의 건강 조언과 권고사항을 신뢰한다.[157] 처음부터 대대적인 식단 개편으로 환자에게 부담을 주지 않도록 간단한 제안부터 시작하여 변화에 대한 준비 상태에 따라 식이 개선 또는 치료를 위한 단계를 제공한다.[157] 식사 계획, 식품 구매 목록, 영양 정보 등을 포함한 건강한 식습관 관련 자료를 제공해 줄 수 있다. 전반적인 건강상태 개선과 의료 비용 절감 등 건강한 식물성기반 식단에 따른 여러 가지 이점을 강조한다. 마지막으로, 의료 전문가가 몸소 좋은 생활습관을 선택하여 모범을 보이면 환자가 건강한 식단을 선택하도록 영감을 줄 수 있다.[158]

Q 식물성기반 식단은 화학요법이나 방사선 치료와 부정적인 상호작용을 일으키는가?

식물성기반 식단은 암 치료 중에 특정 문제를 일으킬 수 있지만, 의도적인 계획을 통해 해결할 수 있다. 암 치료 중에는 식물성기반 식단으로 체질량을 유지하고 체중이 너무 많이 감소하지 않도록 하기가 더 어려울 수 있다. 환자는 개인 체중 관리 계획이나 종양 전문 영양사(oncology dietitian)의 조언을 통해 도움을 받을 수 있다. 영양불량은 치료에 대한 신체의 반응을 손상시킬 수 있으므로 미국 국립암연구소는 치료 초기에 식단평가를 실시하고 모든 치료 단계에서 모니터링할 것을 권장한다.[152] 감귤류, 파인애플, 토마토는 화학요법 중, 특히 구강 궤양이 있는 경우 입안을 자극할 수 있다.[155] 소화기에 문제가 있을 때는 섬유질 식품을 조절해야 할 수 있다. 예를 들어 변비의 경우 완두콩과 통곡물 같은 고섬유질 식품이 도움이 될 수 있으며, 설사의 경우 수프와 바나나, 복숭아 또는 살구즙을 포함한 나트륨과 칼륨이 많은 식품이 도움이 될 수 있다. 또한 쌀국수, 삶은 감자, 전분, 흰 빵 또는 통조림 과일이나 잘 익힌 채소와 같은 부드럽고 섬유질이 적은 식품도 도움이 된다.[152]

주요 연구 요약

많은 연구에서 식물성기반 식단이 생식기암, 특히 유방암에 미치는 영향을 조사했다. 그중 가장 엄격하게 설계된 10건의 연구를 살펴보았다. 이 중 5건은 체계적 문헌고찰, 메타 분석 또는 두 가지 모두 수행한 연구였다. 2건의 연구는 무작위 대조 시험이었고, 3건은 관찰 코호트 연구였다. 4건의 연구에서 식물성기반 식단과 전반적인 암 위험 사이의 관련성을 조사했다.[133-136] 5건의 연구에서는 유방암 위험을 조사했으며,[134, 137-141] 2건의 연구는 상피성 난소암(EOC) 위험을,[142] 3건의 연구는 전립선암 위험을 조사했다.[137, 140, 143] 식물성기반 식단과 고환암의 관계를 조사한 연구는 찾지 못했다.

전반적인 암 위험을 조사한 연구 중 귀납적으로 도출된 식물성기반 식이 패턴은 전반적인 암 발병 위험 감소와 관련이 있었다. 선행 연구에서는 비건 식단과 베지테리언 식단이 모든 원인으로 인한 사망률 및 암으로 인한 사망률 감소와 관련이 있다는 사실이 밝혀졌다. 그러나 분석 결과,

검토된 논문에서 출판 편향(publication bias; 연구 결과가 유의하지 않은 경우 출판하지 않아 생기는 왜곡을 말한다. 또한 유의한 결과가 나왔더라도 기존 지식과 반대로 관찰된 연구 결과는 출판하지 않을 가능성이 있음을 말한다. - 역자 주)의 위험을 일부 발견했다.[136]

유방암 위험을 조사한 한 연구에서는 비건 식단이나 베지테리언 식단과 관련된 유방암 위험 감소를 발견하지 못했다.[137] 그러나 귀납적으로 도출된 식이 패턴과 유방암 발병률의 관련성을 조사한 '캘리포니아 교사 연구(California Teacher's Study)'에서는 식물성기반 식단을 가장 철저히 준수한 사람들이 그렇지 않은 사람들에 비해 유방암 발병 위험이 감소한 것으로 나타났다.[138] '재림교인 건강 연구-2'를 조사한 결과, 비건 식단 및 베지테리언 식단과 유방암 위험 감소 사이에 가능성이 있지만 지속되지 않은 관련성이 발견되었다.[139] 유방암 진단 후 식단과 암 결과 간의 관계를 조사한 한 연구에 따르면, 포화지방산과 트랜스지방산을 많이 섭취하면 모든 원인으로 인한 사망률 및 비유방암 사망률이 높아지는 반면, 단백질을 많이 섭취하면 유방암 재발 위험 및 암으로 인한 사망률이 감소하는 것으로 나타났다. 또한 이 연구에서 대두 섭취는 유방암 재발 감소와 관련이 있었다.[140] 또 다른 연구에서는 혈청 카로티노이드 농도가 높을수록 유방암 위험이 감소하는 것으로 나타났다. 그러나 카로티노이드 함량이 높은 식단과 대조 식단에 배정된 피험자들은 암 위험에 있어서 유의한 차이가 없었다.[141]

마지막으로, 전립선암을 조사한 한 연구에서는 비건 식단 및 베지테리언 식단과 전립선암 위험 사이에 관련성이 없는 것으로 나타났지만, 코호트 연구에서는 전체 암 발생에 대한 보호 효과가 관찰되었으며 식물성기반 식단으로 인한 위험 증가는 관찰되지 않았다.[137] 또 다른 연구에서는 전유(whole milk)와 껍질을 벗기지 않은 닭고기를 섭취한 사람들에게서 암 특이사망률이 증가했지만, 적색육과 가공육은 그렇지 않은 것으로 나타났다. 같은 연구에서 십자화과 채소를 많이 섭취하면 암 특이사망률이 감소하는 것으로 나타났고, 토마토 제품과는 혼합된 관련성을 보였다.[140] 한 무작위 대조 시험에서는 저지방 식단, 스트레스 감소, 운동 증가 등의 생활습관 개선을 통해 근치적 전립선절제술(radical prostatectomy) 및 방사선요법과 같은 전통적인 전립선암 치료의 필요성이 감소한 것으로 나타났다.[143] 또 다른 무작위 대조 시험은 이러한 결과를 확인하여 전립선암 지표인 전립선특이항원(prostate specific antigen, PSA) 및 기타 위험인자들의 감소를 보여 주었고, 식물성기반 식단과 생활습관 개선을 통해 전립선암 진행이 둔화되는 것으로 나타났다.[116] 이러한 무작위 대조 시험은 식물성기반 식단의 채택을 포함한 전체적인 생활습관의 교정이 표준치료(standard of care)에 포함되면 여러 이점을 제공할 수 있음을 시사한다.

유망한 임상 결과

암 치료의 일부로서 식물성기반 식단의 효과를 좀 더 연구할 가치가 있다. 전립선암 생활습관 시험(Prostate Cancer Lifestyle Trial, PCLT)[143]의 다음과 같은 고무적인 결과는 치료의 일부로 식물성기반 식단을 처방하는 것이 환자에게 중요한 이점을 제공할 수 있음을 나타낸다.

기존 전립선암 치료의 필요성 지연

전립선암 생활습관 시험(PCLT)[143]에 따르면, 능동 감시(active surveillance; 환자 상태가 나빠지지 않는 한은 다른 치료를 하지 않고 면밀히 관찰만 하는 치료 방향 - 역자 주)를 선택하는 초기 전립선암 환자의 경우 식단과 생활습관을 교정하면, 비용이 많이 들고 침습적인 기존의 치료법을 최소 2년 동안 피하거나 지연시킬 수 있다[연구 대상은 남성 93명, 조직검사로 확인된 전립선암 진단 시 평균 연령 66±8세; 글리슨 점수(Gleason score) 7 미만, PSA 4~10ng/mL]. 중재군 환자는 저지방 식물성기반 식단을 처방받았다. 2년간의 추적 관찰 결과, 대조군 환자의 총 27%와 중재군 환자의 5%만이 기존의 전립선암 치료(근치적 전립선절제술, 방사선요법 또는 안드로겐 차단요법, $P<.05$)를 받은 것으로 나타났다. 또한 중재군 환자는 대조군 환자보다 심혈관 건강 지표가 더 크게 개선되었다. 이러한 결과는 암이 진단된 후에라도 기존의 치료법이 요구되는 상황을 피할 수 있다면 삶의 질이 향상되고 의료비를 절감할 수 있다는 점에서 의미가 있다.

결론

최근 연구에 따르면 생활습관 요인은 암 발병과 건강증진 모두에 중추적인 역할을 한다. 특히, 자연식물식 식단은 암 예방에 다양한 이점을 제공하며, 암 치료의 일부로 사용되면 기존 치료법에 도움이 될 수 있다. 자연상태의 식물성기반 식단에 초점을 맞추는 것은 건강과 최적의 결과를 지원하기 위한 암 치료의 핵심 요소가 될 수 있다.

1. Office of Population Affairs, 2021. Reproductive Cancers. In: Health and Human Services (Editors), Office of Population Affairs. Accessed online 9/14/21 at https://opa.hhs.gov/reproductive-health/reproductive-cancers

2. National Cancer Institute at the National Institutes of Health, 2021. What is Cancer? Accessed online 9/14/21 at https://www.cancer.gov/about-cancer/understanding/what-is-cancer

3. Siegel, R.L., Miller, K.D., Fuchs, H.E. and Jemal, A., 2021. Cancer Statistics, 2021. CA: A Cancer Journal for Clinicians, 71(1): 7-33.

4. Office of Population Affairs, 2021. Reproductive Cancers. In: Health and Human Services (Editors), Office of Population Affairs. Accessed online 9/14/21 at https://opa.hhs.gov/reproductive-health/reproductive-cancers

5. American Cancer Society, 2021. Ovarian Cancer Survival Rates | Ovarian Cancer Prognosis. @ cancer.org. Accessed online 9/14/21 at https://www.cancer.org/cancer/ovarian-cancer/detection-diagnosis-staging/survival-rates.html

6. Center for Disease Control and Prevention, August 7, 2019. Basic Information About Gynecologic Cancers. Accessed online 9/14/21 at https://www.cdc.gov/cancer/gynecologic/basic_info/index.htm

7. American Society of Clinical Oncology, 2021. Prostate Cancer - Statistics. In: Cancer.net (Editor). Accessed online 9/14/21 at https://www.cancer.net/cancer-types/prostate-cancer/statistics

8. American Cancer Society, What Causes Cancer? Accessed online 9/14//21 at https://www.cancer.org/cancer/cancer-causes.html

9. Islami, F., Goding Sauer, A., Miller, K.D. et al., 2018. Proportion and number of cancer cases and deaths attributable to potentially modifiable risk factors in the United States. CA: A Cancer Journal for Clinicians, 68(1): 31-54.

10. Solans, M., Chan, D.S.M., Mitrou, P., Norat, T. and Romaguera, D., 2020. A systematic review and meta-analysis of the 2007 WCRF/AICR score in relation to cancer-related health outcomes. Ann Oncol, 31(3): 352-368.

11. American Cancer Society, 2019. Breast Cancer Risk and Prevention. Accessed online 9/14/21 at https://www.cancer.org/content/dam/CRC/PDF/Public/8578.00.pdf

12. American Cancer Society, 2019. Endometrial Cancer Risk Factors. Accessed online 9/14/21 at https://www.cancer.org/cancer/endometrial-cancer/causes-risks-prevention/risk-factors.html

13. Mayo Clinic, 2021. Prostate cancer.Accessed online 9/14/21 at https://www.mayoclinic.org/diseases-conditions/prostate-cancer/symptoms-causes/syc-20353087

14. Mayo Clinic, 2020. Testicular cancer. Accessed online 9/14/21 at https://www.mayoclinic.org/diseases-conditions/testicular-cancer-care/symptoms-causes/syc-20352986

15. Sung, H., Ferlay, J., Siegel, R.L. et al., 2021. Global Cancer Statistics 2020: GLOBOCAN Estimates of Incidence and Mortality Worldwide for 36 Cancers in 185 Countries. CA: A Cancer Journal for Clinicians, 71(3): 209-249.

16. MedlinePlus, 2019. Cancer treatments. Accessed online 9/20/21 at https://medlineplus.gov/ency/patientinstructions/000901.htm

17. Health, N.C.I.o.t.N.I.o., 2019. Testicular Cancer Treatment (PDQ®)–Patient Version.

18. Cheryl L. Rock PhD, R.D.C.T.P.R.D.T.G.M.D.M.P.H.M.B.A.S.M.G., 2021. American Cancer Society guideline for diet and physical activity for cancer prevention - Rock - 2020 - CA: A Cancer Journal for Clinicians - Wiley Online Library, CA: A Cancer Journal for Clinicians. American Cancer Society, ACS online library.

19. American Cancer Society, 2020. Can Cervical Cancer Be Prevented? Accessed online 9/17/21 at https://www.cancer.org/cancer/cervical-cancer/causes-risks-prevention/prevention.html

20. Mayo Clinic, 2021. Testicular cancer - Symptoms and causes. Mayo Clinic. Accessed online 9/14/21 at https://www.mayoclinic.org/diseases-conditions/testicular-cancer-care/symptoms-causes/syc-20352986

21. American Cancer, S., 2021. Can Testicular Cancer Be Prevented?, CAUSES, RISK FACTORS, AND PREVENTION. @cancer.org. Accessed online 9/14/21 at https://www.cancer.org/cancer/testicular-cancer/causes-risks-prevention/prevention.html

22. American Cancer Society, 2018. Can Testicular Cancer Be Prevented? Accessed online 9/14/21 at https://www.cancer.org/cancer/testicular-cancer/causes-risks-prevention/prevention.html

23. Cancer.net, 2012. Testicular Cancer - Risk Factors. In: A.S.o.C.O. (ASCO) (Editor).

24. Torre, L.A., Islami, F., Siegel, R.L., Ward, E.M. and Jemal, A., 2017. Global Cancer in Women: Burden and Trends. Cancer Epidemiology Biomarkers & Prevention, 26(4): 444-457.

25. World Health Organization Regional Office for Africa, 2015. Cervical cancer common amongst African women. Accessed online 9/14/21 at https://www.afro.who.int/news/cervical-cancer-common-amongst-african-women

26. National Cancer Institute of the National Institutes of Health, 2020. Cancer Disparities. Accessed online 9/14/21 at https://www.cancer.gov/about-cancer/understanding/disparities

27. World Cancer Research Fund & American Institute for Cancer Research, Breast cancer statistics. Accessed online 9/14/21 at https://www.wcrf.org/dietandcancer/breast-cancer-statistics/

28. American Society for Cancer, September 18, 2019. How Common Is Breast Cancer? Accessed online 9/14/21 at https://www.cancer.org/cancer/breast-cancer/about/how-common-is-breast-cancer.html

29. Group, U.S.C.S.W., 2021. U.S. Cancer Statistics Data Visualizations Tool, based on 2020 submission data (1999-2018): U.S. Department of Health and Human Services, Centers for Disease Control and Prevention and National Cancer Institute.

30. World Cancer Research Fund & American Institute for Cancer Research, Cervical cancer statistics. Accessed online 9/14/21 at https://www.wcrf.org/dietandcancer/cervical-cancer-statistics/

31. American Cancer Society, 2021. Global Cancer Statistics 2020: GLOBOCAN Estimates of

Incidence and Mortality Worldwide for 36 Cancers in 185 Countries - Sung - 2021 - CA: A Cancer Journal for Clinicians - Wiley Online Library. In: A.C.S. Journals (Editor), CA: A Cancer Journal for Clinicians.

32. Denny, L. and Anorlu, R., 2012. Cervical cancer in Africa. Cancer Epidemiology and Prevention Biomarkers, 21(9): 1434-1438.

33. American Association for Cancer Research, Cancer Health Disparities. Accessed online 9/14/21 at https://www.cdc.gov/cancer/hpv/statistics/cases.htm

34. World Cancer Research Fund & American Institute for Cancer Research, Endometrial cancer statistics. Accessed online 9/14/21 at https://www.wcrf.org/dietandcancer/endometrial-cancer-statistics/

35. American Cancer Society, 2021. Survival Rates for Endometrial Cancer. In: A.C. Society (Editor). @cancer.org. Accessed online 9/14/21 at https://www.cancer.org/cancer/endometrial-cancer/detection-diagnosis-staging/survival-rates.html

36. World Cancer Research Fund & American Institute for Cancer Research, Ovarian cancer statistics. Accessed online 9/14/21 at https://www.wcrf.org/dietandcancer/ovarian-cancer-statistics/

37. American Cancer Society, 2021. Ovarian, Fallopian Tube, and Peritoneal Cancer - Statistics. In: A.S.o.C. Oncology (Editor). Accessed online 9/14/21 https://www.cancer.net/cancer-types/ovarian-fallopian-tube-and-peritoneal-cancer/statistics

38. World Cancer Research Fund & American Institute for Cancer Research, Prostate cancer statistics. Accessed online 9/14/21 at https://www.wcrf.org/dietandcancer/prostate-cancer-statistics/

39. American Cancer Society, 2020. Cancer Facts for Men. Accessed online 9/14/21 at https://www.cancer.org/healthy/cancer-facts/cancer-facts-for-men.html

40. Centers for Disease Control and Prevention, 2020. How Many Cancers Are Linked with HPV Each Year?, HPV and Cancer, cdc.gov. Accessed online 9/14/21 at https://www.cdc.gov/cancer/hpv/statistics/cases.htm

41. American Cancer Society, 2021. Key Statistics for Penile Cancer. Accessed online 9/14/21 at https://www.cancer.org/cancer/penile-cancer/about/key-statistics.html

42. Lawes, R., 2011. The ABCs of male reproductive cancer. Nursing made Incredibly Easy, 9(4): 28-38.

43. Kazemi, A., Barati-Boldaji, R., Soltani, S. et al., 2021. Intake of Various Food Groups and Risk of Breast Cancer: A Systematic Review and Dose-Response Meta-Analysis of Prospective Studies. Adv Nutr, 12(3): 809-849.

44. Han, M.A., Zeraatkar, D., Guyatt, G.H. et al., 2019. Reduction of Red and Processed Meat Intake and Cancer Mortality and Incidence: A Systematic Review and Meta-analysis of Cohort Studies. Ann Intern Med, 171(10): 711-720.

45. Gathirua-Mwangi, W.G. and Zhang, J., 2014. Dietary factors and risk for advanced prostate cancer. Eur J Cancer Prev, 23(2): 96-109.

46. Dandamudi, A., Tommie, J., Nommsen-Rivers, L. and Couch, S., 2018. Dietary Patterns and Breast Cancer Risk: A Systematic Review. Anticancer Res, 38(6): 3209-3222.

47. Cui, X., Dai, Q., Tseng, M., Shu, X.O., Gao, Y.T. and Zheng, W., 2007. Dietary patterns and breast cancer risk in the shanghai breast cancer study. Cancer Epidemiol Biomarkers Prev, 16(7): 1443-1448.

48. Oczkowski, M., Dziendzikowska, K., Pasternak-Winiarska, A., Włodarek, D. and Gromadzka-Ostrowska, J., 2021. Dietary Factors and Prostate Cancer Development, Progression, and Reduction. Nutrients, 13(2).

49. World Cancer Research Fund & American Institute for Cancer Research, 2018. Diet, Nutrition, Physical Activity and Cancer: a Global Perspective.

50. Di Maso, M., Dal Maso, L., Augustin, L.S.A. et al., 2020. Adherence to the Mediterranean Diet and Mortality after Breast Cancer. Nutrients, 12(12).

51. prudent diet. Medical Dictionary.

52. Clinic, M., DASH diet: Healthy eating to lower your blood pressure.

53. Shridhar, K., Singh, G., Dey, S. et al., 2018. Dietary Patterns and Breast Cancer Risk: A Multi-Centre Case Control Study among North Indian Women. International journal of environmental research and public health, 15(9).

54. Knives, F.O., The Beginner's Guide to a Plant-Based Diet.

55. Dos Santos Silva, I., Mangtani, P., McCormack, V., Bhakta, D., Sevak, L. and McMichael, A.J., 2002. Lifelong vegetarianism and risk of breast cancer: a population-based case-control study among South Asian migrant women living in England. International journal of cancer, 99(2): 238-244.

56. Barchitta, M., Maugeri, A., Quattrocchi, A., Agrifoglio, O., Scalisi, A. and Agodi, A., 2018. The Association of Dietary Patterns with High-Risk Human Papillomavirus Infection and Cervical Cancer: A Cross-Sectional Study in Italy. Nutrients, 10(4).

57. Willemsen, R.F., McNeil, J., Heer, E., Johnson, S.T., Friedenreich, C.M. and Brenner, D.R., 2021. Dietary patterns with combined and site-specific cancer incidence in Alberta's Tomorrow Project cohort. European journal of clinical nutrition.

58. McGlynn, K.A. and Trabert, B., 2012. Adolescent and adult risk factors for testicular cancer. Nat Rev Urol, 9(6): 339-349.

59. National Cancer, I., 2017. Obesity and Cancer Fact Sheet - National Cancer Institute. In: N.I.o. Health (Editor), About Cancer - Risk Factors, National Cancer Institute.

60. Health, N.C.I.o.t.N.I.o., Obesity and Cancer.

61. Turati, F., Dalmartello, M., Bravi, F. et al., 2020. Adherence to the World Cancer Research Fund/American Institute for Cancer Research Recommendations and the Risk of Breast Cancer. Nutrients, 12(3).

62. World Cancer Research Fund; American Institute for Cancer, 2018. Continuous Update Project. Expert Report 2018. Diet, nutrition and physical activity: Energy balance and body fatness. Available at dietandcancerreport.org.

63. Morimoto, Y., Beckford, F., Cooney, R.V., Franke, A.A. and Maskarinec, G., 2015. Adherence to cancer prevention recommendations and antioxidant and inflammatory status in premenopausal women. Br J Nutr, 114(1): 134-143.

64. Liu, Z.-y., Gao, X.-p., Zhu, S. et al., 2018. Dietary inflammatory index and risk of gynecological cancers: a systematic review and meta-analysis of observational studies. jgo, 30(3): 0-0.

65. Gupta, S.C., Kim, J.H., Prasad, S. and Aggarwal, B.B., 2010. Regulation of survival, proliferation, invasion, angiogenesis, and metastasis of tumor cells through modulation of inflammatory pathways by nutraceuticals. Cancer Metastasis Rev, 29(3): 405-434.

66. Potter, J.D. and Steinmetz, K., 1996. Vegetables, fruit and phytoestrogens as preventive agents. IARC Sci Publ(139): 61-90.

67. Chan, J.M., Gann, P.H. and Giovannucci, E.L., 2005. Role of diet in prostate cancer development and progression. Journal of clinical oncology: official journal of the American Society of Clinical Oncology, 23(32): 8152-8160.

68. Manach, C., Scalbert, A., Morand, C., Rémésy, C. and Jiménez, L., 2004. Polyphenols: food sources and bioavailability. The American Journal of Clinical Nutrition, 79(5): 727-747.

69. Oseni, T., Patel, R., Pyle, J. and Jordan, V.C., 2008. Selective estrogen receptor modulators and phytoestrogens. Planta Med, 74(13): 1656-1665.

70. Hardman, W.E., 2014. Diet components can suppress inflammation and reduce cancer risk. nrp, 8(3): 233-240.

71. Allen, N.E., Appleby, P.N., Davey, G.K., Kaaks, R., Rinaldi, S. and Key, T.J., 2002. The associations of diet with serum insulin-like growth factor I and its main binding proteins in 292 women meat-eaters, vegetarians, and vegans. Cancer Epidemiol Biomarkers Prev, 11(11): 1441-1448.

72. Allen, N.E., Appleby, P.N., Davey, G.K. and Key, T.J., 2000. Hormones and diet: low insulin-like growth factor-I but normal bioavailable androgens in vegan men. Br J Cancer, 83(1): 95-97.

73. Allen, N.E., Appleby, P.N., Davey, G.K., Kaaks, R., Rinaldi, S. and Key, T.J., 2002. The Associations of Diet with Serum Insulin-like Growth Factor I and Its Main Binding Proteins in 292 Women Meat-Eaters, Vegetarians, and Vegans. Cancer Epidemiology Biomarkers & Prevention, 11(11): 1441-1448.

74. Phaniendra, A., Jestadi, D.B. and Periyasamy, L., 2015. Free radicals: properties, sources, targets, and their implication in various diseases. Indian J Clin Biochem, 30(1): 11-26.

75. Liou, G.Y. and Storz, P., 2010. Reactive oxygen species in cancer. Free radical research, 44(5): 479-496.

76. Pratt, D.E., 1992. Natural Antioxidants from Plant Material, Phenolic Compounds in Food and Their Effects on Health II. ACS Symposium Series. American Chemical Society, pp. 54-71.

77. Poljsak, B., 2011. Strategies for reducing or preventing the generation of oxidative stress. Oxid Med Cell Longev, 2011: 194586-194586.

78. Jaiswal McEligot, A., Largent, J., Ziogas, A., Peel, D. and Anton-Culver, H., 2006. Dietary Fat, Fiber, Vegetable, and Micronutrients Are Associated With Overall Survival in Postmenopausal Women Diagnosed With Breast Cancer. Nutrition and cancer, 55(2): 132-140.

79. Turner, N.D. and Lloyd, S.K., 2017. Association between red meat consumption and colon cancer: A systematic review of experimental results. Experimental Biology and Medicine, 242(8): 813-839.

80. Hayes, J.R., Mgbodile, M.U., Merrill, A.H., Jr., Nerurkar, L.S. and Campbell, T.C., 1978. The effect of dietary protein depletion and repletion on rat hepatic mixed function oxidase activities. J Nutr, 108(11): 1788-1797.

81. Campbell, T.C. and Junshi, C., 1994. Diet and chronic degenerative diseases: perspectives from China. The American journal of clinical nutrition, 59(5): 1153S-1161S.

82. Naghshi, S., Sadeghi, O., Willett, W.C. and Esmaillzadeh, A., 2020. Dietary intake of total, animal, and plant proteins and risk of all cause, cardiovascular, and cancer mortality: systematic review and dose-response meta-analysis of prospective cohort studies. Bmj, 370: m2412.

83. T. Colin Campbell, P., 1997. ASSOCIATIONS OF DIET AND DISEASE: A COMPREHENSIVE STUDY OF HEALTH CHARACTERISTICS IN CH, Social Consequences of Chinese Economic Reform, Harvard University Fairbank Center on East Asian Studies Cambridge, MA,.

84. Campbell, T.C., B. Parpia, and J. Chen, 1998. Diet, lifestyle, and the etiology of coronary artery disease: the Cornell China study. Am J Cardiol(82(10b): p. 18t-21t).

85. Levine, M.E., Suarez, J.A., Brandhorst, S. et al., 2014. Low protein intake is associated with a major reduction in IGF-1, cancer, and overall mortality in the 65 and younger but not older population. Cell metabolism, 19(3): 407-417.

86. Abid, Z., Cross, A.J. and Sinha, R., 2014. Meat, dairy, and cancer. The American journal of clinical nutrition, 100 Suppl 1(1): 386S-393S.

87. World Cancer Research Fund; American Institute for Cancer Research, 2018. Meat, Fish and Dairy Products and the Risk of Cancer.

88. Taylor, E.F., Burley, V.J., Greenwood, D.C. and Cade, J.E., 2007. Meat consumption and risk of breast cancer in the UK Women's Cohort Study. British journal of cancer, 96(7): 1139-1146.

89. Cho, E., Chen, W.Y., Hunter, D.J. et al., 2006. Red meat intake and risk of breast cancer among premenopausal women. Arch Intern Med, 166(20): 2253-2259.

90. Allen, N.E., Grace, P.B., Ginn, A. et al., 2008. Phytanic acid: measurement of plasma concentrations by gas-liquid chromatography-mass spectrometry analysis and associations with diet and other plasma fatty acids. Br J Nutr, 99(3): 653-659.

91. Wright, M.E., Bowen, P., Virtamo, J., Albanes, D. and Gann, P.H., 2012. Estimated phytanic acid

intake and prostate cancer risk: A prospective cohort study. International journal of cancer, 131(6): 1396-1406.

92. Rubin, M.A., Zhou, M., Dhanasekaran, S.M. et al., 2002. alpha-Methylacyl coenzyme A racemase as a tissue biomarker for prostate cancer. Jama, 287(13): 1662-1670.

93. Fraser, G.E., Jaceldo-Siegl, K., Orlich, M., Mashchak, A., Sirirat, R. and Knutsen, S., 2020. Dairy, soy, and risk of breast cancer: those confounded milks. Int J Epidemiol, 49(5): 1526-1537.

94. Zhang, F.F., Haslam, D.E., Terry, M.B. et al., 2017. Dietary isoflavone intake and all-cause mortality in breast cancer survivors: The Breast Cancer Family Registry. Cancer, 123(11): 2070-2079.

95. Egeberg, R., Olsen, A., Autrup, H. et al., 2008. Meat consumption, N-acetyl transferase 1 and 2 polymorphism and risk of breast cancer in Danish postmenopausal women. Eur J Cancer Prev, 17(1): 39-47.

96. Yang, M., Kenfield, S.A., Van Blarigan, E.L. et al., 2015. Dietary Patterns after Prostate Cancer Diagnosis in Relation to Disease-Specific and Total Mortality. Cancer Prevention Research, 8(6): 545-551.

97. Aune, D., Navarro Rosenblatt, D.A., Chan, D.S. et al., 2015. Dairy products, calcium, and prostate cancer risk: a systematic review and meta-analysis of cohort studies. Am J Clin Nutr, 101(1): 87-117.

98. Song, Y., Chavarro, J.E., Cao, Y. et al., 2013. Whole milk intake is associated with prostate cancer-specific mortality among U.S. male physicians. J Nutr, 143(2): 189-196.

99. Sinha, R., Park, Y., Graubard, B.I. et al., 2009. Meat and meat-related compounds and risk of prostate cancer in a large prospective cohort study in the United States. Am J Epidemiol, 170(9): 1165-1177.

100. Van Blarigan, E.L., Kenfield, S.A., Yang, M. et al., 2015. Fat intake after prostate cancer diagnosis and mortality in the Physicians' Health Study. Cancer Causes Control, 26(8): 1117-1126.

101. Tseng, M., Breslow, R.A., Graubard, B.I. and Ziegler, R.G., 2005. Dairy, calcium, and vitamin D intakes and prostate cancer risk in the National Health and Nutrition Examination Epidemiologic Follow-up Study cohort. The American Journal of Clinical Nutrition, 81(5): 1147-1154.

102. Giovannucci, E., 1998. Dietary influences of 1,25(OH)2 vitamin D in relation to prostate cancer: a hypothesis. Cancer Causes Control, 9(6): 567-582.

103. Tat, D., Kenfield, S.A., Cowan, J.E. et al., 2018. Milk and other dairy foods in relation to prostate cancer recurrence: Data from the cancer of the prostate strategic urologic research endeavor (CaPSURE™). The Prostate, 78(1): 32-39.

104. Ma, J., Giovannucci, E., Pollak, M. et al., 2001. Milk intake, circulating levels of insulin-like growth factor-I, and risk of colorectal cancer in men. J Natl Cancer Inst, 93(17): 1330-1336.

105. Thomas, H.V., Davey, G.K. and Key, T.J., 1999. Oestradiol and sex hormone-binding globulin in premenopausal and post-menopausal meat-eaters, vegetarians and vegans. British journal of

cancer, 80(9): 1470-1475.

106. Jiang, Q.F., Wu, T.T., Yang, J.Y. et al., 2013. 17β-estradiol promotes the invasion and migration of nuclear estrogen receptor-negative breast cancer cells through cross-talk between GPER1 and CXCR1. J Steroid Biochem Mol Biol, 138: 314-324.

107. Chaudhri, R.A., Olivares-Navarrete, R., Cuenca, N., Hadadi, A., Boyan, B.D. and Schwartz, Z., 2012. Membrane estrogen signaling enhances tumorigenesis and metastatic potential of breast cancer cells via estrogen receptor-α36 (ERα36). The Journal of biological chemistry, 287(10): 7169-7181.

108. Bennett, F.C. and Ingram, D.M., 1990. Diet and female sex hormone concentrations: an intervention study for the type of fat consumed. The American journal of clinical nutrition, 52(5): 808-812.

109. Adlercreutz, H., Fotsis, T., Höckerstedt, K. et al., 1989. Diet and urinary estrogen profile in premenopausal omnivorous and vegetarian women and in premenopausal women with breast cancer. J Steroid Biochem, 34(1): 527-530.

110. Rose, D.P., Goldman, M., Connolly, J.M. and Strong, L.E., 1991. High-fiber diet reduces serum estrogen concentrations in premenopausal women. Am J Clin Nutr, 54(3): 520-525.

111. Barnard, N.D., Scialli, A.R., Hurlock, D. and Bertron, P., 2000. Diet and sex-hormone binding globulin, dysmenorrhea, and premenstrual symptoms. Obstet Gynecol, 95(2): 245-250.

112. Fentiman, I.S., Caleffi, M., Wang, D.Y. et al., 1988. The binding of blood-borne estrogens in normal vegetarian and omnivorous women and the risk of breast cancer. Nutr Cancer, 11(2): 101-106.

113. Kendall, A., Folkerd, E.J. and Dowsett, M., 2007. Influences on circulating oestrogens in postmenopausal women: relationship with breast cancer. J Steroid Biochem Mol Biol, 103(2): 99-109.

114. Hill, P., Garbaczewski, L., Helman, P., Huskisson, J., Sporangisa, E. and Wynder, E.L., 1980. Diet, lifestyle, and menstrual activity. The American journal of clinical nutrition, 33(6): 1192-1198.

115. Lord, R.S., Bongiovanni, B. and Bralley, J.A., 2002. Estrogen metabolism and the diet-cancer connection: rationale for assessing the ratio of urinary hydroxylated estrogen metabolites. Alternative medicine review: a journal of clinical therapeutic, 7(2): 112-129.

116. Ornish, D., Weidner, G., Fair, W.R. et al., 2005. Intensive lifestyle changes may affect the progression of prostate cancer. J Urol, 174(3): 1065-1069; discussion 1069-1070.

117. Lavalette, C., Trétarre, B., Rebillard, X., Lamy, P.-J., Cénée, S. and Menegaux, F., 2018. Abdominal obesity and prostate cancer risk: epidemiological evidence from the EPICAP study. Oncotarget, 9(77): 34485-34494.

118. Laukkanen, J.A., Laaksonen, D.E., Niskanen, L., Pukkala, E., Hakkarainen, A. and Salonen, J.T., 2004. Metabolic syndrome and the risk of prostate cancer in Finnish men: a population-based study. Cancer epidemiology, biomarkers & prevention: a publication of the American Association for Cancer Research, cosponsored by the American Society of Preventive

Oncology, 13(10): 1646-1650.

119. Ross, R.K. and Henderson, B.E., 1994. Do diet and androgens alter prostate cancer risk via a common etiologic pathway? Journal of the National Cancer Institute, 86(4): 252-254.

120. Liang, J. and Shang, Y., 2013. Estrogen and Cancer. Annual Review of Physiology, 75(1): 225-240.

121. Stoll, B., 1996. Can supplementary dietary fibre suppress breast cancer growth? British journal of cancer, 73(5): 557-559.

122. Stoll, B.A., 1996. Nutrition and breast cancer risk: Can an effect via insulin resistance be demonstrated? Breast Cancer Research and Treatment, 38(3): 239-246.

123. Health, J.H.S.o., 2021. The Immune System.

124. Lewis, K., Lutgendorff, F., Phan, V., Söderholm, J.D., Sherman, P.M. and McKay, D.M., 2010. Enhanced translocation of bacteria across metabolically stressed epithelia is reduced by butyrate. Inflammatory bowel diseases, 16(7): 1138-1148.

125. Fung, T.C., Olson, C.A. and Hsiao, E.Y., 2017. Interactions between the microbiota, immune and nervous systems in health and disease. Nature neuroscience, 20(2): 145-155.

126. Silva, Y.P., Bernardi, A. and Frozza, R.L., 2020. The Role of Short-Chain Fatty Acids From Gut Microbiota in Gut-Brain Communication. Frontiers in Endocrinology, 11(25).

127. Sinicrope, F.A. and Dannenberg, A.J., 2011. Obesity and breast cancer prognosis: weight of the evidence. Journal of clinical oncology: official journal of the American Society of Clinical Oncology, 29(1): 4-7.

128. Khan, S., Shukla, S., Sinha, S. and Meeran, S.M., 2013. Role of adipokines and cytokines in obesity-associated breast cancer: therapeutic targets. Cytokine Growth Factor Rev, 24(6): 503-513.

129. Baquero, F. and Nombela, C., 2012. The microbiome as a human organ. Clinical Microbiology and Infection, 18(s4): 2-4.

130. Szczyrek, M., Bitkowska, P., Chunowski, P., Czuchryta, P., Krawczyk, P. and Milanowski, J., 2021. Diet, Microbiome, and Cancer Immunotherapy-A Comprehensive Review. Nutrients, 13(7).

131. Zitvogel, L., Galluzzi, L., Viaud, S. et al., 2015. Cancer and the gut microbiota: an unexpected link. Sci Transl Med, 7(271): 271ps271.

132. Shapira, I., Sultan, K., Lee, A. and Taioli, E., 2013. Evolving concepts: how diet and the intestinal microbiome act as modulators of breast malignancy. International Scholarly Research Notices, 2013.

133. Bella, F., Godos, J., Ippolito, A., Di Prima, A. and Sciacca, S., 2017. Differences in the association between empirically derived dietary patterns and cancer: a meta-analysis. Int J Food Sci Nutr, 68(4): 402-410.

134. Dinu, M., Abbate, R., Gensini, G.F., Casini, A. and Sofi, F., 2017. Vegetarian, vegan diets and multiple health outcomes: A systematic review with meta-analysis of observational studies. Critical reviews in food science and nutrition, 57(17): 3640-3649.

135. Huang, T., Yang, B., Zheng, J., Li, G., Wahlqvist, M.L. and Li, D., 2012. Cardiovascular disease mortality and cancer incidence in vegetarians: a meta-analysis and systematic review. Ann Nutr Metab, 60(4): 233-240.

136. Song, M., Fung, T.T., Hu, F.B. et al., 2016. Association of Animal and Plant Protein Intake With All-Cause and Cause-Specific Mortality. JAMA Intern Med, 176(10): 1453-1463.

137. Godos, J., Bella, F., Sciacca, S., Galvano, F. and Grosso, G., 2017. Vegetarianism and breast, colorectal and prostate cancer risk: an overview and meta-analysis of cohort studies. Journal of human nutrition and dietetics : the official journal of the British Dietetic Association, 30(3): 349-359.

138. Link, L.B., Canchola, A.J., Bernstein, L. et al., 2013. Dietary patterns and breast cancer risk in the California Teachers Study cohort. The American journal of clinical nutrition, 98(6): 1524-1532.

139. Penniecook-Sawyers, J.A., Jaceldo-Siegl, K., Fan, J. et al., 2016. Vegetarian dietary patterns and the risk of breast cancer in a low-risk population. Br J Nutr, 115(10): 1790-1797.

140. Rinninella, E., Mele, M.C., Cintoni, M. et al., 2020. The Facts about Food after Cancer Diagnosis: A Systematic Review of Prospective Cohort Studies. Nutrients, 12(8).

141. Rock, C.L., Natarajan, L., Pu, M. et al., 2009. Longitudinal biological exposure to carotenoids is associated with breast cancer-free survival in the Women's Healthy Eating and Living Study. Cancer Epidemiol Biomarkers Prev, 18(2): 486-494.

142. Jiang, L., Hou, R., Gong, T.T. and Wu, Q.J., 2015. Dietary fat intake and endometrial cancer risk: dose-response meta-analysis of epidemiological studies. Sci Rep, 5: 16693.

143. Frattaroli, J., Weidner, G., Dnistrian, A.M. et al., 2008. Clinical events in prostate cancer lifestyle trial: results from two years of follow-up. Urology, 72(6): 1319-1323.

144. World Cancer Research Fund; American Institute for Cancer Research, 2018. Diet, Nutrition, Physical Activity and Cancer: A Global Perspective.

145. Tantamango-Bartley, Y., Jaceldo-Siegl, K., Fan, J. and Fraser, G., 2013. Vegetarian diets and the incidence of cancer in a low-risk population. Cancer Epidemiol Biomarkers Prev, 22(2): 286-294.

146. Grosso, G., Bella, F., Godos, J. et al., 2017. Possible role of diet in cancer: systematic review and multiple meta-analyses of dietary patterns, lifestyle factors, and cancer risk. Nutrition reviews, 75(6): 405-419.

147. Schwingshackl, L. and Hoffmann, G., 2015. Adherence to Mediterranean diet and risk of cancer: an updated systematic review and meta-analysis of observational studies. Cancer Med, 4(12): 1933-1947.

148. Nguyen, J.Y., Major, J.M., Knott, C.J., Freeman, K.M., Downs, T.M. and Saxe, G.A., 2006. Adoption of a plant-based diet by patients with recurrent prostate cancer. Integr Cancer Ther, 5(3): 214-223.

149. Shu, X.O., Zheng, Y., Cai, H. et al., 2009. Soy Food Intake and Breast Cancer Survival. JAMA,

302(22): 2437-2443.

150. Ballard-Barbash, R. and Neuhouser, M.L., 2009. Challenges in design and interpretation of observational research on health behaviors and cancer survival. Jama, 302(22): 2483-2484.

151. Mayo Clinic, 2021. How plant-based food helps fight cancer. In: N. Eating and Healthy (Editors). @mayoclinic.

152. National Cancer Institute, 2003. Nutrition in Cancer Care (PDQ®)–Health Professional Version - National Cancer Institute. In: N.C. Institute (Editor). National Cancer Institute.

153. Bailey, M., Millovich, V. and Komar, S., 2020. Weight gain in oncology patients using a plant-based oral nutrition supplement. Clinical Nutrition ESPEN, 40: 661.

154. U.S. Department of Agriculture, Food Surveys Research Group, 2020. FoodData central. In: U.A.R. Service. (Editor), Beltsville Human Nutrition Research Center, Beltsville, MD.

155. Northwestern Medicine, 2021. Nutrition Tips During Cancer Treatment. In: N.U. Northwestern Memorial Healthcare (Editor).

156. Kate Farms, 2020. Kate Farms Introduces Two New Medical Nutrition Formulas, Leading the Way for Plant Based Nutrition in Healthcare | Kate Farms. In: K. Farms (Editor). Kate Farms, Santa Barbara, CA.

157. Hever, J., 2016. Plant-Based Diets: A Physician's Guide. Perm J, 20(3): 15-082.

158. Oberg, E.B. and Frank, E., 2009. Physicians' health practices strongly influence patient health practices. The journal of the Royal College of Physicians of Edinburgh, 39(4): 290-291.

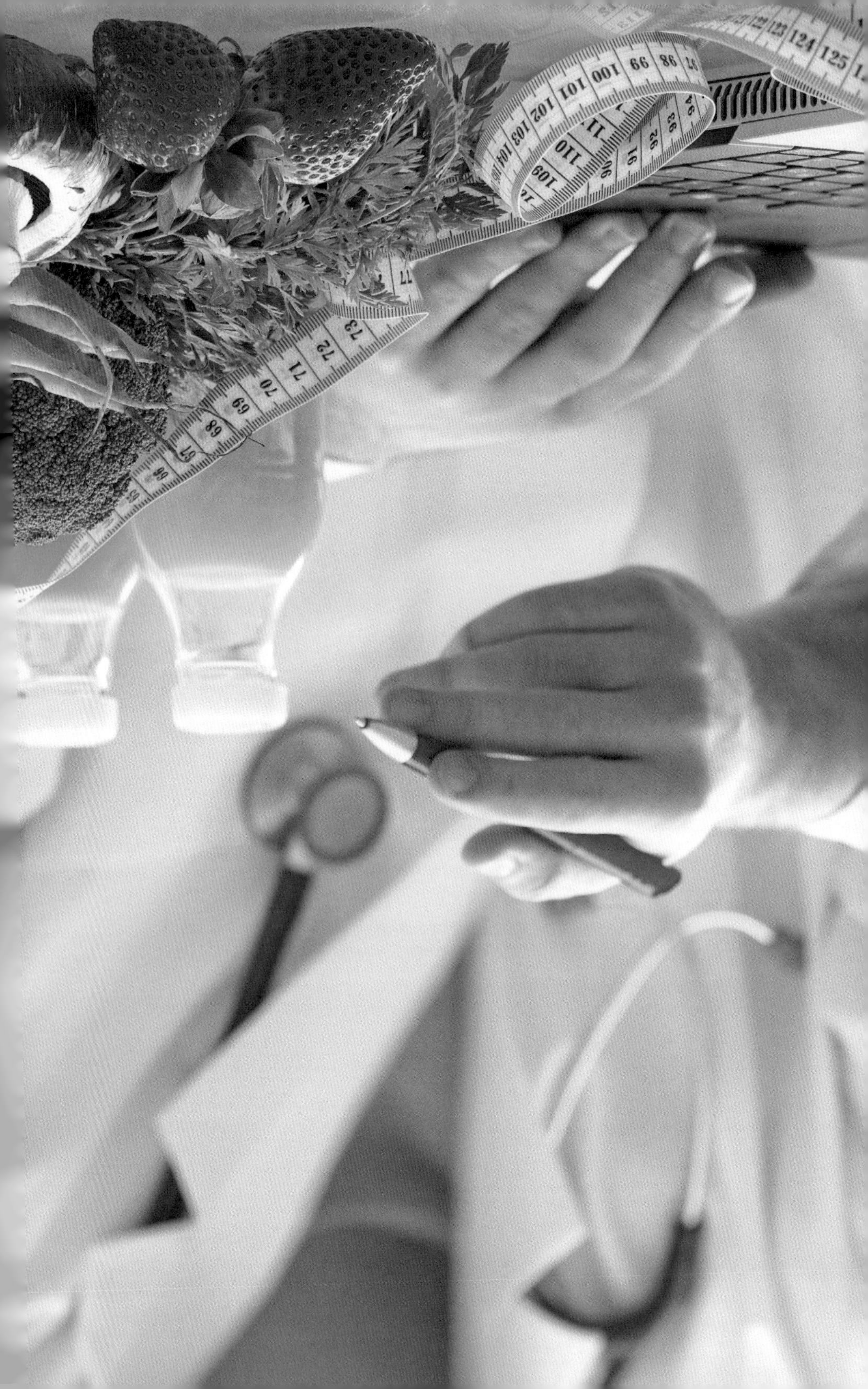

식물성기반 식단과 자가면역질환

Plant-Based Diets and Autoimmune Disease

08

정제되지 않은 식물성기반 식품을 더 많이 섭취하는 것은 만성질환 예방과 관리 및 전반적인 건강증진을 위한 중요한 전략이다.
영양은 규칙적인 신체활동, 회복적 수면, 스트레스 관리, 위험 물질 회피 및 긍정적인 사회적 연결과 함께 생활습관의학의 핵심 기둥이다.

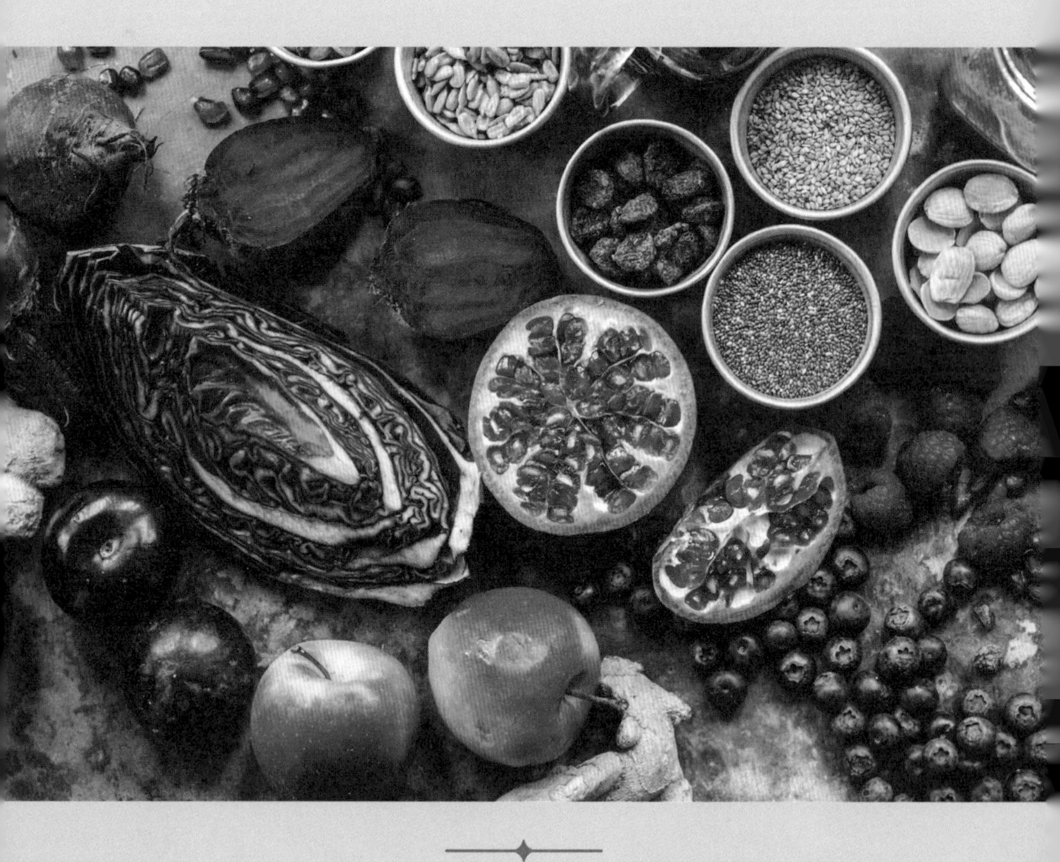

미국에서는 2,400만 명 이상의 사람들이 자가면역질환을 앓고 있다.

이에 더해 800만 명이 자가면역질환 발병 가능성을 나타내는 혈액분자인 자가항체(auto-antibodies)를 가지고 있다.

개요

건강한 면역기능은 바이러스와 질병을 방어하는 데 필수적이다. 그러나 때로는 면역계가 제대로 조절되지 않아서 건강한 세포들이 면역계의 강력한 방어의 표적이 될 수 있다. 그러한 경우가 자가면역질환으로, 1형 당뇨병, 염증성 장질환, 류마티스 관절염(rheumatoid arthritis), 다발성경화증(multiple sclerosis) 같은 신경계질환 등이 포함된다.

미국에서는 자가면역질환이 갈수록 증가하고 있으며, 현재 매년 수백만 명의 미국인을 위협하는 가장 흔한 질병 범주 중 하나이다. 자가면역질환이 증가하는 주된 이유는 비만의 증가이다. 비만은 염증과 같은 면역반응을 조절하는 신체의 능력을 방해할 수 있기 때문이다. 음식은 비만, 염증, 면역계와 아주 밀접한 관련이 있다.

한편, 식물성 식품(과일, 채소, 통곡물, 콩과류, 견과류 및 씨앗 등)이 많이 포함된 식단이 체중 감량, 염증 지표 및 자가면역질환과 관련된 증상에 유익한 영향을 준다는 근거들이 충분히 제시되고 있다. 비용이 많이 들고 불쾌한 부작용을 일으킬 수 있는 전통적인 약물 치료와 달리, 식단 변화를 수반하는 치료법은 비용 효율적이고, 안전하며, 표적이 되는 자가면역질환을 넘어서 복합적인 건강 결과를 개선할 수 있는 강력한 잠재력을 가지고 있다. 임상의는 이러한 유익성을 염두에 두고 자가면역질환자를 위한 치료 계획의 한 요소로 식물성기반 식이 패턴을 고려할 수 있다.

자가면역질환의 배경

자가면역질환 또는 자가면역염증질환은 면역계의 과잉반응으로 인해 발생하는 80~100가지 이상의 관련 질병을 말한다.[1, 2] 연구를 통해 어떤 장애가 이러한 분류에 적합하다고 밝혀지면 자가면역질환의 종류가 더 추가될 수 있다. 이런 상태에서 면역계는 건강한 세포나 조직 또는 장기를 이물질로 잘못 판단하여 공격하게 되는데, 이로 인해 항체가 생성되고 만성염증 상태가 초래된다.[3] 잠재적인 자가면역 관련 질환이 너무 많아서 유병률과 발병률은 계산하기 어렵다. 미국 국립보건원(National Institutes of Health, NIH)은 현재 2,350만 명의 미국인이 자가면역질환을 가지고 있다고 추정하나, 미국자가면역질환협회(American Autoimmune Related Diseases Association, AARDA)는 5천만 명으로 추정하고 있다.[2] 전 세계적으로는 세계 인구의 약 4%가 최소 한 가지 이상의 자가면역질환을 가진 것으로 추정되며,[4] 이러한 질환의 유병률은 계속해서 증가하고 있다.[5, 6]

여러 가지의 자가면역질환은 각기 다른 장기 체계에 영향을 미친다. 예컨대, 1형당뇨병의 경우 내분비계가 공격을 받아서 인슐린호르몬 생산이 억제된다. 크론병과 기타 염증성 장질환에서는 소화계가 표적이 된다. 류마티스 관절염, 중추신경계에 영향을 미치는 자가면역 상태(예: 다발성경화증), 피부 및 결합조직의 장애(예: 건선) 등은 근골격계가 공격을 받는 경우이다.[7, 8]

한편, 자가면역질환은 특정 인구집단에 불균형적으로 영향을 미친다. 미국의 경우, 질병통제예방센터의 2004년 보고서에 따르면 자가면역질환 사례의 78%가 여성에게서 발생했다.[8] 예를 들어, 루푸스는 백인 여성보다 아프리카계, 히스패닉계, 아시아계 및 아메리카 원주민계 여성들에게 더 많이 발생하고, 아프리카계 흑인 여성들은 백인 여성들에 비해 더 어린 나이에 루푸스에 걸리는 것으로 나타났다.[7, 9]

자가면역질환은 유전적 기반이 있는 것으로 인식되고, 가족력이 있는 경향이 있지만 가족 구성원마다 서로 다른 자가면역질환을 경험할 수 있다.[7, 9] 많은 자가면역질환의 발병에는 유전적 특성이 관여하지만, 면역조절 T세포는 친염증성 사이토카인 분비와 관련된 자가면역기능장애에서 중심 역할을 하는 것으로 보이며,[10, 11] 특정 자가면역기능장애는 선행된 감염과 관련이 있다는 정황 증거가 있다.[12-14]

* 위험인자들은 종종 함께 나타난다. 기타 상호적인 위험인자로는 흡연, 음주, 모유 수유 부족, 운동 부족 등이 있다.[28, 84-86]

식단과 자가면역질환

일반적으로 유전적 요인이 자가면역질환 발생에 영향을 미친다는 데 동의하지만,[15, 16] 연구들(쌍둥이를 대상으로 한 연구 포함)에 따르면 환경적 요인과 식습관이 이러한 질환의 발현에 주된 역할을 하는 것으로 밝혀졌다.[17] 예컨대, 청결과 살균 소독을 생활화하는 서구식 생활습관은 유익한 병원체에 대한 노출을 감소시켜 자가면역성에 기여할 수 있기에 서구 사회에서는 자가면역질환 유병률이 더 높다.[13, 18, 19] 또한 에너지, 콜레스테롤, 단백질, 포화지방, 첨가당 및 소금을 많이 섭취하는 반면 섬유질 및 항산화제는 적게 섭취하는 것이 특징인 서구식 식습관도 자가면역성에 영향을 미친다. 이러한 식단은 직접적으로 염증을 증가시키며,[20, 21] 간접적으로는 인슐린 저항성 및 비만을 증가시켜 자가면역질환의 위험을 높인다.[22-24]

일본이나 인도처럼 과거 자가면역질환 발병률이 상대적으로 낮았던 비서구 국가들에서 현재 발병률이 증가하고 있다. 이러한 변화는 환경적 요인 및 식습관과 같은 생활습관 요인들의 변화와 관련될 수 있다.[25, 220] 자가면역질환이 식이 요인과 직접적으로 연관되어 있다는 근거는 제한적이지만, 이는 개별 영양소에 대한 연구가 종종 상충되는 결과를 낳아,[10, 26] 이질적인 인구집단에서 인과관계를 발견하는 데 어려움이 있을 수 있기 때문이다.[10] 이러한 제한성을 염두에 두고, 이 장에서는 일반적인 자가면역질환과 식이 요인의 관련성을 밝힌 기존 근거들에 초점을 맞출 것이다.

파킨슨병에 대한 참고사항

이 글을 쓸 당시, 미국 국립파킨슨재단(The National Parkinson's Foundation)은 파킨슨병의 원인이 아직 불분명하므로 이를 자가면역질환으로 분류하지 않았다. 그리하여 이 글에는 파킨슨병이 포함되지 않았으나, 최근 2020년의 연구에 따르면 파킨슨병은 이 병과 관련된 알파-시누클레인(α-synuclein) 단백질에서 유래되는 특정 항원결정인자(epitope)를 T세포가 인식하는 것과 관련이 있는 만큼, 파킨슨병은 적어도 부분적으로는 자가면역질환이라는 근거가 늘고 있다.[221, 222] 연구자들은 파킨슨병 환자가 정식으로 진단을 받기 수년 전부터 자가면역성의 징후가 나타날 수 있다고 보고한다. 파킨슨병 환자를 위한 중재와 관련하여, 연구자들은 식물성기반식이 중재를 통해 단일화된 파킨슨병 계측 척도(Unified Parkinson's Disease Rating Scale, UPDRS), 개편된 혼과 야의 단계 척도(Hoehn and Yahr Staging Scale) 등이 개선되었음을 발견했다.[219]

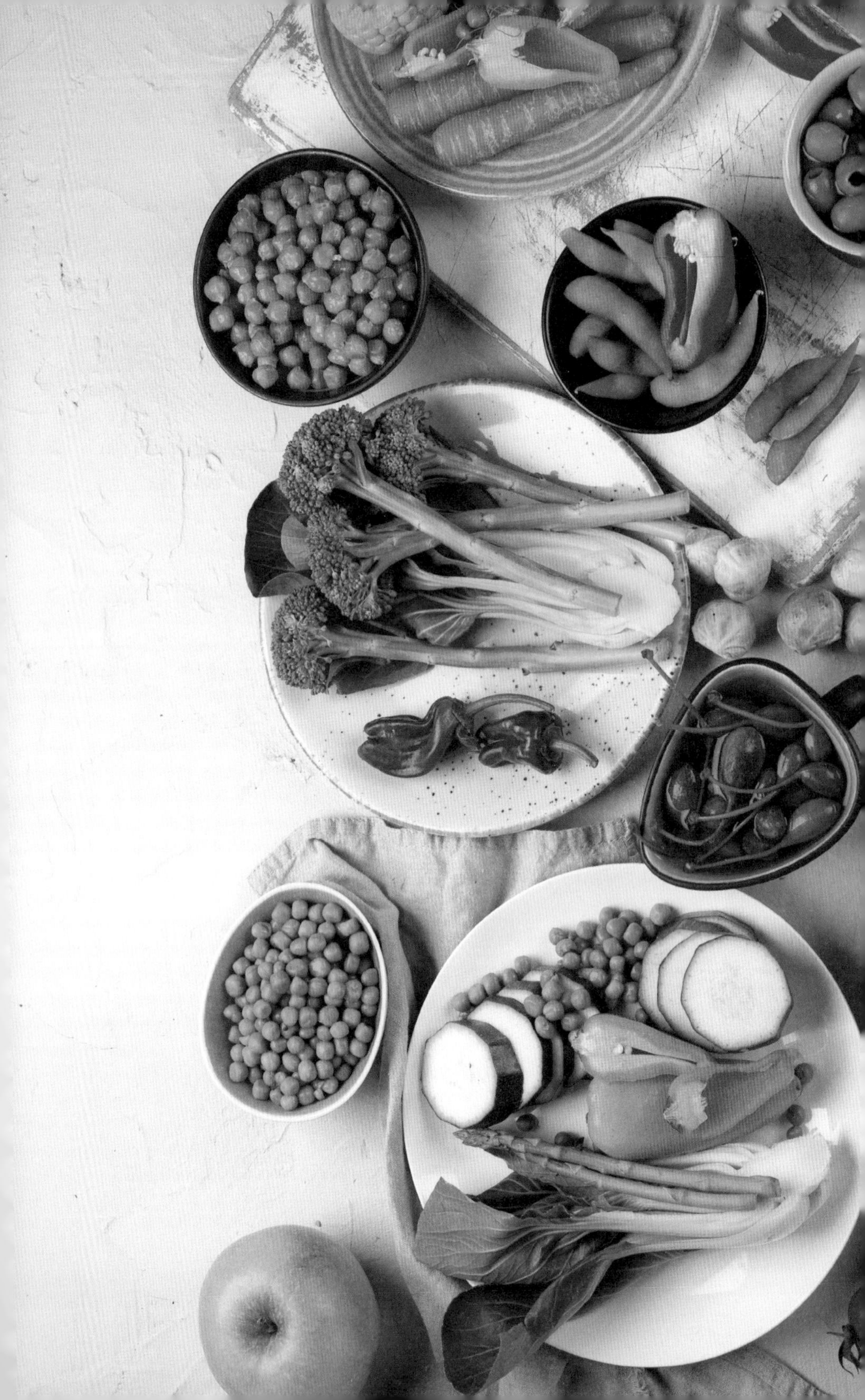

유익성

자가면역질환에 대한 식물성기반 식단의 유익성

식물성기반 식단이 자가면역질환을 예방하고 증상을 개선할 잠재력이 있음을 시사하는 충분한 근거가 있다. 식물에서 유래되는 항산화제는 자가면역질환의 발병기전에 관여하는 산화 스트레스 및 친염증성 사이토카인을 유발하는 활성산소를 제어하는 항염증 효과가 있다.[11, 87] 더불어 오메가-3 지방산, 특히 해조류 및 해조류 기름에 들어 있는 에이코사펜타엔산(EPA)과 도코사헥사엔산(DHA)은 C-반응단백질 수치와 기타 염증 매개체들을 감소시키며, 루푸스 환자에 있어서 항염증 효과를 발휘한다.[88, 89] 또한 DHA와 EPA는 특정 항체(anti-dsDNA) 및 인터류킨(IL-1α, IL-1β, IL-2), 종양괴사인자-알파(tumor necrosis factor-alpha, TNF-α)를 감소시켜 활성산소 및 심혈관 변화로부터 보호해 준다.[89, 90] 그 밖에 단백뇨와 혈압을 조절하는 역할도 한다.[89, 90] 오메가-3 지방산 공급원에는 생선, 아마씨, 올리브 및

올리브기름 등이 있다.[91] (한국에서는 들깨 및 들기름도 포함된다. - 역자 주)

많은 연구에서 섬유질이 풍부한 식물성 식품에 중점을 둔 지중해식 식단과 같은 식이 섭취는 류마티스 관절염[92] 및 크론병[93] 또는 염증성 장질환의 위험 감소와 관련이 있는 것으로 밝혀졌지만, 류마티스 관절염은 결과가 비일관적이었다. 최근의 한 대규모 전향적 코호트 연구에서는 철분과 고기 그리고 류마티스 관절염 사이의 명확한 연관성을 발견하지 못했으나,[94] 연관성을 발견한 다른 여러 연구들이 있다.[51, 52, 174] 280명을 대상으로 한 또 다른 인구집단 연구에서는 식물성 지중해식 식단을 준수하는 것이 루푸스 환자들의 질병 개선과 관련이 있으며, 식단에 대한 순응도가 높을수록 더 유익한 효과를 발휘하는 것으로 나타났다.[95]

저지방 식물성기반 식단은 다발성경화증의 증상을 완화하고 약물 복용 필요성을 줄이거나 없애는 것으로 밝혀졌다.[96-98] 반대로, 육류와 유제품이 포함된 식단은 만성적인 염증성 자가면역질환의 관리를 저해할 수 있다.[50, 51, 99-101] 비만 및 대사기능장애는 염증을 유발하고, 그로 인해 자가면역질환에 걸리기 쉽게 만든다.[67, 68, 102] 자연상태 또는 최소한으로 가공된 식물성 식품은 비만하거나 과체중인 사람들이 건강한 체중을 달성하거나 유지하는 데 도움이 될 수 있다. 대규모 인구집단 연구에 따르면, 건강한 식물성기반 식단을 따르거나 동물성 식품이 많이 포함된 식단에서 식물성 식단으로 바꾸면 시간이 지남에 따라 체중이 덜 증가하는 것으로 나타났다.[103, 104] 또 다른 연구에서는 모든 유형의 베지테리언(비건, 락토-오보-베지테리언, 페스코-베지테리언 등)은 비-베지테리언(비채식주의자)에 비해 체질량지수(BMI) 기준선이 더 낮다는 것을 보여 주었다. 장기간의 추적 관찰에서는 완전한 식물성기반 비건 식단을 따르는 사람은 비-베지테리언에 비해 비만 위험이 매년 7%씩 낮아지는 것으로 나타났다.[105]

자연상태의 식물성 식품, 특히 유익균의 먹이가 되는 식이섬유인 프리바이오틱스가 풍부한 식품(시리얼 곡물, 콩과류, 과일, 채소 등)을 사용한 식이 중재는[106-108] 때로는 의료적으로 제시되는 맞춤형 단식을 동반할 수 있으며,[109-111] 다양한 자가면역질환의 증상을 억제하고 조절하며 약물의 필요성을 줄이거나 없앨 수 있다.[112-117] 전통의학에서는 근치적 치료법(curative treatment)이 없는 자가면역질환의 경우 이러한 식이 중재가 안전하고 효과적인 치료 방법이다.[118]

보건의료제공자를 위한 핵심

- 자연식물식 식단은 자가면역질환의 위험을 낮출 뿐만 아니라 현재 자가면역질환을 진단받은 사람들의 증상을 개선하는 데도 유용하다.[83, 111, 112, 119]

- 식이요법이 유익한 역할을 하게 되는 두 가지 주요 메커니즘은 장내 미생물군유전체에 영향을 주고 염증을 줄이는 것이다.[111, 120-122]

- 자연식물식 식단은 부작용이 없으며 심장대사 건강,[124-126] 건강한 체중[83, 127] 및 장수[128]와 같은 여러 가지 건강상의 이점이 있다.[123]

- 글루텐이 없는 식품이나[81, 83, 129, 130] 식물성기반 식단의 생식 버전은[113, 131] 추가적인 이점을 제공한다는 근거가 있다.

- 식물성기반 식단과 자가면역질환에 관한 기존의 근거를 환자에게 전달하여 환자가 자신의 식단과 치료 과정에 대하여 정보에 근거한 결정을 내릴 수 있도록 지원할 수 있다.

- 환자가 자연식물식 식단을 시도하는 것에 관심을 보인다면, 그들에게 교육 및 지원 자료를 공유하는 것이 도움이 된다.

메커니즘

식물성 식품이 자가면역질환을 개선하는 메커니즘에는 여러 가지가 있다. 식물성 식품에 함유된 고도(다중)불포화지방 및 항산화제 등 여러 영양소는 자가면역질환에 대한 보호 및 항염증 효과가 있는 반면, 적색육과 소금 같은 식품은 해로운 영향을 미친다.[52] 식이요법과 자가면역질환을 연결하는 몇 가지 주요 메커니즘은 다음과 같다.

염증 및 산화 스트레스

정상적인 생리적 염증과는 별개로, 지속적인 염증 반응은 심각한 조직 및 장기 손상을 초래하며 여러 만성질환, 특히 자가면역질환과 관련이 있다.[135] T세포 및 기타 면역세포들에 의한 비정상적인 면역 반응과 후성유전적인 메커니즘은 자가면역질환의 발병 및 진행과 연관되어 있다.[10, 135] 식이는 건강한 사람과 자가면역질환을 가진 사람 모두에서 염증을 조절하는 것으로 알려졌다.[136] 특히, 관찰 및 중재 연구에서는 지중해식 식이 패턴을 전형적인 북미 또는 북유럽 식이 패턴과 비교하여 항염증 효과가 있음을 보여 주었다.[136] 마찬가지로 서구식 식단(고지방 및 고콜레스테롤, 고단백질, 고당분, 과도한 소금 섭취, 가공식품과 패스트푸드의 잦은 섭취)은 자가면역질환의 촉진제가 되는 것으로 나타났다. 이러한 식이 패턴은 백색 지방조직의 과도한 축적을 유도하여 결과적으로 TNF-α, IL-6, 렙틴, 레지스틴(resistin) 호르몬, C-반응단백질과 같은 친염증 매개체를 방출하고 T세포 반응에 영향을 미쳐 전신 염증을 일으킨다.[10]

여러 임상 시험에서 저지방 비건 식단이 (때로는 단식과 병행하여) 류마티스 관절염 증상 개선에 기여함이 입증되었다. 글루텐이 없는 비건 식단을 사용한 무작위 대조 시험(대상자 수=66명) 결과, 염증을 줄이고 대장 미생물군 유전체, 특히 락토바실(lactobacilli)을 개선하였다. 이는 저밀도지질단백질(LDL) 및 산화된 저밀도지질단백질(oxLDL) 수치를 감소시키고 항-PC 면역글로불린 M(IgM) 및 면역글로불린 A(lgA) 수치를 높이면서 잠재적으로 죽상경화증 보호 및 항염증 효과를 일으켰다.[129, 137, 138]

만성적인 염증 상태는 활성산소종의 과잉생산을 통해 신체의 세포 손상 위험을 높인다. 이는 궁극적으로 산화 스트레스 및 생체분자(예: 단백질, DNA) 손상으로 이어진다.[139] 따라서 염증과 산화 스트레스는 루푸스를 포함한 여러 자가면역질환의 특징이다. 오메가-3 지방산의 항염증적 활동은 친염증성 사이토카인 및 C-반응단백질을 억제할 수 있다. 따라서 자체의 기름을 포함하고 있는 자연상태의 과일과 채소는 산화 스트레스를 개선할 수 있다. 한편, 가공식품의 기름에 포함된 오메가-6 지방산은 친염증적이다.[140-144] 케일과 베리 등 여러 식물성 식품은 산화 스트레스를 제거하는 것으로 알려진 항산화제의 풍부한 공급원이다.[145]

장내 미생물군유전체

염증을 조절하는 장내 미생물총의 역할은 최근에야 밝혀졌다.[146-149] 식이 불균형은 장내 미생물의 불균형을 유도하며, 자가면역질환과 관련된 친염증성 사이토카인을 생성한다.[150-152] 장내 미생물 불균형의 근거로서, 여러 연구에서 염증성 장질환이 있는 사람과 없는 사람의 위장관 내 미생물 구성이 매우 다르다는 사실이 밝혀졌다. 염증성 장질환이 있는 사람은 건강한 사람에 비해 생물다양성(biodiversity)이 제한되고 미생물 구성이 불균형한 것으로 나타났다. 이러한 구성의 변화와 함께 분변 트립신 활성(stool trypic activity), 산화 반응 또는 지질 및 글리칸(glycan) 대사 경로를 포함한 미생물 기능에도 뚜렷한 변화가 일어난다.[153] 이와 유사하게, 전신성 홍반성 루푸스(systemic lupus erythematosus) 환자는 장내 미생물총의 다양성이 제한적이며, 이는 장누수(새는 장) 증가와 장 장벽 손상으로 이어져 병원균에 대한 보호기능이 저하되는 것과 관련이 있다.[154]

미생물총과 숙주 간의 상호작용은 인슐린 분비 및 1형당뇨병을 유발하는 상태와 관련된 후성유전적 변질을 초래할 수 있다.[130] 또한 장누수는 내독소가 혈류로 들어갈 수 있게 하여 류마티스 관절염에 큰 역할을 한다.[155] 이는 류마티스 관절염 환자의 항체 및 친염증성 T 세포 증가를 설명해 준다.[156-158] 식이는 장내 미생물총의 구성을 형성하고 미생물총의 항상성을 유지하는 데 핵심적인 요인이다. 결과적으로 식이는 장 점막 장벽의 완전성을 안정화시켜 장 면역을 조절하는 역할을 한다.[130] 구체적으로, 식물성 식품에만 들어 있는 식이섬유 및 저항성 전분과 같은 소화가 잘 되지 않는 탄수화물을 충분히 포함한 식단은 장내 미생물이 단쇄지방산을 생산할 수 있도록 한다. 단쇄지방산은 위장관의 점막 염증을 줄이고, 상피세포 방어 장벽을 강화하여 병원성 감염을 방지하며, 인슐린 저항성과 당뇨병을 예방하는 등의 유익한 효과를 제공한다.[130]

섬유질

섬유질이 풍부한 식물성 식품 섭취를 늘리면 췌장의 베타세포 기능을 정상화하고 신체가 인슐린 저항성을 극복하도록 도와주어 혈당 조절이 개선된다.[159] 이는 특히 혈당 조절에 문제가 있을 수 있는 1형당뇨병 환자와 비만을 동반한 자가면역질환자에게 매우 중요하다. 섬유질이 많은 영양이 풍부한 식단은 특히 운동과 병행하면 혈당 부하 조절 및 질병 결과를 개선할 수 있다는 근거가 있다.[160-162] 예를 들어, 동물성 단백질(섬유질이 없음)과 식물성 단백질(섬유질 함유)을 비교한 연구에서는 식물성 단백질이 풍부한 식단이 혈당 조절에 유리한 영향을 미치는 것을 발견했다.[163-168]

식물성 식품을 섭취하면 섬유질과 마그네슘을 풍부하게 섭취할 수 있고, 헴철 섭취에 의해 발생한 산화의 제거, 항산화제(예: 카로티노이드) 및 기타 영양소 섭취 증가, 체중 감소, 식물성 단백질의 유리한 아미노산 프로필 등의 잠재적인 이점이 있다.[169-171]

식이 지방

지방 함량이 높은 식단, 특히 장쇄포화지방산이 많은 식단은 신체 여러 기관에 염증을 유발한다.[172] 연구에 따르면, 식단에서 이러한 장쇄지방산(동물성 식품에서 발견됨)의 일부 혹은 전부를 중쇄포화지방산(코코넛 또는 팜유에서 발견됨)으로 대체하면, 자발성 대장염 발생률이 감소하고, 친염증성 사이토카인과 면역세포의 산화 스트레스로 인해 화학적으로 유도되는 장염증을 어느 정도 예방할 수 있다.[172]

자연상태의 식물성 식품의 섬유질과 함께 불포화지방산, 특히 고도불포화지방산이 많이 함유된 식단은 다발성경화증과 류마티스 관절염의 위험을 감소시킨다.[63, 173] 고도불포화지방산 중 특히 오메가-3 지방산(식물 및 생선 기름에서 발견됨)은 알칼리 인산분해효소(alkaline phosphatase) 및 담관 손상 감소를 통한 친염증성 사이토카인 생성 감소와 상관관계가 있다.[172] 오메가-3 지방산과 오메가-6 지방산을 1:3의 비율로 섭취하는 것이 가장 유익한 것으로 나타났다. 어떤 연구들은 오메가-6 지방산의 일부(1/10 정도)만이라도 오메가-3 지방산 또는 중쇄중성지방으로 대체하면 실험적 대장염이 개선됨을 보여 주었다.[172] 지중해식 식단, 베지테리언 및 비건 식단을 포함하여 오메가-6 지방산에 대한 오메가-3 지방산의 비율이 높은 식단은 통증 점수나 아침뻣뻣함(morning stiffness), 신체기능 및 활력, 염증 측정치(예: C-반응단백질)와 같은 류마티스 관절염의 일부 질병 활동성을 개선하는 것으로 나타났다.[174]

또 다른 연구에서는 칼로리와 단백질 함량이 낮고 식이섬유와 고도불포화지방산, 비타민, 무기질, 폴리페놀 함량이 높은 식단(예: 자연식물식 식단)은 전신성 홍반성 루푸스의 염증 및 면역기능을 조절할 잠재력이 있는 것으로 나타났다.[114] 특히 고도불포화지방산은 염증 매개체, C-반응단백질, 림프구 증식, 대식세포와 세포독성 T세포(cytotoxic T-cell)가 매개하는 세포독성, 친염증성 사이토카인 생성 및 단핵구와 호중구의 화학주성(chemotaxis; '화학쏠림성'이라고도 하며, 세포가 화학 유인 물질의 농도 차를 감지하여 이동하는 성질 - 역자 주)을 감소시킬 수 있다.[114]

그러나 고도불포화지방산 함량이 높은 식단이 염증을 줄인다는 근거가 점점 늘고 있음에도, 일부 무작위 대조 시험에서는 오메가-3 및 오메가-6 지방산 또는 전반적인 고도불포화지방산이 염증성 장질환(크론병 및 궤양성 대장염 포함)이나 그와 관련된 장기적인 염증 상태에 미치는 영향이 없다는 결과를 보고했다. 이런 결과는 지방 공급원을 구분하지 않았고, 기름 보충제가 포함되었기 때문이다.[175]

폴리페놀 및 플라보노이드

폴리페놀은 식물(특히 과일, 채소, 콩과류, 시리얼 곡물, 올리브, 코코아, 커피, 와인, 차)에서만 발견되는 생리활성 분자이며, 플라보노이드는 특히 과일과 채소에 풍부한 폴리페놀의 일종이다. 이러한 물질은 인간의 만성적인 퇴행성 질환을 예방하며, 항염증 및 항산화 특성을 비롯하여 수많은 건강상의 이점을 가지고 있다.[176] 1형당뇨병, 류마티스 관절염 및 다발성경화증 같은 자가면역질환에 대하여 폴리페놀은 신호 전달 경로를 조절하고 염증

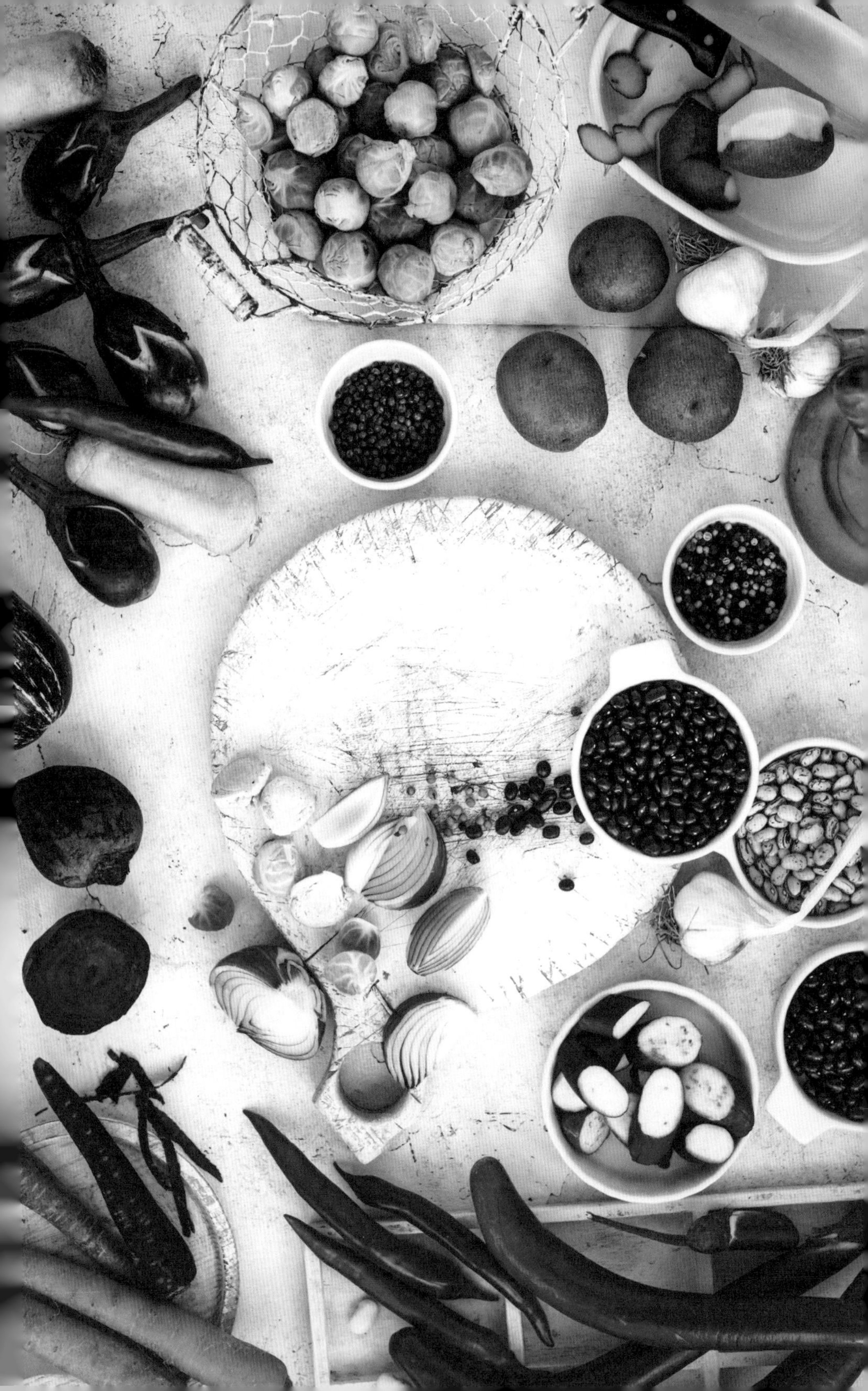

을 억제하며 탈수초화(demyelination)를 제한함으로써 예방과 치료에 잠재적인 역할을 한다.[116] 폴리페놀은 자가면역 T세포 증식을 억제하고 친염증성 사이토카인(IL-6, IL-1, 인터페론-감마)을 비활성화하여 면역 효과를 조절할 수 있다.

폴리페놀은 염증을 억제하는 것 외에도 항산화 효소 유전자 발현 및 항염증 매개체의 분비를 높일 수 있다. 폴리페놀은 장의 상피세포 및 면역세포의 패턴 인식 수용체(pattern recognition receptor, PRR)와 염증 반응의 발현을 조절하는 능력이 있어 염증성 장질환 관리에 효과적이다. 더불어 폴리페놀은 유익균에 긍정적인 영향을 미쳐 장내 미생물총에 친화적 영향을 주어 장의 항상성 유지를 돕고 염증을 줄일 수 있다.[116] 다발성경화증 환자를 대상으로 개별 플라보노이드 화합물을 평가한 연구에서는 플라보노이드를 단독으로 섭취하거나 항-다발성경화증 치료제와 함께 섭취한 경우 긍정적인 치료 효과가 있음을 보여 주었다. 여기서 플라보노이드 화합물은 말초혈액단핵세포(peripheral blood mononuclear cell, PBMC) 증식을 감소시키고, PBMC에 대한 항염증 효과를 보였다.[177]

자주 하는 질문

Q 식단과 자가면역질환 사이에 연관성이 있는가?

자가면역 반응은 염증을 일으키는 연속적인 과정에서 발생한다. 그 과정에서 식이 요소는 취약한 사람들에게 도화선이 될 수 있다.[92] 축적된 근거들은 식이 요인이 자가면역질환의 위험과 관련이 있으며,[92] 특히 서구식 식단은 그 위험을 증가시킨다는 것을 보여 준다.[10, 50] 자연상태의 식물성 식품(과일, 채소, 통곡물, 콩과류, 견과류 및 씨앗)이 풍부하고, 정제된 탄수화물(설탕과 밀가루) 및 포화지방과 트랜스지방(육류 및 유제품)이 적은 식단은 전신 염증을 예방하고 염증 반응을 조절하는 데 도움이 된다.[90, 92]

자가면역질환을 가진 사람이 정제되지 않은 자연식물식 식단으로 전환하는 것은 해로움이 없는 것으로 나타났지만, 동물성 식품 및 가공식품과 염증 반응 사이에는 연관성이 있는 것으로 보인다.[50, 87] 복강병 또는 셀리악병(celiac disease)이라고도 하는 질환을 앓고 있는 사람들은 글루텐 같은 일부 음식이나 영양소들에 대한 알레르기 반응 또는 식이 유발 요인을 피하기 위해 주의를 기울여야 한다.[178] 또한 한 가지 자가면역질환, 특히 복강병을 앓고 있는 사람은 또 다른 자가면역질환에 걸릴 위험이 더 높다.[179] 이는 혈액으로 들어오는 병원균에 대한 자가면역 반응에 대해 보호 작용을 하는 장 내벽의 점막 장벽이 이미 손상되어 있기 때문이다.[72, 179, 180]

Q 식물성기반 식단이 자가면역 반응으로 인한 염증을 줄일 수 있는가?

적색육이 적거나 전혀 없고, 통곡물, 콩과류, 과일 및 채소가 풍부한 식물성기반 식단은 항염증 특성을 통해 자가면역 반응의 위험을 줄이는 잠재력이 있다. 식물성 식품에 들어 있는 식이섬유는 특정 장내 미생물총, 특히 항염증 작용을 하며 염증을 완화하고 관절통을 줄여 주는 비피도박테리움과 락토바실러스의 성장을 자극한다.[181-183]

Q 소화되지 않는 불용성 섬유질은 염증성 장질환 증상을 악화하지 않나?

식이섬유 섭취가 장 건강을 돕고 염증을 조절할 수 있다 할지라도, 장내 미생물 불균형이 염증성 장질환의 원인인지 결과인지 판단하기는 어렵다. 염증성 장질환, 크론병 또는 궤양성 대장염이 재발하거나 현증 상태인 환자의 경우, 소화가 안 되는 섬유질은 그것에 민감한 사람들의 증상을 악화시킬 수 있다. 또한 장내 미생물 불균형 상태로 인한 불완전한 발효는 석신산(succinate)을 포함한 친염증성 대사산물의 축적을 초래하여 이미 예민해진 장을 자극할 수 있다.[184]

이런 경우, 항염증 효과가 입증된 섬유질로만 섭취를 제한하는 것이 도움이 될 수 있다. 불용성 섬유질을 제한하거나 피하고 수용성 섬유질에 집중하는 것이 염증성 장질환 환자에게 가장 유익함을 나타내는 근거들도 있다.[185] 수용성 섬유질은 장내 미생물에 의해 단쇄지방산으로 쉽게 발효된다. 과일은 수용성 섬유질의 가장 주된 공급원이다. 일부 연구에서는 과일의 섬유질을 장기간 섭취하면 크론병 발병 위험이 감소하지만, 궤양성 대장염 발병 위험은 감소하지 않는 것으로 나타났다.[186] 자연상태의 과일이나 채소, 콩 및 귀리 등에 함유된 수용성 섬유질을 많이 섭취하는 것이 누군가에게는 도움이 될 수 있지만, 특정 음식은 또 다른 사람에게는 유발 요인이 될 수도 있다.[187] 껍질과 씨가 있는 과일이나 익히지 않은 녹색 채소, 십자화과 채소(브로콜리, 양배추, 콜리플라워 등), 통견과류 및 통곡물이 어떤 사람에게는 유발 요인이 된다.

모든 유제품을 제거하고 지방 섭취를 제한하는 것도 도움이 된다.[120] 특히 동물성 단백질과 설탕이 포함된 식단에서는 유발 요인을 없애기가 어려울 수 있다. 관련 지식이 풍부한 생활습관의학 훈련을 받은 영양사나 보건의료 전문가와 상담하면 도움을 받을 수 있다.

Q 자가면역질환자가 증상을 완화하기 위해 체중을 감량하는 데 식물성 기반 식단이 도움이 될 수 있는가?

과도한 지방조직은 염증을 일으키고, 자가면역질환과 고혈압 및 대사증후군 같은 동반 질환과 관련된 특정 증상을 악화할 수 있으며, 환자에 대한 일부 의학적 치료의 효과를 떨어트릴 수 있다.[110, 188, 189] 따라서 자가면역질환자가 건강한 체중을 유지하고 비만과 과체중을 줄이는 것은 일부 증상이 발생할 위험을 줄이거나 증상을 완화하는 효과적인 치료법이 된다.[190, 191] 식물성기반 식단은 체중 증가를 방지하고,[104, 192-194] 건강한 체중을 유지하고,[192] 건강한 체중 감량을 달성하는 데 효과적이다.[104, 192-195] 식물성기반 식단, 특히 최소한으로 가공된 자연식품 위주의 식단은 섬유질과 수분 함량이 높기 때문에 많은 사람이 칼로리를 과도하게 섭취하지 않고도 포만감을 느낄 때까지 먹을 수 있다.[196, 197] 또한 영양 밀도가 높은 식물성 식품은 영양상태를 개선하고 자가면역질환자의 증상을 완화할 수 있다.

Q 식물성기반 식단은 자가면역질환으로 인해 근육 손실 위험이 있는 환자에게 충분한 단백질을 공급할 수 있는가?

다발성경화증이나 염증성 장질환과 같은 일부 자가면역질환은 근육량 손실을 초래해 근육의 기능과 삶의 질이 저하될 수 있다. 이런 환자들은 건강한 근육량을 유지하기 위해 매일 운동하고 규칙적인 저항운동이나 고강도 운동을 겸하면서 식이 단백질을 더 많이 섭취해야 한다.[198-200] 잘 구성된 식물성기반 식단은 단백질 필요량이 높은 환자를 포함하여 모든 환자에게 충분한 단백질을 공급할 수 있다. 특히 콩과류는 단백질뿐만 아니라 식이섬유, 철분, 아연, 엽산 및 칼륨을 다량 함유하고 있으며 포화지방이 적어서 육류 및 유제품 같은 동물성 단백질 공급원을 대신하는 건강한 대안이 된다.[201] 콩과류, 통곡물, 견과류 및 씨앗을 포함한 일상 식단은 대부분의 환자에게 적절한 단백질을 제공하지만,[202] 단백질 필요량이 높은 환자는 영양사와 상담하여 필요량만큼의 단백질이 포함된 건강증진 식단을 계획하는 것이 도움이 된다.

Q 식물성기반 식단은 자가면역질환 치료약과 부정적인 상호작용을 일으키나? (일부 약물은 비타민 B12 및 엽산 등의 영양소와 상호작용할 수 있기 때문)

다양한 자가면역질환 치료에 관한 몇 가지 가능성 있는 약물-영양소 간 상호작용이 확인됐다.[203, 204] 메토트렉세이트(methotrexate; 면역억제제, 항종양제)를 복용하는 류마티스 관절염 환자나 건선 환자는 엽산 흡수가 저하될 수 있어 엽산 보충이 필요하다.[203, 204] 엽산은 채소, 과일, 견과류, 콩과류, 곡물에 들어 있으며, 일반적으로 식물성기반 식단에는 엽산이 풍부하다. 특히 시금치(또는 기타 녹색 잎채소), 검은눈콩(동부콩), 아스파라거스, 방울양배추, 브로콜리, 완두콩, 강낭콩 등이 식이 엽산의 좋은 공급원이다.[205] 사이클로스포린(ciclosporin; 면역억제제)을 복용하는 건선 환자나 류마티스 관절염 환자는 자몽 주스 섭취를 피하는 게 좋다. 자몽 주스는 사이클로스포린의 생체이용률을 60% 이상 증가시키기 때문이다.[203, 204]

전신 레티노이드(systemic retinoid; 비타민 A와 그 유도체를 총칭하는 용어 - 역자 주)를 복용하는 환자는 비타민 A 과다증의 위험을 줄이기 위해 비타민 A가 풍부한 음식, 특히 간을 피하는 것이 좋다. 또한 레티노이드는 고지혈증을 유발할 수 있으므로 혈중 중성지방을 낮추기 위해 포화지방이 적고 오메가-3 지방산 함량이 높은 식이 패턴이 권장된다.[203] 식물성기반 식단은 육류 및 유제품을 포함한 식단보다 자연적으로 포화지방 함량이 적다. 또한 치아씨드, 방울양배추, 해조류 기름이나 햄프씨드, 호두 및 아마씨 같은 공급원(한국의 경우 들깨 포함 - 역자 주)에서 유래한 적절한 오메가-3 지방산을 포함할 수 있다.[206] 자가면역질환 치료와 관련된 또 다른 약물-영양소 간 상호작용에 대해서는 약사와 상담하는 것이 좋다.

주요 연구 요약

10건의 주요 연구에서 류마티스 관절염(7건), 다발성경화증(2건), 갑상샘저하증(1건) 등 자가면역질환의 개선과 다양한 버전의 식물성기반 식이 중재 사이의 연관성을 조사했다. 이러한 연구들에 포함된 식이 중재 유형은 항염증 식단, 비건 식단, 글루텐이 없는 비건 식단, 생식 식단, 단식 후 비건 식단, 저지방 동물성 식품을 천천히 재투입하며 포화지방을 제한하는 신중한 식단 등이다. 대부분의 연구에서 추적 관찰 기간은 1개월에서 1년 정도였으며, 한 연구에서는 피험자를 최대 34년간 추적 관찰했다.[207]

류마티스 관절염 환자의 경우, 글루텐이 없는 비건 식단 중재는 다양한 면역글로불린(immunoglobulin)의 감소 및 미국류마티스학회(American College of Rheumatology, ACR)의 평가점수 기준 20%의 개선도를 보여 주었다.[129] 류마티스 관절염 환자를 대상으로 한 연구에 대한 체계적 문헌고찰에서 단식 후 글루텐이 없는 비건 식단을 중재한 결과, 적혈구 침강 속도(erythrocyte sedimentation rate, ESR; 적혈구 침강 속도가 빠를수록 염증이 높음을 뜻한다.

- 역자 주), C-반응단백질, 부종 관절 수(swollen joint count, SJC) 및 압통 관절 수(tender joint count, TJC), 아침뻣뻣함, 환자의 자가 통증 평가가 통계적으로 유의하게 감소하였다.[174]

류마티스 관절염 환자를 대상으로 한 또 다른 연구에서는 1년간의 추적 관찰 결과 베지테리언 식단 중재군과 대조군 간에 ESR, SJC, TJC에서 차이가 없었다. 그러나 베지테리언 식단 중재군은 대조군에 비해 통증, 아침뻣뻣함, 환자의 자체 평가를 포함한 주관적 측정치가 상당히 감소하였다.[208] 또 다른 연구에서는 대조군에 비하여 식물성기반 식단 중재군에서 질병 지표가 개선된 사람이 더 많다는 것을 발견했다.[129, 174, 208, 209] 식물성기반 식단 중재는 TJC 및 SJC의 감소, 질병 진행에 대한 전반적인 평가 개선, 아침뻣뻣함의 지속 시간과 악력(손의 근력) 및 건강평가 설문 점수에서 개선을 보였다.[121, 129, 131, 208-210]

다발성경화증 환자에 대한 식물성기반 식이 중재의 효과에 관한 연구는 아직 명확하지 않다. 한 연구에서는 식물성기반 식이 중재 후 12개월간 추적 관찰한 결과, 뇌병변의 수나 부피의 유의한 개선이 나타나지 않았다.[211] 또 다른 장기적 중재 연구에서는 기준 시점에 장애 점수가 낮았던 다발성경화증 환자들 중 중재군의 95%가 30년간의 추적 관찰에서 경미한 장애만 보인 것으로 나타났다. 이 중재군은 모든 동물성 식품을 제한하기보다는 포화지방 섭취를 최소화하는 것을 주요 목표로 한 신중한 식단을 따르도록 하였다. 따라서 이 연구의 결과는 포화지방이 적은 동물성 식품을 포함한 식물성 위주의 식단에만 일반화할 수 있다.[207]

마지막으로, 재림교인 건강 연구-2(AHS-2) 코호트(대상자 수=65,981명)의 데이터를 사용한 연구에 따르면, 체질량지수 및 인구 통계학적 변수를 통제한 후에도 잡식성 식단이나 락토-오보-베지테리언, 세미-베지테리언, 페스코-베지테리언 식단에 비해 비건 식단을 따랐던 사람들의 갑상샘저하증 발병률과 유병률이 더 낮았다. 연구진은 비건 식단 그룹의 낮은 위험을 동물성 식품의 염증 유발 특성으로 설명할 수 있다고 추측했다.[212] 그러나 이러한 결과는 데이터에 시간적 요소가 없기 때문에 역인과(reverse causation) 관계가 적용될 수 있다. 더불어 식단과 갑상샘저하증 간에 통계적으로 유의한 연관성은 발견되지 않았다.[212]

의학적 치료를 위한 식물성기반 식단 중재는 류마티스 관절염 및 다발성경화증 환자의 증상을 다루기 위한 유용한 도구가 될 수 있지만, 식단이 자가면역질환의 증상 및 진행에 미치는 효과를 확고히 하기 위해서는 더 많은 양질의 연구가 수행되어야 한다.

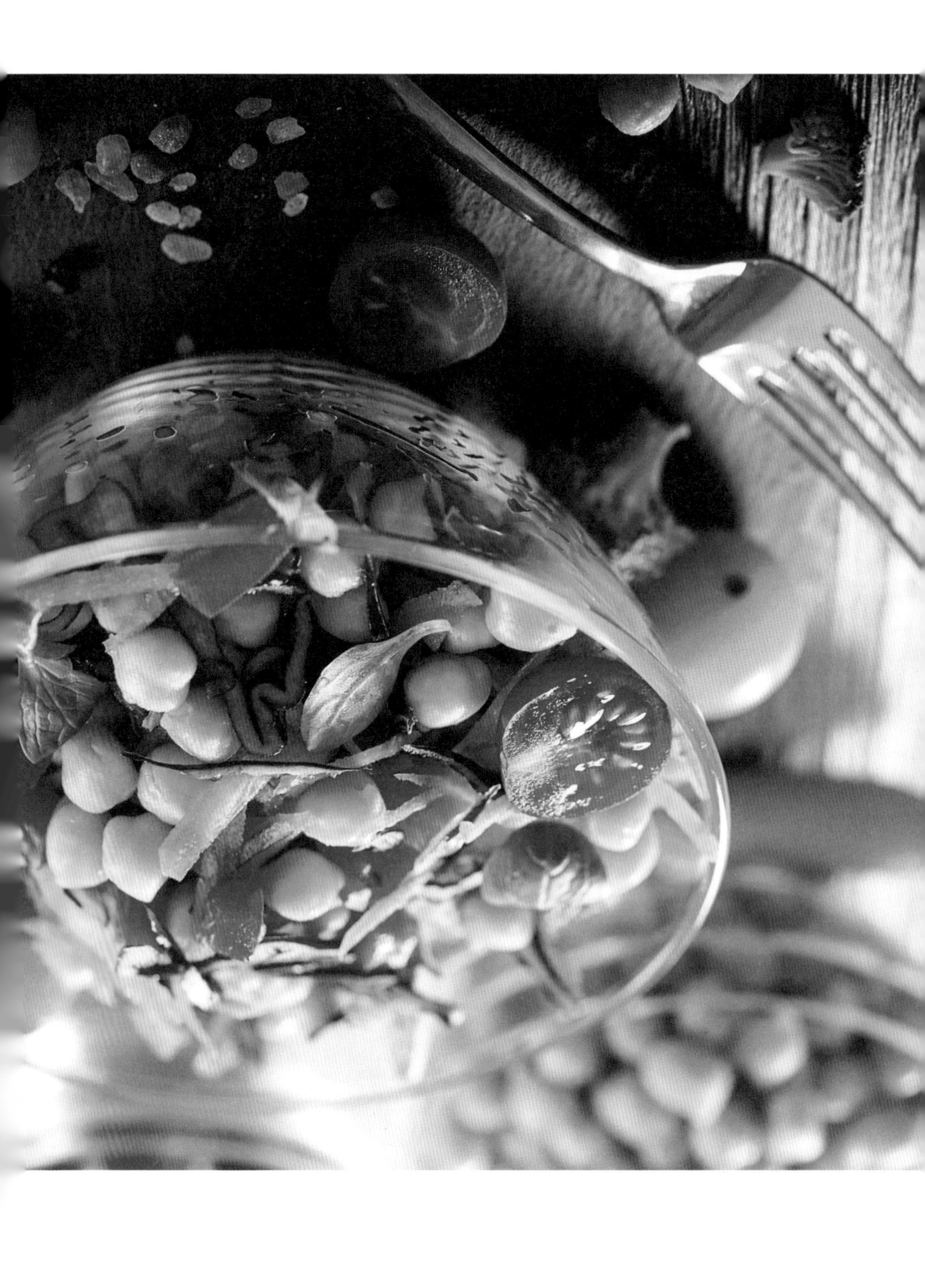

유망한 임상 결과

자가면역질환과 식이 및 영양과의 연관성에 대한 연구는 아직 탐구의 초기 단계에 있으며, 확실한 결론을 내리기 위해서는 보다 견고한 추가 연구가 필요하다. 그럼에도 현재의 근거는 다양한 자가면역질환을 앓고 있는 사람들에 대한 식물성기반 식단의 위험 감소 효과와 건강상의 이점을 뒷받침한다. 식단은 염증 및 면역 그리고 비만과 강력한 연관성을 가지고 있기 때문이다. 앞서 살펴본 연구들 외에도 식단과 생활습관 중재를 통해 증상을 개선한 더 극적인 사례를 제시하는 수많은 사례 연구가 있다.

중증근무력증

한 사례 연구에 따르면, 여러 질환을 가진 65세의 한 남성 재향군인은 중증의 죽상경화성 심장병, 비만, 자가면역질환인 중증근무력증(myasthenia gravis; 골격근을 약화시키는 신경근육 기능장애 - 역자 주)을 역전시켰다.[213] 이 환자는 자연식물식 식단을 중심으로 하는 15주간의 '심장병 역전 프로그램(Heart Disease Reversal Program, HDRP)'을 실시한 후, 협심증이 완전히 사라지고 총콜레스테롤은 23%(-24㎎/dL) 감소했으며, LDL-콜레스테롤은 42%(-16㎎/dL) 감소했다. 자연식물식 식단을 9개월간 지속한 결과 근골격계 통증이 완전히 사라지고, 체중의 20%(22.7kg)를 감량했으며, 2형당뇨병과 혈당 조절 지표는 미국당뇨병협회의 식단 지침을 따랐을 경우 예상했던 것보다 더 많이 개선됐다.[165] 이 환자는 이전에 두 차례의 심장마비를 겪었고 수술에 따른 중증근무력증 급성 악화(flare-up)를 조절하려고 복용한 약에 의한 혼수상태를 경험한 뒤, 질병을 관리하며 생활할 수 있었다고 보고했다. 그러나 9년 후, 한 재향군인병원에서 에셀스틴(Esselstyn)식 HDRP에 참여하기로 결정했고, 그것이 자신의 생명을 구했다고 말한다. 그 프로그램은 자연식물식 식단 채택, 신체활동 증진 및 스트레스 관리 훈련으로 구성되어 있었다.

1형당뇨병

1형당뇨병은 망막병증, 신장병, 신경병증, 발 합병증, 고혈압을 포함한 영구적인 퇴행과 평생 인슐린 의존성을 유발하는 염증성 자가면역질환이다. 1형당뇨병은 돌이킬 수 없는 질환으로 간주되며 환자의 기대수명은 건강한 비당뇨병 또래들보다 8~13년 정도 짧은 것으로 추정된다.[214] 그럼에도 섬유질이 풍부한 영양 밀도가 높은 식단이 혈당 부하를 조절하고 특히 운동을 겸할 경우 질병 결과를 개선할 수 있음을 보여 주는 강력한 근

거가 있다.[160-162]

한 사례 연구에서는 1형당뇨병의 여러 진행 단계에서 채소, 콩과류, 견과류 및 씨앗, 당도가 낮은 과일에 중점을 둔 영양이 풍부한 식물성기반 식단을 따르기 시작한 3명의 1형당뇨병 환자 사례를 보고했다.[162] 이 사례 보고서는 1형당뇨병 환자들에 있어서 식물성기반 식단이 혈당 조절 및 심혈관 위험인자를 개선하는 잠재력이 있어 인슐린요법을 줄이거나 늦추거나 아예 필요성을 없앨 수 있었음을 보고했다. 연구 결과에 따르면, 자연식물식 식이요법을 일찍 시작할수록 그리고 환자가 젊을수록 1형당뇨병의 진행을 더 많이 역전시키고 베타세포의 추가 파괴를 늦추거나 예방할 가능성이 높다.

3세에 1형당뇨병을 진단받은 후 영양이 풍부한 식물성기반 식이요법을 시작한 한 어린이 환자는 진단 후 최소 3년까지 인슐린요법이 필요하지 않았다. 또한 이 환자는 추적 관찰 기간 동안 자가항체 수치도 꾸준히 감소하였다. 1형당뇨병 진단 후 몇 달 뒤에 식물성기반 식이요법을 시작한 또 다른 어린이 환자는 저용량의 인슐린만 필요했으며 혈당 수치가 더 일관되게 유지되는 양호한 당화혈색소 수치를 보였다. 중증 당뇨병을 가진 45세의 한 남성 환자는 식물성기반 식이요법을 시작한 지 한 달 만에, 인슐린요법을 시작한 이래로 13년 만에 인슐린 요구량을 일일 70~100단위에서 일일 란투스(Lantus; 혈당 강하 작용을 나타내는 인슐린 유사체) 16단위와 식사당 휴마로그(Humalog; 인슐린 주사제) 4단위로 줄일 수 있었다. 그의 C-반응단백질 수치는 4.5㎎/L에서 0.2㎎/L로 감소했다. 이 환자는 규칙적인 운동을 계속했으며, 보고 당시 체중은 67.9kg, 체지방은 약 10~11%였다.

그는 육류, 유제품, 흰 밀가루 식품, 흰쌀, 첨가당, 가공식품 및 튀긴 음식은 대부분 피하고 있어, 식단을 완벽히 조절하지 않아도 질병을 성공적으로 관리하고 있음을 보여 주었다.

이러한 사례들은 식물성기반 식단이 인슐린 감수성 향상, 예측 가능한 혈당 수치, 당뇨병성 신경병증 위험 감소, 신장 보호, 에너지 증가 등 1형 당뇨병을 더 잘 조절하는 데 이점이 있음을 보여 주는 다른 연구 결과들과 일치한다.[159, 161, 215]

루푸스

루푸스는 관절, 피부, 신장, 혈액세포, 뇌, 심장 및 폐 등 인체의 여러 체계에 영향을 미칠 수 있는 염증을 유발하는 자가면역기능장애이다. 루푸스는 진단하기 어려우나 가장 흔한 유형은 전신성 홍반성 루푸스이다. 전신성 홍반성 루푸스 환자의 최대 60%가 신장염을 앓고 있으며 이는 심각한 질병 및 사망을 초래하는 합병증이다.[216]

2019년 골드너(Goldner)는 익히지 않은 잎채소와 십자화과 채소, 오메가-3 고도불포화지방산, 항산화제 및 섬유질이 풍부한 맞춤형 자연식물식 식이요법을 채택한 후 신장염을 포함한 전신성 홍반성 루푸스 증상을 역전시킨 두 환자의 사례 연구를 보고했다.[217] 이 식단에 대한 환자의 순응도를 높이기 위해 골드너는 특정한 자연상태의 식물성 식품을 스무디로 갈아서 충분한 영양소를 섭취할 수 있도록 제안했다. 사례 보고에 따르면, 24세의 한 여성 환자는 이러한 식이요법을 통해 6주 만에 신장 기능(사구체여과율로 측정)이 분당 14ml에서 27ml로 개선되었으며 에너지 및 관절 통증 수준도 상당히 개선되었다. 투석은 더 이상 필요하지 않았고, 예정된 신장 이식을 받지 않아도 되었다. 그녀는 식이요법을 시작하고 5개월 뒤 완전한 관해 상태로 간주되어 모든 약을 줄이게 되었다.

두 번째 사례는 전신성 홍반성 루푸스를 앓고 있던 41세의 남성 환자로, 그는 증상을 조절하기 위해 처음에 팔레오 식단(paleo diet; 수렵과 채집을 하던 구석기 시대의 인류처럼 먹는 식단 - 역자 주)을 시도하며 매일 3~4회 다량의 육류를 섭취하였다. 이로 인해 그의 증세는 급격히 악화되어 신장염이 발생했다. 그는 양측 하지의 부종과 탈모증이 있었고, 사구체여과율은 분당 61ml로 2기 만성신장질환에 해당했다. 그는 이후 스스로 자연식물식 식단을 채택하여 컨디션이 호전되었으나, 하루에 454g의 잎채소 및 십자화과 채소, 과일, 치아씨드 또는 아마씨를 3.8리터의 물과 함께 스무디로 갈아서 먹는 골드너의 식이요법을 채택하면서 회복을 최적화하였다.

두 사례의 환자 모두 익히지 않은 날것의 자연식물식 식단 중재에서 벗어나자 급격한 악화를 보였다. 이는 특정 영양소와 효소의 가용성 및 식품 구조의 변화로 인해 익히지 않은 생영양소를 사용하는 것이 이 질병의 관리 및 역전에 더 큰 이점이 있을 수 있음을 시사한다.

골드너의 두 번째 사례에서 과도한 육류 섭취는 신장 기능의 추가 손실을 가져오는 것으로 나타났으며, 이는 다량의 단백질 섭취, 특히 육류 섭취가 전신성 홍반성 루푸스 관련 신장염에 적절하지 않음을 말해 준다. 환자에게 동물성 단백질 섭취를 늘리라고 조언하는 신장전문의는 이런 점을 재고해야 하며, 대신 항산화제와 섬유질이 풍부한 항염증 식단을 권장할 수 있다.

류마티스 관절염

염증성 자가면역질환인 류마티스 관절염은 염증과 조직 손상을 일으켜 관절을 공격한다. 또한 몸 전체의 다른 조직에 영향을 미치며 폐, 심장, 눈과 같은 장기들에 문제를 일으킬 수 있다.[218] 류마티스 관절염의 구체적인 원인은 아직 알려지지 않았으며, 일차 치료에는 비용이 많이 들고 부작용이 있을 수 있는 약이 포함된다. 한편 몇몇 근거들은 식이 섭취가 류마티스 관절염 증상의 중증도에 영향을 미칠 수 있음을 시사한다. 예컨대, 포화지방은 류마티스 관절염 증상을 악화시키는 것과 관련되나, 단일불포화지방산은 결과를 개선시키는 것으로 나타났다.[87, 129] 또 다른 연구에서는 식이섬유가 류마티스 관절염 진행에 상당한 영향을 미치는 장내 미생물의 다양성을 개선할 수 있다고 보고했다.

한 연구에서는 24명의 류마티스 관절염 환자를 대상으로 4주간 초저지방 비건 식단을 중재한 결과, 증상(관절통, 뻣뻣함, 부종 및 기능; $p<0.001$)이 상당히 개선됨을 발견했다.[156] 이 식단을 통해 환자들은 지방(69%), 단백질(24%), 에너지(22%) 섭취를 줄이고, 탄수화물(55%) 섭취를 크게 늘렸다. 류마티스 관절염 증상의 측정치는 아침뻑뻑함의 지속 시간($p>0.05$)을 제외하고, 모두 유의하게 감소했으며($p<0.05$) 체중도 상당히 감소되었다($P<0.001$). 4주 후 C-반응단백질(-16%, $P>0.05$)과 류마티스 관절염 인자(-10%, $p>0.05$)는 유의하게 감소하지 않은 반면, 적혈구 침강 속도는 변하지 않았다($p>0.05$).[156] 자연식물식 식이요법은 염증과 체중 감소 효과만으로도 류마티스 관절염 및 염증성 질환의 치료법으로 고려할 만한 좋은 도구이다.

결론

앞서 검토한 연구들은 자가면역질환을 통제하고 경우에 따라 역전시킬 수 있는 잠재력을 가진 자연식물식 식단 중재의 가치와 효과를 보여 준다. 의료인이 사용할 수 있는 다른 도구와 비교하여 식이 중재는 저렴하고 부작용이 거의 없으며 건강한 체중 유지, 심혈관 건강 개선, 뇌 기능 향상, 피로 감소 및 생활습관 개선 등의 부가적인 이점이 있다. 자가면역질환자를 대상으로 식물성기반 식단과 다른 식단의 중재 효과를 비교하는 더 철저한 연구와 더 많은 무작위 대조 연구가 필요하다. 결론적으로, 현재까지 여러 연구에서 자연식물식 식단이 자가면역질환의 위험을 낮추고 증상을 개선하는 것으로 보고되었다.

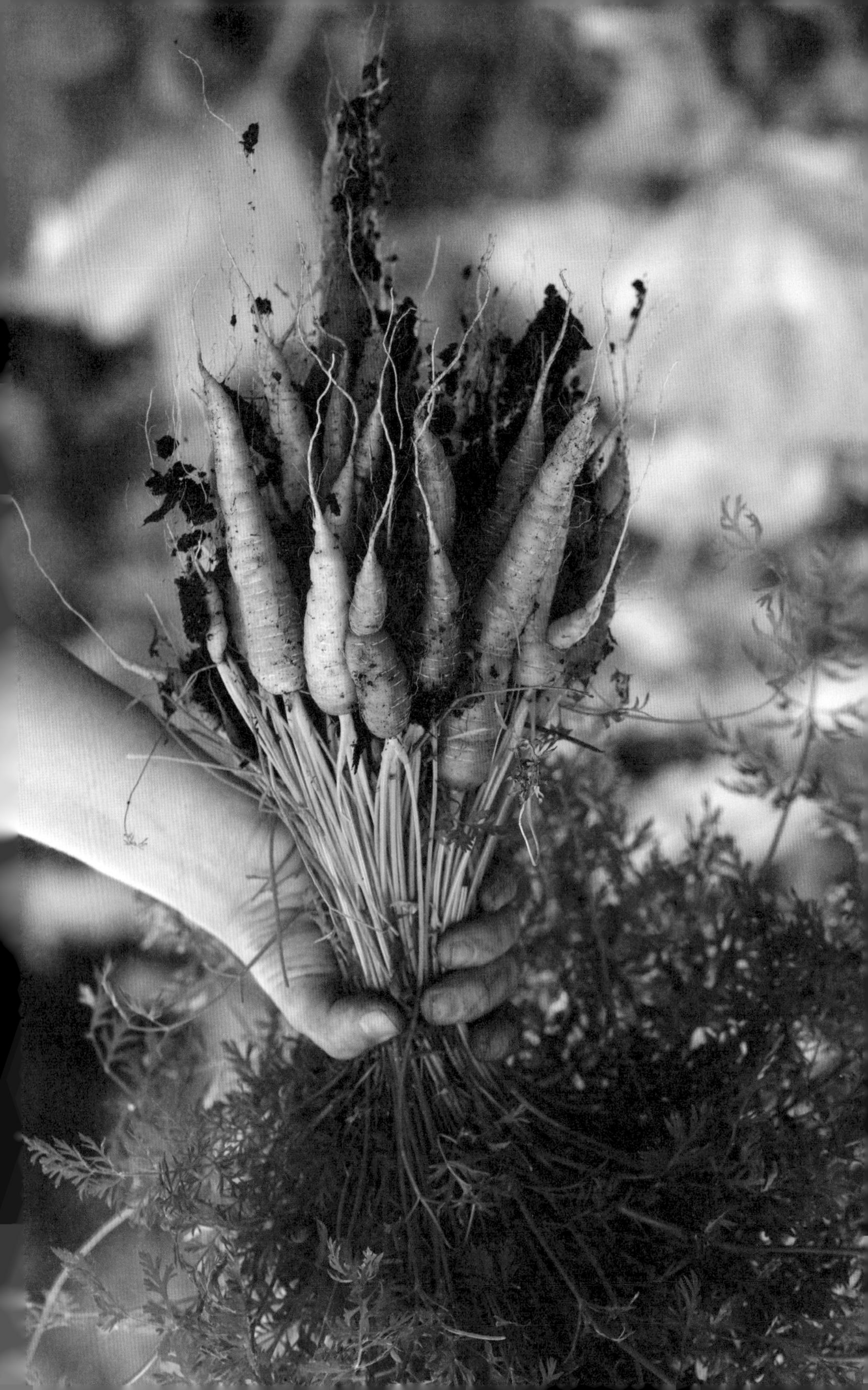

1. American Autoimmune Related Diseases Association, I., There are more than 100 Autoimmune Diseases.

2. University of Michigan Institute for Healthcare Policy and Innovation, 2017. Here's why millennials need to worry about autoimmune diseases. University of Michigan Institute for Healthcare Policy and Innovation, University of Michigan Institute for Healthcare Policy and Innovation.

3. NIH, N.I.o.A. and Infectious Diseases, 2021. Autoimmune Diseases. In: N.I.o. Health (Editor). NIH

4. Foundation, N.S.C., Autoimmune Disease.

5. Research, C.I., 2018. Report reveals the rising rates of autoimmune conditions, British Society for Immunology.

6. Dinse, G.E., Parks, C.G., Weinberg, C.R. et al., 2020. Increasing Prevalence of Antinuclear Antibodies in the United States. Arthritis & Rheumatology, 72(6): 1026-1035.

7. MedlinePlus Autoimmune Diseases, September 30, 2020.. Health Topics., National Institutes of Health U.S. National Library of Medicine..

8. Fairweather, D. and Rose, N., 2004. Women and Autoimmune Diseases. Emerg Infect Dis, 10(11): 2005-2011.

9. American Autoimmune Related Diseases Association, I., Women & Autoimmunity.

10. Manzel, A., Muller, D.N., Hafler, D.A., Erdman, S.E., Linker, R.A. and Kleinewietfeld, M., 2014. Role of "Western diet" in inflammatory autoimmune diseases. Curr Allergy Asthma Rep, 14(1): 404-404.

11. Dominguez-Villar, M. and Hafler, D.A., 2018. Regulatory T cells in autoimmune disease. Nature Immunology, 19(7): 665-673.

12. Ercolini, A.M. and Miller, S.D., 2009. The role of infections in autoimmune disease. Clin Exp Immunol, 155(1): 1-15.

13. Bach, J.F., 2002. The effect of infections on susceptibility to autoimmune and allergic diseases. N Engl J Med, 347(12): 911-920.

14. Bach, J.-F., 2002. The Effect of Infections on Susceptibility to Autoimmune and Allergic Diseases. New England Journal of Medicine, 347(12): 911-920.

15. Cotsapas, C. and Hafler, D.A., 2013. Immune-mediated disease genetics: the shared basis of pathogenesis. Trends Immunol, 34(1): 22-26.

16. Sawcer, S., Hellenthal, G., Pirinen, M. et al., 2011. Genetic risk and a primary role for cell-mediated immune mechanisms in multiple sclerosis. Nature, 476(7359): 214-219.

17. Bogdanos, D.P., Smyk, D.S., Rigopoulou, E.I. et al., 2012. Twin studies in autoimmune disease: genetics, gender and environment. J Autoimmun, 38(2-3): J156-169.

18. Okada, H., Kuhn, C., Feillet, H. and Bach, J.F., 2010. The 'hygiene hypothesis' for autoimmune and

allergic diseases: an update. Clin Exp Immunol, 160(1): 1-9.

19. Rook, G.A., 2012. Hygiene hypothesis and autoimmune diseases. Clin Rev Allergy Immunol, 42(1): 5-15.

20. Cashman, K.D. and Shanahan, F., 2003. Is nutrition an aetiological factor for inflammatory bowel disease? Eur J Gastroenterol Hepatol, 15(6): 607-613.

21. Christ, A., Lauterbach, M. and Latz, E., 2019. Western Diet and the Immune System: An Inflammatory Connection. Immunity, 51(5): 794-811.

22. Poutahidis, T., Kleinewietfeld, M., Smillie, C. et al., 2013. Microbial Reprogramming Inhibits Western Diet-Associated Obesity. PLOS ONE, 8(7): e68596.

23. Procaccini, C., Carbone, F., Galgani, M. et al., 2011. Obesity and susceptibility to autoimmune diseases. Expert Rev Clin Immunol, 7(3): 287-294.

24. Turner-McGrievy, G.M., Wirth, M.D., Shivappa, N. et al., 2015. Randomization to plant-based dietary approaches leads to larger short-term improvements in Dietary Inflammatory Index scores and macronutrient intake compared with diets that contain meat. Nutr Res, 35(2): 97-106.

25. Thia, K.T., Loftus, E.V., Jr., Sandborn, W.J. and Yang, S.K., 2008. An update on the epidemiology of inflammatory bowel disease in Asia. Am J Gastroenterol, 103(12): 3167-3182.

26. Chapman-Kiddell, C.A., Davies, P.S.W., Gillen, L. and Radford-Smith, G.L., 2009. Role of diet in the development of inflammatory bowel disease. Inflammatory Bowel Diseases, 16(1): 137-151.

27. Wahlberg, J., Vaarala, O. and Ludvigsson, J., 2006. Dietary risk factors for the emergence of type 1 diabetes-related autoantibodies in 21/2 year-old Swedish children. Br J Nutr, 95(3): 603-608.

28. Patelarou, E., Girvalaki, C., Brokalaki, H., Patelarou, A., Androulaki, Z. and Vardavas, C., 2012. Current evidence on the associations of breastfeeding, infant formula, and cow's milk introduction with type 1 diabetes mellitus: a systematic review. Nutrition reviews, 70(9): 509-519.

29. Kohil, A., Al-Asmakh, M., Al-Shafai, M. and Terranegra, A., 2020. The Interplay Between Diet and the Epigenome in the Pathogenesis of Type-1 Diabetes. Front Nutr, 7: 612115.

30. Chmiel, R., Beyerlein, A., Knopff, A., Hummel, S., Ziegler, A.G. and Winkler, C., 2015. Early infant feeding and risk of developing islet autoimmunity and type 1 diabetes. Acta Diabetol, 52(3): 621-624.

31. Ziegler, A.G., Schmid, S., Huber, D., Hummel, M. and Bonifacio, E., 2003. Early infant feeding and risk of developing type 1 diabetes-associated autoantibodies. Jama, 290(13): 1721-1728.

32. Norris, J.M., Barriga, K., Klingensmith, G. et al., 2003. Timing of initial cereal exposure in infancy and risk of islet autoimmunity. Jama, 290(13): 1713-1720.

33. Bruttomesso, D. and Tessari, P., 2019. A High-Fiber Diet Decreases Postabsorptive Protein

Turnover but Does Not Alter Insulin Sensitivity in Men with Type 1 Diabetes Mellitus. J Nutr, 149(4): 596-604.

34. Beretta, M.V., Bernaud, F.R., Nascimento, C., Steemburgo, T. and Rodrigues, T.C., 2018. Higher fiber intake is associated with lower blood pressure levels in patients with type 1 diabetes. Arch Endocrinol Metab, 62(1): 47-54.

35. Johnson, R.K., Vanderlinden, L.A., DeFelice, B.C. et al., 2020. Metabolomics-related nutrient patterns at seroconversion and risk of progression to type 1 diabetes. Pediatr Diabetes, 21(7): 1202-1209.

36. Lamb, M.M., Frederiksen, B., Seifert, J.A., Kroehl, M., Rewers, M. and Norris, J.M., 2015. Sugar intake is associated with progression from islet autoimmunity to type 1 diabetes: the Diabetes Autoimmunity Study in the Young. Diabetologia, 58(9): 2027-2034.

37. Khalili, H., Hakansson, N., Chan, S.S. et al., 2020. Adherence to a Mediterranean diet is associated with a lower risk of later-onset Crohn's disease: results from two large prospective cohort studies. Gut, 69(9): 1637-1644.

38. Cucinotta, U., Romano, C. and Dipasquale, V., 2021. Diet and Nutrition in Pediatric Inflammatory Bowel Diseases. Nutrients, 13(2).

39. Piovani, D., Danese, S., Peyrin-Biroulet, L., Nikolopoulos, G.K., Lytras, T. and Bonovas, S., 2019. Environmental Risk Factors for Inflammatory Bowel Diseases: An Umbrella Review of Meta-analyses. Gastroenterology, 157(3): 647-659.e644.

40. Sakamoto, N., Kono, S., Wakai, K. et al., 2005. Dietary risk factors for inflammatory bowel disease: a multicenter case-control study in Japan. Inflamm Bowel Dis, 11(2): 154-163.

41. Narula, N., Wong, E.C.L., Dehghan, M. et al., 2021. Association of ultra-processed food intake with risk of inflammatory bowel disease: prospective cohort study. BMJ, 374: n1554.

42. Chen, Y., Wang, Y. and Shen, J., 2019. Role of environmental factors in the pathogenesis of Crohn's disease: a critical review. Int J Colorectal Dis, 34(12): 2023-2034.

43. Ananthakrishnan, A.N., Khalili, H., Konijeti, G.G. et al., 2013. A prospective study of long-term intake of dietary fiber and risk of Crohn's disease and ulcerative colitis. Gastroenterology, 145(5): 970-977.

44. Gibson, P.R. and Shepherd, S.J., 2005. Personal view: food for thought-western lifestyle and susceptibility to Crohn's disease. The FODMAP hypothesis. Aliment Pharmacol Ther, 21(12): 1399-1409.

45. Milajerdi, A., Ebrahimi-Daryani, N., Dieleman, L.A., Larijani, B. and Esmaillzadeh, A., 2021. Association of Dietary Fiber, Fruit, and Vegetable Consumption with Risk of Inflammatory Bowel Disease: A Systematic Review and Meta-Analysis. Adv Nutr, 12(3): 735-743.

46. Tayyem, R.F., Qalqili, T.R., Ajeen, R. and Rayyan, Y.M., 2021. Dietary Patterns and the Risk of Inflammatory Bowel Disease: Findings from a Case-Control Study. Nutrients, 13(6).

47. Owczarek, D., Rodacki, T., Domagala-Rodacka, R., Cibor, D. and Mach, T., 2016. Diet and

nutritional factors in inflammatory bowel diseases. World journal of gastroenterology, 22(3): 895-905.

48. Andersen, V., Olsen, A., Carbonnel, F., Tjonneland, A. and Vogel, U., 2012. Diet and risk of inflammatory bowel disease. Dig Liver Dis, 44(3): 185-194.

49. El Mouzan, M.I., Al Mofarreh, M.A., Al Sarkhy, A.A., Assiri, A.M. and Hamed, Y.M., 2017. Pre-illness diet as risk factor in pediatric inflammatory bowel disease in Saudi Arabia. Saudi J Gastroenterol, 23(5): 287-290.

50. Pattison, D.J., Symmons, D.P., Lunt, M. et al., 2004. Dietary risk factors for the development of inflammatory polyarthritis: evidence for a role of high level of red meat consumption. Arthritis Rheum, 50(12): 3804-3812.

51. Jin, J., Li, J., Gan, Y. et al., 2021. Red meat intake is associated with early onset of rheumatoid arthritis: a cross-sectional study. Scientific reports, 11(1): 5681-5681.

52. Gioia, C., Lucchino, B., Tarsitano, M.G., Iannuccelli, C. and Di Franco, M., 2020. Dietary Habits and Nutrition in Rheumatoid Arthritis: Can Diet Influence Disease Development and Clinical Manifestations? Nutrients, 12(5): 1456.

53. Scrivo, R., Massaro, L., Barbati, C. et al., 2017. The role of dietary sodium intake on the modulation of T helper 17 cells and regulatory T cells in patients with rheumatoid arthritis and systemic lupus erythematosus. PloS one, 12(9): e0184449-e0184449.

54. Jung, S.M., Kim, Y., Kim, J. et al., 2019. Sodium Chloride Aggravates Arthritis via Th17 Polarization. Yonsei medical journal, 60(1): 88-97.

55. Sharif, K., Amital, H. and Shoenfeld, Y., 2018. The role of dietary sodium in autoimmune diseases: The salty truth. Autoimmun Rev, 17(11): 1069-1073.

56. Lu, B., Hiraki, L.T., Sparks, J.A. et al., 2014. Being overweight or obese and risk of developing rheumatoid arthritis among women: a prospective cohort study. Ann Rheum Dis, 73(11): 1914-1922.

57. Ljung, L. and Rantapää-Dahlqvist, S., 2016. Abdominal obesity, gender and the risk of rheumatoid arthritis - a nested case-control study. Arthritis Res Ther, 18(1): 277.

58. Ohno, T., Aune, D. and Heath, A.K., 2020. Adiposity and the risk of rheumatoid arthritis: a systematic review and meta-analysis of cohort studies. Scientific reports, 10(1): 16006-16006.

59. Di Giuseppe, D., Crippa, A., Orsini, N. and Wolk, A., 2014. Fish consumption and risk of rheumatoid arthritis: a dose-response meta-analysis. Arthritis research & therapy, 16(5): 446-446.

60. Cheng, W.W., Zhu, Q. and Zhang, H.Y., 2019. Mineral Nutrition and the Risk of Chronic Diseases: A Mendelian Randomization Study. Nutrients, 11(2).

61. Nag, N. and Jelinek, G.A., 2019. A Narrative Review of Lifestyle Factors Associated with Parkinson's Disease Risk and Progression. Neurodegener Dis, 19(2): 51-59.

62. Boulos, C., Yaghi, N., El Hayeck, R., Heraoui, G.N. and Fakhoury-Sayegh, N., 2019. Nutritional Risk Factors, Microbiota and Parkinson's Disease: What Is the Current Evidence? Nutrients, 11(8).

63. Agranoff, B.W. and Goldberg, D., 1974. Diet and the geographical distribution of multiple sclerosis. Lancet, 2(7888): 1061-1066.

64. Riccio, P. and Rossano, R., 2015. Nutrition facts in multiple sclerosis. ASN Neuro, 7(1).

65. Esparza, M.L., Sasaki, S. and Kesteloot, H., 1995. Nutrition, latitude, and multiple sclerosis mortality: an ecologic study. Am J Epidemiol, 142(7): 733-737.

66. Lauer, K., 1994. The risk of multiple sclerosis in the U.S.A. in relation to sociogeographic features: a factor-analytic study. J Clin Epidemiol.

67. Munger, K.L., Chitnis, T. and Ascherio, A., 2009. Body size and risk of MS in two cohorts of US women. Neurology, 73(19): 1543-1550.

68. Hedström, A.K., Olsson, T. and Alfredsson, L., 2012. High body mass index before age 20 is associated with increased risk for multiple sclerosis in both men and women. Mult Scler, 18(9): 1334-1336.

69. Paavola, S., Lindfors, K., Kivela, L. et al., 2021. Presence of high-risk HLA genotype is the most important individual risk factor for coeliac disease among at-risk relatives. Aliment Pharmacol Ther.

70. Lionetti, E., Castellaneta, S., Francavilla, R. et al., 2014. Introduction of gluten, HLA status, and the risk of celiac disease in children. N Engl J Med, 371(14): 1295-1303.

71. Mohan, M., Okeoma, C.M. and Sestak, K., 2020. Dietary Gluten and Neurodegeneration: A Case for Preclinical Studies. International journal of molecular sciences, 21(15): 5407.

72. Bibbò, S., Pes, G.M. and Dore, M.P., 2020. [Coeliac disease from pathogenesis to clinical practice: current concepts.]. Recenti Prog Med, 111(2): 91-101.

73. Mu, Q., Zhang, H. and Luo, X.M., 2015. SLE: Another Autoimmune Disorder Influenced by Microbes and Diet? Front Immunol, 6: 608.

74. Vieira, S.M., Pagovich, O.E. and Kriegel, M.A., 2014. Diet, microbiota and autoimmune diseases. Lupus, 23(6): 518-526.

75. Carvalho, C., Marinho, A., Leal, B. et al., 2015. Association between vitamin D receptor (VDR) gene polymorphisms and systemic lupus erythematosus in Portuguese patients. Lupus, 24(8): 846-853.

76. Liao, X., Ren, J., Wei, C.H. et al., 2015. Paradoxical effects of all-trans-retinoic acid on lupus-like disease in the MRL/lpr mouse model. PLoS One, 10(3): e0118176.

77. Kinoshita, K., Kishimoto, K., Shimazu, H. et al., 2010. Successful treatment with retinoids in patients with lupus nephritis. Am J Kidney Dis, 55(2): 344-347.

78. Kinoshita, K. and Funauchi, M., 2012. [Therapeutic effect of retinoic acid in lupus nephritis].

Nihon Rinsho Meneki Gakkai Kaishi, 35(1): 1-7.

79. Cuervo, A., Hevia, A., López, P. et al., 2015. Association of polyphenols from oranges and apples with specific intestinal microorganisms in systemic lupus erythematosus patients. Nutrients, 7(2): 1301-1317.

80. Korovesi, A., Dalamaga, M., Kotopouli, M. and Papadavid, E., 2019. Adherence to the Mediterranean diet is independently associated with psoriasis risk, severity, and quality of life: a cross-sectional observational study. Int J Dermatol, 58(9): e164-e165.

81. Zeng, J., Luo, S., Huang, Y. and Lu, Q., 2017. Critical role of environmental factors in the pathogenesis of psoriasis. J Dermatol, 44(8): 863-872.

82. Macklis, P., Adams, K.M., Li, D. et al., 2019. The impacts of oral health symptoms, hygiene, and diet on the development and severity of psoriasis. Dermatol Online J, 25(7).

83. Barrea, L., Nappi, F., Di Somma, C. et al., 2016. Environmental Risk Factors in Psoriasis: The Point of View of the Nutritionist. International journal of environmental research and public health, 13(7): 743.

84. Margetts, B.M. and Jackson, A.A., 1993. Interactions between people's diet and their smoking habits: the dietary and nutritional survey of British adults. Bmj, 307(6916): 1381-1384.

85. Larkin, F.A., Basiotis, P.P., Riddick, H.A., Sykes, K.E. and Pao, E.M., 1990. Dietary patterns of women smokers and non-smokers. J Am Diet Assoc, 90(2): 230-237.

86. Holmberg, H., Wahlberg, J., Vaarala, O. and Ludvigsson, J., 2007. Short duration of breast-feeding as a risk-factor for beta-cell autoantibodies in 5-year-old children from the general population. Br J Nutr, 97(1): 111-116.

87. Miglio, C., Peluso, I., Raguzzini, A. et al., 2013. Antioxidant and inflammatory response following high-fat meal consumption in overweight subjects. Eur J Nutr, 52(3): 1107-1114.

88. Borges, M.C., Santos Fde, M., Telles, R.W., Correia, M.I. and Lanna, C.C., 2014. [Polyunsaturated omega-3 fatty acids and systemic lupus erythematosus: what do we know?]. Rev Bras Reumatol, 54(6): 459-466.

89. Halade, G.V., Rahman, M.M., Bhattacharya, A., Barnes, J.L., Chandrasekar, B. and Fernandes, G., 2010. Docosahexaenoic acid-enriched fish oil attenuates kidney disease and prolongs median and maximal life span of autoimmune lupus-prone mice. J Immunol, 184(9): 5280-5286.

90. Klack, K., Bonfa, E. and Borba Neto, E.F., 2012. Diet and nutritional aspects in systemic lupus erythematosus. Rev Bras Reumatol, 52(3): 384-408.

91. U.S. Department of Agriculture, Food Surveys Research Group, 2020. FoodData central. In: U.A.R. Service. (Editor), Beltsville Human Nutrition Research Center, Beltsville, MD.

92. Philippou, E. and Nikiphorou, E., 2018. Are we really what we eat? Nutrition and its role in the onset of rheumatoid arthritis. Autoimmunity Reviews, 17(11): 1074-1077.

93. Chiba, M., Ishii, H. and Komatsu, M., 2019. Recommendation of plant-based diets for

inflammatory bowel disease. Transl Pediatr, 8(1): 23-27.

94. Benito-Garcia, E., Feskanich, D., Hu, F.B., Mandl, L.A. and Karlson, E.W., 2007. Protein, iron, and meat consumption and risk for rheumatoid arthritis: a prospective cohort study. Arthritis Research & Therapy, 9(1): R16.

95. Pocovi-Gerardino, G., Correa-Rodríguez, M., Callejas-Rubio, J.L. et al., 2021. Beneficial effect of Mediterranean diet on disease activity and cardiovascular risk in systemic lupus erythematosus patients: a cross-sectional study. Rheumatology (Oxford), 60(1): 160-169.

96. Swank, R.L. and Bourdillon, R.B., 1960. Multiple sclerosis: assessment of treatment with a modified low-fat diet. J Nerv Ment Dis, 131: 468-488.

97. Stancic, S., 2018. From Infectious Diseases to Lifestyle Medicine: My Personal Journey. American journal of lifestyle medicine, 12(5): 428-431.

98. Yadav, V., Marracci, G., Kim, E. et al., 2014. Effects of a Low Fat Plant Based Diet in Multiple Sclerosis (MS): Results of a 1- Year Long Randomized Controlled (RC) Study (P6.152). Neurology, 82(10 Supplement): P6.152.

99. Virtanen, S.M., Niinistö, S., Nevalainen, J. et al., 2010. Serum fatty acids and risk of advanced beta-cell autoimmunity: a nested case-control study among children with HLA-conferred susceptibility to type I diabetes. European journal of clinical nutrition, 64(8): 792-799.

100. Wahlberg, J., Vaarala, O., Ludvigsson, J. and group, A.B.-s., 2006. Dietary risk factors for the emergence of type 1 diabetes-related autoantibodies in 21/2 year-old Swedish children. Br J Nutr, 95(3): 603-608.

101. Dahl-Jørgensen, K., Joner, G. and Hanssen, K.F., 1991. Relationship between cows' milk consumption and incidence of IDDM in childhood. Diabetes Care, 14(11): 1081-1083.

102. Delgado-Aros, S., Locke, G.R., 3rd, Camilleri, M. et al., 2004. Obesity is associated with increased risk of gastrointestinal symptoms: a population-based study. Am J Gastroenterol, 99(9): 1801-1806.

103. Tonstad, S., Butler, T., Yan, R. and Fraser, G.E., 2009. Type of vegetarian diet, body weight, and prevalence of type 2 diabetes. Diabetes Care, 32(5): 791-796.

104. Ambika Satija, S.N.B.E.B.R.D.S.S.E.C.L.B.W.C.W.J.E.M.Q.S.F.B.H., 2014. Plant-Based Dietary Patterns and Incidence of Type 2 Diabetes in US Men and Women: Results from Three Prospective Cohort Studies. PLoS medicine.

105. Chiu, Y.F., Hsu, C.C., Chiu, T.H. et al., 2015. Cross-sectional and longitudinal comparisons of metabolic profiles between vegetarian and non-vegetarian subjects: a matched cohort study. Br J Nutr, 114(8): 1313-1320.

106. Lambert, K., Pappas, D., Miglioretto, C. et al., 2021. Systematic review with meta-analysis: dietary intake in adults with inflammatory bowel disease. Aliment Pharmacol Ther.

107. Calabrese, C.M., Valentini, A. and Calabrese, G., 2020. Gut Microbiota and Type 1 Diabetes Mellitus: The Effect of Mediterranean Diet. Front Nutr, 7: 612773.

108. Zhou, Y.Q., Xu, R.Y. and Wan, Y.P., 2019. The role of dietary factors in inflammatory bowel diseases: New perspectives. J Dig Dis, 20(1): 11-17.

109. Jordan, S., Tung, N., Casanova-Acebes, M. et al., 2019. Dietary Intake Regulates the Circulating Inflammatory Monocyte Pool. Cell, 178(5): 1102-1114.e1117.

110. Ko, S.H., Chi, C.C., Yeh, M.L., Wang, S.H., Tsai, Y.S. and Hsu, M.Y., 2019. Lifestyle changes for treating psoriasis. Cochrane Database Syst Rev, 7(7): CD011972.

111. Khanna, S., Jaiswal, K.S. and Gupta, B., 2017. Managing Rheumatoid Arthritis with Dietary Interventions. Frontiers in Nutrition, 4(52).

112. Sandefur, K., Kahleova, H., Desmond, A.N., Elfrink, E. and Barnard, N.D., 2019. Crohn's Disease Remission with a Plant-Based Diet: A Case Report. Nutrients, 11(6): 1385.

113. Hanninen, Kaartinen, K., Rauma, A.L. et al., 2000. Antioxidants in vegan diet and rheumatic disorders. Toxicology, 155(1-3): 45-53.

114. Islam, M.A., Khandker, S.S., Kotyla, P.J. and Hassan, R., 2020. Immunomodulatory Effects of Diet and Nutrients in Systemic Lupus Erythematosus (SLE): A Systematic Review. Front Immunol, 11: 1477.

115. Khanna, S., Jaiswal, K.S. and Gupta, B., 2017. Managing Rheumatoid Arthritis with Dietary Interventions. Front Nutr, 4(52): 52.

116. Shakoor, H., Feehan, J., Apostolopoulos, V. et al., 2021. Immunomodulatory Effects of Dietary Polyphenols. Nutrients, 13(3).

117. Alwarith, J., Kahleova, H., Rembert, E. et al., 2019. Nutrition Interventions in Rheumatoid Arthritis: The Potential Use of Plant-Based Diets. A Review. Front Nutr, 6(141).

118. Meydani, S.N., Guo, W., Han, S.N. and Wu, D., 2020. Chapter 30 - Nutrition and autoimmune diseases. In: B.P. Marriott, D.F. Birt, V.A. Stallings and A.A. Yates (Editors), Present Knowledge in Nutrition (Eleventh Edition). Academic Press, pp. 549-568.

119. Nelson, J., Sjoblom, H., Gjertsson, I., Ulven, S.M., Lindqvist, H.M. and Barebring, L., 2020. Do Interventions with Diet or Dietary Supplements Reduce the Disease Activity Score in Rheumatoid Arthritis? A Systematic Review of Randomized Controlled Trials. Nutrients, 12(10).

120. David, L.A., Maurice, C.F., Carmody, R.N. et al., 2014. Diet rapidly and reproducibly alters the human gut microbiome. Nature, 505(7484): 559-563.

121. Peltonen, R., Nenonen, M., Helve, T., Hänninen, O., Toivanen, P. and Eerola, E., 1997. Faecal microbial flora and disease activity in rheumatoid arthritis during a vegan diet. Br J Rheumatol, 36(1): 64-68.

122. Hosseini, B., Berthon, B.S., Saedisomeolia, A. et al., 2018. Effects of fruit and vegetable consumption on inflammatory biomarkers and immune cell populations: a systematic literature review and meta-analysis. Am J Clin Nutr, 108(1): 136-155.

123. Serra-Majem, L., Roman, B. and Estruch, R., 2006. Scientific evidence of interventions using the Mediterranean diet: a systematic review. Nutrition reviews, 64(2 Pt 2): S27-47.

124. Hanninen, O., Rauma, A.L., Kaartinen, K. and Nenonen, M., 1999. Vegan diet in physiological health promotion. Acta Physiol Hung, 86(3-4): 171-180.

125. Luong, R., Ribeiro, R.V., Cunningham, J., Chen, S. and Hirani, V., 2021. The short- and long-term effects of dietary patterns on cardiometabolic health in adults aged 65 years or older: a systematic review. Nutrition reviews.

126. Toh, D.W.K., Koh, E.S. and Kim, J.E., 2020. Incorporating healthy dietary changes in addition to an increase in fruit and vegetable intake further improves the status of cardiovascular disease risk factors: A systematic review, meta-regression, and meta-analysis of randomized controlled trials. Nutrition reviews, 78(7): 532-545.

127. Koutras, Y., Chrysostomou, S., Poulimeneas, D. and Yannakoulia, M., 2021. Examining the associations between a posteriori dietary patterns and obesity indexes: Systematic review of observational studies. Nutr Health: 2601060211020975.

128. Rafie, N., Golpour Hamedani, S., Barak, F., Safavi, S.M. and Miraghajani, M., 2017. Dietary patterns, food groups and telomere length: a systematic review of current studies. European journal of clinical nutrition, 71(2): 151-158.

129. Elkan, A.C., Sjöberg, B., Kolsrud, B., Ringertz, B., Hafström, I. and Frostegård, J., 2008. Gluten-free vegan diet induces decreased LDL and oxidized LDL levels and raised atheroprotective natural antibodies against phosphorylcholine in patients with rheumatoid arthritis: a randomized study. Arthritis Res Ther, 10(2): R34.

130. Al Theyab, A., Almutairi, T., Al-Suwaidi, A.M., Bendriss, G., McVeigh, C. and Chaari, A., 2020. Epigenetic Effects of Gut Metabolites: Exploring the Path of Dietary Prevention of Type 1 Diabetes. Front Nutr, 7: 563605

131. Nenonen, M.T., Helve, T.A., Rauma, A.L. and Hänninen, O.O., 1998. Uncooked, lactobacilli-rich, vegan food and rheumatoid arthritis. Br J Rheumatol, 37(3): 274-281.

132. Patnode, C.D., Evans, C.V., Senger, C.A., Redmond, N. and Lin, J.S., 2017. U.S. Preventive Services Task Force Evidence Syntheses, formerly Systematic Evidence Reviews, Behavioral Counseling to Promote a Healthful Diet and Physical Activity for Cardiovascular Disease Prevention in Adults Without Known Cardiovascular Disease Risk Factors: Updated Systematic Review for the U.S. Preventive Services Task Force. U.S. Preventive Services Task Force Evidence Syntheses, formerly Systematic Evidence Reviews. Agency for Healthcare Research and Quality (US), Rockville (MD).

133. Nour, M., Chen, J. and Allman-Farinelli, M., 2016. Efficacy and External Validity of Electronic and Mobile Phone-Based Interventions Promoting Vegetable Intake in Young Adults: Systematic Review and Meta-Analysis. J Med Internet Res, 18(4): e58.

134. Vanzella, L.M., Rouse, V., Ajwani, F. et al., 2021. Barriers and facilitators to participant adherence of dietary recommendations within comprehensive cardiac rehabilitation programmes: a systematic review. Public Health Nutr: 1-17.

135. Duan, L., Rao, X. and Sigdel, K.R., 2019. Regulation of Inflammation in Autoimmune Disease. Journal of immunology research, 2019: 7403796-7403796.

136. Galland, L., 2010. Diet and Inflammation. Nutrition in Clinical Practice, 25(6): 634-640.

137. Fujita, A., Hashimoto, Y., Nakahara, K., Tanaka, T., Okuda, T. and Koda, M., 1999. [Effects of a low calorie vegan diet on disease activity and general conditions in patients with rheumatoid arthritis]. Rinsho Byori, 47(6): 554-560.

138. Haugen, M.A., Kjeldsen-Kragh, J., Skakkebaek, N. et al., 1993. The influence of fast and vegetarian diet on parameters of nutritional status in patients with rheumatoid arthritis. Clin Rheumatol, 12(1): 62-69.

139. Kaulmann, A. and Bohn, T., 2014. Carotenoids, inflammation, and oxidative stress—implications of cellular signaling pathways and relation to chronic disease prevention. Nutrition Research, 34(11): 907-929.

140. Li, K., Huang, T., Zheng, J., Wu, K. and Li, D., 2014. Effect of marine-derived n-3 polyunsaturated fatty acids on C-reactive protein, interleukin 6 and tumor necrosis factor α: a meta-analysis. PLoS One, 9(2): e88103.

141. Schwab, J.M. and Serhan, C.N., 2006. Lipoxins and new lipid mediators in the resolution of inflammation. Current opinion in pharmacology, 6(4): 414-420.

142. de Medeiros, M.C.S., Medeiros, J.C.A., de Medeiros, H.J., Leitão, J. and Knackfuss, M.I., 2019. Dietary intervention and health in patients with systemic lupus erythematosus: A systematic review of the evidence. Critical reviews in food science and nutrition, 59(16): 2666-2673.

143. Aparicio-Soto, M., Sánchez-Hidalgo, M. and Alarcón-de-la-Lastra, C., 2017. An update on diet and nutritional factors in systemic lupus erythematosus management. Nutr Res Rev, 30(1): 118-137.

144. Lightfoot, Y.L., Blanco, L.P. and Kaplan, M.J., 2017. Metabolic abnormalities and oxidative stress in lupus. Current opinion in rheumatology, 29(5): 442-449.

145. Patterson, E., Wall, R., Fitzgerald, G.F., Ross, R.P. and Stanton, C., 2012. Health implications of high dietary omega-6 polyunsaturated Fatty acids. J Nutr Metab, 2012: 539426.

146. Luckey, D., Gomez, A., Murray, J., White, B. and Taneja, V., 2013. Bugs & us: the role of the gut in autoimmunity. The Indian journal of medical research, 138(5): 732-743.

147. Taneja, V., 2014. Arthritis susceptibility and the gut microbiome. FEBS Lett, 588(22): 4244-4249.

148. Vaahtovuo, J., Munukka, E., Korkeamäki, M., Luukkainen, R. and Toivanen, P., 2008. Fecal microbiota in early rheumatoid arthritis. J Rheumatol, 35(8): 1500-1505.

149. Horta-Baas, G., Romero-Figueroa, M.D.S., Montiel-Jarquín, A.J., Pizano-Zárate, M.L., García-Mena, J. and Ramírez-Durán, N., 2017. Intestinal Dysbiosis and Rheumatoid Arthritis: A Link between Gut Microbiota and the Pathogenesis of Rheumatoid Arthritis. J Immunol Res, 2017: 4835189.

150. Brown, K., DeCoffe, D., Molcan, E. and Gibson, D.L., 2012. Diet-induced dysbiosis of the intestinal microbiota and the effects on immunity and disease. Nutrients, 4(8): 1095-1119.

151. Ferber, I.A., Brocke, S., Taylor-Edwards, C. et al., 1996. Mice with a disrupted IFN-gamma gene are susceptible to the induction of experimental autoimmune encephalomyelitis (EAE). J Immunol, 156(1): 5-7.

152. Bettelli, E., Sullivan, B., Szabo, S.J., Sobel, R.A., Glimcher, L.H. and Kuchroo, V.K., 2004. Loss of T-bet, but not STAT1, prevents the development of experimental autoimmune encephalomyelitis. J Exp Med, 200(1): 79-87.

153. Aldars-Garcia, L., Chaparro, M. and Gisbert, J.P., 2021. Systematic Review: The Gut Microbiome and Its Potential Clinical Application in Inflammatory Bowel Disease. Microorganisms, 9(5).

154. Li, R., Meng, X., Chen, B., Zhao, L. and Zhang, X., 2021. Gut Microbiota in Lupus: a Butterfly Effect? Curr Rheumatol Rep, 23(4): 27.

155. Pendyala, S., Walker, J.M. and Holt, P.R., 2012. A high-fat diet is associated with endotoxemia that originates from the gut. Gastroenterology, 142(5): 1100-1101.e1102.

156. McDougall, J., Bruce, B., Spiller, G., Westerdahl, J. and McDougall, M., 2002. Effects of a very low-fat, vegan diet in subjects with rheumatoid arthritis. J Altern Complement Med, 8(1): 71-75.

157. Simpson, H.L. and Campbell, B.J., 2015. Review article: dietary fibre-microbiota interactions. Aliment Pharmacol Ther, 42(2): 158-179.

158. Byng-Maddick, R. and Ehrenstein, M.R., 2015. The impact of biological therapy on regulatory T cells in rheumatoid arthritis. Rheumatology (Oxford), 54(5): 768-775.

159. Livingstone, S.J., Levin, D., Looker, H.C. et al., 2015. Estimated life expectancy in a Scottish cohort with type 1 diabetes, 2008-2010. Jama, 313(1): 37-44.

160. Chowdhury, B.R., 2019. Reversal of type 1 diabetes using plant-based diet: A case study. Biomedical Research, 30(3).

161. Nansel, T.R., Lipsky, L.M. and Liu, A., 2016. Greater diet quality is associated with more optimal glycemic control in a longitudinal study of youth with type 1 diabetes. The American journal of clinical nutrition, 104(1): 81-87.

162. Joel H. Fuhrman, M., PC, and Deana M. Ferreri, P., 2019. Treatment and Remission of Symptoms in Type 1 Diabetes with a Nutrient-Dense, Plant-Rich (NDPR) Diet: Case Studies. International Journal of Disease Reversal and Prevention.

163. Shang, X., Scott, D., Hodge, A.M. et al., 2016. Dietary protein intake and risk of type 2 diabetes: results from the Melbourne Collaborative Cohort Study and a meta-analysis of prospective studies. The American journal of clinical nutrition, 104(5): 1352-1365.

164. Virtanen, H.E.K., Koskinen, T.T., Voutilainen, S. et al., 2017. Intake of different dietary proteins and risk of type 2 diabetes in men: the Kuopio Ischaemic Heart Disease Risk Factor Study. Br J Nutr, 117(6): 882-893.

165. Barnard, N.D., Cohen, J., Jenkins, D.J. et al., 2009. A low-fat vegan diet and a conventional diabetes diet in the treatment of type 2 diabetes: a randomized, controlled, 74-wk clinical trial. The American journal of clinical nutrition, 89(5): 1588S-1596S.

166. Jenkins, D.J., Popovich, D.G., Kendall, C.W. et al., 1997. Effect of a diet high in vegetables, fruit, and nuts on serum lipids. Metabolism, 46(5): 530-537.

167. Dong, J.Y., Xun, P., He, K. and Qin, L.Q., 2011. Magnesium intake and risk of type 2 diabetes: meta-analysis of prospective cohort studies. Diabetes Care, 34(9): 2116-2122.

168. Zheng, Y., Li, Y., Qi, Q. et al., 2016. Cumulative consumption of branched-chain amino acids and incidence of type 2 diabetes. Int J Epidemiol, 45(5): 1482-1492.

169. Mancini, F.R., Affret, A., Dow, C. et al., 2018. Dietary antioxidant capacity and risk of type 2 diabetes in the large prospective E3N-EPIC cohort. Diabetologia, 61(2): 308-316.

170. Ball, M.J. and Bartlett, M.A., 1999. Dietary intake and iron status of Australian vegetarian women. The American journal of clinical nutrition, 70(3): 353-358.

171. Jenkins, D.J., Kendall, C.W., Marchie, A. et al., 2003. Type 2 diabetes and the vegetarian diet. The American journal of clinical nutrition, 78(3 Suppl): 610s-616s.

172. Basson, A.R., Chen, C., Sagl, F. et al., 2020. Regulation of Intestinal Inflammation by Dietary Fats. Front Immunol, 11: 604989.

173. Swank, R.L., Lerstad, O., Strøm, A. and Backer, J., 1952. Multiple Sclerosis in Rural Norway. New England Journal of Medicine, 246(19): 721-728.

174. Philippou, E., Petersson, S.D., Rodomar, C. and Nikiphorou, E., 2020. Rheumatoid arthritis and dietary interventions: systematic review of clinical trials. Nutr Rev.

175. Ajabnoor, S.M., Thorpe, G., Abdelhamid, A. and Hooper, L., 2021. Long-term effects of increasing omega-3, omega-6 and total polyunsaturated fats on inflammatory bowel disease and markers of inflammation: a systematic review and meta-analysis of randomized controlled trials. Eur J Nutr, 60(5): 2293-2316.

176. Abbas, M., Saeed, F., Anjum, F.M. et al., 2017. Natural polyphenols: An overview. International Journal of Food Properties, 20(8): 1689-1699.

177. Bayat, P., Farshchi, M., Yousefian, M., Mahmoudi, M. and Yazdian-Robati, R., 2021. Flavonoids, the compounds with anti-inflammatory and immunomodulatory properties, as promising tools in multiple sclerosis (MS) therapy: A systematic review of preclinical evidence. Int Immunopharmacol, 95: 107562.

178. Natter, S., Granditsch, G., Reichel, G.L. et al., 2001. IgA cross-reactivity between a nuclear autoantigen and wheat proteins suggests molecular mimicry as a possible pathomechanism in celiac disease. Eur J Immunol, 31(3): 918-928.

179. Fasano, A., 2006. Systemic autoimmune disorders in celiac disease. Current Opinion in Gastroenterology, 22(6).

180. Bethune, M.T. and Khosla, C., 2008. Parallels between pathogens and gluten peptides in celiac sprue. PLoS Pathog, 4(2): e34-e34.

181. McDougall, J., Bruce, B., Spiller, G., Westerdahl, J. and McDougall, M., 2002. Effects of a very low-fat, vegan diet in subjects with rheumatoid arthritis. The Journal of Alternative & Complementary Medicine, 8(1): 71-75.

182. Kjeldsen-Kragh, J., Borchgrevink, C., Laerum, E. et al., 1991. Controlled trial of fasting and one-year vegetarian diet in rheumatoid arthritis. The Lancet, 338(8772): 899-902.

183. Simpson, H.L. and Campbell, B.J., 2015. Review article: dietary fibre–microbiota interactions. Alimentary Pharmacology & Therapeutics, 42(2): 158-179.

184. Tannahill, G., Curtis, A., Adamik, J. et al., 2013. Succinate is an inflammatory signal that induces IL-1β through HIF-1α. Nature, 496(7444): 238-242.

185. Roberts, C.L., Keita, Å.V., Duncan, S.H. et al., 2010. Translocation of Crohn's disease Escherichia coli across M-cells: contrasting effects of soluble plant fibres and emulsifiers. Gut, 59(10): 1331-1339.

186. Schreiner, P., Martinho-Grueber, M., Studerus, D., Vavricka, S.R., Tilg, H. and Biedermann, L., 2020. Nutrition in inflammatory bowel disease. Digestion, 101(1): 120-135.

187. Brown, A.C., Rampertab, S.D. and Mullin, G.E., 2011. Existing dietary guidelines for Crohn's disease and ulcerative colitis. Expert Rev Gastroenterol Hepatol, 5(3): 411-425.

188. Hallajzadeh, J., Safiri, S., Mansournia, M.A. et al., 2017. Metabolic syndrome and its components among rheumatoid arthritis patients: A comprehensive updated systematic review and meta-analysis. PLoS One, 12(3): e0170361.

189. Lupoli, R., Pizzicato, P., Scalera, A. et al., 2016. Impact of body weight on the achievement of minimal disease activity in patients with rheumatic diseases: a systematic review and meta-analysis. Arthritis Res Ther, 18(1): 297.

190. Ford, A.R., Siegel, M., Bagel, J. et al., 2018. Dietary Recommendations for Adults With Psoriasis or Psoriatic Arthritis From the Medical Board of the National Psoriasis Foundation: A Systematic Review. JAMA Dermatol, 154(8): 934-950.

191. Zuccotti, E., Oliveri, M., Girometta, C. et al., 2018. Nutritional strategies for psoriasis: current scientific evidence in clinical trials. Eur Rev Med Pharmacol Sci, 22(23): 8537-8551.

192. Tonstad, S., Butler, T., Yan, R. and Fraser, G.E., 2009. Type of vegetarian diet, body weight, and prevalence of type 2 diabetes. Diabetes care, 32(5): 791-796.

193. Jakše, B., Pinter, S., Jakše, B., Bučar Pajek, M. and Pajek, J., 2017. Effects of an Ad Libitum Consumed Low-Fat Plant-Based Diet Supplemented with Plant-Based Meal Replacements on Body Composition Indices. Biomed Res Int, 2017: 9626390.

194. McDougall, J., Thomas, L.E., McDougall, C. et al., 2014. Effects of 7 days on an ad libitum low-fat vegan diet: the McDougall Program cohort. Nutr J, 13: 99.

195. Turner-McGrievy, G.M., Davidson, C.R., Wingard, E.E., Wilcox, S. and Frongillo, E.A., 2015. Comparative effectiveness of plant-based diets for weight loss: A randomized controlled trial of five different diets. Nutrition, 31(2): 350-358.

196. McDougall, J., Thomas, L.E., McDougall, C. et al., 2014. Effects of 7 days on an ad libitum low-fat vegan diet: the McDougall Program cohort. Nutr J, 13: 99.

197. Astrup, A., Ryan, L., Grunwald, G.K. et al., 2000. The role of dietary fat in body fatness: evidence from a preliminary meta-analysis of ad libitum low-fat dietary intervention studies. Br J Nutr, 83 Suppl 1: S25-32.

198. Skrzypczak, D., Ratajczak, A.E., Szymczak-Tomczak, A., Dobrowolska, A., Eder, P. and Krela-Kazmierczak, I., 2021. A Vicious Cycle of Osteosarcopeniain Inflammatory Bowel Diseases-Aetiology, Clinical Implications and Therapeutic Perspectives. Nutrients, 13(2).

199. Farup, J., Dalgas, U., Keytsman, C., Eijnde, B.O. and Wens, I., 2016. High Intensity Training May Reverse the Fiber Type Specific Decline in Myogenic Stem Cells in Multiple Sclerosis Patients. Front Physiol, 7: 193.

200. Kelly, N.A., Hammond, K.G., Bickel, C.S., Windham, S.T., Tuggle, S.C. and Bamman, M.M., 2018. Effects of aging and Parkinson's disease on motor unit remodeling: influence of resistance exercise training. Journal of applied physiology (Bethesda, Md. : 1985), 124(4): 888-898.

201. Cheryl L. Rock PhD, R.D.C.T.P.R.D.T.G.M.D.M.P.H.M.B.A.S.M.G., 2021. American Cancer Society guideline for diet and physical activity for cancer prevention - Rock - 2020 - CA: A Cancer Journal for Clinicians - Wiley Online Library, CA: A Cancer Journal for Clinicians. American Cancer Society, ACS online library.

202. Mayo Clinic, 2021. How plant-based food helps fight cancer. In: N. Eating and Healthy (Editors). @mayoclinic.

203. Wolters, M., 2005. Diet and psoriasis: experimental data and clinical evidence. British Journal of Dermatology, 153(4): 706-714.

204. Masuko, K., Tohma, S. and Matsui, T., 2013. Potential food-drug interactions in patients with rheumatoid arthritis. Int J Rheum Dis, 16(2): 122-128.

205. National Institutes of Health, O.o.D.S., 2021. Folate: Fact Sheet for Health Professionals. U.S. Department of Health and Human Services.

206. Link, R., 2017. The 7 Best Plant Sources of Omega-3 Fatty Acids. healthline.

207. Swank, R.L. and Dugan, B.B., 1990. Effect of low saturated fat diet in early and late cases of multiple sclerosis. Lancet, 336(8706): 37-39.

208. Kjeldsen-Kragh, J., Haugen, M., Borchgrevink, C.F. and Førre, O., 1994. Vegetarian diet for patients with rheumatoid arthritis--status: two years after introduction of the diet. Clin Rheumatol, 13(3): 475-482.

209. Hafström, I., Ringertz, B., Spångberg, A. et al., 2001. A vegan diet free of gluten improves the signs and symptoms of rheumatoid arthritis: the effects on arthritis correlate with a reduction in

antibodies to food antigens. Rheumatology (Oxford), 40(10): 1175-1179.

210. Kjeldsen-Kragh, J., Haugen, M., Borchgrevink, C.F. et al., 1991. Controlled trial of fasting and one-year vegetarian diet in rheumatoid arthritis. Lancet, 338(8772): 899-902.

211. Yadav, V., Marracci, G., Kim, E. et al., 2016. Low-fat, plant-based diet in multiple sclerosis: A randomized controlled trial. Mult Scler Relat Disord, 9: 80-90.

212. Tonstad, S., Nathan, E., Oda, K. and Fraser, G., 2013. Vegan diets and hypothyroidism. Nutrients, 5(11): 4642-4652.

213. Themis A. Yiaslas, P., June Taylor, MSN, RN, CNL, Janelle and Embree, MS, RDN, CDE, & Saul Schaefer, MD, FACC, FAHA, 2019. Elimination of Angina, Comprehensive Cardio-Metabolic Risk Reduction, and 50-Pound Weight Loss in a US Navy Veteran with Myasthenia Gravis. International Journal of Disease Reversal and Prevention.

214. Yokoyama, Y., Barnard, N.D., Levin, S.M. and Watanabe, M., 2014. Vegetarian diets and glycemic control in diabetes: a systematic review and meta-analysis. Cardiovascular diagnosis and therapy, 4(5): 373-382.

215. Marino, E., Richards, J.L., McLeod, K.H. et al., 2017. Gut microbial metabolites limit the frequency of autoimmune T cells and protect against type 1 diabetes. Nat Immunol, advance online publication.

216. Maroz, N. and Segal, M.S., 2013. Lupus nephritis and end-stage kidney disease. Am J Med Sci, 346(4): 319-323.

217. Brooke Goldner, M., 2019. Six-Week Raw, Vegan Nutrition Protocol Rapidly Reverses Lupus Nephritis: A Case Series. International Journal of Disease Reversal and Prevention, 1.

218. Prevention, C.f.D.C.a., 2020. Rheumatoid Arthritis (RA).

219. Baroni, L., Bonetto, C., Tessan, F. et al., 2011. Pilot dietary study with normoproteic protein-redistributed plant-food diet and motor performance in patients with Parkinson's disease. Nutr Neurosci, 14(1): 1-9.

220. Shapira, Y., Agmon-Levin, N. and Shoenfeld, Y., 2010. Defining and analyzing geoepidemiology and human autoimmunity. Journal of Autoimmunity, 34(3): J168-J177.

221. Lindestam Arlehamn, C.S., Dhanwani, R., Pham, J. et al., 2020. α-Synuclein-specific T cell reactivity is associated with preclinical and early Parkinson's disease. Nat Commun, 11(1): 1875.

222. Sulzer, D., Alcalay, R.N., Garretti, F. et al., 2017. T cells from patients with Parkinson's disease recognize α-synuclein peptides. Nature, 546(7660): 656-661.

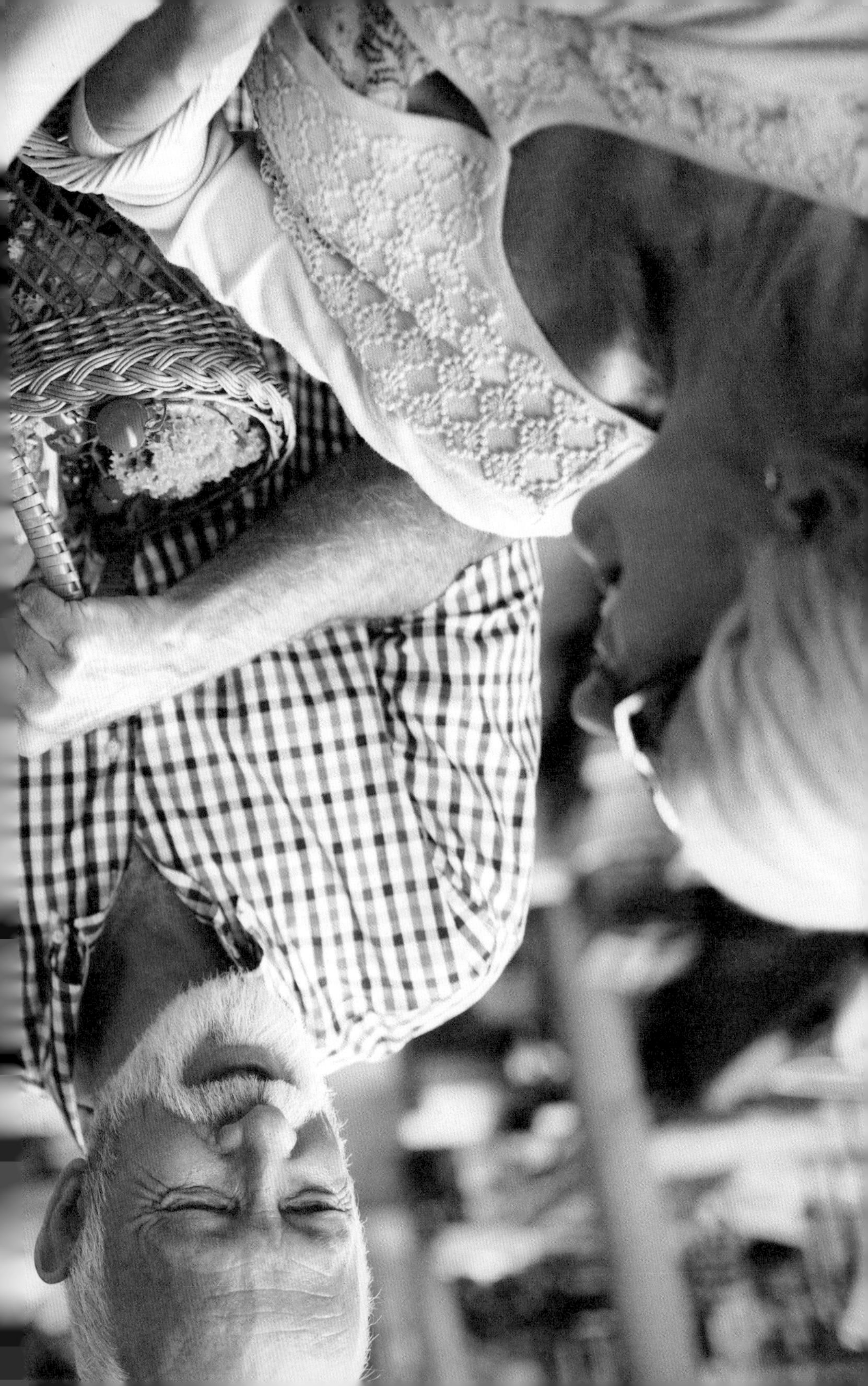

식물성기반 식단과 장수

Plant-based Diets and Longevity

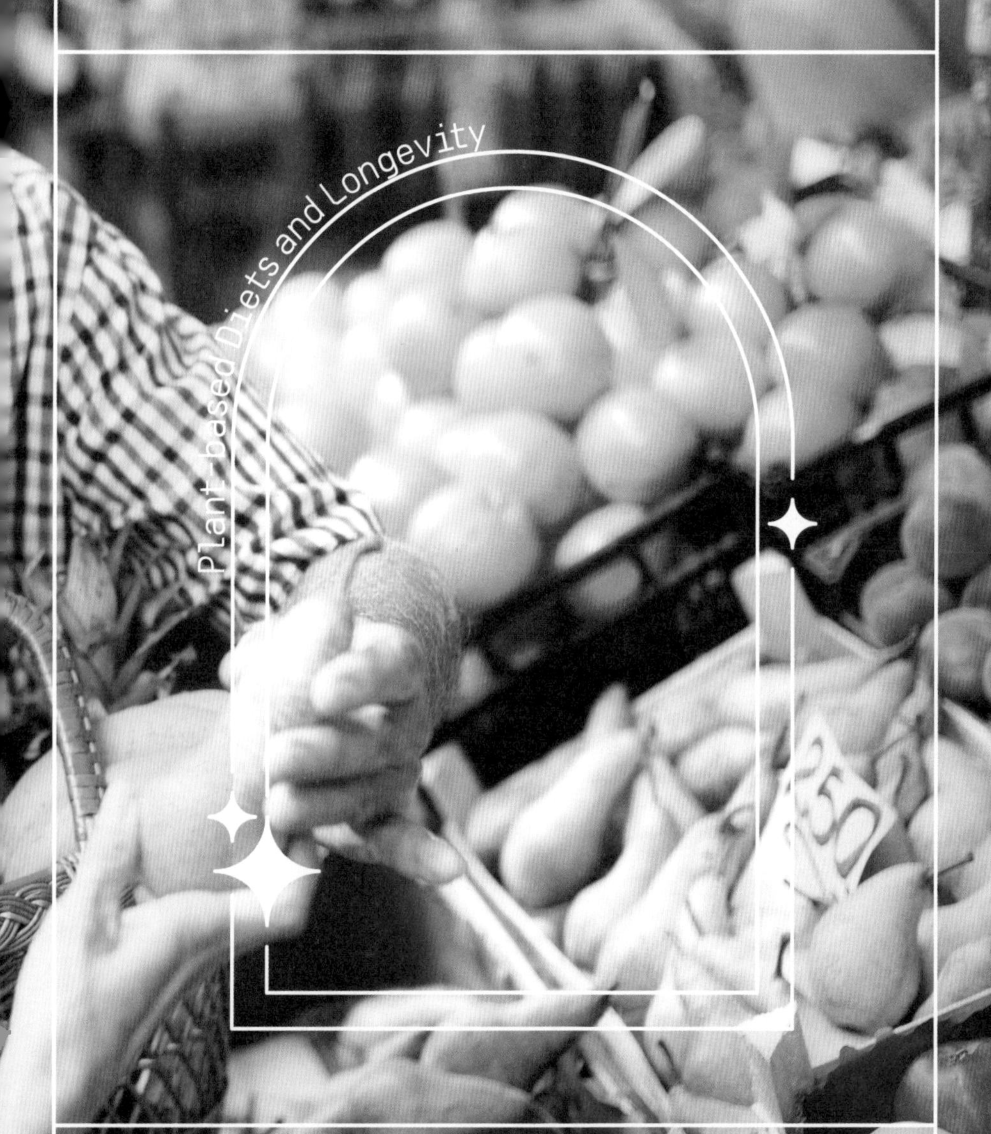

09

정제되지 않은 식물성기반 식품을 더 많이 섭취하는 것은 만성질환 예방과 관리 및 전반적인 건강증진을 위한 중요한 전략이다.
영양은 규칙적인 신체활동, 회복적 수면, 스트레스 관리, 위험 물질 회피 및 긍정적인 사회적 연결과 함께 생활습관의학의 핵심 기둥이다.

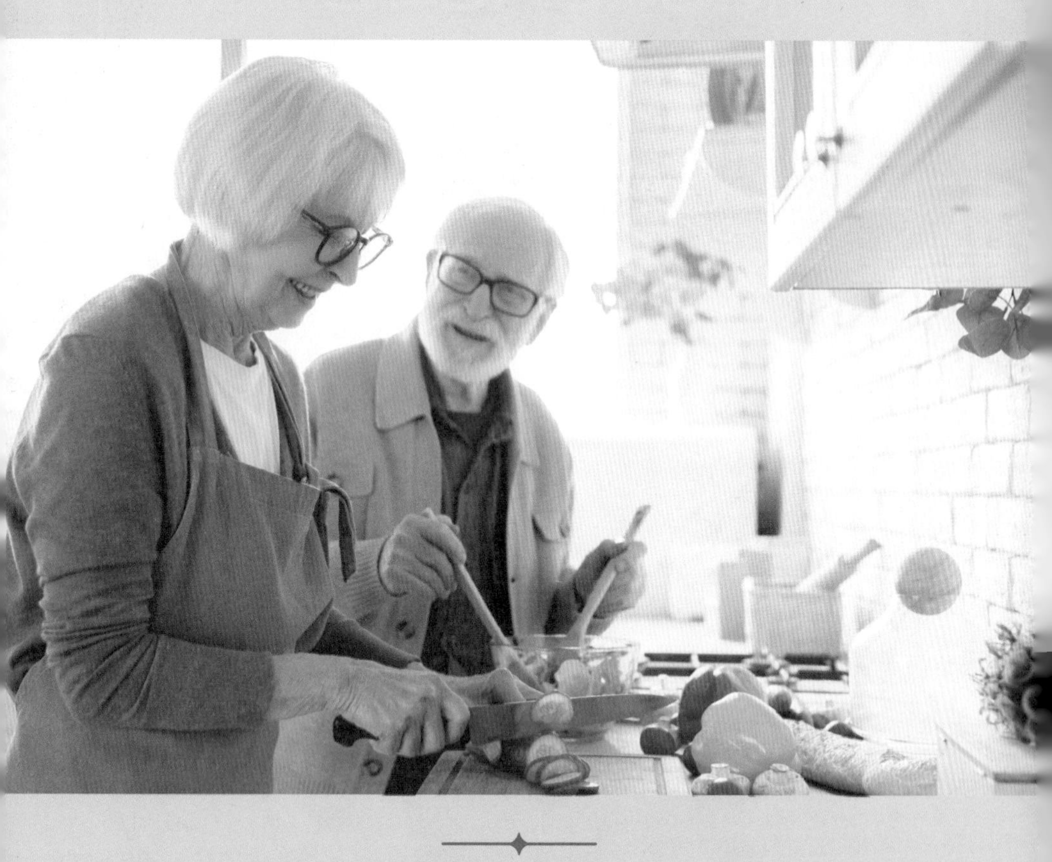

2018년 기준
미국의 100세 이상 인구는 93,927명이다.

지난 10년 동안 65세 이상의 미국인 인구는
2008년 3,880만 명에서 2018년 5,240만 명으로 증가했으며(약 35% 증가),
2060년에는 9,470만 명에 달할 것으로 예상된다.[aci.gov, 2019]

개요

생활수준이 향상되고 양질의 의료서비스를 이용할 수 있게 되면서 전 세계적으로 100세 인구가 증가하고 있다. 그에 따라 건강행동으로 생활습관을 개선하여 삶의 질을 높이려는 노력은 특히 생활습관의학 의료인에게 더욱 중요해졌다. 오늘날 우리 사회에 만연한 만성질환을 예방하면 수명을 연장하고 조기 사망을 피할 수 있으며,[1-7] 단순히 오래 사는 것이 아니라 더 나은 삶을 누릴 수 있다. 연구에 따르면, 식물성기반 식단은 건강한 장수를 위한 초석이며, 환자가 더 오래, 더 나은 삶을 살 수 있도록 돕는 가장 중요하고 효율적인 처방 도구 중 하나이다.

장수의 배경

보건의료제공자는 생명을 유지하고 고통을 덜어 준다는 두 가지 근본적인 목적을 가지고 있다. 이 목적이 성공적으로 달성되면 인간의 수명과 삶의 질이 향상된다. 최근 연구에 따르면, 장수의 유전적 소인은 단지 15~30%에 불과하다.[8] 예를 들어, 덴마크의 쌍둥이 연구(Danish Twin Study)에서는 평균 수명의 20%만이 유전적 요인에 영향을 받는 것으로 나타났다. 어떤 연구에서는 심지어 10% 미만으로 훨씬 낮게 추정하기도 한다.[9] 따라서 생활습관과 생활환경이 수명을 결정짓는 데 큰 역할을 한다.[10]

2020년 미국 전체 인구의 출생 시 기대수명은 78.9세였다. 1860년에는 39.4세였던 기대수명이 19세기 말과 20세기 초에 영유아 사망률이 급격히 감소한 덕분에 지난 160년 동안 크게 증가했다. 더불어 의학의 발전, 전쟁의 감소, 전염병 확산을 통제하기 위한 조직적인 노력, 광범위한 상수도 보급 및 위생 기반 시설 증가, 생활수준 향상 등이 모두 수명 연장에 기여하였다.[11]

오늘날 선진국에서는 비전염성질환이 보다 주된 사망 원인이며, 이는 대부분 생활습관과 관련이 있다.[12] 비록 사회적 불평등과 코로나19 팬데믹으로 인해 지속적인 상승은 불확실해졌지만,[13, 14] 인류 역사상 기대수명은 약 3배 증가했다. 1970년 이래 선진국에서는 심혈관질환 및 암으로 인한 사망률 감소, 특히 노년층의 사망률 감소가 기대수명 증가의 주요 동인이었으며, 이는 주로 의료적인 개입 덕분에 가능했다.[15, 16]

80세 이상의 인구는 향후 수십 년간 3배 이상 증가하여 2050년에는 거의 4억 명에 달할 것이다.[17] 이러한 인구 증가는 의료 시스템에 분명한 도전과제를 던진다. 영양은 전반적인 이환율과 기대수명에 중요한 요인으로 인식되고 있지만, 영양이 건강에 미치는 영향은 의료계에서 종종 과소

평가되어 왔다. 잘못된 식습관은 신체활동 부족, 음주 및 흡연과 함께 교정이 가능한 비전염성질환의 주요 위험인자이다.[18]

유익성

질병, 사망 그리고 식단

질병과 장수는 식단의 질과 관련이 있다.[5, 19] 1990~2017년 195개국에서 식이 위험이 건강에 미치는 영향을 조사한 〈세계 질병부담 보고서(Global Burden of Disease Report)〉에서는 과일, 채소, 통곡물 섭취가 적고, 적색육 및 가공육 섭취가 많은 것이 만성질환의 주된 위험인자라고 밝혔다.[20] 2017년 식이 위험인자로 인해 1,100만 명이 사망하고, 2억 5,500만 년의 수명이 장애로 인해 손실됐다(disability-adjusted life years, DALYs; '장애보정손실수명'. 보통 '장애보정생존연수'로 지칭되나 실질 내용은 수명이 아니라 조기 사망 및 장애로 인해 손실된 수명을 뜻하기 때문에 본서에서는 DALYs를 '장애보정손실수명'으로 옮긴다. - 역자 주). 나트륨 과다 섭취(300만 명 사망, 장애보정손실수명 7천만 년), 통곡물 섭취 부족(300만 명 사망, 장애보정손실수명 8,200만 년), 과일 섭취 부족(200만 명 사망, 장애보정손실수명 6,500만 년)이 전 세계적으로 사망률을 높이고 장애로 인한 수

명 손실을 초래한 주요 식이 위험인자로 나타났다.[20] 〈세계 질병부담 보고서〉는 전체 사망률을 결과로 삼는 영양 연구가 흔하지 않기에 매우 중요하다. 이러한 연구가 흔하지 않은 이유는 표본 크기가 매우 커야 하고, 추적 관찰 기간이 길어야 하기 때문이다. 결과로서의 사망률은 분명한 임상적 관련성을 보여 준다.[21]

적절한 영양 섭취(정제되고, 칼로리 밀도가 높은 식품과 동물성 식품 섭취를 줄이고, 영양 밀도가 높은 식물성 식품을 섭취)는 미국에서 발생하는 심혈관질환 사망률을 절반 가까이 줄이고 질병을 예방하여 수명을 연장하는 데 도움이 된다.[20] 특히 식물성기반 식단은 영양소 섭취를 효과적으로 개선하여 모든 원인으로 인한 사망률과 비만, 2형당뇨병 및 관상동맥질환의 위험을 줄이는 것으로 나타났다. 영양 밀도가 높고 섬유질이 풍부한 식물성 식품으로 구성된 건강증진 식단은 대사증후군 및 2형당뇨병의 위험을 절반이나 줄이는 것으로 보고됐다. 또한 식물성기반 식단을 섭취하면 관상동맥질환 발생 위험이 약 40%, 뇌혈관질환 발생 위험이 약 29%까지 감소했다.[22]

인지기능 저하

노인의 인지 건강 문제, 특히 치매는 현재 선진국에서 가장 빠르게 증가하는 유행병이다.[23] 알츠하이머병과 기타 뇌의 신경학적 기능장애를 포함하는 치매는 현재 전 세계적으로 사망 및 질병 발생의 주요 원인이며, 미국에서는 주된 사망 원인이다.[24] 지난 20년간 의학의 발전으로 당뇨병, 심장병, 암과 같은 만성질환의 치료를 통해 사망률을 성공적으로 낮췄으

나, 알츠하이머병으로 인한 사망률은 123% 증가했다.[25]

한 연구에 따르면, 플라보노이드 성분이 포함된 음식, 특히 베리류와 짙은 녹색 잎채소 등 플라본과 안토시아닌이 많이 함유된 음식을 매일 반 컵씩 섭취하면 인지기능 저하의 위험을 20%까지 낮출 수 있다.[26] 알츠하이머병은 유전적으로만 발생하는 질환이 아니다. 다운증후군이나 근이영양증(muscular dystrophy)처럼 염색체 또는 기타 유전자 관련 결함으로 인해 발생하는 유전질환과 달리, 알츠하이머병은 다인성(다수의 원인에 의한 결과로서 발생하는 현상 - 역자 주) 기원을 가지고 있으며 포도당과 지질 기능이상, 염증 및 산화를 포함한 스트레스 요인에 반응하는 신체의 능력과 잠재적으로 관련이 있다.[27] 따라서 이러한 병리학적 경로를 해결하기 위해서는 생활습관, 특히 영양을 활용하는 치료 접근 방식이 필요하다.

포화지방,[29] 콜레스테롤 및 혈압 상승[28]은 알츠하이머병과 관련이 있는 것으로 보인다. 식물성 식품에 있는 유익균과 항산화제는 장내 염증과 신경의 퇴행을 줄여 면역 반응을 긍정적으로 조절할 수 있다.[30, 31] 마인드 식단(MIND Diet; 두뇌 신경 퇴행을 늦추려는 목적으로 지중해식 식단과 대시 식단을 결합한 식단 - 역자 주)을 포함한 건강한 식이 패턴을 준수하는 것은 인지기능 저하를 늦추는 것과 관련이 있다. 마인드 식단 연구에서 식물성기반 식단에 대한 순응도가 높을수록 알츠하이머병 발생률이 낮았다.[32]

콜레스테롤,[33] 동물성 식품 섭취[34]에 대한 연구 조사와 인지 건강 및 인슐린 저항성에 관한 국민건강영양조사(NHANES) 데이터[35] 등 식단이 인지기능 저하를 조절할 수 있음을 보여 주는 연구를 포함하여, 식물성기반 식이 패턴이 뇌 건강을 유지하고 알츠하이머병을 치료하는 데 도움이 된

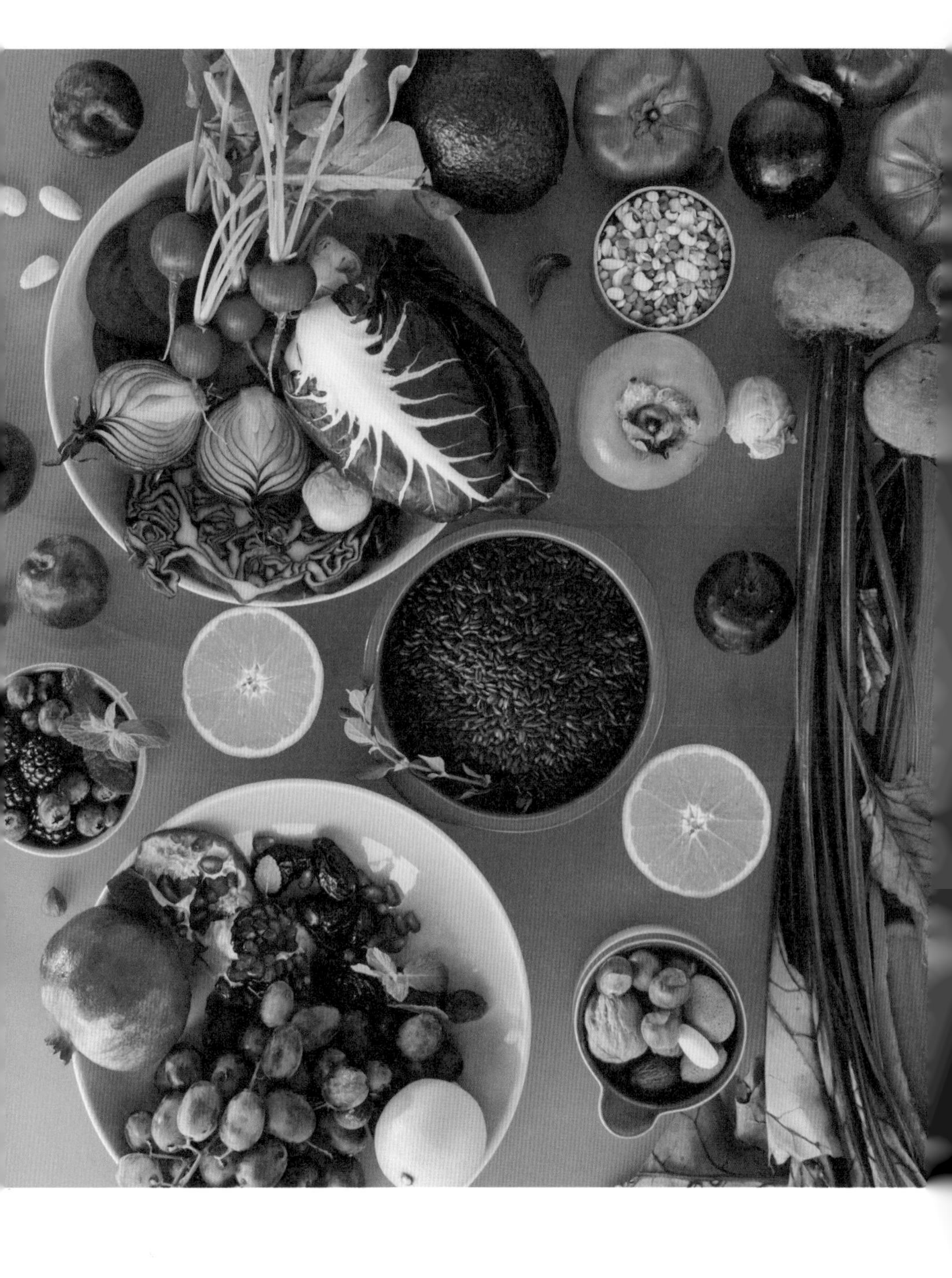

다는 것을 보여 주는 연구 결과가 더 많아지고 있다.

삶의 질

건강한 식이 패턴은 장애보정손실수명으로 측정한 질병부담 및 사망률 감소와 관련이 있다. '유럽인의 암과 영양에 대한 전향적 조사(EPIC)'와 같은 코호트 연구에서는 식물성기반 식이 패턴이 장애보정손실수명에 반영된 질병부담을 낮추는 것으로 나타났다.[36] 2021년 일본에서 시행된 장애보정손실수명에 대한 검토 연구에서는 채소 섭취가 당뇨병, 신장질환, 암 등과 관련된 다양한 건강 문제와 사망률을 줄인 것을 발견했다. 만성질환 치료를 위한 약물 사용은 장애를 가중시키고 수명을 단축시킬 수 있는 것으로 나타났다.[37] 실제로 연구에 따르면 장애보정손실수명은 출시되는 약물의 증가와 반비례한다. 개인 차원에서도 복용하는 처방약의 수는 삶의 질과 관련이 있다. 비건과 베지테리언을 대상으로 한 연구에서 식물성기반 식단을 섭취하는 사람은 항고혈압제,[38] 천식[39] 및 당뇨병 약을 포함하여 더 적은 약물을 복용하는 것으로 나타났다.[37, 40] 삶의 질은 장수와 관련된 건강 및 생활습관 요인들의 종합적인 묶음으로 구성된다.

건강한 노화와 단백질

노화는 일반적으로 나이가 들면서 근육의 양과 기능 및 힘이 감소하는 근육감소증(sarcopenia)과 관련이 있다. 근육감소증은 여러 요인으로 인해 발생하며, 그중 하나는 노년기의 불충분한 단백질 섭취이다. 영양과 운동 중재를 통해 이러한 진행을 지연시키고 삶의 질을 높일 수 있다. 따라서 노인에게는 매일의 식사에서 양질의 단백질을 충분히 섭취할 것을 권장한다(노화의 한 특징인 단백질 합성작용 장애 또는 동화작용 저항으로 인하여, 노년기의 성인은 장년기에 비해 단백질을 더 많이 섭취해야 한다 - 역자 주). 건강한 노인은 매일 체중 1kg당 1~1.2g의 단백질을 섭취해야 하며, 이는 미국의 단백질 일일 권장량보다 25~50% 더 많은 양이다.[51]

동물성 단백질의 이점을 뒷받침하는 근거가 없는데도, 동물성 단백질은 여전히 표준으로 자리 잡고 있다. 연구에 따르면 노년층의 근육 구성 및 크기에 미치는 영향은 동물성 단백질 공급원과 식물성 단백질 공급원 간에 큰 차이가 없다.[15] 따라서 식물성 식품으로 단백질 권장량을 충족할 수 있으며, 노년층을 위한 다른 여러 가지 건강상의 이점도 얻을 수 있다. 단백질이 풍부한 식물성 식품에 함유된 식이섬유는 장 건강과 건강한 체중 유지를 돕고, 항산화제와 파이토케미컬(과일, 채소, 곡류 등의 식물에 함유되어 있는 생리활성을 지닌 식물성 화학물질을 뜻하며, 건강 유지에 도움을 준다. - 역자 주)은 노화와 질병 발생에 기여하는 산화 스트레스를 줄여 주며, 오메가-3 지방산은 뇌 건강을 지원한다.[21]

블루존

식물성기반 식이 패턴은 장수하는 사람들에게서 공통적으로 나타나며,

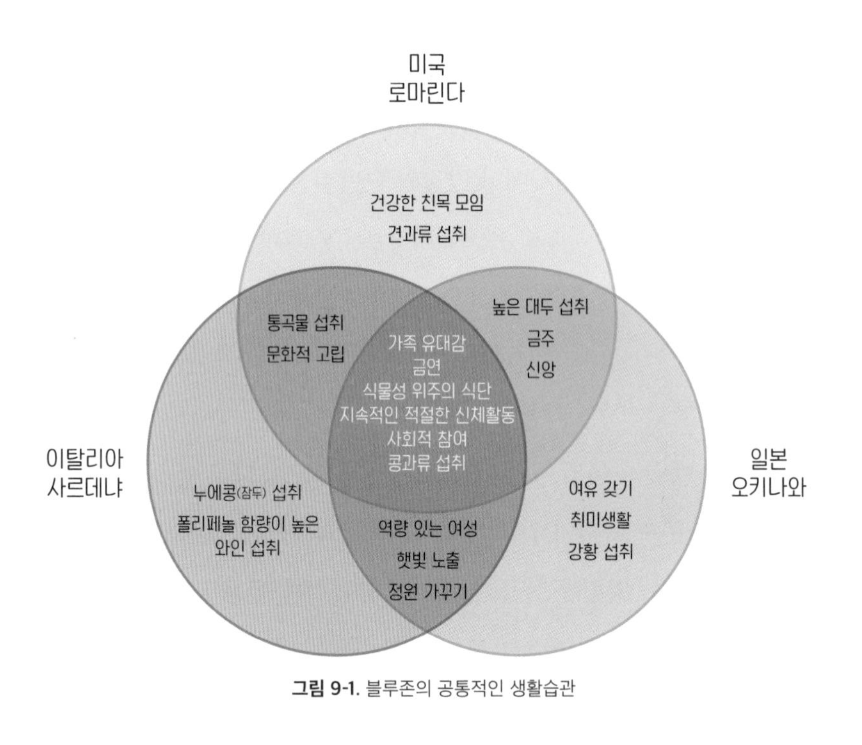

그림 9-1. 블루존의 공통적인 생활습관

이는 '블루존(Blue Zones)'에 사는 사람들을 통해서도 알 수 있다. '블루존'은 세계 5대 장수 마을을 가리키며, 2008년 저자 댄 뷰트너(Dan Buettner)가 자신의 저서에서 전 세계적으로 주민들이 가장 오래 사는 지역 5곳을 설명하려고 만든 용어다. 댄 뷰트너의 프로젝트는 장수하는 사람들의 공통점을 찾는 것이 목표였는데, 그들은 모두 건강한 식물성기반 식습관을 가지고 있음을 발견했다.[41]

블루존은 일본의 오키나와, 이탈리아의 사르데냐, 미국 캘리포니아주의 로마린다, 그리스의 이카리아, 코스타리카의 니코야반도 등이다. 지역마다 생활방식은 달랐으나, 블루존의 주민들은 모두 수명을 연장하고 삶의 질을 향상시키는 특정한 생활습관을 공유하고 있었다. 여기에는 건강한 식습관, 규칙적인 신체활동, 긍정적인 사회적 연결 및 가족 관계, 목적이 있는 삶이 포함된다. 모든 블루존의 식단 구성은 주로 식물성기반 식이 패턴으로(95%),[42] 만성질환을 예방하는 높은 수준의 섬유질과 파이토뉴트리언트를 제공해 주는 콩과류와 현지 채소를 매일 섭취한다.

블루존의 교훈

이러한 건강 장수 지역을 살펴보면 식습관과 생활습관이 기대수명에 미치는 강력한 영향력을 알 수 있다. 이러한 평생의 패턴이 질병예방에 중요한 역할을 하지만, 이러한 교훈을 받아들이기로 선택한 만성질환자의 경우 생물지표의 개선이 빠르게 일어날 수 있다. 특히 흥미로운 것은 식단이 노화와 관련한 인지기능 저하와 알츠하이머병을 예방하는 데 중요한 역할을 한다는 새로운 증거이다. 과일과 곡물, 콩과류, 채소, 견과류 및 씨앗류가 풍부한 식단은 알츠하이머병의 위험을 절반 이상 줄일 수 있다.[32] 블루존 중 세 지역의 사례를 통해 장수에 도움이 되는 생활습관을 파악하고 공통점을 살펴보고자 한다.

오키나와

공통적인 건강한 습관에는 높은 수준의 일상적인 신체활동, 긍정적인 태도, 육류 제품의 섭취를 최소화하거나 전혀 섭취하지 않고 과일과 야생

식물 및 채소를 많이 섭취하는 것 등이 있다. 흥미로운 사실은 일본에서 가장 가난한 지역이기도 한 오키나와가 일본에서 장수 지수가 가장 높았다는 점이다.[43]

오키나와 사람들의 전통적인 식물성기반 식단에는 파이토케미컬과 항산화제가 풍부했으며, 일일 칼로리 섭취량의 절반 이상을 고구마에서 얻었다. 또한 그들은 다량의 녹색 잎채소와 대두를 섭취하는 동시에 지방 섭취는 최소화(총 에너지 섭취량의 6%)하였다.[21] 흥미롭게도, 1988년에는 육류와 콩과류의 일일 섭취량이 각각 약 90g으로 전국 평균보다 높았다(육류는 20%, 콩과류는 30% 정도 더 높았다). 녹황색 채소의 전통적인 일일 섭취량은 전국 평균보다 약 50% 더 높았다. 그러나 1998년부터 전 세계적으로 육류 섭취를 선호하는 경향이 뚜렷해지면서, 일일 육류 섭취량이 100g을 넘어섰고 지방에서 얻는 칼로리가 30%를 초과했다. 반면 콩과류와 녹황색 채소의 일일 섭취량은 전국 평균 수준으로 감소했다.[43] 오늘날 오키나와의 장수율은 더 이상 전국 평균보다 높지 않다. 그러나 발전한 현대 기술과 함께 세계적인 기준에서 비교적 더 건강한 식습관을 가지고 있어 여전히 장수 마을의 위상을 유지하고 있다.

오키나와에서 얻은 교훈은 일본에 큰 영향을 미쳤다. 20세기 전반까지만 해도 일본의 출생 시 기대수명은 매우 낮았다. 그러나 50년이라는 짧은 기간 동안, 공중보건 인프라와 영양 교육에 대한 대규모 투자 덕분에 현재 일본인의 출생 시 기대수명은 전 세계에서 가장 길어졌다.[4] 이러한 사례는 변화가 얼마나 빠르게 일어날 수 있는지, 그리고 식습관의 변화가 공중보건에 긍정적인 변화를 가져다줄 수 있음을 보여 준다.[21]

로마린다

미국 캘리포니아주 로스앤젤레스에서 동쪽으로 약 80㎞ 떨어진 곳에 있는 작은 도시인 로마린다의 주민들은 캘리포니아의 비슷한 인구집단보다 최대 10년 더 오래 산다.[4] 이러한 수명의 차이는 육류 섭취를 줄이고 토마토와 콩과류 및 견과류를 많이 섭취하는 식단을 선택한 것에서 기인한 것으로 보인다.[4, 6]

이 지역에는 약 9천 명의 재림교인들이 살고 있는데, 이들은 육류와 카페인 및 기름진 음식을 섭취하지 않는 건강한 삶을 지지하는 신앙을 따른다. 또한 흡연을 금하기 때문에 이 지역에서는 폐암 및 기타 암과 심혈관질환의 발병률이 낮다.

1958년 로마린다대학교에서는 재림교인의 사망률과 건강을 연구하고자 일련의 장기적 의학 연구 프로젝트를 시작했다.[44] 이 종단적 연구에 따르면, 채식을 하지 않는 재림교인은 채식을 하는 교인보다 심장병에 걸릴 위험이 2배 높았으며, 대장암과 전립선암에 걸릴 위험도 더 높았다.[6] 리코펜(lycopene)이 함유된 토마토를 많이 섭취하는 것은 이러한 질환을 예방할 수 있는 식이 요인이 된다. 토마토 섭취는 전립선암, 대장암, 기타 암 및 심혈관질환과 반비례한다.[45, 46] 재림교인들은 심혈관질환을 예방할 수 있는 견과류를 더 많이 섭취한다.[47] 더불어 물 섭취는 재림교인들의 건강 원칙이며, '재림교인 건강 연구'에 따르면 하루에 5~6잔의 물을 마시는 교인은 그보다 훨씬 적게 마시는 교인에 비하여 심장마비 위험이 60~70% 낮았다.[48] 이러한 습관은 인구의 전반적인 건강에 큰 영향을 미친다.

사르데냐

바위와 언덕이 많은 사르데냐섬의 주민들은 전통적으로 땅을 경작하고 양을 기르며 대가족을 보살피기 위해 꾸준히 움직이며 하루를 보냈다. 양치기는 양 떼를 돌보기 위하여 하루에 수 킬로미터를 걸어 다닌다.[3]

사르데냐 주민들의 또 다른 습관으로는 매일 한두 잔의 사르데냐식 적포도주를 마시는 것이 있는데, 색이 아주 밝고 선명한 포도로 만든 이 포도주에는 항산화제가 풍부하게 들어 있다. 포도는 햇빛으로부터 자신을 보호하려고 붉은 색소를 더 많이 생성하고, 다른 포도주보다 더 오래 숙성시킨 이 적포도주에는 죽상경화증을 예방하는 플라보노이드인 레스베라트롤(resveratrol)이 2~3배 더 많이 함유되어 있다.[49] 이러한 성분은 저밀도지질단백질(LDL)의 산화와 축적을 억제하고 심혈관질환을 조절하는 것으로 나타났으며, 항염증 기능도 가지고 있다.[50]

한편 이 지역의 주식이기도 한 산양유(염소젖)에는 항암, 항염증 물질인 아르자놀(arzanol) 성분이 풍부하게 들어 있다. 이 성분은 염소들이 뜯어 먹는 사르데냐 난쟁이 커리(Sardinian dwarf curry)라는 야생 식물에서 유래한다.[3] 사르데냐 주민들이 먹는 양젖으로 만든 치즈에는 오메가-3 지방산이 다량 함유되어 있다. 매일 누에콩과 병아리콩을 먹으며, 육류는 일요일이나 특별한 날에만 먹는다.[3]

보건의료제공자를 위한 핵심

- ‘블루존’ 지역에서 볼 수 있듯이, 전통적으로 자연식물식 식단을 주로 섭취하는 인구는 긴 기대수명을 가지고 있다.[3, 41, 42]

- 정제되지 않은 식물성 식품의 섭취 증가와 동물성 식품 및 고도로 가공된 식품의 섭취 감소는 모두 수명을 늘리고 사망률을 낮추는 데 기여한다.[3, 41, 42, 52]

- 자연식물식 식단은 사망률 감소와 관련이 있으며 심장대사 건강 결과 개선과 같은 건강상의 이점도 있다.[1, 53]

- 식물성기반 식단과 장수의 연관성에 관한 기존의 근거를 웰니스 상담의 일부로 환자에게 전달할 수 있다.

- 지중해식 식단이나 마인드 식단처럼 건강한 식이 패턴을 준수하면 인지기능의 저하 속도를 늦출 수 있고, 인지장애 위험 및 알츠하이머병과 치매의 위험이 감소한다.[54-57]

- 전반적으로 식물성기반 식단은 사람들이 나이가 들어감에 따라 삶의 질을 더 높일 수 있도록 뒷받침한다.[37]

- 환자가 자연식물식 식단을 시도하는 것에 관심이 있다면, 그들에게 교육 및 지원 자료를 공유하는 것이 도움이 된다.

메커니즘

만성질환 발병률 감소

비만, 심혈관질환, 당뇨병, 특정 암 및 호흡기질환을 포함한 만성질환을 예방하는 것은 건강과 장수에 주된 기여를 하며, 만성질환의 위험인자를 피하면 조기 사망을 피할 수 있다.[58] 이러한 위험인자에는 풍성한 서구식 식단으로 섭취하는 과도한 칼로리가 포함되며, 이는 체중 증가 및 심장질환과 대사기능장애의 위험을 높인다.[40, 59]

가공식품에 포함된 나트륨은 고혈압 위험을 증가시켜 심장에 부담을 주고, 심부전 및 뇌졸중 위험을 증가시킨다.[60] 동물성 식품의 포화지방과 트랜스지방은 혈관에 지방 침전물을 축적시키고 혈류에 영향을 주어 동맥이 딱딱하게 굳고 좁아지는 동맥경화를 일으킨다.[53, 61-64]

식물성기반 식단은 만성질환 위험을 줄여 기대수명을 늘릴 수 있는 잠재력이 있다.[22] 식물성기반 식단이 위험을 줄이는 메커니즘에는 과체중으로 고통받는 사람들을 위한 효과적인 장기적 체중 감량, 혈압과 혈중 콜레스테롤 조절,[65] 당뇨병과 같은 대사질환을 피하게 하는 혈당 조절 개선 등이 포함된다. 당뇨병은 심혈관질환의 위험 부담을 더한다. 한편, 식물성기반 식이요법을 사용하면 약 또는 다약제 복용으로 생길 수 있는 부작용이 없다.[22, 65]

사망률과 관련하여 식단과 생활습관을 조사한 최초의 대규모 연구는 앤셀 키스(Ancel Keys)가 1958년에 시작한 7개국 대상 연구였다. 이 연구에서는 식이 지방과 혈중 콜레스테롤 및 심장질환 간에 양의 상관관계가 있음을 확인했다. 또한 지중해식 식단의 심장 보호 효과와 다양한 지방산이 혈중 콜레스테롤에 미치는 영향을 밝혀냈다.[66] 지중해식 식단은 이 연구에서 곡물, 콩과류, 과일 및 채소가 풍부하고 생선이 적당하며 유제품 및 육류가 적은 식단으로 처음 분류되었고, 올리브기름이 주요 지방 성분으로 확인되었다.[66] 이러한 식물성 식품 위주의 지중해식 식단과 건강한 생활습관(절제된 음주, 신체활동, 금연)의 준수는 모든 원인 및 특정 원인별 사망률을 50% 이상 낮추었다[(지중해식 식단 위험률, 0.77; 95% 신뢰구간, 0.68~0.88), (적정 음주 위험률, 0.78; 95% 신뢰구간, 0.67~0.91), (신체활동 위험률, 0.63; 95% 신뢰구간, 0.55~0.72), (금연 위험률, 0.65; 95% 신뢰구간, 0.57~0.75)].[67] 한편 자연식물식 식단을 처방받은 노인들에게서 인지기능 저하 및 심장질환이 호전되고 심장대사기능장애가 역전되었음이 확인되었다.[5, 21, 22, 68, 69]

매사추세츠주에 있는 한 마을의 주민들을 대상으로 한 프레이밍햄 다세대 연구(Framingham multigenerational study)에서는 콜레스테롤 증가와 혈압 상승이 심장병 위험을 증가시키고, 식이요법과 운동이 그 위험을 감소시킨다는 점에서 사망률에 유사한 영향을 미친다는 것을 발견했다.[70, 71] 또한 서구식 식단으로 과도한 칼로리를 섭취하면 지방 저장 능력을 압도하고 포도당과 인슐린 대사를 방해하여 인슐린 저항성과 당뇨병 상태로 이어질 수 있다.[59] 이러한 식이 패턴은 섬유질이 적고 포화지방이 많으며, 이는 지질단백질 농도 및 인슐린 조절에 악영향을 미칠 뿐만 아니라 심혈관질환 위험과도 관련이 있다.[72] 심혈관질환은 의학 발전과 더불어 서구 세계에서 큰 감소를 보이고 있으나, 여전히 전 세계적으로 사망 및 질병 부담의 주요 원인으로 남아 있다.[73-75]

식물성기반 식단을 섭취하는 사람은 육류와 정제된 식품이 포함된 식단을 섭취하는 사람보다 과체중 및 비만율이 낮다.[76-79] 비만과 당뇨병은 호흡역학을 변화시키고, 염증을 유발하며, 폐 손상 및 기능장애를 증가시켜 사망률을 높이는 것으로 나타났다.[80] 또한 당뇨병과 고혈압은 모든 원인으로 인한 사망률과 관련된 말기신부전의 주된 원인이다.[81] 식물성 식품에 들어 있는 섬유질과 항산화제는 심장 및 면역 보호제로서 전신 염증과 산화 수준을 낮추는 것으로 나타났다.[82-84]

생식기암과 관련하여, 식이 조절은 에스트로겐 대사를 크게 개선하여 암 발병률과 암으로 인한 사망률을 낮출 수 있다. 이는 에스트로겐이 월경주기 동안 자궁내막세포의 증식을 유발하기 때문이다. 수년에 걸쳐 이러한 세포 분열은 DNA 돌연변이가 있는 자궁세포 또는 유방세포의 분열을 자극하고, 발암물질이나 방사선으로 인한 새로운 자연돌연변이가 발생할 가능성을 증가시킴으로써 암 발병 위험을 높일 수 있다.[85, 86] 식물성기반 식단은 항염증 작용을 하며, 식물에 들어 있는 파이토케미컬이 세포가 손상되지 않도록 보호하여 전반적으로 암 위험을 줄일 수 있다.[87, 88] 예를 들어, 십자화과 채소에는 에스트로겐 대사를 보호하고 지질 산화 및 발암물질을 억제하는 활성 성분이 있다.[89, 90] 또한 아마씨의 리그난(lignan; 식물성 에스트로겐 성분, 천연 여성호르몬제로 알려짐 - 역자 주) 성분은 소장으로 재흡수되는 에스트로겐을 낮추는 것으로 보인다.[86, 91] 식물성 식품에 들어있는 이러한 성분들은 암을 예방한다.[87, 92, 93]

자주 하는 질문

Q 노인은 더 많은 단백질이 필요한가?

노인은 단백질에서 섭취한 필수아미노산으로부터 근육량을 만들고 유지하기 위한 동화작용 자극에 대한 반응이 약간 떨어지며,[94, 95] 이는 더 많은 단백질이 필요하다는 것을 의미한다. 성인은 체중 1kg당 0.8g의 단백질을 섭취하는 것이 좋다. 노화 전문가들은 노년층의 경우 체중 1kg당 1.0~1.5g의 단백질을 섭취하도록 권장한다. 대부분의 미국 성인은 하루에 100g 정도의 단백질을 섭취하는데, 이는 노년층에 대한 더 높은 권장량과 거의 같은 수준이므로, 섭취하는 일일 칼로리의 15~20%를 단백질로 구성한 식단을 통해 필요량을 쉽게 충족시킬 수 있다.[95, 96] 노년층의 단백질 섭취 목표는 칼로리의 10~35%인 '에너지적정비율(Acceptable Macronutrient Distribution Range, AMDR)'의 상단에 접근하는 것이다(한국의 단백질 에너지적정비율은 7~20%로 미국보다 낮다. - 역자 주). 이 범위 내에서는 개인의 건강상태 및 활동 수준에 따라 달라진다.[97]

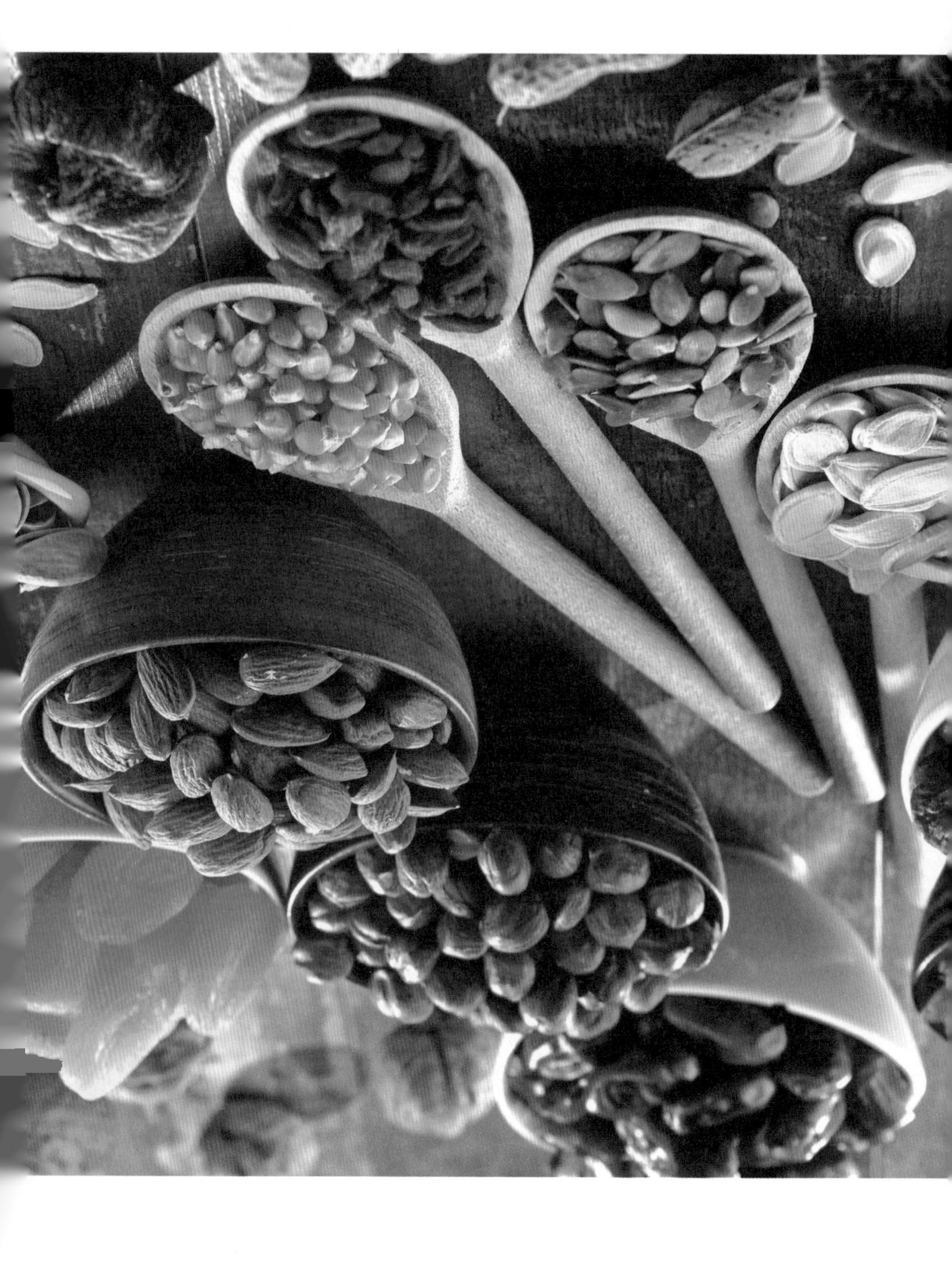

Q 나이가 들면 식단을 조정해야 하는가?

노화가 진행되면 기초대사율이 떨어지므로 일반적으로 칼로리 필요량은 감소하지만, 단백질 필요량은 나이가 들어감에 따라 약간 증가한다. 신체활동과 체성분의 자연스러운 변화로 인해 근육과 에너지 섭취에 대한 요구가 줄어들면서 신체가 느려진다. 더불어 노인은 모든 만성질환에 걸릴 위험이 더 높으므로 양질의 식단과 같은 건강한 생활습관의 선택이 더욱 중요하다.[98]

Q 노년층에게는 보충제가 필요한가?

65세 이상의 많은 성인이 의사의 권고에 따라 보충제를 복용하지만, 실제로 결핍을 해결하기 위해 보충제가 필요한 사람은 일부에 불과하다.[99] 이상적으로, 노인은 건강한 식단을 통해 적절한 미량영양소를 충분히 섭취할 수 있다(비타민 B12와 비타민 D는 예외일 수 있다).[100] 노년층은 최적의 건강을 유지하기 위해 특별한 식단이 필요하다(1장 참고). 보충제의 필요성은 혈액검사로 확인된 실제적인 필요나 임상적 결핍에 근거하여 의료인의 조언에 따라 고려해야 한다. 노년층에게는 건강한 골밀도가 중요하며, 뼈 형성과 무기질 저장에 필요한 적절한 무기질과 비타민 섭취가 필수적이다. 칼슘, 인, 칼로리를 충분히 섭취하고 자연상태의 식물성 식품에서 나오는 항산화제와 파이토케미컬이 함유된 양질의 식사를 하는 노년층에게는 체중부하운동(weight-bearing exercise)이 더 중요한 역할을 할 수 있다.[101]

Q 노년층은 알츠하이머병 같은 인지질환의 예방에 필요한 건강한 지방을 얻기 위해 생선을 섭취해야 하는가?

과일, 채소, 통곡물뿐만 아니라 아마씨, 호두, 대두, 생선 및 올리브기름 등과 같은 불포화지방의 공급원을 강조하는 건강한 지중해식 식단이나 식물성기반 식단은 인지기능 저하로 이어질 수 있는 노화 관련 과정을 예방하는 것으로 나타났다.[32, 68, 102] 오메가-3 지방산 함량이 높은 생선을 식단에 포함하여 얻을 수 있는 이점은, 항염증 작용을 하고 세포 신호 전달에 중요한 필수지방산 자체 때문일 수 있다. 식물성 식품에 함유된 오메가-3 지방산도 보호 효과가 있는 것으로 밝혀졌다.[103, 104]

오메가-3 지방산은 건강한 장내 미생물을 지원하고, 고혈압 위험을 낮추며, 산화 스트레스를 억제하여 전신성 신경염증을 예방한다.[32, 84, 105] 이러한 효능은 아마씨, 치아씨드, 호두 또는 대두 제품과 같은 오메가-3 지방산의 모든 식이 공급원(한국의 경우 들깨 포함 - 역자 주)을 섭취함으로써 얻을 수 있다.[103] 장내 미생물은 뇌와 신경계에 중요한 역할을 한다.[105-107] 생선을 많이 섭취하면 알츠하이머병 위험이 감소하는 것으로 알려졌지만,[108] 이는 식단에 포함된 과일과 채소에 함유된 지용성 항산화제, 특히 뇌의 오메가-3 지방산을 산화로부터 보호하는 카로티노이드를 흡수하는 능력이 증가했기 때문일 수 있다.[109] 따라서 오메가-3 지방산 섭취를 위해 생선을 꼭 먹어야 하는 것은 아니며, 위에서 언급한 것들을 포함하여 여러 식물성 공급원 중에서 선택해 섭취할 수 있다.

Q 요리하거나 식사하는 데 어려움이 있는 노인은 어떻게 해야 하나?

씹고 삼키는 데 어려움이 있는 노인은 아주 부드럽고 잘 익힌 채소와 곡물을 섭취하면 식사를 통해 충분한 영양소와 섬유질을 섭취할 수 있다. 식사로는 필요량을 충족할 수 없는 노년층의 경우에는 경장영양을 통해 칼로리와 영양소를 공급할 수 있다. 섬유질을 포함하고 정제된 설탕을 첨가하지 않은 식물성기반 경장영양액은 가장 적은 위험으로 최적의 영양과 칼로리를 공급하는 데 중점을 두며, 식사가 어려운 사람이 쉽게 이용할 수 있는 좋은 대안이자 보충제가 되고 있다.[110-112] 이는 또한 조리가 불가능한 경우 식사 대용으로 사용할 수 있다.

주요 연구 요약

식물성기반 식단과 사망률 및 장수 간의 관계, 특히 인지기능 저하에 초점을 맞춘 많은 연구가 있다. 그러나 표준 식단과 비교하여 식물성기반 식단을 따를 때 얻을 수 있는 질보정수명(quality-adjusted life years, QALYs) 또는 삶의 질에 초점을 맞춘 연구는 부족한 편이다. 식물성기반 식단과 장수에 관한 문헌 검토에서 가장 주요한 연구들을 요약하였다. 연구 주제는 인지기능 관련 연구 2건,[113, 114] 모든 원인으로 인한 사망률 관련 연구 2건,[115, 116] 여러 원인으로 인한 사망률 관련 연구 5건[7, 117-120]이다.

인지기능에 관해 조사한 연구들은 엇갈린 결과를 보였다. 퀘벡과 프랑스에 거주하는 참가자를 대상으로 한 연구에서는 실험적으로 유도된 식이 패턴과 인지기능 저하 사이에 연관성이 없는 것으로 나타났다. 식물성 식품을 많이 섭취하는 식이 패턴에서는 인지기능 기준선이 더 높은 반면, 서구식 식이 패턴에서는 인지기능 기준선이 더 낮은 것으로 나타났다.[113] 그러나 이는 다른 생활습관 요인 때문일 수도 있다. 또 다른 연구에서는

DASH 식단, 항염증 식단, 마인드 식단(지중해식 식단과 DASH 식단을 결합한 식단)을 포함한 다양한 식단이 인지기능에 도움을 주는 것으로 나타났으며, 마인드 식단 중재 시 참가자들이 자신의 연령보다 7.5년 더 젊은 인지기능을 보인 것으로 나타났다.[114] 이러한 결과는 다양한 식물성기반 식이 패턴이 노년층의 인지 건강을 증진시킬 수 있음을 시사한다.

식물성기반 식단은 다양한 원인으로 인한 사망률에 비일관적인 효과를 보였다. 모든 원인으로 인한 사망률의 경우, 5건의 연구에서 식물성기반 식이 패턴과 관련하여 사망 위험이 감소한 것으로 나타났으며,[7, 115-117, 120] 2건의 연구에서는 유의미한 영향을 찾지 못했다.[118, 119] 한 연구에서는 췌장암, 림프암, 혈액암의 위험이 감소한 것을 발견했으며,[117] 또 다른 연구에서는 비건 또는 베지테리언 식단과 관련하여 심혈관질환 및 허혈성심장질환 위험이 감소한 것을 발견했다.[7, 118-120] 탄수화물을 식물성 단백질과 지방으로 대체하면 위험 감소 효과를 보인 반면,[119] 동물성 단백질과 지방으로 대체하면 모든 원인으로 인한 사망의 위험이 증가했다. 이는 식물성기반 식단과 사망 위험 감소 사이의 연관성을 더욱 뒷받침해 준다.[7, 121]

이러한 연구들은 비록 인종이나 연구 그룹 및 인구 지역에 따라 상당히 이질적인 결과를 보였지만, 식물성기반 식이 패턴과 질병 위험 및 사망률 감소 사이의 연관성을 일관되게 보여 주었다. 한편 남성은 여성에 비해 식물성기반 식단에서 더 큰 이점을 얻는 것으로 보이며, 이는 다른 생활습관 요인이 식단과 사망 위험 간의 관계를 바꿀 수도 있음을 시사한다.[1] 질보정수명(QALYs)이나 장애보정손실수명(DALYs)의 형태로 삶의 질에 초점을 맞춘 연구가 더 수행되어야 한다.

유망한 임상 결과

새로운 삶을 누리는 건강한 노화

관상동맥질환, 심근경색증, 허혈성심근병증, 고지혈증, 고혈압 및 지속적인 심방세동 때문에 다약제 복용 병력이 있으며 기억력 감퇴, 인지장애, 피로 및 쇠약 증상을 보인 82세의 한 남성 환자를 대상으로 적당한 신체 활동과 함께 자연식물식 식단만 섭취하도록 하였다. 그 결과 고지혈증과 고혈압이 빠르게 감소하고 스타틴, 항고혈압제 및 베타차단제 복용을 중단할 수 있었다. 또한 환자는 인지장애와 어지럼증, 피로, 쇠약감 등 심방세동 및 허혈성심근병증과 관련된 장애 및 증상의 역전을 보였다. 이러한 사례는 심혈관질환 증상을 개선하고 노년층의 다약제 복용과 관련된 부정적인 결과, 특히 삶의 질에 매우 중요한 기억력 감퇴를 줄일 수 있는 식습관 및 생활습관 교정의 긍정적인 잠재력을 보여 준다.[122]

몇 달 사이에 두 차례의 뇌졸중을 겪은 85세의 한 남성은 더 이상의 신경 및 심혈관 손상을 피하고자 자연식물식 식이요법을 시작했다. 그의 신경과 주치의와 심장 주치의는 모두 그가 생존하리라고 예상하지 못했다. 젊었을 적 뛰어난 운동선수(세미프로야구, 골든 글러브 복서, 85세까지 라켓볼 챔피언)였던 이 환자는 뇌졸중으로 쇠약해지기 전까지 매일 운동했다. 한 달간의 재활 기간 동안 그에게 식물성기반 식사를 요리해 준 그의 아들은 이런 식사가 그의 회복을 돕는 데 도움이 되었다고 말했지만, 그가 건강을 되찾는 데 결정적인 역할을 한 것은 그를 위험에 빠트렸던 위험한 음식을 제거한 것이었다. 맨 처음 뇌졸중이 발생한 지 거의 1년이 지난 후, 그의 신체 및 인지 능력은 매일 향상되었다. 그는 보행기 사용을 중단하고 지팡이를 사용하게 되었으며, '놀라운' 기억력으로 매일 스크래블 게임(철자가 적힌 조각들로 단어를 만드는 게임 - 역자 주)을 즐기고 있다.[123]

장수하는 사람들

식물성기반 식사를 하는 사람들은 매우 장수하는 것으로 나타났다.[115] 예를 들어, 90대까지 사는 사람들의 비율이 높은 지역인 블루존이 발견되었으며, 그중에는 100세 이상까지 사는 사람도 많다.[124] 2018년 기준 미국의 기대수명은 78.54세였던 데 비해, 세계에서 가장 장수하는 일본의 기대수명은 84.67세였다. 특히 오키나와는 80대의 비율이 매우 높다. 또 하나의 블루존인 미국 캘리포니아주 로마린다에 사는 재림교인들 중 채식하는 남성과 여성의 기대수명은 각각 83.3세, 85.7세였다. 이는 1985년 분석 당시 캘리포니아 일반 인구의 기대수명보다 각각 9.5세, 6.1세 더 많은 것이었다. '유럽인의 암과 영양에 대한 전향적 조사-노인 연구(EPIC-Elderly Study)',[115] '재림교인 건강 연구 2',[7] 미국 '국민건강영양조사 Ⅲ(NHANES Ⅲ)'[5] 데이터에 의해 밝혀진 바와 같이, 전반적으로 식물성기반 식이 패턴을 더 잘 준수할수록 모든 원인으로 인한 사망률이 낮아지는 것으로 나타났다.

결론

건강하게 오래 사는 데는 유전적 요인도 작용하는 것으로 나타났지만, 바꿀 수 있는 위험인자, 특히 식습관과 운동, 금연 및 사회적 연결이 장수에 더 중요한 역할을 한다.[66, 67, 126, 127] 블루존처럼 주민들이 장수하는 지역사회의 많은 사례는 이러한 생활습관 요인들을 예증하며, 의료인이 환자를 돌보고 조언하는 데 도움을 줄 수 있다. 장수를 돕는 식단의 공통점에는 다양한 형태의 정제되지 않은 식물성 식품에서 유래하는 항산화제, 섬유질, 기타 필수영양소 및 파이토케미컬의 풍부한 공급이 포함된다.

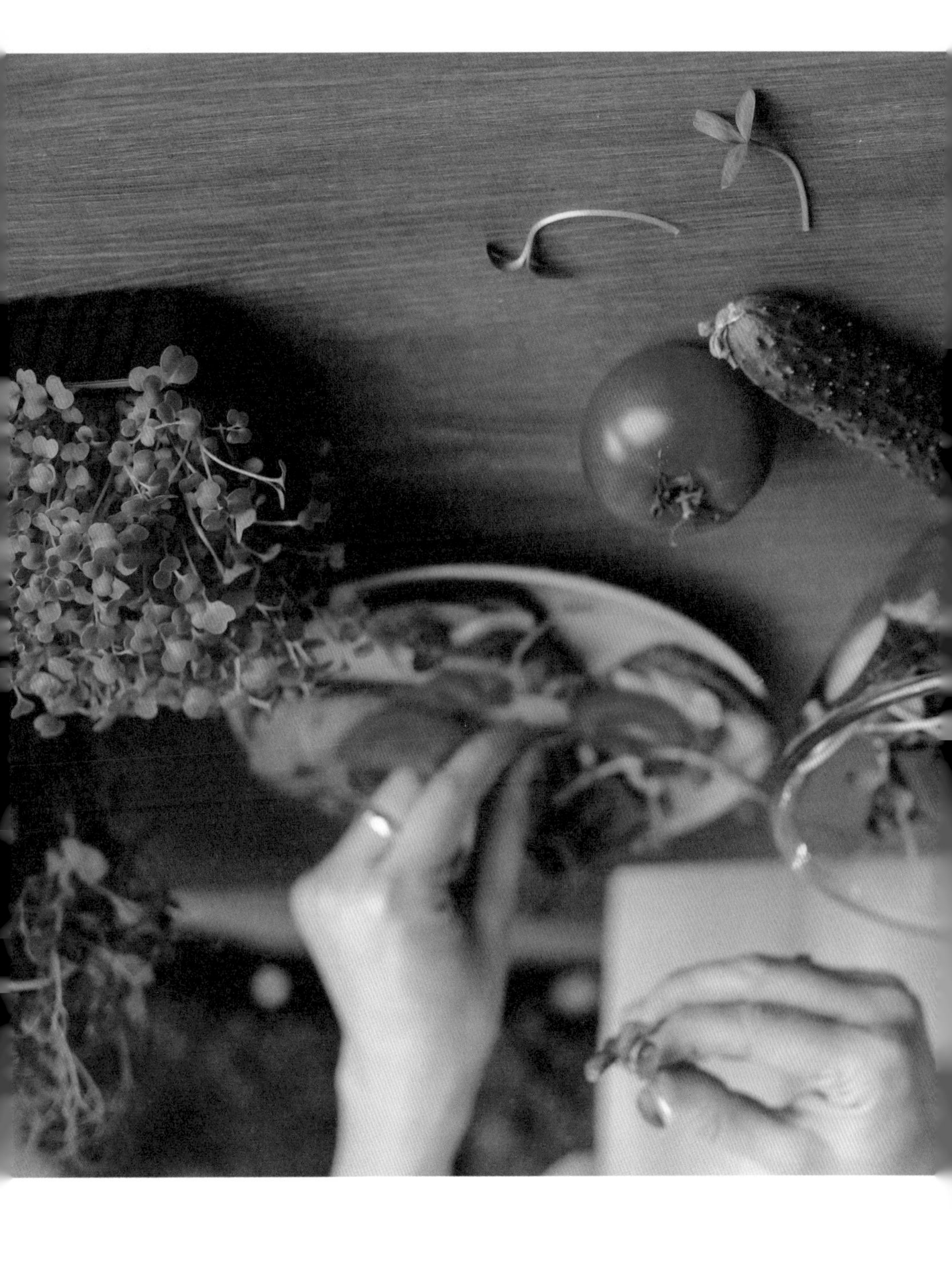

1. Orlich, M.J. and Fraser, G.E., 2014. Vegetarian diets in the Adventist Health Study 2: a review of initial published findings. Am J Clin Nutr, 100 Suppl 1(1): 353s-358s

2. Song, M., Fung, T.T., Hu, F.B. et al., 2016. Association of Animal and Plant Protein Intake With All-Cause and Cause-Specific Mortality. JAMA Intern Med, 176(10): 1453-1463

3. Buettner, D. and Skemp, S., 2016. Blue Zones: Lessons From the World's Longest Lived. Am J Lifestyle Med, 10(5): 318-321

4. Fraser, G.E. and Shavlik, D.J., 2001. Ten years of life: Is it a matter of choice? Arch Intern Med, 161(13): 1645-1652

5. Kim, H., Caulfield, L.E. and Rebholz, C.M., 2018. Healthy Plant-Based Diets Are Associated with Lower Risk of All-Cause Mortality in US Adults. J Nutr, 148(4): 624-631

6. Fraser, G.E., 1999. Associations between diet and cancer, ischemic heart disease, and all-cause mortality in non-Hispanic white California Seventh-day Adventists. The American Journal of Clinical Nutrition, 70(3): 532s-538s

7. Orlich, M.J., Singh, P.N., Sabaté, J. et al., 2013. Vegetarian dietary patterns and mortality in Adventist Health Study 2. JAMA Intern Med, 173(13): 1230-1238

8. Mayer, P.J., 1991. Inheritance of longevity evinces no secular trend among members of six New England families born 1650-1874. Am J Hum Biol, 3(1): 49-58

9. Ruby, J.G., Wright, K.M., Rand, K.A. et al., 2018. Estimates of the heritability of human longevity are substantially inflated due to assortative mating. Genetics, 210(3): 1109-1124

10. Takata, H., Suzuki, M., Ishii, T., Sekiguchi, S. and Iri, H., 1987. Influence of major histocompatibility complex region genes on human longevity among Okinawan-Japanese centenarians and nonagenarians. Lancet, 2(8563): 824-826

11. O'Neill, A., Life expectancy in the United States, 1860-2020. In: Statistica (Editor). Statistica.

12. Prevention, C.f.D.C.a., Leading Causes of Death, Mortality in the United States, 2018. In: N.C.f.H. Statistics (Editor).

13. Marois, G., Muttarak, R. and Scherbov, S., 2020. Assessing the potential impact of COVID-19 on life expectancy. PLOS ONE, 15(9): e0238678

14. Andrasfay, T. and Goldman, N., 2021. Reductions in 2020 US life expectancy due to COVID-19 and the disproportionate impact on the Black and Latino populations. Proceedings of the National Academy of Sciences, 118(5): e2014746118

15. CDC, January 2020, Accessed December 2020. Mortality in the United States, 2018 NCHS Data Brief No. 355, CDC.gov..

16. Wilmoth, J.R., 2000. Demography of longevity: past, present, and future trends. Experimental Gerontology, 35(9): 1111-1129

17. United Nations Department of Economics and Social Affairs, Population Division,, World population ageing 2013.

18. Iriti, M., Varoni, E.M. and Vitalini, S., 2020. Healthy Diets and Modifiable Risk Factors for Non-Communicable Diseases—The European Perspective. Foods, 9(7): 940

19. McNaughton, S.A., Bates, C.J. and Mishra, G.D., 2012. Diet quality is associated with all-cause mortality in adults aged 65 years and older. The Journal of nutrition, 142(2): 320-325

20. 2019. Health effects of dietary risks in 195 countries, 1990-2017: a systematic analysis for the Global Burden of Disease Study 2017. Lancet, 393(10184): 1958-1972

21. Kahleova, H., Levin, S. and Barnard, N.D., 2020. Plant-Based Diets for Healthy Aging. Journal of the American College of Nutrition: 1-2

22. Kahleova, H., Levin, S. and Barnard, N., 2017. Cardio-Metabolic Benefits of Plant-Based Diets. Nutrients, 9(8)

23. Hampel, H., Prvulovic, D., Teipel, S. et al., 2011. The future of Alzheimer's disease: the next 10 years. Prog Neurobiol, 95(4): 718-728

24. James, B.D., Leurgans, S.E., Hebert, L.E., Scherr, P.A., Yaffe, K. and Bennett, D.A., 2014. Contribution of Alzheimer disease to mortality in the United States. Neurology, 82(12): 1045-1050

25. Murphy, S.L., Xu, J., Kochanek, K.D., Curtin, S.C. and Arias, E., 2017. Deaths: Final Data for 2015. Natl Vital Stat Rep, 66(6): 1-75

26. Yeh, T.S., Yuan, C., Ascherio, A., Rosner, B., Willett, W. and Blacker, D., 2021. Long-term Dietary Flavonoid Intake and Subjective Cognitive Decline in US Men and Women. Neurology

27. Pimenova, A.A., Raj, T. and Goate, A.M., 2018. Untangling Genetic Risk for Alzheimer's Disease. Biol Psychiatry, 83(4): 300-310

28. Kivipelto, M., Helkala, E.L., Laakso, M.P. et al., 2002. Apolipoprotein E epsilon4 allele, elevated midlife total cholesterol level, and high midlife systolic blood pressure are independent risk factors for late-life Alzheimer disease. Ann Intern Med, 137(3): 149-155

29. Morris, M.C., Evans, D.A., Bienias, J.L. et al., 2003. Dietary fats and the risk of incident Alzheimer disease. Arch Neurol, 60(2): 194-200

30. Joseph, J., Cole, G., Head, E. and Ingram, D., 2009. Nutrition, brain aging, and neurodegeneration. Journal of Neuroscience, 29(41): 12795-12801

31. Liu, M., Wilk, S.A., Wang, A. et al., 2010. Resveratrol Inhibits mTOR Signaling by Promoting the Interaction between mTOR and DEPTOR*. Journal of Biological Chemistry, 285(47): 36387-36394

32. Morris, M.C., Tangney, C.C., Wang, Y., Sacks, F.M., Bennett, D.A. and Aggarwal, N.T., 2015. MIND diet associated with reduced incidence of Alzheimer's disease. Alzheimers Dement, 11(9): 1007-1014

33. Solomon, A., Kivipelto, M., Wolozin, B., Zhou, J. and Whitmer, R.A., 2009. Midlife serum cholesterol and increased risk of Alzheimer's and vascular dementia three decades later.

Dement Geriatr Cogn Disord, 28(1): 75-80

34. Giem, P., Beeson, W.L. and Fraser, G.E., 1993. The incidence of dementia and intake of animal products: preliminary findings from the Adventist Health Study. Neuroepidemiology, 12(1): 28-36

35. Sherzai, A.Z., Shaheen, M., Yu, J.J., Talbot, K. and Sherzai, D., 2018. Insulin resistance and cognitive test performance in elderly adults: National health and nutrition examination survey (NHANES). J Neurol Sci, 388: 97-102

36. Struijk, E.A., Beulens, J.W., May, A.M. et al., 2014. Dietary patterns in relation to disease burden expressed in Disability-Adjusted Life Years. The American Journal of Clinical Nutrition, 100(4): 1158-1165

37. Trapp, C.B. and Barnard, N.D., 2010. Usefulness of vegetarian and vegan diets for treating type 2 diabetes. Current diabetes reports, 10(2): 152-158

38. Alexander, S., Ostfeld, R.J., Allen, K. and Williams, K.A., 2017. A plant-based diet and hypertension. Journal of geriatric cardiology : JGC, 14(5): 327-330

39. Lindahl, O., Lindwall, L., Spångberg, A. and Stenram, Å., Vegan Regimen with Reduced Medication in the treatment of hypertension.

40. Barnard, N., Cohen, J., Jenkins, D. and Turner-Mcgrievy, G., 2006. A Low-Fat Vegan Diet Improves Glycemic Control and Cardiovascular Risk Factors in a Randomized Clinical Trial in Individuals With Type 2 Diabetes. Diabetes Care, 29(8): 1777-1783

41. Appel, L.J., 2008. Dietary patterns and longevity: expanding the blue zones. Circulation, 118(3): 214-215

42. Buettner, D., 2020. Food Secrets of the World's Longest-Lived People, Yes! Magazine. National Geographic, bluezones.com.

43. Miyagi, S., Iwama, N., Kawabata, T. and Hasegawa, K., 2003. Longevity and Diet in Okinawa, Japan: The Past, Present and Future. Asia Pacific Journal of Public Health, 15(1_suppl): S3-S9

44. Loma Linda University, H., 2021. Studies | Adventist Health Study. In: L.L.U. Health (Editor).

45. Bramley, P.M., 2000. Is lycopene beneficial to human health? Phytochemistry, 54(3): 233-236

46. Fraser, G.E., Jacobsen, B.K., Knutsen, S.F., Mashchak, A. and Lloren, J.I., 2020. Tomato consumption and intake of lycopene as predictors of the incidence of prostate cancer: the Adventist Health Study-2. Cancer Causes & Control, 31(4): 341-351

47. Fraser, G.E., Sabaté, J., Beeson, W.L. and Strahan, T.M., 1992. A possible protective effect of nut consumption on risk of coronary heart disease. The Adventist Health Study. Arch Intern Med, 152(7): 1416-1424

48. Chan, J., Knutsen, S., Blix, G., Lee, J. and Fraser, G., 2002. Water, Other Fluids, and Fatal Coronary Heart Disease The Adventist Health Study. American journal of epidemiology, 155: 827-833

49. Berrougui, H., Grenier, G., Loued, S., Drouin, G. and Khalil, A., 2009. A new insight into resveratrol

as an atheroprotective compound: inhibition of lipid peroxidation and enhancement of cholesterol efflux. Atherosclerosis, 207(2): 420-427

50. Frémont, L., 2000. Biological effects of resveratrol. Life Sciences, 66(8): 663-673

51. Bauer, J., Biolo, G., Cederholm, T. et al., 2013. Evidence-Based Recommendations for Optimal Dietary Protein Intake in Older People: A Position Paper From the PROT-AGE Study Group. Journal of the American Medical Directors Association, 14(8): 542-559

52. Chrysohoou, C., Pitsavos, C., Lazaros, G., Skoumas, J., Tousoulis, D. and Stefanadis, C., 2016. Determinants of All-Cause Mortality and Incidence of Cardiovascular Disease (2009 to 2013) in Older Adults: The Ikaria Study of the Blue Zones. Angiology, 67(6): 541-548

53. Benatar, J.R. and Stewart, R.A.H., 2018. Cardiometabolic risk factors in vegans; A meta-analysis of observational studies. PLoS One, 13(12): e0209086

54. Flanagan, E., Lamport, D., Brennan, L. et al., 2020. Nutrition and the ageing brain: Moving towards clinical applications. Ageing Research Reviews, 62: 101079

55. Liu, Y.H., Gao, X., Na, M., Kris-Etherton, P.M., Mitchell, D.C. and Jensen, G.L., 2020. Dietary Pattern, Diet Quality, and Dementia: A Systematic Review and Meta-Analysis of Prospective Cohort Studies. Journal of Alzheimer's disease : JAD, 78(1): 151-168

56. Barbaresko, J., Lellmann, A.W., Schmidt, A. et al., 2020. Dietary Factors and Neurodegenerative Disorders: An Umbrella Review of Meta-Analyses of Prospective Studies. Adv Nutr, 11(5): 1161-1173

57. Moradi, S., Moloudi, J., Moradinazar, M., Sarokhani, D., Nachvak, S.M. and Samadi, M., 2020. Adherence to Healthy Diet Can Delay Alzheimer's Diseases Development: A Systematic Review and Meta-Analysis. Prev Nutr Food Sci, 25(4): 325-337

58. Musgrove, D.T.J., Joel, G.B., Anthony, R.M. et al., 2006. Disease Control Priorities in Developing Countries. In: J.G.B. Dean T Jamison (Editor), Disease Control Priorities in Developing Countries, 2nd edition. Oxford University Press.

59. Boden, G., Homko, C., Barrero, C.A. et al., 2015. Excessive caloric intake acutely causes oxidative stress, GLUT4 carbonylation, and insulin resistance in healthy men. Sci Transl Med, 7(304): 304re307

60. Newberry SJ, C.M., Anderson CAM, et al.,,, 2018. Sodium and Potassium Intake: Effects on Chronic Disease Outcomes and Risks Agency for Healthcare Research and Quality Rockville (MD).

61. Vogel, R.A., 1999. Cholesterol lowering and endothelial function. The American Journal of Medicine, 107(5): 479-487

62. Dupuis, J., Tardif, J.-C., Cernacek, P. and Théroux, P., 1999. Cholesterol Reduction Rapidly Improves Endothelial Function After Acute Coronary Syndromes. Circulation, 99(25): 3227-3233

63. Spence, J.D., Jenkins, D.J. and Davignon, J., 2010. Dietary cholesterol and egg yolks: not for patients

at risk of vascular disease. Can J Cardiol, 26(9): e336-339

64. Acosta-Navarro, J.C., Oki, A.M., Antoniazzi, L. et al., 2019. Consumption of animal-based and processed food associated with cardiovascular risk factors and subclinical atherosclerosis biomarkers in men. Rev Assoc Med Bras (1992), 65(1): 43-50

65. Wright, N., Wilson, L., Smith, M., Duncan, B. and McHugh, P., 2017. The BROAD study: A randomised controlled trial using a whole food plant-based diet in the community for obesity, ischaemic heart disease or diabetes. Nutr Diabetes, 7(3): e256

66. The Online Scientist, What is The Seven Countries Study?

67. Knoops, K.T.B., de Groot, L.C.P.G.M., Kromhout, D. et al., 2004. Mediterranean Diet, Lifestyle Factors, and 10-Year Mortality in Elderly European Men and WomenThe HALE Project. JAMA, 292(12): 1433-1439

68. Medawar, E., Huhn, S., Villringer, A. and Veronica Witte, A., 2019. The effects of plant-based diets on the body and the brain: a systematic review. Transl Psychiatry, 9(1): 226

69. Najjar, R.S. and Montgomery, B.D., 2019. A defined, plant-based diet as a potential therapeutic approach in the treatment of heart failure: A clinical case series. Complement Ther Med, 45: 211-214

70. Benjamin, E.J., Wolf, P.A., D'Agostino, R.B., Silbershatz, H., Kannel, W.B. and Levy, D., 1998. Impact of atrial fibrillation on the risk of death: the Framingham Heart Study. Circulation, 98(10): 946-952

71. Haynes, S.G. and Feinleib, M., 1980. Women, work and coronary heart disease: prospective findings from the Framingham heart study. American Journal of Public Health, 70(2): 133-141

72. Anderson, J.W., O'Neal, D.S., Riddell-Mason, S., Floore, T.L., Dillon, D.W. and Oeltgen, P.R., 1995. Postprandial serum glucose, insulin, and lipoprotein responses to high-and low-fiber diets. Metabolism: clinical and experimental, 44(7): 848-854

73. Virani, S.S., Alonso, A., Aparicio, H.J. et al., 2021. Heart Disease and Stroke Statistics-2021 Update: A Report From the American Heart Association. Circulation, 143(8): e254-e74

74. Ahmad, F.B. and Anderson, R.N., 2021. The Leading Causes of Death in the US for 2020. JAMA, 325(18): 1829-1830

75. David Calvin Goff Jr, S.S.K., Donald Lloyd-Jones, Donna K. Arnett, Mercedes R. Carnethon, Darwin R. Labarthe, Matthew Shane Loop, Russell V. Luepker, Michael V. McConnell, George A. Mensah, Mahasin S. Mujahid, Martin Enrique O'Flaherty, Dorairaj Prabhakaran, Véronique Roger, Wayne D. Rosamond, Stephen Sidney, Gina S. Wei, Janet S. Wright, 2021. Bending the Curve in Cardiovascular Disease Mortality. Circulation, American Heart Association, 143, No. 8

76. Tonstad, S., Butler, T., Yan, R. and Fraser, G.E., 2009. Type of vegetarian diet, body weight, and prevalence of type 2 diabetes. Diabetes care, 32(5): 791-796

77. Turner-McGrievy, G., Mandes, T. and Crimarco, A., 2017. A plant-based diet for overweight and

obesity prevention and treatment. Journal of geriatric cardiology : JGC, 14(5): 369-374

78. Wang, Y. and Beydoun, M.A., 2009. Meat consumption is associated with obesity and central obesity among US adults. Int J Obes (Lond), 33(6): 621-628

79. Ornish, D., 2004. Was Dr Atkins right? Journal of the American Dietetic Association, 104(4): 537-542

80. Zhou, Y., Chi, J., Lv, W. and Wang, Y., 2021. Obesity and diabetes as high-risk factors for severe coronavirus disease 2019 (Covid-19). Diabetes/Metabolism Research and Reviews, 37(2): e3377

81. Grundy, S.M., Stone, N.J., Bailey, A.L. et al., 2019. 2018 AHA/ACC/AACVPR/AAPA/ABC/ACPM/ADA/AGS/APhA/ASPC/NLA/PCNA guideline on the management of blood cholesterol: a report of the American College of Cardiology/American Heart Association Task Force on Clinical Practice Guidelines. Journal of the American College of Cardiology, 73(24): e285-e350

82. Kumar, S.V., Saritha, G. and Fareedullah, M., 2010. Role of antioxidants and oxidative stress in cardiovascular diseases. Annals of Biological Research, 1(3): 158-173

83. Pandey, K.B. and Rizvi, S.I., 2009. Plant polyphenols as dietary antioxidants in human health and disease. Oxid Med Cell Longev, 2(5): 270-278

84. Casas, R., Sacanella, E. and Estruch, R., 2014. The immune protective effect of the Mediterranean diet against chronic low-grade inflammatory diseases. Endocr Metab Immune Disord Drug Targets, 14(4): 245-254

85. Liang, J. and Shang, Y., 2013. Estrogen and Cancer. Annual Review of Physiology, 75(1): 225-240

86. Lord, R.S., Bongiovanni, B. and Bralley, J.A., 2002. Estrogen metabolism and the diet-cancer connection: rationale for assessing the ratio of urinary hydroxylated estrogen metabolites. Alternative medicine review: a journal of clinical therapeutic, 7(2): 112-129

87. mayoclinic, 2021. How plant-based food helps fight cancer. In: N. Eating and Healthy (Editors). @ mayoclinic.

88. Lanou, A.J. and Svenson, B., 2010. Reduced cancer risk in vegetarians: an analysis of recent reports. Cancer Manag Res, 3: 1-8

89. Tiwari, R.K., Guo, L., Bradlow, H.L., Telang, N.T. and Osborne, M.P., 1994. Selective responsiveness of human breast cancer cells to indole-3-carbinol, a chemopreventive agent. J Natl Cancer Inst, 86(2): 126-131

90. Shertzer, H.G., Niemi, M.P. and Tabor, M.W., 1986. Indole-3-carbinol inhibits lipid peroxidation in cell-free systems. Adv Exp Med Biol, 197: 347-356

91. Ornish, D., Weidner, G., Fair, W.R. et al., 2005. Intensive lifestyle changes may affect the progression of prostate cancer. J Urol, 174(3): 1065-1069; discussion 1069-1070

92. Morimoto, Y., Beckford, F., Cooney, R.V., Franke, A.A. and Maskarinec, G., 2015. Adherence

to cancer prevention recommendations and antioxidant and inflammatory status in premenopausal women. Br J Nutr, 114(1): 134-143

93. Madigan, M. and Karhu, E., 2018. The role of plant-based nutrition in cancer prevention. Journal of Unexplored Medical Data, 3: 9

94. Katsanos, C.S., Kobayashi, H., Sheffield-Moore, M., Aarsland, A. and Wolfe, R.R., 2006. A high proportion of leucine is required for optimal stimulation of the rate of muscle protein synthesis by essential amino acids in the elderly. Am J Physiol Endocrinol Metab, 291(2): E381-387

95. Moore, D.R., Churchward-Venne, T.A., Witard, O. et al., 2015. Protein ingestion to stimulate myofibrillar protein synthesis requires greater relative protein intakes in healthy older versus younger men. J Gerontol A Biol Sci Med Sci, 70(1): 57-62

96. Wolfe, R.R., Miller, S.L. and Miller, K.B., 2008. Optimal protein intake in the elderly. Clinical Nutrition, 27(5): 675-684

97. Nowson, C. and O'Connell, S., 2015. Protein Requirements and Recommendations for Older People: A Review. Nutrients, 7(8): 6874-6899

98. USDA, 2020. Dietary Guidelines for Americans, 2020-2025. In: U.S.D.o.A.a.U.S.D.o.H.a.H. Services (Editor).

99. CORLESS, D., DAWSON, E., FRASER, F. et al., 1985. DO VITAMIN D SUPPLEMENTS IMPROVE THE PHYSICAL CAPABILITIES OF ELDERLY HOSPITAL PATIENTS? Age and Ageing, 14(2): 76-84

100. McCormick, D.B., 2012. Vitamin/Trace Mineral Supplements for the Elderly. Advances in Nutrition, 3(6): 822-824

101. de Jong, N., Chin A Paw, M.J., de Groot, L.C., Hiddink, G.J. and van Staveren, W.A., 2000. Dietary supplements and physical exercise affecting bone and body composition in frail elderly persons. American journal of public health, 90(6): 947-954

102. Fiala, M., Lau, Y.C.C., Aghajani, A. et al., 2020. Omega-3 Fatty Acids Increase Amyloid-β Immunity, Energy, and Circadian Rhythm for Cognitive Protection of Alzheimer's Disease Patients Beyond Cholinesterase Inhibitors. Journal of Alzheimer's disease : JAD, 75(3): 993-1002

103. Eckert, G.P., Franke, C., Nöldner, M. et al., 2010. Plant derived omega-3-fatty acids protect mitochondrial function in the brain. Pharmacological Research, 61(3): 234-241

104. Doughman, S.D., Krupanidhi, S. and Sanjeevi, C.B., 2007. Omega-3 fatty acids for nutrition and medicine: considering microalgae oil as a vegetarian source of EPA and DHA. Current diabetes reviews, 3(3): 198-203

105. Lin, L., Zheng, L.J. and Zhang, L.J., 2018. Neuroinflammation, Gut Microbiome, and Alzheimer's Disease. Molecular Neurobiology, 55(11): 8243-8250

106. Kincaid, H.J., Nagpal, R. and Yadav, H., 2021. Diet-Microbiota-Brain Axis in Alzheimer's Disease. Annals of nutrition & metabolism: 1-7

107. Shabbir, U., Arshad, M.S., Sameen, A. and Oh, D.H., 2021. Crosstalk between Gut and Brain in Alzheimer's Disease: The Role of Gut Microbiota Modulation Strategies. Nutrients, 13(2)

108. Wu, S., Ding, Y., Wu, F., Li, R., Hou, J. and Mao, P., 2015. Omega-3 fatty acids intake and risks of dementia and Alzheimer's disease: A meta-analysis. Neuroscience & Biobehavioral Reviews, 48: 1-9

109. Wei, W., Shinto, L., Connor, W.E., Quinn, J.F. and Montine, T., 2008. Nutritional Biomarkers in Alzheimer's Disease: The Association between Carotenoids, n-3 Fatty Acids, and Dementia Severity. Journal of Alzheimer's Disease, 13(1): 31-38

110. Bagnulo, J., M. P. H. PhD, 2016. The role of whole foods for enteral nutrition - McKnight's Long Term Care News. McNight's Long-Term Care News

111. Ippolito, D.S.S. and Paul, R., 2017. Pilot study evaluating the efficacy, tolerance and safety of a peptide-based enteral formula versus a high protein enteral formula in multiple ICU settings (medical, surgical, cardiothoracic)- ClinicalKey.

112. McClanahan, D., Yeh, A., Firek, B. et al., 2019. Pilot Study of the Effect of Plant-Based Enteral Nutrition on the Gut Microbiota in Chronically Ill Tube-Fed Children. JPEN J Parenter Enteral Nutr, 43(7): 899-911

113. Allès, B., Samieri, C., Jutand, M.A. et al., 2019. Nutrient Patterns, Cognitive Function, and Decline in Older Persons: Results from the Three-City and NuAge Studies. Nutrients, 11(8)

114. Chen, X., Maguire, B., Brodaty, H. and O'Leary, F., 2019. Dietary Patterns and Cognitive Health in Older Adults: A Systematic Review. J Alzheimers Dis, 67(2): 583-619

115. Bamia, C., Trichopoulos, D., Ferrari, P. et al., 2007. Dietary patterns and survival of older Europeans: the EPIC-Elderly Study (European Prospective Investigation into Cancer and Nutrition). Public Health Nutr, 10(6): 590-598

116. Seidelmann, S.B., Claggett, B., Cheng, S. et al., 2018. Dietary carbohydrate intake and mortality: a prospective cohort study and meta-analysis. Lancet Public Health, 3(9): e419-e428

117. Appleby, P.N., Crowe, F.L., Bradbury, K.E., Travis, R.C. and Key, T.J., 2016. Mortality in vegetarians and comparable nonvegetarians in the United Kingdom. Am J Clin Nutr, 103(1): 218-230

118. Dinu, M., Abbate, R., Gensini, G.F., Casini, A. and Sofi, F., 2017. Vegetarian, vegan diets and multiple health outcomes: A systematic review with meta-analysis of observational studies. Crit Rev Food Sci Nutr, 57(17): 3640-3649

119. Kwok, C.S., Umar, S., Myint, P.K., Mamas, M.A. and Loke, Y.K., 2014. Vegetarian diet, Seventh Day Adventists and risk of cardiovascular mortality: a systematic review and meta-analysis. Int J Cardiol, 176(3): 680-686

120. Martínez-González, M.A., Sánchez-Tainta, A., Corella, D. et al., 2014. A provegetarian food pattern and reduction in total mortality in the Prevención con Dieta Mediterránea (PREDIMED) study. Am J Clin Nutr, 100: 320s-328s

121. Huang, T., Yang, B., Zheng, J., Li, G., Wahlqvist, M.L. and Li, D., 2012. Cardiovascular disease

mortality and cancer incidence in vegetarians: a meta-analysis and systematic review. Annals of nutrition & metabolism, 60(4): 233-240

122. Beauchesne, A.B., Goldhamer, A.C. and Myers, T.R., 2018. Exclusively plant, whole-food diet for polypharmacy due to persistent atrial fibrillation, ischaemic cardiomyopathy, hyperlipidaemia and hypertension in an octogenarian. BMJ Case Rep, 11(1)

123. Cohen, R., 2013. Nat Cohen: Elderly Recover with Diet | Dr. McDougall. In: Drmcdougall.com (Editor), Star McDougallers. @johnmcdougallmd.

124. Buettner, D., 2010. The Blue Zones: Lessons for Living Longer From the People Who've Lived the Longest. National Geographic.

125. Meyer, J., 2012. Centenarians: 2010. US Department of Commerce, Economics and Statistics Administration, US.

126. Passarino, G., De Rango, F. and Montesanto, A., 2016. Human longevity: Genetics or Lifestyle? It takes two to tango. Immun Ageing, 13: 12-12

127. Panagiotakos, D.B., Chrysohoou, C., Siasos, G. et al., 2011. Sociodemographic and lifestyle statistics of oldest old people (> 80 years) living in Ikaria Island: the Ikaria Study. Cardiology Research and Practice

128. Allès, B., Samieri, C., Jutand, M.-A. et al., 2019. Nutrient Patterns, Cognitive Function, and Decline in Older Persons: Results from the Three-City and NuAge Studies. Nutrients, 11(8): 1808

129. Chen, X., Maguire, B., Brodaty, H. and O'Leary, F., 2019. Dietary Patterns and Cognitive Health in Older Adults: A Systematic Review. Journal of Alzheimer's Disease, 67: 583-619

130. Seidelmann, S.B., Claggett, B., Cheng, S. et al., 2018. Dietary carbohydrate intake and mortality: a prospective cohort study and meta-analysis. The Lancet Public Health, 3(9): e419-e428

131. Dehghan, M., Mente, A., Zhang, X. et al., 2017. Associations of fats and carbohydrate intake with cardiovascular disease and mortality in 18 countries from five continents (PURE): a prospective cohort study. Lancet, 390(10107): 2050-2062

132. Nakamura, Y., Okuda, N., Okamura, T. et al., 2014. Low-carbohydrate diets and cardiovascular and total mortality in Japanese: a 29-year follow-up of NIPPON DATA80. Br J Nutr, 112(6): 916-924

133. Fung, T.T., Willett, W.C., Stampfer, M.J., Manson, J.E. and Hu, F.B., 2001. Dietary patterns and the risk of coronary heart disease in women. Arch Intern Med, 161(15): 1857-1862

134. Diehr, P. and Beresford, S.A., 2003. The relation of dietary patterns to future survival, health, and cardiovascular events in older adults. J Clin Epidemiol, 56(12): 1224-1235

135. Oh, K., Hu, F.B., Cho, E. et al., 2005. Carbohydrate intake, glycemic index, glycemic load, and dietary fiber in relation to risk of stroke in women. Am J Epidemiol, 161(2): 161-169

136. Thorogood, M., Mann, J., Appleby, P. and McPherson, K., 1994. Risk of death from cancer and ischaemic heart disease in meat and non-meat eaters. Bmj, 308(6945): 1667-1670

137. Davey, G.K., Spencer, E.A., Appleby, P.N., Allen, N.E., Knox, K.H. and Key, T.J., 2003. EPIC-Oxford: lifestyle characteristics and nutrient intakes in a cohort of 33 883 meat-eaters and 31 546 non meat-eaters in the UK. Public Health Nutr, 6(3): 259-269

엮은이/옮긴이에 대하여

미국생활습관의학회 연구위원회

본 도서는 대표 역자가 소속된 미국생활습관의학회(American College of Lifestyle Medicine, ACLM)의 연구위원회가 “The First of Its Kind”로 준비한 <Plant-based Diets White Paper>에 기반한 책이다. ACLM은 생활습관의학(Lifestyle Medicine, LM) 분야를 세계적으로 리드하며, 다학제적인 건강 및 의료 관련 전문인들로 구성된 유일한 의학 학술단체이다. 주된 역할은 성장적이며 지속적인 헬스케어 시스템의 기초로서 생활습관의학을 임상이나 교육, 근무처나 커뮤니티 등에서 종사하는 모든 전문인과 제공자에게 질 높은 LM 교육 및 LM 보드 자격증을 제공하고 있다. 다양한 학술활동을 하는 부서들이 있으며, 연구위원회는 그중 하나로서 생활습관의학 관련 다양한 연구 활동 시행 및 식물성기반 식생활에 관한 논문과 보고서 등을 주도적으로 발표하고 있다. ACLM과 대한생활습관의학교육원(Korean College of Lifestyle Medicine, KCLM)은 공식 파트너이며, 본 도서는 한국인의 최적의 식단과 식생활에 기여하고자 두 기관이 함께 안내하는 소중한 자원이다.

이승현 박사PhD, MPH, DiplBLM/ACLM, FACLM

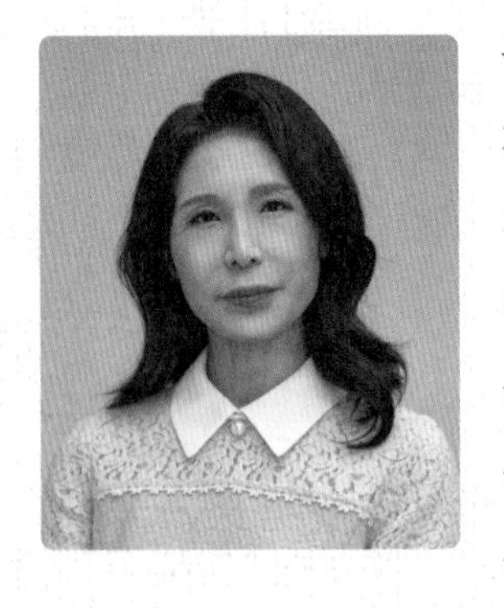

북텍사스 주립 의과대학 가정의학과에 이어서 현재 미국 로마린다 의과대학 예방의학과 교수로 재직 중이다. 고등학교 영어 교사 출신으로, 국내의 영문학에서부터 미국의 신경운동/행동과학, 건강행동과 교육 및 증진 분야까지 다학제적으로 전공했으며, 전문 의학은 생활습관의학이다.

한국인으로는 최초로 '미국 및 국제 생활습관의학 보드 전문가'로 공인되었으며, 미국LM학회 위원이자 '펠로우(Fellow)'에 선정되었다. 또한 미국 기반 건강 및 웰니스 코치, 웰니스 전문가, 건강교육 전문가 등 다수의 자격증을 갖고 있으며, 하버드대학 기반 LM101 코스 전담 교수이자 LM 서적 출판 파트너이기도 하다. 영국LM학회 학술지 편집위원이자, 글로벌 '참된 건강 이니셔티브(True Health Initiative)' 디렉터 카운슬 위원이며, 국제LM보드기관/글로벌LM연맹기관의 보드 위원이자 아시아LM카운슬 보드 위원 등 여러 국제적 역할을 담당하고 있다.

국내에서는 2019년에 국제LM보드기관/글로벌LM연맹기관 소속인 국제LM보드인증의교육기관, '대한생활습관의학교육원(KCLM)'을 설립해 LM을 국내 의학계와 의료보건복지계 및 일반 대중에게 안내하고 교육하며 지원하고 있다. 짧은 4년 동안 134명의 국제LM보드전문의/전문인/실무자를 양성했다. '대한생활습관의학회' 이사장을 맡고 있으며, '전인건강한 대한민국 만들기 운동본부' 본부장을 역임했다. 삶을 향하여서는, 특히 성장형 사고방식과 의미 및 목적지향성과 함께 신경과학과 생활습관의학, 인문학과 웰니스 라이프 기반 수행자이자 노력파이다. 생활습관의학 관련 역서 및 공역서로 《생활습관의학 핸드북》, 《청소년 생활습관의학 안내서》, 《웰니스로 가는 길》이 있다.

이의철 의사MD, DiplBLM/KCLM

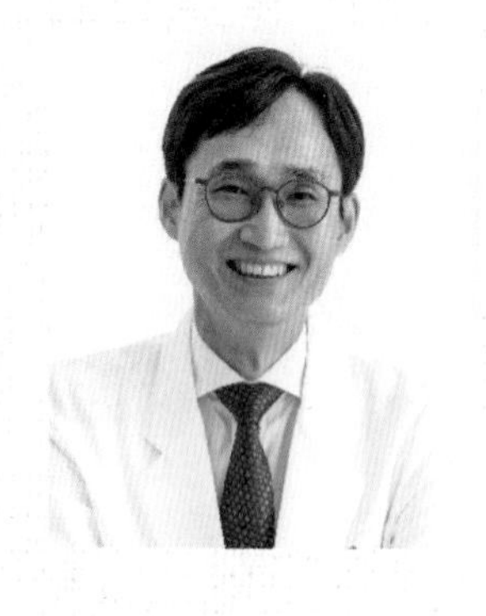

직업환경의학 전문의이자 LG에너지솔루션 기술연구원 부속의원 원장으로, 국내 최초의 자연식물식기반 생활습관의학 외래진료를 하고 있다. 2011년부터 자연식물식을 실천한 이후로 자연식물식의 치료 효과를 널리 알리고 있다. 차의과학대학 통합의학대학원에서 생활습관의학을 강의하고 있으며 대한생활습관의학회 총무이사를 맡고 있다. 저서로는 《조금씩 천천히 자연식물식》, 《기후미식》이 있고, 공역서로 《청소년 생활습관의학 안내서》가 있다.

김향동 박사RN, PhD, DiplBLM/KCLM

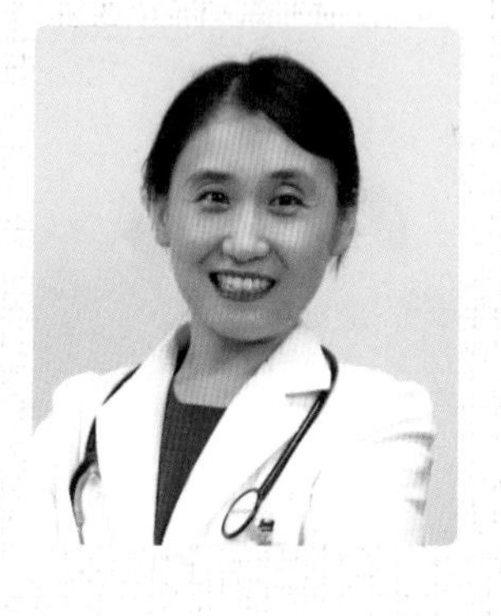

계명문화대학교 간호학과 교수로 재직 중이며, 한국호스피스협회 연구소 부소장, 대한기독간호사협회 이사, '전인건강한 대한민국 만들기 운동본부'의 전 자문위원이다. 국제생활습관의학 보드 전문인으로 대한생활습관의학회 과학기술이사, 대한생활습관의학교육원 3기 서기를 맡고 있다. 간호대 학생들을 대상으로 한 생활습관의학 관심 그룹 활동 적용, 간호선교사 역량 강화를 위한 생활습관의학 적용 등 생활습관의학을 간호학에 접목하여 교육 및 연구에 적용하고자 힘쓰고 있다. 공역서로는 《비판적 사고와 간호과정 - 임상추론》, 《알기 쉬운 간호연구방법론》, 《기본간호학》 등이 있다.

권경희 박사 PhD, DiplBLM/KCLM

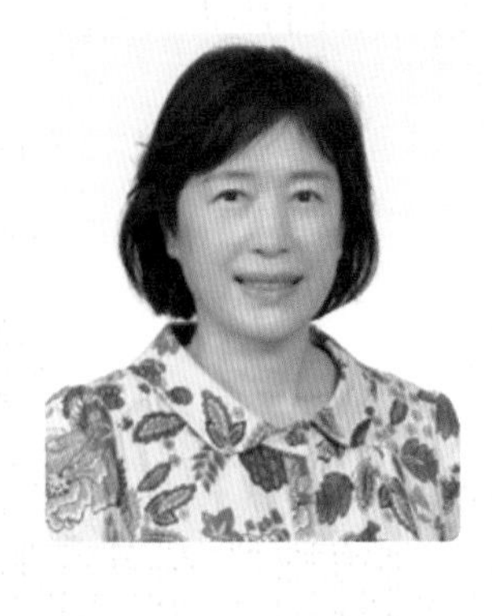

백석문화대학교 보건의료행정과 교수로 재직 중이며, 전국대학보건행정교수협의회 이사, 홍성군 건강도시위원회 위원, 사회복지법인 기독성심원 이사로 재임 중이다. 국제생활습관의학 보드 전문인으로 대한생활습관의학회 행정이사를 맡고 있으며, 건강한 생활습관의학의 보급 및 연구에 힘쓰고 있다. 저서 및 공역서로는《쉽게 이해하는 의학용어》,《노인보건》,《해부생리학》 등이 있다.

김비로 의사 MD, DiplBLM/KCLM

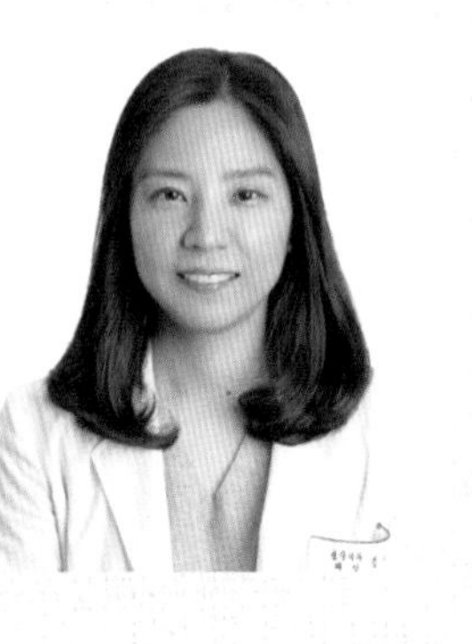

신장내과 전문의로 삼육서울병원 신장내과 과장으로 근무하고 있다. 2020년에 국제생활습관의학 전문 자격증을 획득하였고, 대한생활습관의학회 정회원이다. 평소, 건강한 식단 선택이 특히 요구되는 신장내과 환자들의 식생활을 돕는 데 관심이 큰 만큼, 생활습관의학의 한 핵심 기둥인 자연식물식을 공부하고 치료에 접목하고자 노력하고 있다. 생활습관의학 보드 전문의로서 질환을 예방하는 것뿐만 아니라, 환자들이 치료 중에도 건강을 복구하고 행복한 삶을 누릴 수 있도록 도와주는 참된 신장내과 의사가 되기를 열망한다.

자연식물식 솔루션

초 판 1쇄 인쇄 · 2023. 4. 18.
초 판 1쇄 발행 · 2023. 4. 28.

엮은이 미국생활습관의학회 연구위원회
옮긴이 이승현, 이의철, 김향동, 권경희, 김비로
발행인(공동) 이승현, 이상용
발행처(공동) 대한생활습관의학교육원, 청아출판사
출판등록 1979. 11. 13. 제9-84호
주소 서울특별시 서초구 양재동 바우뫼로 182, 203호(S&C 빌딩)(대한생활습관의학교육원)
경기도 파주시 회동길 363-15(청아출판사)
대표전화 031-955-6031 팩스 031-955-6036
홈페이지 http://lifestylemedicinekorea.org(대한생활습관의학교육원)
전자우편 manager@lifestylemedicinekorea.org(대한생활습관의학교육원)
chungabook@naver.com(청아출판사)

ISBN 978-89-368-1227-0 03510

값은 뒤표지에 있습니다.
잘못된 책은 구입한 서점에서 바꾸어 드립니다.
본 도서에 대한 문의사항은 이메일을 통해 주십시오.